AF493693

Traité
de Pathologie
exotique

TRAITÉ

DE

PATHOLOGIE EXOTIQUE

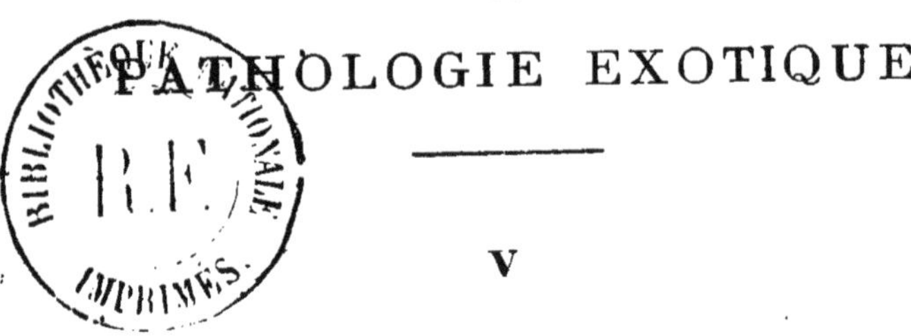

V

INTOXICATIONS ET EMPOISONNEMENTS

BÉRIBÉRI

LISTE DES COLLABORATEURS

ANGIER........... Médecin-major des troupes coloniales.

AUBERT........... Médecin-major des troupes coloniales, professeur adjoint à l'École d'Application du service de santé des troupes coloniales.

BOUET............ Médecin-major des troupes coloniales.

BOYÉ.............. Médecin-major des troupes coloniales.

CAMAIL........... Médecin principal des troupes coloniales.

CLARAC........... Médecin principal des troupes coloniales, directeur de l'École d'Application du service de santé des troupes coloniales.

DUVIGNEAU..... Médecin principal des troupes coloniales.

GAIDE............. Médecin-major des troupes coloniales.

GOUZIEN.......... Médecin principal des troupes coloniales.

GRALL............. Médecin inspecteur général des troupes coloniales.

HEBRARD......... Médecin-major des troupes coloniales.

LASNET........... Médecin-major des troupes coloniales.

LEBŒUF.......... Médecin-major des troupes coloniales.

LECOMTE.......... Médecin major des troupes coloniales.

LÉGER............. Médecin-major des troupes coloniales, directeur du laboratoire vaccinogène de Hanoï.

MARCHOUX...... Médecin principal des troupes coloniales, chef de laboratoire à l'Institut Pasteur.

MATHIS........... Médecin-major des troupes coloniales, directeur du laboratoire de bactériologie de Hanoï.

MÉTIN............. Médecin principal des troupes coloniales, professeur à l'École d'Application du service de santé des troupes coloniales.

REBOUL......... . Médecin-major des troupes coloniales, professeur à l'École d'Application du service de santé des troupes coloniales.

RIGOLLET........ Médecin-major des troupes coloniales, professeur à l'Ecole d'Application du service de santé des troupes coloniales.

SEGUIN........... Médecin-major, directeur du Laboratoire de Bactériologie d'Hanoï.

SIMOND........... Médecin principal des troupes coloniales, professeur à l'École d'Application du service de santé des troupes coloniales.

THIBAULT........ Médecin-major des troupes coloniales, professeur adjoint à l'Ecole d'Application du service de santé des troupes coloniales.

THIROUX......... Médecin-major des troupes coloniales, directeur du Laboratoire de Bactériologie de Saint-Louis (Sénégal).

DIVISION EN FASCICULES

Fasc. I. — **Paludisme**.. **12 fr.**

Fasc. II. — **Parapaludisme et fièvres des pays chauds**..... **10 fr.**

Fasc. III. — **Fièvre jaune, Peste, Choléra.**

Fasc. IV. — **Maladies exotiques de l'Appareil digestif.**

Fasc. V. — **Intoxications et Empoisonnements**.............. **12 fr.**

Fasc. VI. — **Maladies de la peau exotiques.**

Fasc. VII. — **Maladies parasitaires exotiques.**

Fasc. VIII. — **Maladies générales et maladies chirurgicales aux colonies.**

L'ouvrage complet coûtera environ 50 fr. — Chaque fascicule se vend séparément. — Chaque fascicule se vend également ***cartonné***, avec un supplément de ***1 fr. 50*** par fascicule.

TRAITÉ DE PATHOLOGIE EXOTIQUE

CLINIQUE ET THÉRAPEUTIQUE

Publié en fascicules sous la direction de MM.

CH. GRALL
Médecin Inspecteur général
du Service de santé des Troupes coloniales

A. CLARAC
Directeur de l'École d'application
du Service de santé des Troupes coloniales

V

Intoxications et Empoisonnements

Béribéri

PAR LES DOCTEURS

HÉBRARD GAIDE CLARAC
LASNET BOYÉ

Avec 134 Figures dans le texte

PARIS
LIBRAIRIE J.-B. BAILLIÈRE ET FILS
19, RUE HAUTEFEUILLE, 19

1911

TRAITÉ

DE

PATHOLOGIE EXOTIQUE

CLINIQUE ET THÉRAPEUTIQUE

Publié sous la direction de MM.

LE Dr **GRALL** ET LE Dr **CLARAC**

BÉRIBÉRI

PAR LE Dr HÉBRARD
Médecin principal de 2e classe des Troupes Coloniales.

Le béribéri peut être donné comme exemple d'une de ces affections redoutables qui ont accompagné et si souvent contrarié les efforts de colonisation de la race blanche. Originaire d'Asie, où elle était connue depuis plus de dix siècles, cette maladie a envahi successivement les régions tropicales où la civilisation a porté ses efforts ; son domaine se confond aujourd'hui avec celui de la colonisation européenne dans les pays chauds.

Le béribéri a pris une grande extension dans la seconde moitié du siècle dernier à l'occasion du grand courant de colonisation qui a entraîné la race blanche vers les régions chaudes du globe depuis une trentaine d'années. Les Européens ont eu recours aux peuples des races colorées pour les aider dans ce travail considérable de conquête et de mise en valeur des pays tropicaux ; des troupes indigènes ont été formées, des travailleurs ont été réunis en groupe pour les grandes entreprises de plantations, de mines, de chemins de fer ; des émigrants ont été transportés en masse hors de leur pays d'origine. Dans ces agglomérations de soldats et de travailleurs, le souci d'une bonne hygiène, le respect de la santé et de la vie de ces auxiliaires n'ont pas toujours tenu la place prépondérante qu'ils méritent et qu'on a plus de tendance à leur attribuer de nos jours. D'autre part les premiers colonisateurs n'étaient pas suffisamment avertis du danger de dissémination des maladies exotiques, encore peu connues, qui étaient restées limitées à leur pays d'origine.

Eut-il été possible d'éviter cette extension du béribéri ? Est-on suffisamment averti et armé de nos jours pour ne plus avoir à craindre les terribles épidémies qui ont décimé en si grand nombre nos auxiliaires de race colorée ? Malgré les études nombreuses entreprises sur le béribéri, il subsiste sur sa nature, sur ses origines, sur son évolution de tels doutes et de si grandes divergences qu'il faut avouer notre impuissance actuelle. Certes, le souci d'une meilleure hygiène, les améliorations apportées dans l'habitation et l'alimentation des groupes de soldats ou de travailleurs indigènes ont diminué quelque peu le danger ; mais des mesures réellement efficaces ne pourront être prises que lorsque la nature exacte de la maladie et de son mode de propagation seront parfaitement établis. L'étude du béribéri reste un problème passionnant dont la solution importe au plus haut point aux peuples colonisateurs.

C'est dans la médecine chinoise qu'il est fait pour la première fois mention du béribéri, vers le VIe siècle d'après Schoeube. On en trouve des descriptions suffisamment explicites dans le Sen-kin-Ho (mille recettes d'or) publié en 640. Depuis lors, les littératures médicales chinoise et japonaise s'occupent de cette affection, tout en la confondant souvent avec d'autres entités morbides caractérisées par des œdèmes et des paralysies : la distinction d'une forme humide et d'une forme sèche est même nettement indiquée. Dans l'Inde, où le béribéri existe probablement depuis plusieurs siècles, les matériaux bibliographiques sont plus rares et ne datent guère que de l'occupation anglaise. Ce n'est que vers le milieu du XIXe siècle que la maladie commence à faire l'objet d'études méthodiques par des médecins européens exerçant au Japon, dans l'Inde et au Brésil, où la maladie fut importée en 1866. La diffusion du béribéri aux Indes Néerlandaises, en Indo-Chine, en Australie, dans les Iles du Pacifique, aux Antilles, sur les côtes Orientales et Occidentales d'Afrique, à Madagascar, multiplie les travaux sur la question.

En 1903, Schœube donnait déjà l'indication de 760 mémoires la plupart écrits en langue hollandaise et allemande ; la littérature médicale anglaise est également très riche en matériaux recueillis dans l'Inde, en Afrique et en Australie ; les médecins brésiliens ont de leur côté publié des études fort intéressantes ; les Japonais ont, dans ces dernières années, produit des travaux remarquables ; quant aux travaux français, ils sont déjà fort nombreux et la plupart d'une réelle valeur.

Toutes ces publications permettent de suivre la marche du béribéri dans les régions tropicales qu'il a envahies.

ORIGINE ET DIFFUSION. — Le foyer primitif, toujours le plus important, est le *foyer asiatique.* La Chine, le Japon, l'Indo-Chine, la Birmanie, l'Inde, la Malaisie restent le domaine préféré du béribéri, qui y règne constamment à l'état endémique avec de fréquentes poussées épidémiques.

L'armée japonaise fut fortement éprouvée en Mandchourie pendant la dernière guerre avec la Russie ; les troupes annamites et surtout les prisonniers de notre Indo-Chine française paient chaque année un lourd tribut à la maladie ; les travailleurs des riches plantations hollandaises de Java et de Sumatra sont également décimées par des épidémies de béribéri. Dans ces contrées asiatiques, toute agglomération humaine soumise à de mauvaises conditions hygiéniques devient fatalement, à certaines époques de l'année, la proie de la maladie. Le béribéri constitue aujourd'hui pour ces pays l'endémie la plus commune, sinon la plus meurtrière.

D'Asie le béribéri s'est étendu aux Iles de la Malaisie, à l'Australie, à la Nouvelle-Calédonie et à presque toutes les Iles du Pacifique. *Ce foyer océanien* prend chaque jour de l'extension avec les progrès de la mise en valeur économique des Iles du Pacifique. Dans notre colonie de Nouvelle-Calédonie, plusieurs épidémies, notamment en 1892-1893, se sont déclarées parmi les travailleurs annamites et japonais employés dans les mines de nickel.

Un foyer africain s'est formé à une époque relativement récente dans ces vingt dernières années : le Sénégal, le golfe de Guinée et particulièrement le Congo belge (chemin de fer de Matadi) ont été visités par de meurtrières épidémies. Sur la côte Orientale (Mozambique, Zanzibar, Natal), le béribéri s'est développé avec une certaine intensité. A Madagascar la maladie a fait de fréquentes apparitions (Diégo-Suarez, 1899-1900, Tamatave, 1901) sur les troupes sénégalaises, sur les coolies chinois et sur les émigrants indiens. A la Réunion et à l'Ile Maurice, le béribéri est endémique dans la population autochtone et parmi les coolies indiens.

Le foyer américain paraît être en voie de disparition. Après la meurtrière épidémie de 1866 au Brésil, des foyers nombreux ont été signalés dans les Guyanes, sur les côtes du golfe du Mexique, aux Antilles. Dans les Antilles françaises, la maladie a complètement disparu depuis la suppression des émigrations indienne et chinoise.

En somme le béribéri s'est étendu à la plupart des contrées intertropicales du globe. Est-ce à dire que la haute température de ces contrées est nécessaire à son éclosion et à son évolution? L'exemple des épidémies de l'armée japonaise en Mandchourie viendrait à l'encontre d'une pareille affirmation. Nous croyons plutôt que la répartition particulière du domaine géographique du béribéri a été la conséquence des mouvements d'immigration des coolies de race jaune vers les pays tropicaux, et plus particulièrement, comme nous le verrons par la suite, de l'importation des riz asiatiques dans ces contrées pour la nourriture des immigrants.

En Europe, des cas de béribéri ont été observés à différentes reprises dans les ports, sur des malades provenant de voiliers arrivant des pays où la maladie sévit endémiquement. Ces cas n'ont jamais donné lieu à des épidémies sur place et ont rapidement guéri après le débarquement des malades.

Enfin il convient particulièrement de citer les véritables épidémies survenues sur *les navires* transportant des émigrants indiens ou des coolies chinois. En 1862-1863 notamment, les passagers asiatiques du *Parmentier*, de l'*Indien* et du *Jacques-Cœur* furent décimés par de graves épidémies de béribéri parfaitement caractérisées. Ces épidémies nautiques sont un argument singulièrement éloquent contre l'origine tellurique actuellement soutenue par quelques auteurs.

DÉFINITION. — La majorité des auteurs considère le béribéri comme une *névrite périphérique*. Ce sont les symptômes nerveux et les troubles de la démarche qui ont impressionné le plus les observateurs et les ont amenés à en faire la caractéristique de la maladie. Dans une population où le béribéri est endémique, où les formes chroniques de la maladie sont plus répandues, il est certain que l'attention est tout d'abord retenue par ces troubles nerveux qui sont comme la signature de l'affection depuis longtemps constituée. Les autres symptômes de début, surtout dans les formes subaiguës les plus fréquentes, sont moins apparents, peuvent se confondre avec les signes d'autres maladies banales, et ne frappent pas l'observateur au même degré que l'incoordination motrice et la paralysie. Si, par contre, le médecin se trouve d'emblée en présence d'une épidémie grave, venant de débuter sur un groupe important de coolies, de prisonniers ou de soldats indigènes, son impression est toute différente : les symptômes nerveux sont nuls ou encore peu accusés ; mais un phénomène domine la scène pathologique, l'infiltration aqueuse du tissu cellulaire et des cavités séreuses avec le cortège des troubles cardiaques et pulmonaires qu'elle provoque.

Il convient donc, dans l'étude du béribéri, de faire tout d'abord une distinction entre les cas aigus, graves et rapidement mortels, tels qu'on les observe en temps d'épidémie, et les cas atténués, chroniques, à marche lente, fréquents dans les pays où la maladie règne à l'état endémique. Dans ces derniers cas, les symptômes sont peu bruyants, le malade continue à vivre de son existence ordinaire ; il faut faire la part des lésions chroniques, parfois irréductibles, dues à la persistance de la maladie atténuée ou à des atteintes successives. L'étude limitée aux cas subaigus peu intenses ou aux cas chroniques donnerait une fausse idée de la maladie et ne saurait éclairer que d'un jour douteux les questions de pathogénie et d'étiologie d'une importance capitale ; c'est l'erreur dans laquelle sont tombés bien des auteurs. L'observation attentive des épidémies graves, des cas aigus à marche rapide, est autrement intéressante et fructueuse : c'est elle qui doit servir de base solide à l'étude du béribéri ; c'est elle seule qui peut donner des résultats probants.

En partant de cette base d'appréciation, il nous paraît impossible de faire du béribéri une névrite périphérique. Les lésions nerveuses n'ont qu'une importance secondaire dans la phase primitive et aiguë de la maladie, et elles ne prennent une place prépondérante que dans les formes chroniques : elles ne peuvent pas plus caractériser le béribéri que les névrites paludéennes ou alcooliques ne caractérisent la malaria ou l'éthylisme, que la paralysie postdiphtéritique ne caractérise la diphtérie. L'hydropisie généralisée est le processus pathognomonique principal de la maladie à sa période aiguë, de grande virulence ; les œdèmes et les épanchements séreux, si précoces et si manifestes dans les cas graves à marche rapide, en sont les symptômes primordiaux et les plus caractéristiques.

En l'absence d'une étiologie indiscutée, mais en tenant compte des faits cliniques et des opinions les plus courantes, on peut définir le béribéri :

Une maladie endémique et à poussées épidémiques, de nature très probablement infectieuse et d'origine habituellement alimentaire. Elle est caractérisée dans sa forme aiguë par des troubles gastro-intestinaux, des œdèmes, des épanchements séreux, des troubles cardiaques et pulmonaires, des symptômes plus tardifs de dégénérescence nerveuse. Dans la forme chronique, les lésions de polynévrite dominent la scène. Les signes d'hydropisie et de polynévrite existent le plus souvent concurremment et donnent à la maladie sa physionomie spéciale et complète.

SYMPTOMATOLOGIE GÉNÉRALE ET CLASSIFICATION. — La division classique du béribéri en trois formes : humide, paralytique et mixte, est commode pour la description, mais elle ne répond qu'imparfaitement à la réalité des faits. Il ne faut donc pas attacher à cette classification plus d'importance qu'il ne convient et croire qu'il existe plusieurs sortes de béribéri bien distinctes suivant la prédominance des symptômes d'hydropisie ou de névrite. L'observation impartiale démontre que les œdèmes et les épanchements séreux appartiennent plutôt à la période aiguë de la maladie, les lésions nerveuses sont plus tardives, plus tenaces et caractérisent plus particulièrement les formes chroniques ; souvent les divers symptômes se juxtaposent, se succèdent pour donner à la maladie son allure la plus habituelle.

Il nous paraît préférable et plus conforme à la vérité des faits de classer les différents cas de béribéri d'après leur gravité et leur durée en distinguant :

1° Une forme aiguë;
2° Une forme subaiguë ;
3° Une forme fruste ;
4° Une forme chronique.

L'impression donnée par ces différentes modalités de la maladie est fort dissemblable : elle explique les divergences d'opinion des auteurs, suivant qu'ils se sont attachés à l'étude plus particulière d'une des formes. Ce n'est que par des observations répétées dans des conditions dissemblables qu'on peut reconstituer la chaîne qui relie ces différentes formes entre elles. Le béribéri peut être comparé à ce point de vue au paludisme si polymorphe dans ses manifestations ; un cas foudroyant de béribéri diffère autant d'un cas chronique atténué qu'un accès pernicieux d'une anémie palustre légère. Un autre point de ressemblance rapproche également les deux affections : le paludisme tire ses caractères non seulement de la virulence de l'infection, mais aussi de la répétition des atteintes et de la résistance particulière de l'organisme. De même, dans le béribéri, la gravité de la maladie et sa marche dépendent de la virulence du germe infectieux, des réinfections successives et de la puissance de réaction du corps humain. Dans le béribéri, il semble en outre qu'il faut tenir compte de la quantité du principe toxi-infectieux ingéré.

1° Forme aiguë (Fig. 1). — C'est la forme que l'on observe principalement dans les grandes épidémies sévissant sur des groupes indigènes soumis à de mauvaises conditions hygiéniques.

D'une façon brusque, sans symptômes prémonitoires bien nets, le malade se sent en proie à une grande lassitude ; il a du vertige, les jambes vacillent et ne peuvent supporter le poids du corps, l'abdomen est douloureux, particulièrement à la région épigastrique ; des vomissements alimentaires, de la diarrhée surviennent rapidement.

L'œdème se montre d'abord aux chevilles ; il envahit successivement les membres inférieurs, les membres supérieurs et le tissu cellulaire de tout le corps ; les yeux sont bouffis, la face tuméfiée. Pendant que l'œdème progresse, des troubles cardio-vasculaires se manifestent précocement ; dyspnée de plus en plus accusée, affolement du cœur dont les bruits sont précipités et sourds. Des épanchements se produisent rapidement dans les cavités séreuses, plus particulièrement dans le péricarde vite distendu par un liquide abondant. Les poumons présentent les signes d'un œdème intense. Pas d'albumine dans les urines. L'hydropisie généralisée domine franchement la scène pathologique et le malade succombe en quelques jours à l'envahissement de l'organisme par tout ce liquide transsudé des vaisseaux, stagnant dans les tissus et les cavités séreuses, gênant considérablement les fonctions circulatoire et pulmonaire. C'est la mort par asphyxie hydrique interne.

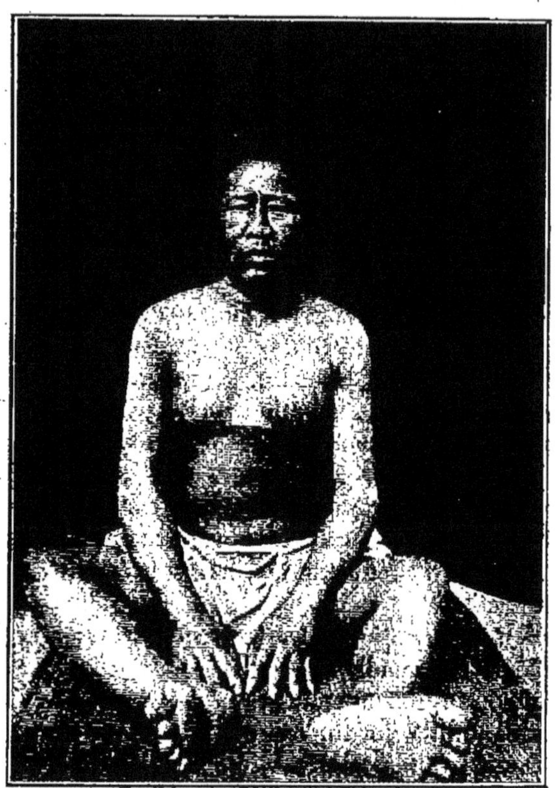

Fig. 1. — Forme œdémateuse du béribéri.

L'importance prépondérante des symptômes dus à cette inondation de tout l'organisme ne laisse, en général, pas place à la recherche des signes tirés de l'examen de l'appareil nerveux cérébro-spinal et périphérique. La dyspnée est-elle, comme le pense Jeanselme, la conséquence d'une névrite des filets pulmonaires du pneumogastrique ? Les hydropisies, les troubles cardiaques sont-ils sous la dépendance de lésions nerveuses précoces ? Une pareille interprétation ne repose sur aucune donnée clinique ou anatomique indiscutable, et l'on peut fort bien concevoir la suffusion liquide hors des vaisseaux comme étant sous la dépendance d'un état dyscrasique du sang sans que l'intervention de lésions nerveuses soit nécessaire.

Dans certaines épidémies rares, on observe *des cas foudroyants* dont A. François nous donne une description typique dans les *Archives de médecine navale* (1878) : « Le malade ressent d'abord une sensation de constriction pénible qui part de l'ombilic et remonte le long du thorax. Dans son langage insuffisant, il exprime presque toujours sa douleur de la même manière : « je ressens un grand feu dans mon ventre. » Déjà la douleur remonte et s'accroît ; les inspirations deviennent profondes et précipitées ; les membres frappent tour à tour le lit convulsivement ; le malade se soulève et raidit tous ses muscles inspirateurs pour amener un peu d'air dans sa poitrine ; il change d'attitudes à tout moment, remuant chaque fois son corps par une secousse brusque, presque convulsive ; la respiration se précipite, le pouls faiblit ; déjà les extrémités se refroidissent, et, au milieu d'une inspiration profonde, après un cri d'angoisse, le malade succombe. La maladie n'a fait qu'un avec l'agonie, qui dure de six à vingt-quatre heures. Au milieu de ce désordre, l'intelligence reste entière ; le malade se sent mourir et vous le dit. Le pouls participe à peine à ces troubles et la température pas du tout. »

Les cas aigus sont rares en dehors des épidémies : leur étude est cependant de première importance, car ils représentent la forme grave du béribéri, celle où la virulence de l'infection produit le maximum d'effet et donne, par conséquent, la caractéristique de l'affection.

L'observation suivante de Dangerfield est assez typique d'une forme aiguë de la maladie.

Brusquement, après une journée où le travail aux champs avait été plus fatigant qu'à l'ordinaire, un cultivateur rentre se sentant envahi par une grande faiblesse, un malaise de tout le corps et une lourdeur excessive des jambes. Les mollets sont le siège de fourmillements, de picotements. Six jours après, on constate de l'œdème des deux jambes remontant jusqu'au genou ; œdème mou, dépressible, indolore, sans érythème cutané, siégeant symétriquement des deux côtés ; la figure est normale ; les muqueuses sont anémiées.

L'examen du système neuro-musculaire fait voir que, sauf une insensibilité graduellement plus intense du haut des cuisses aux pieds, toutes les autres parties du corps conservent la sensibilité normale et réagissent aux excitations mécaniques, caloriques et électriques. Des réflexes, le plantaire est affaibli, le rotulien très diminué, le crémastérien de même, mais les autres sont conservés.

Il existe des picotements et de l'anesthésie cutanée au bout des doigts.

Il ne peut enfiler une aiguille, « qui se perd dans ses doigts ». La marche est titubante, hésitante, mais sans steppage. Le malade se sert d'un bâton. La pression des muscles du mollet est légèrement douloureuse.

Le malade se plaint de palpitations, d'essoufflements et de lourdeurs d'estomac. Il accuse en outre une constriction de la cage thoracique. L'examen du poumon ne dénote rien d'anormal dans le rythme, la sonorité, la régularité, l'intensité de l'acte respiratoire, aucun épanchement pleural, pas d'adhérence, pas de toux et d'expectoration.

Le cœur est manifestement atteint de myocardite et il existe un peu d'assourdissement des bruits et de l'élargissement du trapèze de matité. Les bruits sont irréguliers avec faux pas et arrêts. Le pouls est irrégulier et dépressible. La respiration est haletante, pas de matité pulmonaire ni de scodisme, mais des bulles fines aux deux temps de la respiration disséminées en arrière à droite et à gauche. Pas de pleurodynie. Langue normale, mais il existe une vive inflammation de la muqueuse du pharynx, qui est atteinte aussi de granulations. L'estomac légèrement dilaté est sensible à la pression. Pouls 92. Température 37°4. Pas de frissons. L'examen des autres organes ne révèle rien de particulier.

A l'analyse de l'urine, on ne constate ni sucre, ni albumine.

Analyse hématimétrique, 2.900.000 globules rouges, 18.000 leucocytes.

Examen de la semaine suivante. — Etat aggravé, œdèmes considérablement augmentés, malgré purgatifs, diurétiques, diaphorétiques et lait. Température 37°2. Pouls 104. Bruits irréguliers avec faux pas du cœur plus manifeste. Le traitement est continué. Ponction lombaire méthode Chipault : liquide céphalo-rachidien trouble. Nombreux leucocytes, cocci ; cellules endothéliales à gros noyaux. L'ensemencement sur gélo-gélatine rizée donne colonies profuses de cocci.

Examen de la semaine suivante. — Aucun résultat appréciable du traitement; l'état du malade empire sérieusement; les troubles gastriques, pulmonaires et cardiaques s'accentuent, le malade ne prend aucune nourriture ; il est atteint de nausées et de vomissements biliaires et glaireux avec quelques légers petits filaments sanguins. L'œdème est général ; le malade, démesurément enflé, reste couché sur son lit et peut à peine se remuer. Température 36°9. Pouls 86 petit, misérable. Les urines sont devenues rares; elles ne contiennent ni albumine, ni sucre, le mal semble faire des progrès de plus en plus marqués. Les forces baissent et le malade meurt le 9 février dans une crise d'orthopnée intense et d'asphyxie après une agonie de quelques heures. »

2° **Forme subaiguë.** — Beaucoup plus fréquents sont les cas de béribéri à marche lente, à symptômes atténués. Ce sont ceux que l'on observe couramment dans les pays où la maladie est endémique.

Le début est plus insidieux, le malade s'aperçoit que son énergie est atteinte, que tout effort lui devient pénible, qu'un malaise général l'envahit peu à peu, son appétit est diminué, ses digestions sont pénibles; il se plaint de lourdeurs d'estomac, d'éructations, de vomissements et de diarrhée. La marche devient pénible par suite de la faiblesse des membres inférieurs. Les efforts modérés provoquent de l'anhélation et des palpipations cardiaques.

Si l'on examine le malade à cette période prodromique, le diagnostic reste douteux : il est rare cependant qu'on ne puisse constater déjà un léger œdème autour des malléoles et au niveau du tibia; les battements du cœur sont anormaux comme rythme et comme force. Assez rapidement d'ailleurs les symptômes s'accentuent; l'œdème envahit les membres et la face, le cœur s'affole de plus en plus et une dyspnée intense se manifeste à la moindre fatigue. Les troubles abdominaux augmentent d'intensité, s'accompagnent de douleurs gastriques exaspérées par la pression; le ventre est parfois ballonné et il survient souvent de véritables crises de gastro-entérite.

Les troubles nerveux et musculaires ne tardent pas à se montrer. Des sensations insolites de froid, de chaleur, des fourmillements inquiètent le malade; des zones d'anesthésie cutanée se manifestent sur diverses parties du corps; les muscles deviennent douloureux à l'occasion des mouvements et surtout par la pression; les réflexes, d'abord exagérés, s'abolissent peu à peu. La marche est de plus en plus hésitante et mal coordonnée, et la paralysie plus ou moins complète envahit progressivement les muscles des jambes et des bras.

Le béribéri est alors franchement constitué avec ses principaux symptômes. Ce sont les cas décrits sous la rubrique de *forme mixte*, de beaucoup les plus nombreux. Mais on ne saurait trop insister sur l'irrégularité de la marche et de la gravité de la maladie. Tantôt l'affection progresse rapidement et un mois après l'apparition des premiers symptômes le malade est déjà dans un état inquiétant, tantôt les troubles constatés restent un temps stationnaires ou même régressent pour apparaître de nouveau à plus ou moins longue échéance. Des béribériques avérés peuvent vivre de longues années sans grande perturbation dans leur existence; beaucoup guérissent; d'autres ont des atteintes successives bien nettes et sont d'autant plus sensibles à l'infection qu'ils ont été déjà plus souvent touchés par la maladie.

Dans une observation sur un Annamite, Dubruel note les symptômes suivants :

« L'impotence des membres inférieurs est absolue, la sensibilité, aux excitations mécaniques ou électriques, très émoussée.

Le réflexe rotulien est aboli, l'articulation tibio-tarsienne présente le ballottement caractéristique. Pas d'œdèmes, pas d'albumine dans les urines.

Percussion du cœur : la surface de la matité précordiale égale 148 cmq. La pointe bat à gauche et en dehors de la ligne mamelonnaire, dans le 5e espace. Aucun bruit anormal, le rythme est régulier, le pouls assez bon, dicrote.

Le sommeil et l'appétit sont conservés, les digestions sont faciles.

Une ponction sacro-lombaire donne issue du liquide céphalo-rachidien. Céphalées assez fortes.

L'amélioration de la matité et de la sensibilité est déjà sensible au bout de 48 heures; bientôt, le malade commence à marcher librement.

Le traitement consiste simplement en iodure de potassium à la dose de 2 à 4 grammes par jour pour agir sur la diathèse syphilitique, en décoction de quinquina et liqueur de Fowler contre le paludisme. »

3° Forme fruste. — Le béribéri ne se manifeste parfois que par des symptômes très atténués, qui éveillent à peine l'attention du malade et rendent hésitant le diagnostic du médecin. Dans les classes aisées de la population chez lesquelles l'hygiène générale est meilleure et l'alimentation plus variée et plus substantielle, certains malades n'éprouvent que des malaises légers et fugaces ; palpitations cardiaques et anhélation lors des mouvements un peu violents; l'œdème est peu apparent, limité autour des malléoles; les troubles nerveux se réduisent à une très légère paresse des membres, à une fatigue musculaire facilement ressentie. Ces légers symptômes n'évoluent pas régulièrement, disparaissent et ne se reproduisent qu'à intervalles éloignés. La santé générale reste assez bonne et le malade prend le parti de ne pas se préoccuper outre mesure d'un état morbide aussi fugace dont la cause lui échappe généralement. Ces cas ne peuvent être diagnostiqués que dans les pays où le béribéri est endémique et où l'attention des médecins est constamment tenue en éveil sur cette entité morbide.

4° Forme chronique (Fig. 2). — Elle est surtout caractérisée par la persistance des lésions nerveuses ; l'incoordination motrice et les paralysies en sont les principales manifestations. Le malade, après une ou plusieurs atteintes de béribéri, tombe dans un état de dépérissement très accentué. Les œdèmes et les épanchements séreux ont une tendance à se limiter ou à disparaître et l'hydropisie généralisée fait place à un amaigrissement profond, plus sensible aux membres qu'au tronc. Les muscles sont manifestement flasques et atrophiés. Les réflexes principaux ont disparu. La sensibilité cutanée est diminuée et même abolie par places. Le malade affectionne la position couchée. Si on le fait se lever et marcher, son allure révèle immédiatement une ataxie très nette, comparable à celle du tabès ; il se tient difficilement sur ses jambes et ne les meut qu'avec peine en traînant les orteils

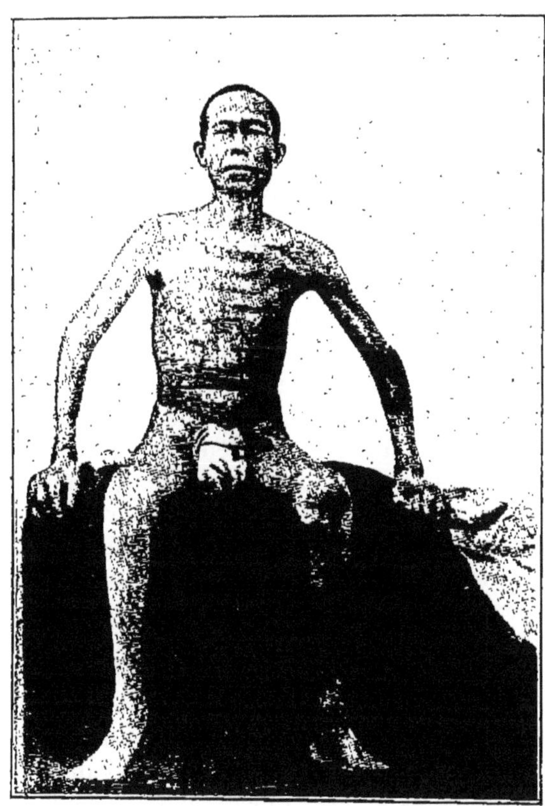

Fig. 2. — Forme sèche paralytique du béribéri.

sur le sol et en fauchant manifestement ; il y a à la fois paralysie et incoordination motrice. Les membres supérieurs sont également atteints et leurs mouvements sont à la fois lourds, incomplets et maladroits.

Aussi les malades cherchent-ils par tous les moyens à diminuer l'amplitude et l'énergie de leurs mouvements; ils se traînent péniblement en se soutenant sur un grand bâton tenu à deux mains et en faisant des poses fréquentes.

Les organes internes continuent cependant à fonctionner passablement et la santé générale se maintient satisfaisante parfois fort longtemps. Les fonctions digestives sont à peu près régulières. Le cœur, hypertrophié, baigné dans un exsudat péricardique peu abondant, palpite facilement, mais il est moins affolé que dans les formes aiguës hydropiques. La respiration n'est gênée qu'à l'occasion d'exercices un peu violents, très rares dans cet état de demi-paralysie.

Le béribérique paralytique peut vivre longtemps avec son mal devenu incurable, s'il est soustrait à toute nouvelle cause d'infection ; mais le plus souvent de nouveaux apports de principe infectieux déterminent des poussées aiguës à manifestations nerveuses de plus en plus graves et le malade termine sa misérable existence dans une profonde déchéance organique, presque complètement paralysé et atrophié.

Nous empruntons encore à l'ouvrage si documenté de Dangerfield l'observation ci-dessous d'un cas chronique :

« Quelque temps avant son dernier accouchement, une femme remarque que ses pieds et ses chevilles étaient enflés ; cette enflure gagna légèrement la jambe. Elle accoucha alors.

Tout de suite après, l'œdème disparut, mais des douleurs dans tout le corps lui succédèrent avec une sensation de gêne précordiale. En même temps, les forces diminuent rapidement et, à un moment donné, la malade est complètement paralysée dans son lit, incapable de faire le moindre mouvement, même pour satisfaire ses besoins naturels. Cet état d'excessive faiblesse n'était accompagné d'aucune fièvre, de délire ou de prostration, la malade conservait son intelligence et se rendait parfaitement compte de son impotence. Dès le début du mal, elle éprouva la sensation de resserrement autour du tronc. Cette sensation non constante apparaissait avec une violence variable pour disparaître quelques instants après. Des palpitations accompagnaient généralement ces crises de constriction. La respiration, libre généralement, devenait soufflante, dyspnéique et pénible. Pas de maux de tête, pas d'épistaxis, d'hématémèse. Elle dit avoir éprouvé des picotements dans tout le corps.

Au commencement de la maladie, les picotements siègent sur la surface du corps avec sensation de « peau morte », mais bientôt des phénomènes gagnent la profondeur et la malade dit les ressentir dans les muscles et les os avec sensation de froid, « comme si elle était mouillée par une pluie fine ». La marche, au début assez aisée, est bientôt absolument abolie. Les jambes sont lourdes « comme du plomb ». L'appétit s'est toujours conservé, les digestions sont faciles, mais il y a une constipation tenace. Parfois quelques douleurs de reins, miction facile, indolore. Analyse d'urines : pas de sucre, pas d'albumine, excès de phosphates.

C'est dans ces circonstances qu'elle nous fit appeler pour la première fois. Les œdèmes des jambes, la bouffissure de la face, les troubles de la locomotion et de la sensibilité, la douleur en ceinture, l'incoordination des mouvements, l'absence d'albumine dans les urines et de troubles organiques appréciables du cœur, du foie et des reins nous fit poser le diagnostic béribéri et ordonner la médication révulsive et cardio-dynamique avec des fortifiants. Sous l'action de ce traitement, la malade recouvre lentement ses forces, les œdèmes disparaissent, mais il lui reste toujours une grande faiblesse dans les jambes.

Trois mois après cette première visite, elle nous fit appeler à nouveau. Nous la trouvons au lit, la figure amaigrie, sans œdèmes, le corps décharné, les muscles sont flasques et sensibles, les articulations n'ont pas d'épanchement; l'air est triste; la malade dit que sa vue baisse beaucoup; l'acuité visuelle est de 15 mètres au maximum; plus loin elle voit des objets troubles. Elle se plaint de lourdeurs dans la tête, de grandes faiblesses dans les jambes et dans toutes les articulations.

Appareil respiratoire. — Absolument indemne, inspiration sans bruits pathologiques, expiration de même. Pas de toux, pas de crachats, pas d'épanchement pleural.

Appareil circulatoire. — Pouls 128, faible, irrégulier, intermittent. Température 37°. Pas de voussure, frémissement semblable au thrill de l'anévrisme, choc dans le septième espace, sec et vibrant, battements rythmés épigastriques. Matité peu sensiblement accrue.

A l'auscultation, on perçoit à la pointe une systole prolongée, sans souffle ou dédoublement, mais le choc est vibrant et métallique. Les faux pas sont fréquents, les intermittences marquées par des séries de contractions rapides, puis des arrêts, et la reprise qui se fait sans continuation de rythme.

Appareil digestif. — Appétit conservé, digestions faciles mais constipation, pas de coliques, de météorisme ou d'épanchement dans le péritoine ; foie normal, rate ordinaire, pas d'hémorroïdes.

Appareil urinaire. — Sauf quelques douleurs lancinantes des reins, il n'y a rien d'anormal à noter.

Appareil nerveux. Cerveau. — Les fonctions pyschiques semblent affaiblies et particulièrement la mémoire, l'amnésie porte surtout sur les dates et sur les noms. L'intelligence est aussi abaissée. Elle comprend difficilement.

La sensibilité générale est à peu près conservée dans toute son intégralité. Les excitations mécaniques et physiques sont perçues distinctement sur tout le corps et sans retard, excepté aux jambes, où l'anesthésie est prononcée. Les organes des sens, sauf la vue, sont intacts. Après avoir eu le toucher émoussé au début, elle a recouvré ce sens, ne conservant de son ancien état qu'une sensation de doigt engourdi aux deux pouces seulement. Le sommeil est bon, pas de délire ni d'hallucination.

Appareil de la locomotion. — Les articulations sont saines, sans épanchement ou déformation, cependant la malade dit y ressentir parfois des douleurs. Les muscles flasques, mous, sans tonus, douloureux au toucher, ils réagissent faiblement à l'excitation mécanique, n'obéissent que médiocrement à la volonté, et ces troubles sont surtout marqués aux jambes ; les deltoïdes, les sus et sous-épineux, les triceps et biceps ont un peu diminué de volume ; les fléchisseurs des doigts ont perdu toute leur énergie. Les muscles thénars et hypothénars ont leur volume ordinaire, pas d'atrophie des interosseux, pas de griffe.

La station debout est facile, mais la marche est difficile parce que la malade dit que ses jambes se dérobent sous elle, « parfois les chevilles virent », dit-elle, et elle est alors forcée de s'accrocher aux objets voisins pour éviter une chute, car, une fois l'équilibre perdu, elle ne peut le retrouver avec ses seuls moyens.

Urines sans sucre ni albumine, excès de phosphates ; bactéries banales. »

Les quatre formes ci-dessus décrites ne peuvent donner qu'une idée approximative de toutes les modalités qu'affecte le béribéri ; ce sont des cadres schématiques destinés à classer les cas suivant les manières d'être les plus habituelles de la maladie. Il faut, en effet, tenir grand compte que le béribéri n'a pas un cycle bien déterminé et que la gravité des atteintes dépend à la fois de l'intensité de l'affection, de sa durée, des réinfections successives et de la plus ou moins grande résistance de l'organisme. Nulle comparaison n'est, par exemple, possible entre le cas d'un misérable coolie soumis à un travail excessif dans de déplorables conditions hygiéniques, infecté violemment et de façon répétée par une nourriture avariée, et l'individu vivant chez lui d'une existence paisible, ayant une alimentation saine et variée, ne s'infectant qu'à petites doses espacées. Chez le premier, l'attaque de béribéri sera aiguë, foudroyante ; chez le second, les symptômes seront très atténués, fugaces et difficiles à surprendre.

D'autre part, suivant le degré de résistance de l'organisme, suivant l'état antérieur de santé, suivant aussi peut-être des particularités de race, la même cause engendrera des effets plus ou moins graves, plus ou moins persistants, atteindra de préférence tels ou tels organes, produira une forme hydropique de la maladie ou une forme plus précocement paralytique.

SEQUELLES DU BÉRIBÉRI. — Une juste appréciation de la maladie doit tenir compte d'une autre considération fort importante. Quels sont les désordres organiques imputables à l'attaque *actuelle* du bériberi, au moment où l'infection sévit sur l'organisme? Quelles sont, par contre, les lésions consécutives à l'attaque aiguë, subsistant après la disparition de toute infection et qui ne doivent, par conséquent, ne plus être considérées que comme des reliquats, des séquelles de la maladie ? Cette distinction n'a été que rarement établie d'une façon méthodique par les observateurs, et c'est là une des causes des divergences d'appréciation et de l'obscurité qui règne encore sur la connaissance du béribéri. Un malade subit une atteinte aiguë : l'œdème est généralisé, les cavités séreuses contiennent un abondant épanchement, le cœur est hypertrophié et en voie de dégénérescence, des signes évidents de périnévrite ont été constatés. Si ce malade est soustrait à l'alimentation infectée et à toute autre cause de contamination, s'il est placé dans de bonnes conditions hygiéniques et thérapeutiques, on constatera que le processus morbide s'arrête, que les symptômes s'amendent lentement, que le retour à la santé est probable.

Dès ce moment on peut admettre que la cause morbide a cessé d'agir ; mais la guérison ne sera définitive qu'après la disparition des désordres produits et cette *restitutio ad integrum* des organes lésés peut être fort longue : les épanchements séreux et les lésions nerveuses notamment peuvent subsister longtemps et même dans certains cas être incurables. Doit-on toujours considérer un tel malade comme un béribérique actif et conclure à la persistance de la maladie? Cette faute d'observation est d'autant plus aisée à commettre que, dans les pays où le béribéri est endémique, les occasions de réinfections successives, de récidives, sont fréquentes et agissent plus vigoureusement sur un organisme déjà éprouvé par des atteintes antérieures.

Si l'on établit une distinction indispensable entre l'affection réelle actuelle, et les lésions persistant après la disparition du processus morbide actif, on est amené à une conception particulière et plus juste du béribéri ; la plupart des formes chroniques décrites, particulièrement la forme paralytique, ne deviennent plus qu'une conséquence, une séquelle de la maladie. C'est ce qu'a fort bien vu Wrigth, qui a donné le nom de *Béribéri résiduel* à cette persistance de certains symptômes après la disparition de l'infection et la guérison de la maladie active. Ces considérations ont une importance particulière quand il s'agit de l'étude des épidémies : elles amèneront à juger de l'efficacité des mesures prises non d'après la persistance chez les malades graves de lésions à régression lente ou incurables, mais d'après l'atténuation et la disparition des symptômes morbides chez les malades moins profondément atteints, et surtout sur l'absence de nouveaux cas.

ANALYSE DES SYMPTOMES. — Le béribéri se manifeste précocement, dans les cas aigus, par *des phénomènes gastro-intestinaux*. Le malade accuse des signes d'embarras gastrique tels que de l'anorexie, des nausées, de la lourdeur d'estomac, de la douleur épigastrique à la pression ; des vomissements alimentaires s'observent fréquemment ainsi qu'une abondante diarrhée. Ce sont là des manifestations de l'infection alimentaire primitive, mais il est exceptionnel que ces symptômes prennent une grande acuité et tout se borne en général à des signes plus ou moins accusés d'irritation du tube digestif. Plus tard, dans la maladie confirmée, on note souvent de vives douleurs exacerbées par la pression au niveau de l'épigastre, de la dilatation de l'estomac, des vomissements incoercibles, du ballonnement du ventre, une constipation opiniâtre, quelquefois des phénomènes dysentériques. Ces symptômes tardifs paraissent être sous l'influence des lésions nerveuses de pneumogastrique ; ils sont plus tenaces que les signes de gastro-entérite du début et peuvent constituer une complication grave de la maladie.

Les glandes annexes de l'intestin, le foie, la rate, le pancréas ne semblent pas très affectés par le processus morbide et leurs fonctions continuent à s'accomplir à peu près normalement.

Les manifestations gastro-intestinales du béribéri n'ont pas, en somme, une importance prépondérante dans l'évolution de la maladie : les symptômes primordiaux d'embarras gastrique, toujours manifestes dans les cas aigus de quelque gravité, sont cependant une indication évidente en faveur de l'origine alimentaire de l'affection et de sa nature infectieuse. Il apparaît cependant nettement, par le fait de la bénignité relative de ces signes de début, que l'infection en cause n'a qu'une action passagère sur les voies digestives : on est amené à l'hypothèse d'une défense rapide et efficace des organes abdominaux contre l'agent infectieux et l'on peut supposer que la maladie confirmée et généralisée ne pourra être produite que par une infection massive continue ou par des réinfections successives.

Les troubles circulatoires marquent réellement l'emprise de la maladie sur l'organisme et caractérisent sa forme active du début. C'est sur les organes de la circulation que le béribéri agit avec le plus d'évidence dans sa phase aiguë pour produire les œdèmes, les épanchements séreux, les symptômes d'intolérance et de fatigue cardiaques qui en sont les manifestations les plus caractéristiques.

L'œdème est d'abord apparent aux malléoles et sur la crête du tibia, il envahit ensuite plus ou moins rapidement les jambes, la face, les membres supérieurs, le tronc, le scrotum. C'est un œdème blanc, sans traces d'inflammation, se laissant facilement déprimer par le doigt et conservant longtemps l'empreinte produite. Son importance est fort variable suivant l'intensité de l'atteinte : alors que, dans les cas atténués, il ne se manifeste que par un léger gonflement au niveau des malléoles et du tibia, un peu de bouffissure de la face, par contre, dans les cas graves il peut envahir tout le tissu cellulaire du corps en quelques jours et donner au malade cet aspect bouffi, infiltré, énorme de la forme humide aiguë. En même temps qu'il gagne en superficie l'œdème se propage en profondeur dans les gaines des vaisseaux et dans les loges musculaires, partout où il existe du tissu cellulaire qui se trouve ainsi fortement infiltré d'un liquide séreux. La distension produite par cette quantité considérable de liquide tend la surface cutanée où il se produit parfois des vergetures, donne à l'œdème une consistance de plus en plus dure, et oppose à la circulation une gêne croissante.

L'œdème pulmonaire est une complication habituelle des cas graves ; il augmente encore la gêne circulatoire et peut devenir une cause de décès rapide.

Les épanchements dans les cavités séreuses surviennent précocement et sont dus au même mécanisme que les œdèmes du tissu cellulaire. Le péricarde est particulièrement sensible : la présence du liquide épanché se reconnaît facilement à une matité étendue de la région cardiaque et parfois même à une voussure manifeste. Le cœur, gêné par cet épanchement, bat précipitamment, mais les bruits sont sourds et lointains. Les plèvres et le péritoine sont également envahis par des épanchements moins considérables que dans le péricarde, mais aisément constatables par les moyens ordinaires d'investigation. Il en est de même des cavités séreuses des centres nerveux : les autopsies ont permis de reconnaître que les méninges, les ventricules, le canal thoracique sont le siège de suffusions séreuses importantes.

En somme il y a ***hydropisie généralisée*** et c'est bien là le signe caractéristique du béribéri aigu et intense. Sous quelle influence se produit cette hypersécrétion? Quelques auteurs sont d'avis que l'hydropisie serait sous l'influence de troubles vasomoteurs et une conséquence de lésions nerveuses précoces. Cette opinion cadre cependant peu avec la rapidité d'apparition des œdèmes et des épanchements en opposition avec l'évolution plus tardive de l'incoordination motrice et des paralysies.

Il est possible que les nerfs vaso-moteurs soient influencés par l'état dyscrasique du sang dû à l'agent infectieux ou à ses toxines; mais il semble bien que cette action ne serait qu'une excitation toute superficielle sans que des lésions réelles soient déjà en cause, puisque les signes de névrite font souvent défaut et ne deviennent en tout cas manifestes que plus tardivement. Les hypothèses sur le mode de production de l'hydropisie ne peuvent actuellement reposer sur aucune donnée indiscutable : c'est une question qui ne pourrait être résolue que lorsque nos connaissances sur la nature exacte du béribéri seront plus nettes et plus sûres.

Les troubles cardiaques et respiratoires sont expliquables par les progrès de l'hydropisie généralisée. Le cœur, baignant dans un abondant épanchement péricardique, comprimé par la masse liquide, gêné dans ses mouvements et atteint dans sa tonicité, lutte avec peine et accélère ses mouvements pour vaincre la gêne générale de la circulation : au moindre effort, des accès de palpitation surviennent et le pouls monte à 120 pulsations et plus. Le ralentissement de la petite circulation dans les poumons œdématiés augmente encore le travail du cœur. Si cet état se prolonge, la fibre cardiaque ne suffit plus à vaincre tous ces obstacles, elle se distend et les cavités s'agrandissent ; une hypertrophie passive, par faiblesse du myocarde, s'est produite et se complique parfois d'insuffisance valvulaire. L'examen sthétoscopique révèle la situation par la fréquence et l'éloignement des bruits du cœur, par un rythme de galop, par un souffle d'insuffisance tricuspidienne. La fibre cardiaque est également touchée par la suite dans sa vitalité et de la dégénérescence graisseuse se produit. La mort survient le plus fréquemment chez les béribériques par le fait de l'arrêt du cœur soit par syncope brusque, soit par ralentissement progressif.

Sous l'influence de l'insuffisance cardiaque, les mouvements respiratoires deviennent plus fréquents et diminuent d'amplitude. L'œdème pulmonaire, l'emphysème, les épanchements pleurétiques ajoutent d'ailleurs leur influence propre à celle du cœur pour produire une intense dyspnée à accès paroxystiques.

« Rien n'est plus pénible que d'assister à une de ces crises, écrit Jeanselme. Le malade se débat en proie à une angoisse inexprimable, il essaye d'arracher avec les mains le poids qui accable sa poitrine, son épigastre et ses hypocondres. Il pousse des gémissements et demande en grâce au médecin d'abréger ses souffrance par le poison. »

Ces crises dyspnéiques sont un mode assez habituel de terminaison fatale par véritable asphyxie hydrique interne.

Les troubles nerveux et les lésions de névrite nous ont toujours paru plus tardifs que les signes d'infiltration hydrique de l'organisme. Dans les cas légers, à marche lente et chronique, les symptômes primitifs habituels sont quelquefois si peu accusés qu'ils peuvent passer inaperçus jusqu'à l'apparition des signes d'altération du système nerveux. Ce sont ces cas d'infection lente atténuée et répétée qui ont permis de décrire une forme purement nerveuse de la maladie et de définir le béribéri une névrite périphérique; mais en général les troubles nerveux sont nettement précédés par les troubles digestifs et cardio-vasculaires déjà décrits. Cependant à Madagascar nous avons pu suivre personnellement, sur des immigrants indiens, une épidémie de béribéri dont le plus grand nombre des cas étaient du type paralytique d'emblée et nous nous étions demandé s'il n'y avait pas dans ce fait une question de race. On peut, croyons-nous, plus logiquement supposer que ces Indiens, recrutés parmi les castes les plus misérables de la population, étaient d'anciens béribériques nerveux chez lesquels une nouvelle réinfection a porté tout particulièrement sur les organes autrefois atteints et offrant, par conséquent, une moindre résistance.

Parmi les symptômes morbides accusés par le système nerveux, une distinction paraît s'imposer : les signes plus précoces et moins tenaces d'excitation d'abord et d'anesthésie ensuite semblent dus plus particulièrement à l'intoxication béribérique aiguë et actuelle; les paralysies plus ou moins accusées et à marche chronique envahissante seraient le résultat d'une dégénérescence atrophique passive dans laquelle le béribéri ne jouerait plus un rôle actif. Pour Wrigth, le stade chronique des lésions nerveuses n'est pas le béribéri proprement dit, mais simplement une paralysie dégénérative résiduelle.

Les premiers troubles nerveux perceptibles affectent la ***sensibilité cutanée.*** Ce sont des sensations variées de fourmillement, de froid, de piqûre, de brûlure, etc... Les muqueuses participent aussi à ces troubles sensitifs; des perversions du goût et de l'odorat ont été signalées. La diminution de la sensibilité suit rapidement ces premiers signes d'excitation : des zones d'hypoesthésie et d'anesthésie au tact, à la chaleur et à la douleur se produisent sur la face dorsale des pieds, sur la jambe ; elles vont en se fusionnant et en s'agrandissant, mais l'anesthésie est toujours plus prononcée vers l'extrémité du membre qu'à sa racine (Jeanselme). Les membres supérieurs sont ensuite atteints, l'anesthésie progressant toujours de la périphérie au centre. Le tronc peut également présenter des zones d'anesthésie, mais plus rarement et sans systématisation bien nette. Ces troubles de la sensibilité regressent rapidement dans le cas de guérison de la maladie; ils ne laissent jamais de traces indélébiles.

Les troubles de la motilité sont d'une signification plus précise et plus grave.

Le système musculaire est assez précocement le siège de crampes spontanées et de douleurs se manifestant à l'occasion des mouvements ou provoqués par la pression. Les divers réflexes tendineux sont d'abord exagérés.

Ces signes d'excitation sont d'ailleurs vite remplacés par des parésies et des paralysies débutant par les extrémités des membres et envahissant progressivement la plupart des muscles du corps, sauf cependant ceux de la face qui restent presque toujours indemnes.

La paralysie suit une marche systématique et affecte ordinairement une disposition symétrique des deux côtés du corps. De même que pour l'anesthésie, ce sont les extrémités des membres inférieurs qui sont les premières atteintes. Les orteils se rétractent et deviennent immobiles; les pieds ballottent dans l'axe du membre ou se fixent en varus équin (*patte béribérique*); il y a rétraction des muscles fléchisseurs de la jambe et relâchement des muscles extenseurs. La paralysie s'étend peu à peu aux muscles de la cuisse, mais pas d'une façon aussi complète qu'à ceux de la jambe; les mouvements sont incomplets, mal coordonnés, rarement abolis.

Aux membres supérieurs, les mêmes phénomènes se produisent un peu plus tardivement. Les muscles de la main se rétractent, amenant la flexion des deux dernières phalanges et l'extension forcée de la première ; c'est *la main en griffe*.

Sous l'influence de l'extension progressive de la paralysie, les mouvements du béribérique deviennent de plus en plus malaisés. Le malade se maintient difficilement sur ses jambes et recherche constamment un point d'appui ; il traîne ses orteils sur le sol et l'incoordination motrice dont il est atteint lui fait exagérer ses efforts. La démarche prend le même type que dans le tabes : le malade steppe, relève trop ses jambes, les jette fortement en avant et sur les côtés, les laisse retomber ensuite lourdement sur le sol. Pour augmenter sa base de sustentation, le béribérique écarte les jambes et s'aide d'un long bâton tenu à deux mains ; c'est la position classique si souvent représentée dans les photographies. La fatigue arrive très rapidement : le malheureux patient fait de fréquentes haltes pour reprendre haleine et ne repart qu'avec une appréhension bien justifiée.

La paralysie se manifeste également aux membres supérieurs par la faiblesse et l'extrême difficulté de coordonner les mouvements. Le malade n'accomplit plus qu'avec une gène manifeste les actes les plus familiers ; il est obligé d'apporter la plus grande attention à tous ses gestes pour combattre l'incohérence et la faiblesse de son système musculaire.

Ces désordres paralytiques s'accompagnent d'une amyotrophie

de plus en plus marquée : les reliefs musculaires s'effacent, les membres s'atrophient, le squelette devient de plus en plus apparent. Tous les réflexes tendineux sont alors abolis. Les muscles du tronc participent à cette atrophie. Le béribérique chronique à la période ultime de la maladie n'est plus qu'une masse inerte émaciée, cachectique, à la merci de la moindre complication cardiaque ou pulmonaire ; il attend la mort comme la délivrance d'une vie impossible.

Lorsque les lésions nerveuses dominent aussi la scène pathologique, les troubles vasculaires du début s'amendent généralement : les œdèmes disparaissent, les épanchements séreux se résorbent et les dangers de l'hydropisie font place à la profonde déchéance nerveuse de l'organisme. L'intelligence reste le plus souvent nette. Certains auteurs ont bien noté de l'amnésie, de la diminution de la volonté ; mais ces symptômes sont explicables par la gravité de l'état général et ne paraissent pas dus à des altérations organiques du cerveau lui-même.

La systématisation des symptômes nerveux indique que les nerfs périphériques et la moelle épinière sont le siège des principales lésions. Féris expliquait les troubles de la sensibilité et de la mobilité par l'hydrorachis de la période humide. Les recherches plus récentes de Schoeube permettent d'affirmer que la névrite parenchymateuse des nerfs périphériques est la lésion capitale; la moelle ne participe au processus morbide qu'à un moindre degré, les lésions qu'on y observe étant rares et inconstantes (Jeanselme). Quant au cerveau, il subit l'influence du mauvais état général, ses fonctions peuvent être troublées par la compression des épanchements séreux ou par des lésions superficielles des méninges; on n'a jamais constaté de lésions de la substance propre.

En résumé les symptômes morbides du système nerveux sont d'abord caractérisés par une période d'excitation : on observe alors de l'hyperesthésie cutanée, des sensations de prurit, des fourmillements, des douleurs musculaires, de l'exagération des réflexes tendineux. Cette période est de courte durée : le processus paralytique ne tarde pas à s'affirmer par l'incoordination motrice, par des anesthésies cutanées, par des contractures permanentes, par l'amyotrophie, par la perte progressive des mouvements et des réflexes.

Les symptômes nerveux peuvent s'améliorer et disparaître quand les lésions ne sont que superficielles, dans les cas aigus ou peu graves malgré leur durée. Plus tard, lorsque les nerfs sont complètement désorganisés, lorsque la moelle épinière est le siège de dégénérescences, tout espoir de régression ou de guérison doit être abandonné; la réparation est impossible. Mais nous croyons devoir insister sur ce fait que cette dégénérescence acquise du système nerveux périphérique, que ces lésions incurables n'indiquent pas forcément que la maladie réelle existe toujours. Sous l'influence d'une atteinte grave et prolongée du béribéri, ou par suite de nombreuses infections successives les lésions nerveuses se sont produites, elles subsisteront comme une séquelle de la maladie après la disparition de l'affection elle-même.

Les troubles urinaires n'ont qu'une valeur secondaire. La dysurie, la polyurie, les douleurs lombaires, la paralysie de la vessie ont été signalées et les autopsies révèlent souvent de la congestion du rein. Les fonctions rénales ne sont cependant pas habituellement modifiées et *l'absence d'albumine* dans les urines indique bien qu'aucune lésion profonde n'est en cause. Cette absence habituelle d'albumine, notée par tous les auteurs, est un signe important de diagnostic différentiel. Quant aux signes de congestion et aux troubles fonctionnels du rein, ils s'expliquent par le rôle important d'élimination dévolu à cet organe dans une affection où l'hydropisie généralisée domine la scène morbide.

Il nous paraît inutile d'insister sur d'autres symptômes : congestion du foie et de la rate, dégénérescence graisseuse du foie, périodes fébriles de la maladie, rachialgies, etc., notés par quelques observateurs. Ce sont là des signes rares, en connexion souvent douteuse avec le béribéri.

DIAGNOSTIC DIFFÉRENTIEL. — Dans les formes mixtes du béribéri, alors qu'il existe à la fois de l'hydropisie généralisée et des signes de polynévrite bien caractérisée, le diagnostic est des plus aisé : la maladie ainsi constituée avec tous les symptômes ne peut, grâce aussi à son caractère d'endémicité et à ses allures lentes, être confondue avec aucune affection connue. Il en est de même dans les épidémies de quelque gravité, où la multiplicité des cas dans un milieu limité ne peut laisser de doute sur la nature de l'épidémie. Le diagnostic devient plus délicat dans les cas isolés, lorsque les symptômes sont incomplets ou de peu d'intensité, surtout quand la maladie est observée hors des foyers d'endémicité. L'attaque aiguë de béribéri, caractérisée plus spécialement par les œdèmes, les épanchements séreux et les troubles circulatoires, peut être confondue avec certaines affections cardiaques ou avec le mal de Bright. Dans les maladies du cœur la recherche attentive des antécédents du malade (rhumatisme) et l'auscultation minutieuse permettront en général de préciser le diagnostic. Le cœur du béribérique est distendu, flasque; les bruits valvulaires sont sourds et lointains; on y perçoit parfois un souffle d'insuffisance valvulaire, mais non les souffles organiques systématisés caractéristiques des lésions valvulaires vraies. D'autre part l'épanchement péricardique qui se produit en grande abondance et très rapidement dans le béribéri ne se rencontre pas avec les mêmes caractères d'intensité et de précocité dans les affections cardiaques. Quant à la péricardite aiguë avec épanchement, elle ne s'accompagne pas d'œdèmes et de troubles de la circulation aussi généralisés et accentués que dans le béribéri.

Les néphrites chroniques impriment [aux malades le même aspect d'hydropisie généralisée que le béribéri, mais la présence constante de l'albumine dans les urines fournit un signe différentiel de la plus grande valeur qui, joint aux données fournies par la marche différente des deux affections, suffit à établir le diagnostic. L'albumine n'existe qu'à l'état d'exception dans les urines des béribériques ; quand on en trouve, la quantité est toujours insuffisante pour expliquer la gravité des symptômes d'hydropisie.

Dans le béribéri à marche lente, à symptômes peu bruyants et mal déterminés, les causes d'erreur sont plus fréquentes : la maladie peut avoir quelques caractères de ressemblance avec l'alcoolisme chronique, la cachexie palustre, le rhumatisme, l'ankylostomiase. Le médecin trouvera le plus souvent une juste base d'appréciation dans le caractère endémique du béribéri qui frappe rarement un sujet isolé et s'attaque de préférence aux individus de race colorée, vivant dans de mauvaises conditions d'hygiène et faisant du riz la base de leur nourriture; il ne doit pas perdre de vue qu'un changement radical de régime alimentaire améliore toujours rapidement un béribérique quand il n'a pas de lésions nerveuses irréductibles.

La forme paralytique du béribéri peut simuler le tabes puisqu'on trouve dans les deux affections l'incoordination motrice et l'abolition des réflexes; mais on n'observe pas dans le béribéri les douleurs fulgurantes, les crises viscérales et les troubles oculaires qui existent dans l'ataxie locomotrice.

L'atrophie musculaire progressive, du type Aran-Duchenne, offre aussi quelques caractères communs avec le béribéri sec, mais elle s'en différencie par l'absence de douleurs musculaires et d'anesthésie cutanée (Jeanselme).

Les polynévrites toxiques ou infectieuses consécutives à l'éthylisme, à l'empoisonnement arsénical, au paludisme, à la diphtérie, à la lèpre, peuvent simuler de très près la polynévrite d'origine béribérique quand celle-ci, comme dans les formes résiduelles, n'est plus accompagnée des autres principaux symptômes de la maladie. C'est par la recherche des antécédents pathologiques du malade, en précisant soigneusement les débuts de l'affection et en tenant toujours grand compte de l'endémicité du béribéri dans les lieux où la maladie s'est déclarée, qu'on pourra rattacher la polynévrite à sa cause réelle.

Sous le nom *d'hydropisie épidémique*, Mac Leod décrit une maladie qui a sévi à Calcutta de 1877 à 1880 et à Maurice en 1879; et qui a de grands caractères de ressemblance avec le béribéri. Elle est caractérisée par de l'hydropisie débutant par les membres inférieurset envahissant progressivement tout le corps; par de la diarrhée, des vomissements, et de la dysenterie au début; par des troubles du cœur et de la circulation très prononcés dans la plupart des cas ; par des sensations de brulûre, de piqûre, et des douleurs musculaires. Ce sont évidemment là des signes de bériberi aigu ; mais les malades avaient constamment de la fièvre et il survenait souvent des exanthèmes érythémateux sur la face ou rubéoliques sur le tronc et les membres qui différencient l'affection dont il s'agit des formes habituelles du béribéri. Manson signale que « l'anesthésie cutanée et la parésie des muscles ne furent jamais observées » ; mais ces symptômes d'altération nerveuse déjà avancée peuvent manquer dans l'attaque aiguë du béribéri. Cette *hydropisie épidémique* paraît proche parente du béribéri et ne s'en distingue nettement que par l'élément fièvre; il nous paraît impossible, dans l'état actuel de nos connaissances, d'affirmer la dualité absolue des deux affections.

« D'ordinaire le diagnostic du béribéri n'est pas difficile, dit avec raison Manson. Si les modalités fort diverses du béribéri multiplient les difficultés d'un diagnostic différentiel exact, il est rare qu'un examen méthodique et une observation un peu prolongée n'arrivent pas à vaincre aisément ces difficultés.

ANATOMIE PATHOLOGIQUE. — De très nombreuses autopsies ont permis de mettre parfaitement en relief les lésions caractéristiques du béribéri. Quelles que soient les conceptions des observateurs sur la nature et la marche de la maladie, les mêmes constatations se sont imposées ; elles doivent plus particulièrement servir de base à l'étude impartiale du béribéri.

Tube digestif. — Dans les cas aigus, les lésions du tube digestif sont toujours nettement apparentes ; dans les cas chroniques à forme sèche, les organes digestifs, par contre, ne présentent habituellement aucune lésion bien caractérisée. La cause primitive, efficiente, « l'infection d'origine alimentaire », est encore active dans les premiers cas et produit des désordres locaux sur les organes avec lesquels elle est en contact; dans les seconds cas, cette cause a cessé d'agir et les lésions plus profondes constatées sur le système nerveux ne sont le plus souvent qu'une séquelle de l'affection.

L'œsophage est presque toujours congestionné ; il est même parfois le siège d'ecchymoses et d'ulcérations superficielles apparentes.

L'estomac est tapissé de mucosités fortement adhérentes. Les parois sont non seulement le siège d'une forte congestion, mais la muqueuse est tapissée d'un pointillé hémorragique toujours très net et offre des ecchymoses plus ou moins étendues : on y rencontre aussi habituellement des ulcérations de formes diverses disséminées de préférence sur la grande courbure. Les mêmes lésions se rencontrent plus accentuées dans le duodénum, qui paraît être la portion la plus gravement atteinte du tube digestif : on les rencontre aussi dans l'intestin grêle, mais elles diminuent d'intensité en approchant du gros intestin, qui est généralement indemne ou ne présente plus qu'un léger degré de congestion.

Les ganglions mésentériques sont souvent engorgés (Gaide).

La cavité péritonéale contient une sérosité toujours assez abondante.

Plusieurs auteurs signalent la congestion de la rate qui serait fréquente et un léger degré d'hypertrophie du foie.

Organes thoraciques. — A l'ouverture du thorax, il s'échappe toujours une notable quantité de sérosité pleurétique ; dans les cas chroniques, on a souvent constaté des adhérences pleurales plus ou moins étendues et résistantes.

Les poumons sont infiltrés de sérosité et on note chez eux un certain degré de congestion. Les lésions d'emphysème pulmonaire, quelquefois observées, sont rares.

Le péricarde contient toujours un fort épanchement de liquide citrin, parfaitement limpide. C'est là le signe caractéristique le plus constant et le plus manifeste de la maladie aiguë.

Le cœur est hypertrophié et dilaté ; il offre la teinte feuille morte, indice de la dégénérescence de la fibre cardiaque. Souvent même, dans les cas de quelque durée, on constate une vraie dégénérescence graisseuse du muscle cardiaque. Les cavités sont agrandies et le ventricule droit est habituellement encombré par un caillot fibrineux volumineux. Aucune lésion manifeste de l'endocarde n'a été signalée et les valvules, devenues cependant insuffisantes par suite de la distension en masse des parois du cœur, restent relativement saines.

Des lésions artérielles, en particulier la dilatation de l'aorte et des gros vaisseaux par suite de la désagrégation du tissu élastique de leurs parois, ont été exceptionnellement signalées.

Centres nerveux et nerfs. — Dans les cas aigus on ne constate guère que des lésions superficielles et banales de nature congestive. Les méninges sont congestionnées, infiltrées et légèrement épaissies. Le liquide céphalo-rachidien est toujours en quantité anormale et les ventricules sont le siège d'un épanchement assez abondant. La sérosité de ces épanchements est en général très limpide ; on a cependant noté quelquefois un aspect louche.

Les gaines nerveuses participent également à cet état d'infiltration et de congestion des méninges ; on observe même entre le cylindre-axe et la gaine de Schwann une substance homogène et incolore plus ou moins solidifiée qui déplace parfois le cylindre-axe dans une position excentrique (Jeanselme).

Mais c'est surtout quand la maladie a pris un caractère chronique et affecte franchement la forme paralytique que les lésions nerveuses profondes sont manifestes. La névrite des nerfs périphériques et viscéraux est la plus importante et la plus constante de ces lésions. Jeanselme, dans sa remarquble monographie sur le « Béribéri », étudie tout particulièrement les caractères de cette névrite. Il montre que le processus de dégénérescence atteint d'abord les extrémités périphériques motrices et sensitives et que les lésions suivent une marche ascendante dans les troncs nerveux d'autant moins touchés qu'ils sont plus volumineux. Dans la moelle, les lésions sont toujours légères, inconstantes et rares. Le cerveau reste sain.

Cette névrite ne diffère pas des autres névrites parenchymateuses d'origine toxique ou infectieuse. Elle est caractérisée par la destruction progressive du cylindre-axe qui devient nodulaire, se creuse de vacuoles, s'atrophie et se trouve enfin perdu dans une substance hyaline qui envahit de plus en plus la gaîne de Schwann. Peu de fibres nerveuses restent intactes et beaucoup de filets nerveux sont réduits à leur seule gaîne.

Les lésions du pneumogastrique et du sympathique sont les mêmes que celles des nerfs de la vie de relation, mais plus rares.

Système musculaire. — Il est très fortement atteint dans le béribéri paralytique. Les muscles sont pâles, atrophiés ; les fibres musculaires sont dissociées par l'œdème intra-musculaire. Un grand nombre de fibres perdent à la longue toute structure, deviennent filiformes et subissent parfois la dégénérescence colloïde ou cireuse.

Reins. — Les reins sont en général congestionnés et peuvent être légèrement augmentés de volume. Ils ne présentent qu'à l'état de grande exception des lésions de néphrite parenchymateuse ou interstitielle.

Les constatations de l'anatomie pathologique corroborent en somme ce que nous avons exposé de la marche et des modalités différentes de la maladie.

Dans les cas aigus, graves, les lésions du tube digestif, l'infiltration hydrique considérable du tissu cellulaire, les épanchements séreux, la dilatation du cœur et les lésions superficielles congestives des organes nerveux dominent la scène ; dans les cas chroniques paralytiques, ces lésions générales s'amendent ou disparaissent, et la dégénérescence nerveuse périphérique prend la place prépondérante.

MORBIDITÉ. — MORTALITÉ. — ÉPIDÉMIE. — La grande diversité du béribéri suivant la gravité et la durée de ses différentes formes fait prévoir *à priori* combien il est malaisé d'établir le degré exact de morbidité et de mortalité de la maladie.

Tantôt, dans une épidémie grave sur un groupe de coolies ou de prisonniers, on pourra noter, comme à Poulo-Condor en 1898, une morbidité d'environ 60 o/o de l'effectif et une mortalité de 50 o/o sur le même effectif, ce qui donne cinq décès sur six malades; d'autres fois la population d'un village, d'une région sera en grande majorité frappée par le béribéri à forme subaiguë légère et la mortalité se maintiendra au chiffre annuel relativement peu élevé de 8 décès pour cent malades.

Dans les épidémies de quelque intensité, telle que celle observée à la Réunion par Dangerfield, la moyenne des décès s'est élevée à 24,8 o/o du nombre des malades. Dangerfield fixe comme moyenne générale de la mortalité donnée par un grand nombre d'auteurs le chiffre de 37,46 o/o. Au Japon, en 1875, la mortalité a été de 17 o/o.

Les chiffres établis ne peuvent fournir une approximation suffisante que lorsqu'ils concernent une agglomération humaine ayant une organisation administrative et médicale grâce à laquelle les recherches statistiques sont possibles, et quand le béribéri sévit épidémiquement. Dans ces cas, la gravité et la netteté des atteintes permet un diagnostic précoce et net quoique certains cas frustes doivent souvent passer inaperçus. Mais lorsqu'il s'agit de populations indigènes disséminées chez lesquelles le béribéri règne constamment à l'état endémique et quand ses manifestations sont légères, toute statistique devient impossible. On ne peut donc retenir d'une façon générale que le pourcentage observé dans les épidémies graves où la morbidité dépasse habituellement la moitié des effectifs et où la mortalité peut atteindre 85 o/o des malades; ces données suffisent à établir quels ravages la maladie peut faire et quelle importance présente son étude.

ÉTIOLOGIE. — Un fait domine toute l'étiologie du béribéri : *ce sont les peuples mangeurs de riz qui sont sujets à la maladie.*

L'affection est originaire des contrées où le riz est la base de l'alimentation. Dans les pays et les lieux humains où elle s'est propagée, le riz était également l'élément principal de la nourriture et, dans bien des cas, on a pu établir que ce riz avait été importé des pays où le béribéri sévit endémiquement. Sur les navires immigrants qui partaient de l'Inde pour les Antilles, du riz indien était embarqué; en Nouvelle-Calédonie, les riz dont les immigrants japonais ou annamites étaient nourris provenaient du

Japon et de la Cochinchine; à Madagascar le riz fourni par l'Administration aux tirailleurs sénégalais et aux coolies indiens ou chinois était originaire de la Cochinchine.

Une enquête approfondie sur la provenance des riz d'alimentation consommés dans les agglomérations humaines où a sévi le béribéri serait pleine d'enseignement et apporterait très probablement un élément capital dans l'étude de l'étiologie de cette maladie. En 1903, nous demandions au Congrès de Bruxelles que cette enquête portât sur les points suivants :

1° Dans quelle proportion le riz entrait-il dans l'alimentation des groupes atteints?

2° Quelle était la provenance de ce riz?

3° Le béribéri existait-il dans le pays avant l'importation des riz provenant des contrées où la maladie est endémique?

4° Dans les pays où il existe du riz indigène, le béribéri était-il connu :

a. Avant que des riz aient été importés?

b. Avant que les malades atteints de béribéri soient venus dans le pays?

Cette enquête, dont la nécessité nous paraît toujours s'imposer, prouverait, croyons-nous, que, dans l'immense majorité des cas, les épidémies de béribéri coïncident avec la consommation de riz originaire de pays où le béribéri sévit endémiquement.

Une telle constatation limiterait singulièrement les recherches sur l'étiologie de la maladie. On ne peut voir, en effet, une simple coïncidence dans le rapport habituel entre l'alimentation par certains riz et l'éclosion du béribéri; ce fait a frappé la plupart des observateurs et la théorie qui attribue le béribéri à l'ingestion de ces riz est la plus ancienne et la plus accréditée encore de nos jours (Le Dantec, Deschamps).

On cite toujours, à l'encontre de cette étiologie, la jolie expérience du docteur Travers dans les prisons d'Ol-Paol et de Pudoh-Paol.

En janvier 1895, des prisonniers furent évacués de la vieille prison d'Old-Paol, où jamais ne s'était produit aucun cas de béribéri sur une nouvelle prison nouvellement construite, celle de Pudoh-Paol. Au mois d'août suivant, explosion dans cette prison neuve d'une épidémie de béribéri avec une mortalité de 37,7 o/o, alors que les prisonniers restés à Old-Paol étaient indemnes. Cependant les pensionnaires des deux prisons furent nourris avec le même riz, livré par le même fournisseur, provenant de la même région, du même magasin, du même stock. Pour que l'expérience fût plus concluante, ce riz et les autres aliments furent chaque jour préparés dans la prison infectée et transportés dans l'autre établissement. Or l'épidémie continuait à sévir dans la prison neuve et la prison vieille restait indemne. Cette expérience *unique* mériterait d'être plusieurs fois renouvelée et soigneusement contrôlée, car une seule expérience ne peut confirmer les résultats de fort nombreuses observations. On peut entre autres objections se demander si la maladie qui persistait à la prison de Pudoh-Paol, après les soins pris par le docteur Travers pour assurer l'identité de l'alimentation dans les deux prisons, était à la phase aiguë, la seule réellement infectieuse, ou si les malades ne présentaient plus que des lésions anciennes, résiduelles, hors de l'influence infectieuse.

On établit avec quelques raisons une distinction entre le riz rouge, insuffisamment et fraîchement décortiqué, et le riz blanc d'usine.

Il est certain que le premier, consommé peu après sa trituration et protégé par la cuticule qui persiste à la surface, a moins de chances de se contaminer et peut offrir une plus grande résistance à l'action du microbe pathogène; il est donc logique de conseiller son emploi en cas d'épidémie. Le riz blanc d'usine, bien dépouillé de toute enveloppe protectrice, soumis à des transports prolongés dans des cales chaudes et sales, entreposé dans des magasins ou des caves insalubres, consommé souvent plusieurs mois après la sortie de l'usine, offre certainement de bien plus grandes chances de contamination. C'est d'ailleurs ce riz blanc qui est d'alimentation courante; c'est lui qui doit être plus particulièrement incriminé.

Si la relation entre l'alimentation par le riz et le béribéri est des plus étroites, il est tout aussi évident que ce genre d'alimentation ne suffit pas à produire la maladie et que les mangeurs de riz, quelle que soit la quantité qu'ils absorbent, ne sont pas, par ce seul fait, menacés de béribéri : à Madagascar, notamment, les indigènes qui consommaient des riz locaux ne connaissaient pas le béribéri avant l'importation des riz indo-chinois; en Asie même la grande majorité des populations riziphages reste indemne. On est donc amené à limiter la nocivité du riz à une qualité acquise de cet aliment en dehors de sa constitution propre : les observateurs qui, avec Rochard et le baron Sanegashi, dénoncent l'insuffisance nutritive du riz sans spécifier autrement les conditions dans lesquelles la nocivité devient manifeste n'ont pas suffisamment poursuivi la solution du problème.

Nos connaissances relativement récentes sur le rôle de l'infection microbienne dans les maladies à caractère épidémique ont permis de limiter les recherches étiologiques et la presque unanimité des auteurs classe aujourd'hui le béribéri parmi les maladies infectieuses. Les divergences de vue portent sur l'origine de l'infection et son mode d'introduction dans l'organisme. Manson, tout en admettant une cause infectieuse, s'est fait le champion de la théorie d'après laquelle l'agent pathogène n'agit pas directement par lui-même, mais uniquement par sa toxine. La grande autorité de ce savant a rallié à cette théorie une notable partie du monde médical.

Les raisons invoquées par Manson et son école portent sur les points suivants :

1° Le béribéri est une névrite périphérique. Or, toutes les névrites périphériques infectieuses, à l'exception de celle de la lèpre, ne sont pas produites par le microbe pathogène lui-même, mais par ses toxines : il doit en être de même du béribéri.

Il est fort possible que la névrite du béribéri soit causée par une toxine, mais c'est un point qui ne pourra être scientifiquement établi que lorsque nous connaîtrons l'agent infectieux pathogène : alors seulement nous pourrons nous assurer si, comme dans la lèpre, les lésions nerveuses ne sont pas produites par le microbe lui-même. D'ailleurs, la névrite périphérique n'est pas le symptôme dominant du béribéri à sa période active et les autres symptômes plus pathognomoniques de la maladie pourraient quand même être dus à l'action directe de l'agent infectieux.

2° Le béribéri cesse d'avoir un caractère épidémique et régresse rapidement quand les malades sont soustraits à la cause infectieuse.

« Si dans le corps de ces malades, dit Manson, il avait existé un germe vivant apte à proliférer, il est de toute évidence que les malades emporteraient avec eux les germes de la maladie; que celle-ci, loin de diminuer, aurait continué à faire des progrès jusqu'à suffisante immunisation des habitants. Vous ne pouvez vous débarrasser de la variole, de la syphilis ou de la scarlatine en évacuant simplement les milieux où la maladie a été contractée. Mais au contraire, s'il s'agit d'une toxine, vous pouvez, si la dose n'est pas renouvelée, vous en débarrasser en évitant une nouvelle absorption de poison. »

Le peu de durée, la légèreté de l'imprégnation de l'organisme par l'agent pathogène du béribéri peut trouver une autre explication dans la destruction rapide de cet agent par le corps humain; il serait dès lors nécessaire, pour l'évolution complète de la maladie, que de nouveaux apports de l'agent infectieux maintiennent l'activité du processus morbide; c'est la théorie des infections successives émise depuis longtemps par Pekelharing et Winkler. Cette opinion nous paraît conforme à la réalité des faits; elle expliquerait suffisamment la disparition rapide des symptômes chez les malades soustraits à la cause infectieuse.

3° Un germe vivant secrète la toxine, mais le milieu de culture n'est pas le corps humain.

Cette conclusion n'a d'autre base que notre incertitude actuelle sur l'agent pathogène du béribéri, sur notre impossibilité de le déceler dans l'organisme. De cette incertitude ne doit pas nécessairement s'imposer une négation aussi nette.

4° La toxine ne pénètre pas dans le corps humain avec les aliments ou avec l'eau de boisson.

L'auteur appuie son opinion, en ce qui concerne les aliments, sur l'expérience unique faite par le docteur Travers dans les prisons de l'Inde. Nous avons déjà parlé de cette expérience insuffisante pour émettre un avis catégorique.

Les raisons invoquées par Manson ne paraissent donc pas imposer la théorie qu'il défend. Que la toxine béribérique ait un rôle particulier dans l'évolution de la maladie, on ne peut actuellement ni le nier ni l'affirmer. Il n'en reste pas moins manifeste que les allures, la marche du béribéri et de ses épidémies, les symptômes qu'il provoque induisent à admettre sa nature infectieuse; et que, d'autre part, la maladie sévit presque uniquement parmi les mangeurs de riz. Ces raisons permettent tout au moins d'émettre comme fort plausible l'hypothèse d'une infection de la matière alimentaire en cause, le riz.

Cette hypothèse reçoit une confirmation d'une incontestable valeur dans ce fait que la seule suppression du riz infecté dans l'alimentation des groupes atteints a été suivie, dans de nombreux cas, de la régression et de la disparition de la maladie.

A Madagascar, de 1899 à 1902, diverses épidémies de béribéri éclatèrent tant à Diégo-Suarez qu'à Tamatave; la suppression complète du riz de Cochinchine amena toujours la prompte disparition de l'épidémie. On nous permettra, à ce sujet, de citer le fait personnel suivant :

En 1901, une épidémie de variole régnait à Antsirane, chef-lieu de notre établissement de Diégo-Suarez, parmi la population autochtone chez laquelle le béribéri n'est pas observé à l'état endémique. Les locaux destinés aux varioleux étant devenus insuffisants, on évacua une trentaine de malades des deux sexes au Cap-Diégo, où ils furent placés dans deux cases neuves en paillote, situées à plus d'un kilomètre de toute habitation et soumises à un isolement rigoureux. Aucun de ces malades ne présentait le moindre symptôme de béribéri, et le fait est d'autant plus certain que l'aide-major Couvy, qui les soignait, avait une très grande expérience de cette affection à la suite d'une épidémie qu'il venait d'observer chez les coolies chinois de l'administration.

Pendant la période aiguë de leur maladie, les varioleux furent tenus au régime lacté. Lorsqu'ils entrèrent en convalescence, on leur donna comme base d'alimentation du riz cochinchinois dans un état de conservation fort douteuse. Quelques jours après la distribution de ce riz, le docteur Couvy me signalait des cas aigus et graves de béribéri parmi ces convalescents. Je constatais, en effet, avec lui qu'une dizaine de malades étaient franchement atteints; ils présentaient de l'œdème des membres inférieurs, de la dyspnée, de la constriction épigastrique; deux d'entre eux étaient dans un état alarmant avec des épanchements péricardiques importants. Presque tous les autres convalescents se plaignaient de troubles gastriques et de palpitations cardiaques. Le riz fut immédiatement supprimé de l'alimentation, et tous les convalescents reçurent leur nourriture de l'hôpital du Cap-Diégo : pain, viande, légumes secs, etc... L'épidémie au début cessa complètement et rapidement sans laisser de traces.

Cette observation a presque la valeur d'une expérience, car ces varioleux étaient soumis à une étroite surveillance et ne pouvaient avoir d'autre nourriture que celle fournie par l'hôpital. Elle prouve combien les béribériques à la période initiale de la maladie guérissent facilement par la simple suppression de la cause morbide.

J'ai eu bien d'autres fois l'occasion d'appliquer la même mesure, et toujours avec un franc succès.

Tout récemment, le Dr Thézé signale l'arrêt brusque, en une semaine, d'une épidémie grave de béribéri à Poulo-Condor par la substitution de riz fraîchement décortiqué au riz blanc d'usine dans l'alimentation des prisonniers. Il accorde un rôle curatif spécial à ce riz rouge. Nous croyons plutôt que l'arrêt de l'épidémie est simplement dû à la suppression du riz infecté : le résultat eût été le même si du pain ou tout autre aliment non contaminé eût été distribué.

Par contre on trouve fréquemment dans la littérature médicale la relation d'épidémies de béribéri dans lesquelles les modifications alimentaires de même ordre ne furent pas suivies de résultats aussi probants ; mais il est facile de se rendre compte que les mesures prises furent rarement radicales ; on se contentait de diminuer la ration de riz ou de remplacer le riz contaminé par un autre supposé de meilleure qualité; on améliorait par ailleurs les autres denrées alimentaires et on veillait à une meilleure hygiène. On obtenait aussi des améliorations plus ou moins marquées de l'état sanitaire, non la cessation complète et rapide de l'épidémie. Et puis les médecins concluaient souvent à l'inefficacité des mesures prises à cause de la persistance des symptômes morbides chez un grand nombre de malades, alors que ceux-ci n'avaient souvent plus que des lésions résiduelles étrangères à une influence active du germe pathogène. Une expérience de ce genre n'a de valeur réelle que si le riz est supprimé complètement, et l'on doit juger de l'efficacité de la mesure à la non-contamination de nouveaux malades plutôt qu'à la persistance de symptômes acquis chez des malades fortement atteints.

Si nous considérons le riz infecté comme la cause de beaucoup la plus habituelle du béribéri, nous ne croyons cependant pas que le riz soit la seule matière alimentaire qui puisse être infectée : les légumes secs, les viandes et les poissons salés (Grall) ont parfois été incriminés avec de bonnes raisons comme responsables de certaines épidémies.

De même si l'origine alimentaire du béribéri nous semble être la plus commune, celle qu'il faut rechercher avant toutes les autres, nous ne nions pas la possibilité d'autres modes d'introduction de l'agent pathogène dans l'organisme. Des cas de *contagion directe* chez des blessés ont été fréquemment signalés, notamment par nos médecins militaires de l'Indo-Chine : c'est un mode de contamination qui mérite d'être étudié soigneusement, mais qui ne constitue certainement qu'une origine rare et fortuite.

Tsuzuki, médecin principal de l'armée japonaise, conclut dans une étude récente à l'étiologie suivante :

Cause essentielle du béribéri : un agent infectieux.

Cause prédisposante capitale : alimentation par le riz.

Causes occasionnelles : surmenage physique et moral.

« Le riz n'est point la cause du béribéri, dit Tsuzuki, pas plus que le marais n'est la cause du paludisme ; le marais confère à l'entourage la disposition à la malaria par le développement des anophèles ; le riz prédispose ses consommateurs au béribéri en fournissant un milieu biologique favorable au développement du germe béribérique. »

Pour Tsuzuki, l'agent infectieux du béribéri agit principalement par sa toxine ; mais celle-ci est produite dans le corps humain, et non, comme le voudrait Manson, en dehors de l'organisme.

En résumé, le béribéri paraît bien être une affection de nature infectieuse et d'origine habituellement alimentaire. Le riz est le véhicule préféré de l'agent pathogène, celui qu'on peut incriminer dans la très grande majorité des cas.

D'autres théories émises à différentes époques n'ont guère qu'un intérêt historique.

L'insuffisance de la ration alimentaire, incriminée particulièrement par Rochard, ne saurait être considérée que comme une cause prédisposante, mais ne pourrait produire une maladie à symptômes aussi caractéristiques que le béribéri. Il en est de même *des conditions générales de mauvaise hygiène* sur lesquelles insiste Kermorgant et de *l'insuffisance des matières grasses* que Laurent et d'autres observateurs ont mis en cause. Le *paludisme*, le *scorbut* ont été également incriminés sans preuves méritant la discussion.

Enfin Manson et les autres partisans de l'empoisonnement par des toxines dont l'agent microbien producteur vit en dehors du corps humain ont émis l'hypothèse de l'origine tellurique de ces toxines. Un fait cependant vient à l'encontre d'une telle conception : ce sont les épidémies fréquemment observées à bord des navires où l'influence tellurique est nulle.

Tant que l'agent pathogène du béribéri ne sera pas exactement déterminé, l'imagination des auteurs pourra se donner libre carrière, mais toute conception restera hypothétique. On doit cependant accorder plus de valeur aux faits d'observation courante, aux conditions qui se trouvent le plus habituellement réunies dans les épidémies, aux hypothèses contrôlées par un plus grand nombre de faits précis.

PATHOGÉNIE. — Le béribéri s'observe couramment sur les races colorées du globe ; les peuples jaunes et noirs, quel que soit leur pays d'origine, paient largement leur tribut à la maladie quand ils se trouvent dans des conditions propices.

La race blanche paraît jouir seule d'une immunité relative, quoiqu'il soit aujourd'hui incontestable que les Européens peuvent être atteints de béribéri, ainsi que le prouvent certaines épidémies constatées à bord des voiliers long-courriers et celle qui éclatait il y a quelques années à l'asile d'aliénés de Dublin. Cependant il est d'observation courante que les individus de race blanche mêlés aux agglomérations colorées, les cadres européens des troupes indigènes, les surveillants blancs des divers coolies chinois, indiens, japonais, nègres, restent indemnes alors que leurs hommes sont décimés par de meurtrières épidémies. La différence de race ne peut pas être invoquée d'une façon absolue puisque nous savons que les Européens peuvent contracter le béribéri. Il faut donc rechercher ailleurs l'immunité dont ils jouissent habituellement et on ne peut guère invoquer que des conditions d'existence différentes, surtout en ce qui a trait à l'alimentation. Ces Européens ne partagent pas, en effet, la nourriture des coolies et des soldats indigènes : alors que ceux-ci ont pour base d'alimentation du riz de plus ou moins bonne qualité pris en abondance, de la viande ou du poisson salés, des légumes secs entreposés souvent dans les mêmes locaux que le riz et mal soustraits à toute cause d'infection par des récipients et des emballages défectueux, les Européens, par contre, se nourrissent de vivres frais, de conserves en boîtes hermétiquement closes, et s'ils consomment parfois du riz ou tout autre aliment destiné à leurs hommes, c'est en quantité minime et dans de rares occasions. Joignez à cela un travail moins pénible, des conditions d'hygiène générale meilleures, un moral plus satisfaisant, et vous aurez, croyons-nous, des raisons suffisantes pour expliquer qu'ils ne partagent pas le sort de leurs hommes, qu'ils soient soustraits à la cause morbide.

Les Européens sont donc fort rarement placés dans des conditions d'alimentation telles qu'ils puissent absorber des doses suffisantes de l'agent infectieux. On peut même voir, dans l'immunité relative dont ils jouissent à l'égard du béribéri, une nouvelle preuve de l'origine alimentaire habituelle de la maladie. Il n'est pas absolument démontré d'ailleurs que les Européens vivant dans des milieux indigènes fortement atteints restent complètement indemnes et qu'un examen médical attentif ne parviendrait pas à déceler chez eux quelques symptômes légers de béribéri qui passent inaperçus ; c'est encore un point qui mériterait d'attirer l'attention des observateurs.

Le *sexe* et l'*âge* ont peu d'influence par eux-mêmes sur la fréquence et la gravité de la maladie ; mais les enfants, les femmes, les vieillards sont, plus rarement que les hommes adultes, placés dans des conditions favorables à l'éclosion de la maladie sous une forme grave. Les épidémies n'éclatent le plus souvent que dans les groupes nombreux d'individus soumis à des conditions anormales d'existence (coolies, soldats, prisonniers). Dans ces milieux, l'hygiène est en général déplorable : habitations insalubres, malpropreté physique, alimentation d'une origine commune, souvent monotone et insuffisante ; fatigues exagérées ; affaissement moral, etc... Ces conditions d'infériorité physique sont rarement subies par la population vivant d'une existence normale dans son milieu habituel ; les cas de béribéri pourront y être nombreux, mais rarement sous une forme exceptionnellement grave.

Toute la pathogénie du béribéri repose sur le faible degré de virulence de l'agent infectieux à l'égard du corps humain normal. Les infections faibles et rares ne produisent qu'une atteinte atténuée, à symptômes fugaces et inconstants : ainsi sont explicables les formes frustres, si fréquentes quand on les recherche avec soin dans les pays où la maladie est endémique. Si les occasions d'infection se multiplient, si les aliments nocifs sont plus profondément infectés, si leur consommation est plus importante, si par ailleurs l'homme est placé dans des conditions qui diminuent sa résistance vitale, on voit alors éclater ces cas très graves, ces meurtrières épidémies où la morbidité s'élève aux 3/4 de l'effectif et la mortalité à la 1/2. Entre ces formes extrêmes, se placera toute la gamme des cas subaigus, des formes chroniques, des cas légers mais à récidives ou rechutes fréquentes qui constituent les modalités si diverses du béribéri. L'origine alimentaire se prête parfaitement à l'explication logique de ces modalités, car on peut facilement concevoir les variations de la cause morbide suivant le degré d'infection de l'aliment nocif, suivant sa consommation plus ou moins exclusive et répétée, suivant le degré de résistance conféré au corps humain par une hygiène alimentaire plus ou moins défectueuse.

Il est enfin une donnée qui pourra ressortir plus tard de la connaissance exacte du principe infectieux du béribéri : c'est le degré plus ou moins élevé de virulence que l'agent pathogène est susceptible d'acquérir suivant les conditions plus ou moins favorables à sa vitalité. L'humidité, la chaleur, l'obscurité, par exemple, pourraient fort bien exagérer la virulence de l'agent infectieux. On pourra de même déterminer plus tard l'influence de la cuisson sur ce germe infectieux. Les données certaines nous manquent encore aujourd'hui pour qu'on puisse évaluer ces divers facteurs ; on ne peut que signaler la possibilité de l'exagération ou de l'atténuation de la virulence du béribéri sous des causes à déterminer ; mais cette conception est rationnelle et devait être indiquée dans l'étude de la pathogénie de la maladie.

MICROBIOLOGIE. — La théorie infectieuse du béribéri n'est pas nouvelle : depuis plus de vingt ans, de nombreux observateurs se sont lancés à la recherche du microbe pathogène du béribéri. Les difficultés sont grandes : tantôt l'observateur est un savant outillé pour les recherches microbiologiques, mais il n'a pas sous la main les malades en assez grand nombre et il n'opère pas en plein foyer épidémique ; plus souvent, le médecin praticien placé dans d'excellentes conditions d'observation ne possède suffisamment ni les connaissances techniques ni l'outillage nécessaire pour ses recherches. C'est ce qui explique les résultats négatifs ou contradictoires de la plupart des chercheurs et l'obscurité qui règne encore aujourd'hui sur une question aussi passionnante. Là est cependant la voie féconde en résultats : de nouveaux et sérieux efforts doivent être tentés pour arriver à une conclusion qui ne laisse place à aucun doute, qui ne donne prise à aucune dissidence. Notre incertitude actuelle ne saurait d'ailleurs être un argument décisif contre la théorie infectieuse du béribéri ; bien des maladies sont considérées comme nettement infectieuses sans que leur agent pathogène soit connu. Le béribéri a l'allure, la marche, les soubresauts épidémiques des maladies infectieuses : une origine microbienne est seule capable de fournir une explication rationnelle des faits observés ; notre ignorance d'un agent pathogène indiscutable ne saurait être qu'une incitation à des recherches ultérieures et non une raison de négation.

Pekelharing et Winkler méritent certainement d'être cités en tête pour leurs recherches dont le résultat a été publié en 1887. Ces auteurs ne pensent pas « qu'on puisse mettre en doute que le béribéri ne soit d'origine infectieuse : tous les faits qu'ils ont observés démontrent cette manière de voir. Ils ont toujours trouvé dans le sang des malades atteints de béribéri, quand on les observait dans les lieux mêmes où la maladie est endémique, des microorganismes de formes variées, bâtonnets et microccocus, ces derniers souvent sous forme de diplocoques ; tantôt ces micrococcus étaient très abondants dans le sang, tantôt rares. L'organisme qu'ils ont ainsi le plus fréquemment obtenu est un micrococcus aérobie, fluidifiant lentement la gélatine, souvent disposé en diplocoques, etc... »

Depuis lors, les recherches se multiplièrent avec des résultats contradictoires. Il convient cependant de spécifier que la majorité des observateurs décrivent des micrococcus se rapprochant plus ou moins de ceux trouvés par Pekelharing et Winkler (Pereira Pascifico, Maria, Auguste Rebourgeon, Geirard, Nepveu, etc.); plusieurs voient dans ces micrococcus des staphylocoques banals et ne concluent pas à leur spécificité.

A Madagascar, en 1901-1902, j'eus l'occasion, lors d'une épidémie de béribéri sur des Chinois et des Indiens, de rechercher l'agent infectieux de la maladie dans le sang et les épanchements séreux. Après des essais multiples, mon attention fut attirée par la fréquence de certains coccus. J'ignorais alors tous les travaux antérieurs et je craignais d'être en présence d'un staphylocoque banal. Cependant les ensemencements dans le bouillon du sang de béribériques très graves donnaient habituellement lieu à une culture de ces mêmes coccus. Persuadé par des observations antérieures du rôle étiologique du riz dans le béribéri, je recherchais ces coccus dans le riz ayant servi à l'alimentation des malades : j'eus la satisfaction de retrouver les mêmes microorganismes dans les riz examinés, en compagnie, il est vrai, d'autres agents infectieux nombreux. J'expérimentai enfin si une cuisson superficielle du riz détruisait ce microbe ; le riz mélangé à du bouillon et porté à l'ébullition pendant quelques secondes dans un tube à expériences donnait encore lieu à une culture de microcoques.

Le coccus observé se rapproche beaucoup du staphylococcus albus, mais il se groupe de préférence en diplocoque, en tétragène et fort rarement en amas volumineux.

Il se colore facilement par les couleurs d'aniline et *prend le Gram*.

Dans le bouillon, il se cultive bien à une température de 37°, sans former de voile et en donnant lieu à un dépôt blanc, compact, visqueux et adhérent. Le bouillon n'est troublé que pendant une semaine environ.

Sur gélose, le coccus forme en 24 heures des colonies d'abord punctiformes d'un blanc laiteux : ces colonies se fusionnent rapidement pour former un enduit homogène, épais et visqueux.

Sur pomme de terre, l'enduit a les mêmes caractères.

Le riz infecté par ces coccus présentait un aspect macroscopique particulier. Il était poussiéreux et contenait beaucoup de brisures. De nombreux grains avaient une teinte verte plus ou moins intense; chez quelques-uns, paraissant plus anciennement touchés, cette coloration tournait au jaune foncé sale. Les poussières donnaient lieu à des cultures, mais les grains lavés et broyés cultivaient également. Ces altérations peuvent être dues au coccus décrit; elles peuvent aussi provenir d'autres microbes, fort nombreux dans les vieux riz.

Les recherches sur les animaux ne consistèrent que dans une expérience d'alimentation de poules et de pigeons par le riz infecté. Ces animaux moururent en grand nombre après avoir présenté des symptômes paralytiques très nets : leur sang contenait des micrococcus en grand nombre.

Ces expériences sont évidemment fort incomplètes et peu probantes, je ne les mentionne que parce qu'elles en confirment d'autres plus récentes.

Dangerfield, de la Réunion, dans une monographie de valeur sur le béribéri, relate ses nombreuses recherches bactériologiques. Il conclut à la spécificité d'un coccus dont il décrit longuement les caractères et qu'il différencie des germes similaires.

Ce coccus prend difficilement le Gram-Nicolle. Il est actif particulièrement sur la poule et le pigeon, auxquels il confère une maladie mortelle, comparable au béribéri : leur sang contient de nombreux coccus.

Le microcoque de Dangerfield serait très abondant dans les selles et les vomissements des malades ; il se rencontre couramment dans le sang, mais il est rare dans les urines.

Les expériences de contrôle faites à l'Institut Pasteur de Paris n'ont malheureusement pas confirmé tous les résultats acquis par Dangerfield à la Réunion.

Dans les *Annales d'hygiène et de médecine coloniales*, Mathis fait, en 1907, la revue des travaux parus en 1907, sur le béribéri. Au point de vue bactériologique il signale les recherches suivantes : Wright a décrit un bacille siégeant dans le tube digestif et produisant par sa toxine les lésions générales de la maladie. Les expériences de Dudgeon sur ce bacille concluent à sa non-spécificité.

Okata et Kokubo, au Japon, isolent un coccus qu'ils dénomment Kakkécoccus ; il se rencontre dans le sang des malades, dans les selles, dans les urines. Ses caractères se rapprochent de ceux du Staphylocoque. Maximilian Herzog étudie ce coccus à Manille et donne un avis défavorable sur sa spécificité.

Salanoue fait en 1905 des recherches au laboratoire d'Hanoï.

Il trouve un diplocoque aérobie, ne prenant pas le Gram, actif sur la plupart des animaux de laboratoire.

Au Japon, Tsuzuki annonce avoir découvert l'agent spécifique du béribéri ; c'est un diplocoque, ne prenant pas le Gram, abondant dans les selles des malades, reproduisant chez les animaux de laboratoire des symptômes et des lésions rappelant ceux observés chez les béribériques.

A l'hôpital de Choquam, Noc fait des recherches sur le béribéri. Sur 77 cas il trouve 74 fois dans les selles des malades une grande quantité d'œufs d'un nématode qu'il identifie à l'*Uncinaria Americana*. Il croit que ce nématode joue un rôle capital dans l'étiologie du béribéri.

Plus récemment, W. Heonter et W. V. M. Koch recherchent à Hong-Kong l'agent infectieux du béribéri dans le sang des malades recueilli par saignée. Ils obtiennent dans un certain nombre de cas des cultures d'un microorganisme qui ressemble au staphylocoque et prend le Gram. Ils croient à une infection expérimentale par défaut de technique. Ils font cependant sur les animaux (lapins, moutons, singes) des expériences qui ne donnent pas de résultats probants.

Il résulte en somme de ce rapide exposé des recherches faites jusqu'à ce jour qu'aucun des microbes incriminés ne peut actuellement être considéré comme l'agent infectieux indubitable du béribéri, car les expériences de contrôle manquent ou sont défavorables. Le champ des recherches reste largement ouvert, d'autant plus que de nombreux observateurs, tels que Simon et Métin, n'ont eu que des résultats négatifs.

TRAITEMENT. — Les ressources de la thérapeutique sont multiples dans le béribéri aigu à forme humide.

Il s'agit d'abord d'aider l'économie à se débarrasser des sérosités infiltrées dans le tissu cellulaire, épanchées dans les cavités séreuses. A cet effet, les purgatifs drastiques, les diurétiques et les diaphorétiques rendent de réels services : on emploie couramment l'eau-de-vie allemande, le calomel, la scille, le nitrate de potasse, la digitale, le jaborandi. Les bains de vapeur sont préconisés par Le Dantec. Cette médication évacuante peut être complétée par des ponctions lombaires (Dubruel) et par la ponction du péricarde, qui est un bon moyen dans les cas graves de diminuer la gène cardiaque et circulatoire et d'aider le malade à franchir la période aiguë de l'affection. La ponction du péricarde se pratique avec une aiguille n° 2 dans le 5e espace intercostal à 0,06 centimètres environ du bord gauche du sternum.

« L'aspirateur étant armé, dit Dieulafoy, c'est-à-dire le vide préalable étant fait, on pratique la ponction au point convenu. A peine l'aiguille a-t-elle parcouru un centimètre dans l'épaisseur des tissus, c'est-à-dire aussitôt que l'extrémité de l'aiguille n'est plus en rapport avec l'air extérieur, on ouvre le robinet correspondant à l'aspirateur et le vide se fait par conséquent dans l'aiguille qui devient aspiratrice. C'est donc *le vide à la main* qu'on avance à la recherche de l'épanchement. On pousse l'aiguille lentement jusqu'à ce liquide péricardique traverse l'index en cristal de l'aspirateur. »

Ces ponctions peuvent être répétées plusieurs fois suivant l'intensité des symptômes à combattre. Il est rare que les épanchement pleurétiques et péritonéaux exigent une intervention aussi énergique.

Une des principales indications à remplir est de combattre la gêne circulatoire et d'aider le cœur défaillant. La caféine, la spartéine, la digitale répondent assez bien à cette indication. Quelques auteurs se sont bien trouvés de l'administration de l'iodure de potassium à petites doses.

Les toniques généraux : quinquina, fer, kola, arsenic, sont de quelque utilité pour relever les forces du malade dans la période de convalescence.

Quant aux lésions nerveuses, elles sont malheureusement réfractaires à l'arsenal thérapeutique. On ne peut espérer quelque avantage que de l'emploi des courants électriques induits pour réveiller la contractilité musculaire et aider à la régénération de la fibre musculaire dans les cas paralytiques de date encore récente.

Mais si la thérapeutique médicamenteuse n'a qu'un rôle purement symptomatique et ne s'adresse nullement à la cause morbide elle-même, par contre l'hygiène alimentaire peut à elle seule donner les meilleurs résultats. Dès qu'un malade aigu est soustrait à son alimentation infectée, les symptômes de la maladie s'amendent et disparaissent rapidement. Le régime lacté est très indiqué dans tous les cas à forme humide ; l'action diurétique du lait s'ajoute à son pouvoir alimentaire. Les vivres frais : pain, légumes, fruits, viandes et poissons, doivent former la base de l'alimentation.

A Madagascar, en 1899-1900, des essais ont été faits sur l'action curative possible de l'enveloppe du grain de riz contre le béribéri.

Ces expériences étaient basées sur ce fait d'observation courante que les consommateurs de riz rouge, imparfaitement décortiqué, paraissaient jouir d'une certaine immunité à l'égard du béribéri. Les résultats furent encourageants et de nouveaux essais sur ce mode de traitement sont actuellement tentés en Indo-Chine par Bréaudat avec quelque succès : des gâteaux faits avec du son de riz sont ajoutés à l'alimentation usuelle de certains groupes d'individus décimés par le béribéri ; l'adjonction de cette nourriture spéciale aurait produit les plus heureux résultats. Il serait téméraire de porter un jugement sur ces expériences encore en cours ; si les résultats obtenus étaient confirmés, on serait en droit d'admettre que l'enveloppe du grain de riz contient une matière bactéricide susceptible de s'opposer au développement de l'agent infectieux même après son absorption. Mais l'action curative du son de riz ne serait indiscutable que si les conditions d'expérimentation établissaient en toute évidence que les individus soumis au traitement auraient eu toutes les chances de subir une attaque grave du béribéri s'ils n'avaient pas suivi la médication.

On ne doit alimenter le malade avec du riz, des légumes secs et des viandes ou poissons de conserve que si l'on est absolument certain de la bonne qualité de ces denrées.

Les règles générales d'une bonne hygiène, le repos physique, le séjour dans les lieux salubres, de bonnes conditions morales sont des facteurs appréciables d'une guérison rapide.

Enfin le médecin ne doit pas perdre de vue que les réinfections sont presque inévitables quand le malade retourne dans son milieu normal et reprend son alimentation habituelle.

Il doit insister sur la nécessité d'une hygiène alimentaire irréprochable et ne cesser de signaler le danger des riz de conservation douteuse.

PROPHYLAXIE. — Les développements précédents sur les caractères, la marche et l'étiologie du béribéri permettent d'envisager la prophylaxie d'une façon assez nette et d'en fixer les éléments principaux :

Nous nous trouvons en présence des données suivantes :

1° Le béribéri est très probablement une maladie d'origine alimentaire et de cause infectieuse ;

2° Le riz paraît être le véhicule habituel du germe infectieux ; mais il n'est pas prouvé que d'autres aliments ne pourraient également remplir ce rôle ;

3° La maladie prend de préférence une allure épidémique et grave dans les grandes agglomérations humaines : travailleurs, coolies, prisonniers, troupes indigènes. Elle est manifestement favorisée par toutes les causes qui affaiblissent l'organisme : mauvaise alimentation, surmenage, dépression morale, malpropreté, habitations défectueuses, maladies antérieures, etc. ;

4° Les trois facteurs principaux de la maladie sont, l'importance de l'apport de l'agent infectieux, les réinfections répétées, et peut-être le degré de virulence du germe morbide ;

5° La maladie a une tendance naturelle à la guérison lorsque la cause morbide cesse.

Les mesures prophylactiques doivent en conséquence avoir pour but :

a) Eviter l'apport de l'agent infectieux.

b) Eviter l'absorption de l'agent infectieux quand il existe.

c) Placer les individus, et en particulier les agglomérations humaines, dans de bonnes conditions d'hygiène, afin de développer une résistance organique suffisante pour prévenir et combattre la maladie.

A. Eviter l'apport de l'agent infectieux.

Nos connaissances sur le béribéri nous font un devoir d'apporter la plus grande attention à la qualité des matières alimentaires et tout particulièrement à celle du riz destiné à nourrir les populations de race colorée.

Quand le riz provient des pays où le béribéri sévit endémiquement la surveillance doit être rigoureuse ; elle doit s'exercer aussi bien dans les points de départ que dans ceux d'arrivée.

Sans pouvoir spécifier encore les caractères du riz infecté, on peut exiger que les grains destinés à l'alimentation soient de bonne qualité, non poussiéreux, de couleur naturelle et d'odeur franche. Les sacs d'emballage devraient être neufs ou tout au moins d'une propreté irréprochable.

Les pays exportateurs auraient intérêt à être eux-mêmes très rigoureux sur la qualité des produits d'exportation, afin d'éviter la dépréciation d'une source importante de revenus (Cochinchine).

D'autre part les navires transporteurs peuvent être eux-mêmes infectés par une cargaison antérieure et contaminer du riz sain. La propreté méticuleuse des cales, leur désinfection à vide avant de prendre un chargement de matières alimentaires seraient des mesures faciles à exiger et qui n'apporteraient pas d'entraves sérieuses au commerce.

On peut aussi émettre le vœu d'empêcher l'immigration dans les pays indemnes d'individus atteints de béribéri, cette mesure simple donnerait satisfaction à ceux qui croient la contagion possible.

Ces mesures auraient leur plus grande efficacité dans le pays d'exportation de riz. L'autorité sanitaire de ces pays pourrait délivrer aux navires des certificats indiquant la bonne qualité des denrées exportées, leur emballage irréprochable, la propreté et la désinfection préalable des navires transporteurs, l'absence d'indigènes béribériques parmi les passagers embarqués et les hommes d'équipage.

B. Eviter l'absorption de l'agent infectieux quand il existe.

Dans les pays où le kaké sévit à l'état endémique, la recherche des foyers d'infection est des plus malaisée.

Le riz, les matières alimentaires sont disséminés dans de nombreux entrepôts, dans de multiples magasins et marchés, dans d'innombrables maisons particulières. La surveillance administrative et sanitaire ne peut s'exercer utilement que sur les grands entrepôts et sur les marchés importants; elle fera quand même œuvre utile, car ce sont les sources où s'approvisionnent les petits marchands et les particuliers. Des affiches, des brochures, la propagande par les journaux peuvent être de quelque utilité pour mettre en garde la population contre les dangers d'une alimentation malsaine et pour recommander de tenir le riz dans des récipients très propres, de le vanner et de le laver soigneusement avant la cuisson, de le faire cuire longuement. Si ces recommandations courent le risque de ne rencontrer que de l'indifférence chez les indigènes libres, elles recevront certainement un meilleur accueil de la part des administrations qui emploient des travailleurs, des chefs militaires des troupes indigènes, des directeurs des pénitenciers, etc., et nous savons que ces agglomérations sont les foyers les plus propices à l'éclosion de la maladie.

L'épidémie de béribéri réclame les mesures les plus énergiques ; c'est le cas d'agir vite et avec résolution.

La suppression de la cause probable, le riz d'alimentation, s'impose tout d'abord; mais il faut que cette mesure soit radicale et complète.

Les premiers intéressés, les indigènes atteints ou menacés, préfèrent le riz au pain et aux racines alimentaires en usage dans les pays tropicaux; ils essayeront d'éluder par tous les moyens une mesure qui les prive de leur aliment préféré et useront de tous les subterfuges pour s'en procurer. D'autre part, les employeurs ou les administrations intéressées verront dans cette prescription sanitaire une occasion de dépense ; ils se soumettront au début aux mesures proposées par l'autorité médicale, mais si le riz est laissé à leur disposition, on peut être certain qu'ils essayeront de l'écouler dès que la situation sanitaire s'améliorera, dès que les médecins ne tiendront plus strictement la main à l'application de la mesure ordonnée. Il ne faut donc pas hésiter à faire placer le riz soupçonné hors d'atteinte des indigènes ou de leurs autorités administratives, fût-ce par la destruction de l'approvisionnement.

D'autre part, l'attention de l'autorité sanitaire doit se porter sur les autres vivres qui pourraient être également contaminés : farines, grains, biscuits, poissons et viandes salées; l'infection de ces matières par le microbe du béribéri est en effet possible. Quand la suppression radicale du riz n'a pas produit le résultat complet auquel on doit s'attendre, il devient nécessaire de rechercher si d'autres matières alimentaires ne propagent pas l'épidémie. Leur suppression successive et méthodique s'imposerait alors. Enfin les possibilités de contagion directe et indirecte ne devront pas être négligées. Si la suppression des causes d'origine alimentaire laisse, par hasard, subsister un état épidémique, l'isolement des malades, la désinfection des salles et, au besoin, l'évacuation complète des locaux occupés combattront efficacement les causes probables de contagion.

Il ne faut pas se hâter de conclure à l'inefficacité des mesures prises sous le prétexte que tous les malades ne sont pas complètement guéris ; on doit toujours tenir compte des lésions acquises dont la régression peut être lente, mais qui ne sont plus sous l'influence d'une cause infectieuse actuelle. L'absence de nouveaux cas doit plus logiquement servir de critérium de l'arrêt de l'épidémie et de l'efficacité de la prophylaxie.

C. Placer les individus et en particulier les agglomérations humaines dans de bonnes conditions hygiéniques, afin de développer une résistance organique suffisante pour prévenir et combattre la maladie.

Tous les observateurs sont d'accord sur ce point, si bien que plusieurs d'entre eux n'ont voulu voir dans le béribéri qu'une maladie de misère. La simple observation d'une hygiène bien comprise produit de très heureux résultats par le fait de la virulence en général passagère ou atténuée de l'agent infectieux dans le corps humain et de sa facile destruction par l'organisme. Il serait banal d'insister sur les détails d'application de cette prophylaxie générale; ils peuvent changer suivant les circonstances et il appartient à l'autorité sanitaire locale de déterminer les mesures à prendre dans cet ordre d'idées.

Nous nous contenterons d'insister sur le caractère préventif que doit avoir ce genre de prophylaxie : les règles générales d'hygiène sont toujours excellentes, et il est inutile d'attendre l'éclosion d'une épidémie pour exiger leur observation, principalement dans les groupes humains menacés par toutes les maladies infectieuses. Mieux vaut prévenir que guérir.

L'agent infectieux du béribéri fera toujours moins de ravages chez les hommes sains, soumis à une bonne hygiène, vivant d'une existence normale, que sur les troupeaux humains mal logés, mal nourris, malpropres, en état de dépression physique et morale.

INTOXICATION PAR L'OPIUM

PAR LE Dr GAIDE

—

S'il est une question à l'ordre du jour, c'est bien celle de l'opium, plus que toute autre elle mérite de retenir tout particulièrement l'attention, non pas seulement à cause de la campagne exagérée qui est actuellement menée contre lui aussi bien en France qu'en Extrême-Orient, mais aussi à cause des ravages causés par l'intoxication opiacée au point de vue social comme au point de vue individuel.

Cette intoxication par l'opium est complexe, étant donnée l'action des nombreux alcaloïdes: rentrant dans sa composition. Elle se présente sous deux formes la forme aiguë et la forme chronique. Tandis que la première, bien connue, est plus ou moins longuement décrite, soit dans les traités classiques, soit dans certaines publications spéciales, la seconde, au contraire, y est à peine ou n'est pas même mentionnée dans la plupart des manuels de pathologie exotique. Seuls, nos collègues de la Marine, les Docteurs Ambiel, Laurent et Brunet et le professeur agrégé Jeanselme se sont occupés de l'intoxication opiacée chronique, mais sans en faire une étude complète. C'est pour combler cette lacune que nous avons entrepris ce travail sur les fumeurs d'opium, travail qui présente, nous semble-t-il, un intérêt pratique tout particulier pour les médecins des Colonies et surtout pour ceux appelés à servir en Extrême-Orient, où l'abus de l'opium amène, dans un laps de temps variable, à l'intoxication chronique. Celle-ci est ainsi désignée parce qu'elle résulte de l'absorption lente et répétée de quantités variables d'opium et qu'elle est caractérisée par des troubles bien nets portant sur l'organisme tout entier.

Cette intoxication chronique comprend, au point de vue de son mode de production, deux variétés : *l'opiophagie et l'opiomanie*, selon qu'il s'agit des mangeurs ou des fumeurs d'opium.

Nous nous dispenserons de faire l'historique de ce narcotique et d'indiquer ses propriétés, ses caractères organoleptiques, sa composition chimique, ses principaux centres de production, son mode de fabrication, etc..., toutes questions bien connues et longuement exposées par Martin, Brouardel, Jeanselme, etc... Nous rappellerons cependant, d'une façon très sommaire, quels sont les principaux signes de l'empoisonnement aigu par l'opium, dont les cas, non rares en Europe, sont relativement fréquents en Indo-Chine et en Chine.

Comme de nombreux auteurs l'ont fait pour la morphinomanie, nous nous sommes efforcé, dans cette étude médicale de l'opiomanie, de mettre autant que possible la question au point, en insistant plus particulièrement sur les divers troubles organiques observés chez les fumeurs d'opium.

GÉNÉRALITÉS. — L'intoxication aiguë par l'opium est assez fréquente aussi bien en Extrême-Orient qu'en Europe, soit à cause des nombreux empoisonnements accidentels auxquels donne lieu l'emploi thérapeutique des diverses préparations opiacées, soit à cause de la tendance de plus en plus accusée que l'on a de les utiliser pour s'empoisonner. Cette forme de suicide, nous la croyons plus répandue en Extrême Orient qu'en Europe. En effet, nous avons eu l'occasion d'en observer de nombreux cas pendant notre séjour en Chine et au Tonkin. Elle est tout particulièrement employée par la partie féminine de la population qui avale de l'extrait d'opium préparé en boulettes ou délayé dans du vinaigre, tandis qu'en Europe, on le sait, les femmes s'adressent presque exclusivement au laudanum.

La dose toxique pour l'adulte est assez mal précisée, tant elle est variable suivant les sujets ainsi que suivant la provenance et le mode de préparation de l'opium.

Symptômes. — On distingue ordinairement deux formes de l'empoisonnement aigu par l'opium : une forme foudroyante et une forme aiguë.

Dans la forme foudroyante, toujours consécutive à des doses massives, les malades sont atteints presque aussitôt d'accidents graves et passent sans transition d'un état comateux à la mort. Celle-ci survient très rapidement, en l'espace d'une heure en moyenne, sans convulsions, sans manifestations délirantes.

Dans la forme aiguë, la plus commune, les accidents sont assez précoces et apparaissent généralement trois quarts d'heure après l'absorption du narcotique. Les malades sont pris de vertiges, de nausées, de vomissements, de maux de tête très violents avec battements accusés dans les tempes. Le système circulatoire est le siège d'un éréthisme général. Ce dernier s'accompagne d'une congestion vasculaire diffuse, produisant une chaleur intense de la peau qui est parfois recouverte de plaques érythémateuses ou purpuriques et qui est le siège de démangeaisons vives. On constate bientôt une diminution de toutes les sécrétions et un état de surexcitation nerveuse avec agitation, délire, hallucinations terrifiantes, contraction pupillaire très marquée et exaltation de la sensibilité générale et des diverses sensibilités sensorielles. Celles-ci apparaissent souvent dès le début.

A cette phase succède presque toujours, quelques heures après, une période d'asthénie plus ou moins accentuée et caractérisée par un état comateux moins profond que dans la forme précédente et d'une durée de quelques heures à peine, la mort pouvant survenir sans que d'autres phénomènes se soient produits. Quelquefois le coma est interrompu par des mouvements convulsifs et par des rémissions pendant lesquelles le malade recouvre plus ou moins complètement sa connaissance. Lorsque la guérison survient, chose assez fréquente quand la dose employée n'a pas été très forte ou quand un traitement approprié a été institué dès le début, la fin des phénomènes toxiques est marquée par la réapparition des sécrétions sous forme de sueurs abondantes et de crises urinaires. Toutefois, le malade reste exposé pendant plusieurs jours à une série d'accidents qui se rattachent principalement à la stase sanguine hépatique et rénale. Ce sont les troubles cardiaques et gastriques qui persistent le plus longtemps. Il en est de même dans certains cas de troubles sensitifs : la sensibilité reste plus ou moins émoussée et les malades se plaignent de crampes des muscles des membres et parfois de la face.

Au point de vue anatomo-pathologique, on sait que les lésions n'ont rien de caractéristique et que l'on observe surtout une congestion intense de tous les viscères, poumons, cerveau, reins, organes génitaux.

Les recherches chimiques et physiologiques sont généralement négatives.

Diagnostic. — Les principaux éléments du diagnostic sont les suivants : le coma se distingue du coma urémique et du coma diabétique en ce qu'il ne survient pas brusquement, puisqu'il apparaît ordinairement après une phase d'excitation tout à fait caractéristique et dans laquelle les troubles psycho-sensoriels peuvent contraster avec une dépression physique très marquée (refroidissement des extrémités et hypothermie), la contraction pupillaire intense, l'injection des sclérotiques, le ralentissement de la respiration, l'apparition de la cyanose par plaques circonscrites, l'odeur opiacée des vomissements.

Traitement. — Le traitement le plus simple et le plus efficace consiste tout d'abord à évacuer ce qui peut rester encore de poison dans l'estomac, soit par l'administration de vomitifs, soit par le lavage de l'organe. On fait prendre ensuite au malade une infusion de café additionné de cognac. Pendant toute la période comateuse on doit le stimuler par tous les moyens ordinaires (stimulation périphérique, respiration artificielle qui doit être continuée pendant longtemps, inhalations d'oxygène, etc.)... L'asthénie circulatoire et nerveuse doit être combattue par des injections de caféine, d'éther, de spartéine, d'huile camphrée, etc...

Le lavage intestinal peut rendre des services appréciables : au liquide employé on peut utilement ajouter, soit une solution iodo-iodurée, soit du tanin et du carbonate ou de l'acétate de soude, qui favorisent la précipitation de la morphine.

L'emploi de l'atropine, du permanganate de potasse, de la nitroglycérine ne doit se faire qu'avec une extrême prudence, afin de ne pas ajouter une intoxication à une autre et parce que l'action de ces médicaments, comme antidotes de la morphine, n'est pas encore prouvée, croyons-nous, et semble même plutôt douteuse.

CONSIDÉRATIONS GÉNÉRALES SUR L'OPIOMANIE ET L'OPIOPHAGIE. — *La proportion des fumeurs d'opium* en Indo-Chine est essentiellement variable suivant les régions et les races. Voici quels sont à ce sujet les résultats de notre enquête :

En Cochinchine, les fumeurs sont en tout petit nombre, car seul le Chinois y est vraiment opiomane. Parmi les Annamites, à part de rares vieux fonctionnaires, lettrés ou riches propriétaires, à part quelques domestiques d'Européens, personne pour ainsi dire n'a l'habitude de l'opium. Dans la classe des travailleurs honnêtes de la ville ou de la campagne, on ne trouve pas de fumeur. La drogue n'est employée que pour calmer quelque indisposition.

Les localités où l'on consomme la plus grande quantité d'opium sont précisément les villes où les Chinois sont en plus grand nombre, c'est-à-dire Cholon, Saïgon, Soctrang, Cantho et Mytho.

Au Cambodge, l'opiomanie est moins répandue que dans les autres parties de l'Union-Indo-chinoise, mais elle s'y est développée au cours de ces dernières années. Autrefois, le Cambodgien, tout au moins celui des provinces intérieures, ignorait l'opium; seuls quelques Chinois fumaient : ils commencèrent par initier quelques mandarins et personnages de la Cour, puis, sous l'influence des efforts faits par l'administration, la proportion des fumeurs alla en augmentant. Elle est cependant encore très faible et ne dépasse certainement pas 5 à 8 o/o pour les Cambodgiens, tandis qu'elle s'élève à 20 ou 30 o/o à Pnom-Penh ainsi que dans les centres les plus importants, à cause de la présence des Chinois.

Au Laos, la population montagnarde des Khas et autres aborigènes compte un nombre de fumeurs moins élevé que les Laotiens proprement dits. Parmi ceux-ci les fumeurs les plus avérés se trouvent dans le voisinage immédiat du Mékong ou de ses affluents, La proportion peut être évaluée à 2 ou 3 o/o des hommes en état de fumer dans les régions où l'opium est le moins en honneur, et à 30 ou 35 o/o aux endroits où cette habitude est le plus répandue.

En Annam, l'opiomanie est plus développée dans les deux provinces du Nord (Thanh-Hoa et Vinh) et dans celles du Sud que dans celles du centre, où la contrebande est moins facile et plus rare. Ce sont les Annamites de la classe aisée, mandarins, riches commerçants et propriétaires, qui fument le plus. Viennent ensuite ceux de la basse classe, sampaniers composant l'équipage des nombreuses jonques de la côte d'Annam et coolies, qui comptent un grand nombre de fumeurs, de 40 à 60 o/o. Tout le personnel domestique gravitant autour des mandarins fume, en effet, plus ou moins. Il en est de même des coolies qui, le long de la route mandarine, assurent le service des voyageurs, de la poste et des convois.

C'est parmi les Annamites de la classe moyenne et de la campagne que l'on trouve la proportion la plus faible, 5 à 10 o/o. Parmi les autres races de l'Annam, Chams, Khas et Moïs, l'opiomanie est, sinon inconnue, du moins non pratiquée.

Au Tonkin, le nombre des fumeurs est certainement plus grand que dans les autres parties de l'Indo-Chine ; il s'est accru depuis notre occupation et surtout au cours de ces dernières années, aussi bien parmi les Annamites du Delta que parmi les aborigènes des Hautes Régions. Leur proportion peut être indiquée approximativement par les chiffres suivants :

Chinois	50 à 70	o/o
Annamites	20 à 40	—
Muongs	40	—
Thôs	35	—
Mans	30	—
Méos	10	—

Les Annamites fument proportionnellement moins dans le Delta que dans le haut Tonkin, où l'opium de contrebande est très facile à se procurer. Le nombre excessivement restreint de fumeurs parmi les aborigènes de la Haute-Région, et en particulier parmi les Méos et les Mans, est d'autant plus curieux à signaler que ces indigènes, formant des groupements importants tout le long de la frontière sino-tonkinoise, cultivent presque tous le pavot à opium qui représente la culture de luxe dans toute cette région. Même remarque pour les Khas du Haut et du Moyen Laos.

En ce qui concerne *la population européenne de l'Indochine*, il est beaucoup plus difficile d'avoir des renseignements précis touchant la proportion des opiomanes. Cette dernière a été certainement exagérée par certains médecins, voyageurs et journalistes. C'est ainsi que l'on a publié qu'une moitié des intérieurs Européens de Saïgon avait sa fumerie et que les officiers et les fonctionnaires étaient tributaires de la pipe d'opium dans une proportion d'au moins 50 o/o. Nous pouvons affirmer que de pareils renseignements sont erronés et que la plupart des Européens séjournant en Indochine, colons, fonctionnaires, officiers, négociants, etc..., ne sont pas opiomanes. Sans doute la proportion est encore assez élevée, mais nous avons la conviction que l'opiomanie fait moins de ravages qu'autrefois, beaucoup d'Européens fumant, en effet, par intermittence ou à doses modérées, tout à fait insuffisantes pour déterminer des troubles d'intoxication. Les grands fumeurs sont en tout cas plus rares qu'autrefois, aussi bien parmi la population civile que parmi l'élément militaire. On peut même dire qu'ils sont l'exception aujourd'hui. L'opiomanie a comparativement fait peut-être, à un moment donné, plus de progrès en France, dans les ports militaires, à Marseille et à Paris, que dans les villes-indochinoises.

C'est surtout *en Chine* que l'opium a fait jusqu'ici des ravages, car la plus grande partie de la population mâle fumait. D'après les constatations que nous avons faites pendant notre séjour au Yunnam et d'après les renseignements qui nous ont été fournis, pour le Seu-Tchouen, par le Docteur Mouillac, la proportion des opiomanes dans ces deux provinces était approximativement de 70 à 80 o/o dans les grandes villes, de 50 à 60 o/o dans les centres moins importants, de 40 à 50 o/o dans les petites localités et de 20 o/o parmi les aborigènes des régions montagneuses.

En dehors des fumeries privées qui existaient dans la plupart des familles, on trouvait, en outre, dans chaque ville et le long des routes des fumeries publiques. Le consommateur y avait droit à l'usage gratuit du lit de camp et des ustensiles qui lui étaient nécessaires : il ne payait que l'opium. Dans ces fumeries on n'y rencontrait que les gens de basse classe qui le plus souvent y préparaient leurs pipes eux-mêmes. Parfois, cependant, ils utilisaient les services, soit de pauvres diables qui touchaient pour cela quelques sapèques, soit de jeunes garçons, prostitués mâles, presque toujours grands fumeurs d'opium et qui, en échange de leurs bons offices, se faisaient offrir quelques pipes. Ces fumeries, Yen-Koân, étaient surtout fréquentées après les repas et en particulier celui du soir, l'habitude étant d'aller fumer après avoir mangé. Les femmes et les enfants ne pouvaient fumer dans les Yen-Koân, mais pouvaient y entrer et y séjourner : on y voyait même souvent de tout jeunes enfants.

Le nombre de pipes fumées dépend généralement du degré d'accoutumance de l'opiomane et, par suite, du temps depuis lequel il fume. C'est dire qu'il varie avec chaque individu. Les petits fumeurs s'en tiennent à une dizaine de pipes par jour et les fumeurs moyens à une trentaine ou quarantaine. Quant aux gros fumeurs, leur dose journalière peut varier entre 50 et 100.

On peut admettre une quatrième catégorie, celle des grands intoxiqués qui fument plus de 100 pipes chaque jour.

Le nombre de pipes ne signifie d'ailleurs pas grande chose et il vaut mieux, pour se rendre compte avec précision du degré de l'intoxication journalière, se baser sur le poids et sur la nature de la drogue employée. La dose quotidienne est de 5 à 10 grammes pour les petits fumeurs, de 10 à 25 grammes pour les fumeurs moyens, de 25 à 45 grammes pour les gros fumeurs et de 45 à 65 grammes et au delà pour les grands intoxiqués. Dans des cas exceptionnels, le poids de 100 grammes peut être atteint.

L'opium employé en Indochine est pour la plus grande partie de l'opium de la Régie, c'est-à-dire de l'opium acheté dans l'Inde et au Yunnam, puis fabriqué ou préparé à la manufacture de Saïgon. Cette préparation est assez longue, délicate et aboutit à la transformation de l'opium brut en Chandoo ou opium du fumeur : elle a pour but de développer son arome, de chasser son principe volatil vireux et d'éliminer les impuretés qui altèrent ses qualités plastiques. Les variations de température, la durée du chauffage et le degré de cuisson jouent par suite un rôle considérable dans la préparation. Il en est de même de la maturaration, car, sous l'influence d'un repos prolongé, le sulfate de potasse et la narcotine, qui sont en sursaturation dans le Chandoo, cristallisent peu à peu et se déposent au fond des récipients. D'autre part l'action des fermentations, sur la nature desquelles l'on n'est pas complètement fixé, a le temps de se produire.

Quand la série des diverses opérations est terminée, le rendement en Chandoo est de 68 o/o pour le Bénarès et de 60 o/o pour le Yunnam. Sur 100 parties de matières premières, c'est-à-dire le contenu des boules, l'opium brut entre pour 38, 28 o/o, les Imbrios ou enveloppes pour 17, 37 o/o et les écorces 10 o/o, donnant un rendement total de 60 à 65 o/o.

Quant à la *teneur en morphine d'un opium*, elle varie selon la qualité ; c'est ainsi qu'elle n'est que de 4 à 6 o/o dans le Bénarès, tandis qu'elle est de 9, 66 o/o dans le Yunnam, mais elle ne saurait, dans bien des cas, justifier de la qualité du Chandoo obtenu de ce même produit, et surtout renseigner exactement sur la qualité de cet alcaloïde absorbé par le fumeur. Malheureusement cette question est loin d'être complètement élucidée, les uns estimant qu'un fumeur moyen en absorbe de 0,50 à 0,75 centigrammes avec une trentaine de pipes, tandis que pour d'autres, et en particulier pour Mac Callum, chimiste du Gouvernement anglais à Hong-Kong, la morphine se déposerait dans la pipe et n'arriverait même pas à la bouche du fumeur. Des expériences devraient être faites uniquement dans ce sens. Toutefois, grâce aux savantes recherches de Moissan sur la composition de la fumée d'opium, recherches qui démontrent bien cependant l'existence réelle de la morphine dans la fumée, on est fixé sur la *différence de la teneur en morphine de la fumée du Chandoo et de la fumée du dross* (1), teneur beaucoup moindre dans la première que dans la seconde. Ce point était important à connaître. Aussi une distinction s'impose-t-elle entre les fumeurs qui ne consomment que du Chandoo de bonne qualité et ceux qui fument du dross ou de l'opium falsifié. Dans le premier cas, la fumée n'apporte aux poumons qu'une très petite quantité de morphine et de parfums agréables. Dans le second cas, au contraire, la décomposition ne se faisant qu'à une température beaucoup plus élevée, la fumée renferme plus de morphine et surtout des substances toxiques telles que pyrrhol, acétone, bases hydropyridiques, qui sont toutes particulièrement nocives, et auxquelles il faut rapporter les accidents ou troubles qui peuvent se produire avec des doses modérées. Comme le fait très bien remarquer Jeanselme, « entre l'opium de bonne qualité et le dross qui apporte aux poumons, à chaque aspiration, une quantité relativement considérable de morphine, il y a la différence qui existe entre le vin naturel et le vin frelaté additionné d'alcool. Le mandarin qui fume 150 pipes d'opium bien préparé s'achemine plus lentement vers la déchéance que le coolie qui s'intoxique avec un produit trop riche en morphine ».

En dehors de la nature et de la qualité de l'opium, le *mode de préparation de la pipe* présente aussi une certaine importance : pour que l'opium se déshydrate et se gonfle en une grosse boule d'un blond doré qui répand une odeur fine, pénétrante et agréable, et qui contient une très minime quantité de morphine, il faut que la boulette acquière une consistance convenable et ne soit fumée qu'à une température déterminée. Ce sont là, bien entendu, des conditions que seules l'habitude et l'adresse de l'opiomane finissent par lui enseigner.

L'opium de la Régie n'est pas seul employé : celui de contrebande est également l'objet d'une consommation assez sérieuse, principalement dans le Nord du Tonkin, du Laos et de l'Annam. Cet opium de contrebande provient du Yunnam ; sa préparation laisse à désirer ; elle est moins complète, moins parfaite que celle de l'opium de la Régie, mais le prix en est beaucoup moins élevé et son action plus rapide, plus forte.

En Chine, on consomme, dans les provinces du Nord, l'opium récolté au Yunnam et au Seu-Tchouen ; dans les provinces du Sud, de l'opium fourni par le gouvernement de l'Inde et préparé à Canton. Dans les fumeries publiques signalées plus haut le dross

(1) On désigne sous ce nom le résidu de la fumée d'opium qui se condense dans le fourneau et le tuyau de la pipe, résidu qui est préparé pour être fumé de nouveau.

est mélangé à l'opium brut en proportion variable atteignant en général de 30 à 50 o/o. Le consommateur l'exige d'ailleurs et se plaint que l'opium officiel n'en contienne pas assez, ce qui rend la drogue moins forte. Ce n'est pas seulement une raison d'économie qui dicte cette préférence, c'est aussi une question de goût, de même que certains alcooliques aiment mieux les liqueurs de mauvaise qualité.

ETIOLOGIE DE L'OPIOMANIE. — Les motifs invoqués par les fumeurs pour justifier leur habitude étant des plus variables, il importe de faire une distinction, non seulement entre les Européens et les Asiatiques, mais encore entre leurs diverses classes. Beaucoup d'Européens opiomanes, interrogés à ce sujet, nous ont déclaré qu'ils s'étaient mis à fumer, soit pour ne pas faire la sieste, soit pour moins souffrir de la chaleur et moins transpirer, soit par oisiveté ou isolement, par entraînement ou imitation en fréquentant des camarades amoureux de la drogue, soit pour avoir l'excitation cérébrale ou l'excitation sexuelle qui caractérisent le début de l'opiomanie, soit au contraire pour calmer leur ardeur génésique, soit pour atténuer une douleur physique ou morale, soit enfin par simple curiosité ou à cause de la bonne odeur de l'opium.

Chez les Asiatiques, Annamites et Chinois, les raisons données sont moins nombreuses. Les mandarins, les riches commerçants ou propriétaires fument presque tous par habitude, parce que l'opium est un luxe, un signe du désœuvrement et de la fortune inhérents à leurs fonctions et à leur situation. Les individus de la classe moyenne et de la basse classe, artisans, cultivateurs, sampaniers, muletiers, porteurs de chaises, coolies, etc..., fument plutôt par besoin, parce que l'opium leur facilite leur travail pénible et leur procure un doux engourdissement qui leur permet d'oublier plus facilement les fatigues de la journée et les soucis du lendemain.

Opiomanie thérapeutique. — Elle existe chez les Européens comme chez les Asiatiques; elle reconnaît pour cause primitive le soulagement d'une maladie douloureuse de quelque nature qu'elle soit et plus particulièrement des affections suivantes, fièvre palustre, dyspepsie, diarrhée, dysenterie, prolapsus du rectum, hémorroïdes, coliques, douleurs névralgiques diverses, bronchite, tuberculose, etc.

Mais elle est plus fréquente chez les Asiatiques ; ceux-ci, n'ayant pas ordinairement à leur disposition des médicaments bien efficaces, emploient presque toujours l'opium, dont ils apprécient les propriétés calmantes et auquel ils attribuent, dans certains cas, un pouvoir pour ainsi dire préventif, par exemple celui de dissiper les influences fâcheuses du climat. C'est ainsi que tous les Annamites envoyés dans la haute région du Tonkin y contractent l'habitude de fumer, s'ils ne l'ont déjà, persuadés qu'elle les empêchera d'être malades et surtout de contracter le paludisme, qui y sévit avec plus d'intensité que dans le Delta. Telle est la raison pour laquelle beaucoup de tirailleurs tonkinois sont devenus opiomanes.

Influence du milieu. — *L'influence du milieu*, c'est-à-dire la facilité avec laquelle on se procure l'opium de contrebande, son bon marché relatif, l'absence de distractions et l'isolement qui caractérisent l'existence dans les postes des Territoires militaires et dans certains postes relevant de l'Administration civile expliquent également pourquoi plusieurs soldats et sous-officiers, ainsi que quelques officiers et quelques fonctionnaires, sont devenus fumeurs. Il faut avoir séjourné dans ces garnisons ou dans ces postes éloignés pour comprendre combien l'Européen est tout naturellement incité à fumer l'opium, s'il ne possède pas une volonté très ferme et n'est pas exactement averti du danger auquel il s'expose. Néanmoins, depuis quelques années, la proportion des opiomanes y est certainement beaucoup moins élevée qu'autrefois, surtout dans l'élément militaire, soit à cause de la diminution des effectifs, soit par suite de l'amélioration des conditions d'existence. On en trouve cependant encore quelques-uns parmi ceux de la Légion étrangère ; à ceux peu nombreux que l'alcool n'attire pas, l'opium donne la griserie souvent indispensable aux désabusés.

Opiomanie passionnelle. — Contrairement à l'opiomanie thérapeutique, *l'opiomanie passionnelle* est, croyons-nous, plus répandue parmi les Européens que chez les Asiatiques. C'est elle qui, au cours de ces dernières années, a tout particulièrement fait des progrès en France, aussi bien à Paris et à Marseille que dans nos ports de guerre, où bon nombre de demi-mondaines tenaient des fumeries. Ces dernières étaient fréquentées, non seulement par des coloniaux en congé, mais encore par des métropolitains n'étant jamais allés en Extrême-Orient, étudiants, fonctionnaires, officiers, artistes. La plupart d'entre eux y étaient attirés, soit par la curiosité, soit par la recherche de sensations inédites, de visions et de rêves voluptueux, dont ils avaient entendu parler dans ces réunions ou dont ils avaient lu des descriptions dans quelques romans ou dans certains journaux. C'est ainsi, le snobisme aidant, que l'exemple et le livre ont été et sont encore de sérieux agents de propagande.

Opiomanie conjugale. — Elle est exceptionnelle comparativement à la morphinomanie conjugale : nous n'en avons observé que quelques rares exemples parmi les ménages Européens vivant en Indo-Chine, tandis que nous en avons connu plusieurs chez des fonctionnaires ou des officiers vivant maritalement avec des femmes indigènes. De même, nous avons vu plusieurs cas d'opiomanie à deux entre Européens et domestiques Asiatiques. En pareille circonstance, l'homosexualité est assez souvent la règle.

De toutes les causes énumérées plus haut, nous dirons, en résumé, que l'entraînement et l'isolement chez les Européens et l'habitude chez les Asiatiques jouent le rôle le plus important dans l'étiologie de l'opiomanie. Nous ferons remarquer, toutefois, que très souvent aussi les opiomanes ne donnent aucune raison spécieuse de cette habitude et se bornent à déclarer qu'ils fument par plaisir ou par distraction, parce que l'usage de l'opium leur est agréable, soit physiquement, soit intellectuellement.

L'opiomanie féminine est assez peu répandue en Extrême-Orient : elle se rencontre de préférence dans le monde de la galanterie et de la prostitution. Cependant de nombreuses femmes Chinoises et Annamites sont devenues opiomanes dans un but thérapeutique, au cours d'une maladie, ou par entraînement ou imitation, en aidant quelquefois leurs maris à faire les pipes.

Il est difficile de savoir si les Européennes sont nombreuses à fumer l'opium. Notre impression à cet égard, impression assez précise, car notre profession nous a permis de pénétrer dans tous les milieux, est que leur proportion est très faible. Nous n'en avons rencontré que quelques cas chez des femmes plus ou moins névrosées qui avaient contracté cette habitude, soit pour des raisons d'ordre passionnel, soit tout simplement par curiosité.

Age. — Les Asiatiques fument à tous les âges, à partir de la vingtième année environ pour continuer pendant l'âge mûr et jusque dans l'extrême vieillesse. C'est là, comme nous l'avons déjà signalé, une question d'habitude : dès que les jeunes gens commencent à s'amuser, ils commencent en même temps à fumer, car, chez eux il n'y a point de bonne fête sans opium. Au pays d'Annam comme en Chine la fumerie est de toutes les invitations entre amis, de tous les pique-niques et excursions dans les pagodes, de tous les mariages, de tous les enterrements, de toutes les soirées théâtrales, de toutes les cérémonies et, en particulier, de celles du jour de l'an.

L'opiomanie infantile n'a existé et n'existe qu'en Chine. Toutefois, en dehors des jeunes garçons, prostitués mâles mentionnés précédemment comme étant les habitués des fumeries chinoises, on peut affirmer qu'elle est exceptionnelle et qu'elle reconnaît toujours pour cause la maladie. Les parents ne trouvent, en effet, rien de mieux pour guérir leurs enfants ou les empêcher de souffrir que de les habituer à fumer.

Professions. — Au point de vue des *professions*, nous avons indiqué que l'on trouvait, chez les Asiatiques, des opiomanes dans toutes les classes de la société et qu'ils étaient aussi nombreux parmi les gens du peuple que parmi les mandarins. Chez les Européens, au contraire, en dehors de l'élément militaire, la proportion des fumeurs est relativement plus élevée parmi les fonctionnaires, les négociants et les colons, etc..., que parmi les agents, les employés, les ouvriers, etc... Ce fait semble prouver que le plaisir spécial dû à l'opium n'est généralement compatible qu'avec un certain degré de développement cérébral ou de culture intellectuelle.

OPIOPHAGIE

Généralités. — *L'opiophagie* est surtout répandue parmi les populations musulmanes de l'Inde, de la Perse, de l'Asie Mineure et de la Turquie, mais elle existe encore en Chine et en Indo-Chine, et plus particulièrement au Cambodge et au Laos, où les mangeurs d'opium sont aussi nombreux que les fumeurs. Elle n'est d'ailleurs point cantonnée seulement en Asie, car elle a des adeptes en Europe et aux Etats-Unis.

Les considérations générales précédentes relatives à l'opiomanie peuvent s'appliquer, en partie, à l'opiophagie, au moins en ce qui concerne l'influence de la qualité de l'opium ingéré et l'étiologie de ce mode d'intoxication. Cependant, ce dernier reconnaît surtout pour causes l'économie et la maladie. En effet, la plupart des opiophages absorbent la drogue au lieu de la fumer, soit à la suite d'une indisposition, d'une affection, soit parce qu'ils éprouvent les mêmes effets avec une quantité beaucoup moindre. De nombreux coolies ne mangent en moyenne que 10 grammes de dross, d'une valeur de 10 cents, tandis qu'ils seraient obligés de dépenser 2 ou 3 fois plus pour fumer un nombre de pipes sensiblement équivalent.

Les doses de 4 à 5 grammes d'opium sont assez fréquemment employées par les opiophages; elles peuvent même être dépassées et atteindre jusqu'à 10 et 15 grammes par jour; au début, elles sont ordinairement de 10 à 15 centigrammes.

Fait assez fréquent parmi les Asiatiques, plusieurs d'entre eux sont à la fois opiomanes et opiophages, suivant les circonstances. Bon nombre d'opiomanes deviennent opiophages, lorsqu'ils ne peuvent plus fumer à leur aise. Tel est le cas d'un certain nombre de militaires ou de prisonniers indigènes.

Le tableau des accidents auxquels donne lieu l'abus de l'opiophagie est le même que celui des accidents produits par l'opiomanie. Nous ne ferons donc pas une description distincte pour les les uns et les autres, nous contentant simplement de faire remarquer que les troubles de l'opiophagie sont seulement plus précoces, plus accusés, plus graves et frappent de préférence le tube digestif, d'où la fréquence plus grande des affections gastro-intestinales et hépatiques (diarrhée, dysenterie, entéro-colite chronique, hépatite aiguë et suppurée) chez les opiophages que chez les opiomanes. C'est ainsi que, sur les 30 décès survenus à l'hôpital de Cholon, en juillet et août 1903, 29 se sont produits chez des opiophages.

Cette nocivité plus grande de l'opiophagie est certaine et tient à ce que l'action de l'opium ingéré est plus active que celle de l'opium fumé. Par contre, la tyrannie de l'habitude, et la nécessité d'augmenter les doses sont moins accentuées chez l'opiophage que chez l'opiomane. Le pronostic est, de ce fait, assez bénin, si le mangeur d'opium s'en tient à des doses modérées, tandis qu'il est plus grave s'il abuse, et surtout s'il absorbe du mauvais opium, du dross.

Les symptômes d'abstinence, la marche, le diagnostic de l'opiophagie sont les mêmes que ceux de l'opiomanie. Il en est de même du traitement.

SYMPTOMATOLOGIE DE L'OPIOMANIE. — Deux ordres de symptômes caractérisent l'histoire de l'opiomanie : les uns résultent directement de l'intoxication chronique par l'opium fumé et mangé, les autres sont produits par l'abstinence après que l'organisme a été déjà accoutumé.

Les uns et les autres se rapprochent beaucoup de ceux produits par la morphinomanie, mais avec cette différence qu'ils sont très atténués, l'opiomanie présentant une nocuité beaucoup moindre que la morphinomanie, nocuité insignifiante dans les cas légers, c'est-à-dire chez les petits fumeurs et chez les fumeurs irréguliers et occasionnels qui se contentent de « taquiner la pipe », « hit the pipe », selon l'expression américaine.

Symptômes de l'intoxication opiacée chronique. — ***Troubles du système nerveux***. — Troubles des facultés intellectuelles. — L'opiomanie n'occasionne pas habituellement, comme le morphinisme, le cocaïnisme ou l'alcoolisme, des troubles graves et des troubles des facultés intellectuelles. On peut même dire qu'elle ne donne lieu, dans la grande majorité des cas, à aucun phénomène morbide bien caractérisé. Nous n'en donnerons comme exemple que celui bien connu des riches commerçants chinois des grands ports d'Extrême-Orient : bien qu'étant pour la plupart des opiomanes invétérés et bien que fumant une bonne partie de la nuit, ils se rendent cependant tous les matins à la première heure à leurs affaires. Quand on connaît l'habileté, la finesse, le tact qu'ils déploient dans leurs entreprises commerciales; quand on sait avec quelle hardiesse, quelle assurance et quelle loyauté ils se livrent à des opérations où sont engagés des capitaux énormes, on est obligé de convenir que l'opium n'a en rien diminué leur intelligence ni même leur volonté.

Mémoire. — La mémoire est la faculté qui paraît être la première atteinte dans l'intoxication opiacée chronique et celle dont les troubles sont les mieux reconnus par l'entourage comme par les malades eux-mêmes. Toutefois, nous ferons remarquer que les lacunes qui en résultent sont habituellement fort légères et qu'il existe d'assez grandes différences individuelles à ce point de vue. Certains sujets, au contraire, étonnent par la sûreté de leur mémoire, lorsqu'ils ont fumé leur dose. L'amnésie, quand elle se manifeste, porte en particulier sur les faits les plus récents et sur les noms propres.

Volonté. — Cette faculté est assurément la plus troublée : la plupart des grands fumeurs sont, en effet, atteints d'aboulie plus ou moins constante, selon le degré et l'ancienneté de l'intoxication. Ne savoir prendre une décision et s'y tenir est chose assez fréquente chez un grand nombre d'opiomanes, surtout lorsqu'il s'agit de se résoudre à ne plus fumer ou à diminuer les doses de narcotique. Dans ce cas, ils se rendent parfaitement compte que leur intérêt est d'abandonner progressivement cette habitude qui ne manquera pas de leur être funeste un jour ou l'autre, mais ils s'empressent d'invoquer toutes sortes de motifs pour retarder le plus longtemps possible la mise à exécution d'une résolution aussi sage. On dirait vraiment qu'il leur est impossible de passer de l'idée à l'acte. Ces défaillances de la volonté sont plus précoces et plus graves chez les Européens que chez les Asiatiques; elles ne sont pas toujours permanentes et surviennent quelquefois par crises d'une durée de quelques jours, dans l'intervalle desquelles le fumeur conserve alors toute son énergie volitive.

L'aboulie absolue, grave, caractérisée par une apathie complète et par l'incapacité totale de tout effort physique ou intellectuel est, pour ainsi dire, exceptionnelle : elle ne s'observe qu'au dernier stade de l'intoxication chronique, chez quelques fumeurs invétérés qui en sont arrivés à un nombre très élevé de pipes (une centaine au moins dans les 24 heures). Ces malades, pauvres loques humaines, passent alors la plus grande partie de leur temps à fumer et ne quittent presque plus le lit de camp. Ils arrivent progressivement à se désintéresser de tout ce qui n'est pas leur passion et tombent dans une sorte d'obnubilation et de torpeur invincible, dès qu'ils ne sont plus sous l'influence de l'opium.

Cette asthénie physique et psychique s'accompagne presque toujours d'une atténuation plus ou moins accusée du sens moral ainsi que de modifications marquées du caractère. Tout sentiment affectif peut disparaître à la longue chez ces malheureux et faire place à un égoïsme féroce. Il se produit en même temps chez eux un état d'instabilité mentale, une faiblesse de jugement, des inégalités du caractère, ainsi qu'une certaine incoordination des idées et des actes qui interdisent d'avoir confiance en eux. Si la misère vient, ils ne cherchent à lutter contre elle que dans la mesure indispensable pour se procurer les ressources nécessaires à l'achat de l'opium.

Les modifications du caractère se produisent même dans les cas d'intoxication moyenne chez un certain nombre de fumeurs et plus particulièrement lorsqu'ils sont sous l'influence du besoin. Elles sont ordinairement les premières à faire leur apparition et consistent, soit en des inégalités d'humeur, soit en une certaine tendance à la mélancolie qui leur fait rechercher la solitude. Cette dernière particularité s'observe de préférence chez les Européens : elle explique pourquoi les fonctionnaires et les militaires opiomanes sollicitent généralement les postes éloignés, où ils pourront s'installer complètement et cultiver à leur aise leur passion de la fumerie.

En dehors de l'état de besoin, il est rare d'observer des accès de colère chez les opiomanes. Ceux-ci, au contraire sont plutôt d'un naturel calme et apathique. Cette indolence du caractère est surtout typique chez les Asiatiques.

Un des reproches que l'on adresse le plus volontiers aux grands fumeurs d'opium est d'être habituellement menteurs ou dissimulés. Il y a là une exagération, dont il nous a été donné maintes fois de nous rendre compte et que nous signalons volontiers. Nous tenons, en effet, à affirmer que l'opiomanie ne crée pas, comme d'aucuns le proclament, un état d'esprit qui porte forcément au mensonge. Sans doute, ces intoxiqués sont assez souvent réservés et méfiants vis-à-vis des personnes qu'ils ne connaissent pas bien, et cette méfiance les incite, il est vrai, à dissimuler, mais c'est ordinairement dans des circonstances bien déterminées, lorsqu'il s'agit de leur passion, c'est-à-dire d'avouer le nombre exact des pipes qu'ils fument, de cacher leur besoin de fumer et de se procurer de l'opium. Pareille remarque a été faite pour les morphinomanes et les alcooliques ; comme eux, les opiomanes usent alors des artifices les plus divers et les plus ingénieux pour arriver à satisfaire leur désir ; comme eux, ils sont également très portés à la dissimulation, mais sans être, dans les autres circonstances de la vie, forcément plus menteurs que les individus non adonnés à l'opium.

Sommeil. — Le sommeil du fumeur d'opium est ordinairement irrégulier, léger, difficile ou même impossible dans les premières heures qui suivent la fumerie. Aussi celles-ci sont-elles habituellement consacrées à la rêverie, à la lecture, à la causerie ou à quelque travail cérébral nécessitant de l'attention ou une certaine stimulation des facultés intellectuelles. Il est, au contraire, facile et tranquille pendant le reste de la nuit et peut se prolonger dans la matinée.

Il arrive quelquefois, cependant, que, pendant la fumerie ou dès l'aspiration des dernières pipes. le fumeur soit pris d'un besoin irrésistible de dormir et s'endorme en effet profondément. Mais c'est plus particulièrement là le cas des individus qui sont soumis pendant la journée à un travail pénible, tels que coolies, muletiers, porteurs de chaises, etc... Néanmoins si, pour un motif quelconque, le fumeur est alors obligé de se déplacer, de marcher, d'aller à un rendez-vous, il n'est pas rare, dans ce cas, qu'il n'éprouve plus aucune somnolence et qu'il puisse rester éveillé toute la nuit.

Les cauchemars et les rêves sont fréquents chez les opiomanes ; ces rêves ont pour caractère d'être pour ainsi dire aussi vivants que la réalité même. Le fumeur revoit nettement des passages presque effacés dans la mémoire; il revoit et entend, comme si elles étaient réellement devant lui, les personnes auxquelles il pense. D'une façon générale, les idées qu'il avait pendant la fumerie persistent pendant le sommeil. S'il pensait à ce moment-là, par exemple, à un fait quelconque de la vie antérieure, c'est lui qu'il revoit et qui occupe son esprit, mais avec une précision et une netteté telles que le temps écoulé est absolument supprimé et que ce fait est revécu avec autant d'intensité qu'autrefois.

Troubles sensoriels. — Le goût et l'odorat sont les deux sens les moins atteints. Il n'est pas rare néanmoins d'observer certaines perversions du goût, qui est plus ou moins émoussé.

Quelquefois même la saveur de certains aliments est peu perçue ou occasionne un véritable goût.

Du côté de l'ouïe, il existe de l'hyperacousie bien marquée au début de l'opiomanie, et plus particulièrement lorsque le fumeur est sous l'influence du narcotique. Dans l'opiomanie chronique il y aurait plutôt une légère diminution de l'acuité auditive.

Il en est de même de l'acuité visuelle. La pupille réagit parfaitement à la lumière et à l'accommodation, mais très peu et souvent même pas à la douleur.

Troubles de la sensibilité générale. — Le système nerveux périphérique n'est pas influencé en général, tout au moins chez les fumeurs qui s'en tiennent à des doses modérées. Ce n'est que dans les cas d'intoxication chronique assez accusée que la sensibilité générale présente des altérations diverses se traduisant par des fourmillements, des picotements, des douleurs vagues en plusieurs points du corps et surtout dans les membres, par des myalgies, des arthralgies et de l'hyperesthésie plutôt que de l'hypoesthésie. Tandis que cette dernière est souvent localisée et plus marquée à la peau du crâne, l'hyperesthésie, et surtout l'hyperesthésie à la piqûre, est, au contraire, uniformément répartie à tout le corps. Quelques malades accusent des crampes et des douleurs fulgurantes dans les jambes, douleurs se produisant presque exclusivement pendant la nuit.

La sensibilité profonde, viscérale, nous a paru diminuée dans un grand nombre de cas et la pression testiculaire, quoique douloureuse, l'était moins qu'à l'état normal.

Troubles de la motilité. — Ces troubles sont des plus variables comme fréquence et comme manifestations ; le plus souvent, on ne constate qu'un certain degré de faiblesse musculaire, surtout dans les membres inférieurs, qui s'alourdissent, ce qui rend la marche paresseuse, plus pénible. On note aussi quelquefois un peu de maladresse dans les mouvements des mains, qui ne sont plus habiles à certains travaux, et une certaine incoordination dans ceux des pieds, qui butent et font trébucher ces malades. Les réflexes sont ordinairement normaux ; ce n'est, en effet, que dans les cas de cachexie opiacée que l'on observe leur diminution ou leur abolition. Chez un malade de ce genre, le nommé Nguyen Tât-Dat, sergent du 3e Tonkinois, vieil opiomane, envoyé, le 25 novembre 1907, à l'hôpital de Lanessan, comme incapable de faire du service actif, nous avons fait les constatations suivantes:

Sensibilité générale conservée dans tous ses modes, mais notablement amoindrie à gauche. Signe de Westphall normal à gauche, diminué à droite. Pas de trépidation épileptoïde. Réflexe achillen très diminué des deux côtés. Réflexe rotulien très diminué à gauche. Réflexes crémastérien et plantaire diminués, abdominal et cornéen normaux, pharyngien aboli. Signe de Babinsky normal des deux côtés.

Etat parétique des membres inférieurs, surtout à gauche, rendant la démarche titubante et embarrassée ; le malade traîne ses pieds et fait jouer difficilement ses extenseurs.

Troubles psycho-sensoriels. — L'apparition de ces troubles est tout à fait exceptionnelle chez les opiomanes ; on ne saurait, en effet, considérer comme des hallucinations proprement dites les phénomènes hallucinatoires nocturnes, véritables crises consistant en des rêves ou des cauchemars à caractère plus ou moins terrifiant, crises analogues à celles qui se produisent si souvent chez les alcooliques.

Les faits suivants sont cependant une preuve de leur existence :

Un malade, grand fumeur d'opium, capitaine de la Légion Etrangère, que nous avons eu l'occasion de voir et d'examiner à l'hôpital de Lanessan de Hanoï, présentait des hallucinations auditives qui duraient depuis plus d'un mois et qui avaient nécessité d'abord son entrée à l'ambulance de Cao-Bang, puis son évacuation sur Hanoï. Il entendait, la nuit principalement, des voix qui lisaient une sorte d'acte d'accusation établi contre lui et qui concluaient à la nécessité de le mettre à mort. Se croyant ainsi persécuté par des légionnaires de son détachement, il avait demandé une escorte de tirailleurs Annamites en qui il pourrait avoir plus de confiance.

Sous l'influence d'un traitement bromo-ioduré et surtout par suite de la diminution du nombre des pipes, ces crises hallucinatoires s'espacèrent, devinrent plus courtes et disparurent enfin.

Dès leur début, le malade se rendait parfaitement compte de l'inanité de ses idées de persécution.

Un autre malade, *un* soldat de l'Infanterie Coloniale, hospitalisé à l'ambulance de Moncay, présentait des hallucinations auditives et des hallucinations visuelles. Sous l'influence de l'opium, il lui arrivait souvent, quoique debout, et parfaitement éveillé, d'entendre quelqu'un l'interpeller et lui causer, de voir distinctement une personne devant lui ou à ses côtés.

Plusieurs autres opiomanes nous ont déclaré que, sous l'influence de la drogue, ils revoyaient et entendaient, comme s'ils étaient réellement devant eux, les parents ou amis avec lesquels ils avaient l'habitude de s'entretenir.

Troubles de l'appareil digestif. — Des troubles causés par l'opium sur les divers organes, ceux qui intéressent le tube digestif sont de beaucoup les plus fréquents, les plus précoces, les plus apparents, les plus importants, les mieux caractérisés, les plus graves et aussi ceux qui sont les mieux connus et le plus redoutés des fumeurs eux-mêmes.

Les troubles dypeptiques sont les premiers à apparaître : ils sont caractérisés par une diminution marquée de l'appétit, par de l'atonie et de la pesanteur gastriques, suivies bientôt de dilatation de l'organe, avec phénomènes douloureux non constants, sensation de ballonnement à l'épigastre et troubles chimiques nombreux.

L'inappétence persiste pendant toute la durée de l'intoxication et va en s'accentuant comme cette dernière, mais, fait curieux, si le fumeur prend une petite dose d'opium (quelques pipes seulement) avant le repas, l'appétit reparaît immédiatement. De même l'aspiration de plusieurs fumées opiacées aussitôt après les repas active la digestion au point de provoquer souvent une sensation de vide stomacal.

Les troubles intestinaux suivent d'assez près les troubles dyspeptiques. L'un des plus précoces et des plus importants est la constipation, qui est plus ou moins intense suivant le genre de vie et d'alimentation, ainsi que suivant le degré d'intoxication du fumeur. Celle-ci est-elle modérée, la constipation l'est également, c'est-à-dire les gardes-robes se produisent tous les 2, 3, 4 ou 5 jours. Mais chez les grands fumeurs, au contraire, la constipation opiniâtre est ordinairement la règle : ces malades ne vont à la selle, en effet, que toutes les semaines, tous les 15 jours et quelquefois même, dans des cas exceptionnels, à de plus longs intervalles. Cette tolérance extraordinaire du tube digestif est vraiment pathognomonique de l'opiomanie, car les phénomènes d'auto-intoxication qui en résultent (coliques, mauvais état général, amaigrissement, teint terreux, subictérique, congestion hépatique, dépression cérébrale, céphalée, etc.), sont moins prononcés et surtout de gravité moindre que chez les malades non intoxiqués. Ces constipés chroniques ont alors des selles très dures, ovidées, douloureuses et sanguinolentes ; il en résulte à la longue une irritation plus ou moins vive de la muqueuse intestinale se traduisant par des débâcles diarrhéiques, par des fermentations nombreuses et par tous les signes, soit d'une entéro-colite muco-membraneuse, soit d'une entérite à forme dysentérique proprement dite, si le fumeur ne se modère pas et ne suit aucun traitement.

Ces débâcles diarrhéiques sont assez fréquentes et se présentent sous la forme de selles liquides, noirâtres ou brun très foncé, très abondantes, les malades faisant souvent sous eux. Cette véritable *diarrhée noirâtre d'intoxication* n'aboutit pas forcément à la dysenterie, dont elle peut rester indépendante.

Les troubles hépatiques sont également très fréquents et consistent ordinairement en congestion de l'organe avec signes plus ou moins nets d'insuffisance. Cette dernière paraît résulter surtout de la diminution de l'excrétion de la bile qui est due, sans doute, à l'action constrictive de l'opium sur les fibres lisses des canaux biliaires : elle se manifeste par une douleur hépatique et par une sensation de pesanteur du foie. Celle-ci apparaît plus particulièrement le lendemain, lorsque le fumeur a dépassé la dose habituelle. C'est en pareille circonstance que l'on observe aussi une diarrhée demi-liquide décolorée.

Troubles respiratoires. — Ces troubles sont habituellement de moyenne importance et consistent plus particulièrement en une sorte d'emphysème, qui se développe progressivement sous l'influence de la dilatation des alvéoles pulmonaires. Cette affection est occasionnée par les longues aspirations et par les expirations plus ou moins brusques faites par le fumeur pour aspirer et rejeter de suite la fumée de la pipe. Elle est fréquente, mais d'intensité plutôt moyenne, et n'apparaît qu'assez tardivement. La dyspnée qui la caractérise est surtout accusée lorsque le fumeur dépasse la dose habituelle. Il n'est pas rare alors d'observer quelquefois de véritables accès de suffocation. La respiration est dans ce cas comme suspendue, le malade ne pouvant introduire dans ses poumons la quantité d'air suffisante. Malgré les mouvements inspiratoires effectués, les muscles inspirateurs ne paraissent pas se contracter avec assez d'énergie pour dilater la cage thoracique. Ces phénomènes disparaissent ou s'amendent assez rapidement; ils s'observent également, on le sait, chez certains morphinomanes.

Les vieux opiomanes présentent presque tous des râles bronchitiques sous-crépitants, quelquefois sibilants ou ronflants, surtout dans la partie moyenne du poumon. Il n'est point rare, d'autre part, de trouver chez eux, à l'auscultation, des signes de dilatation bronchique et de bronchite chronique se manifestant le plus souvent par une expectoration muco-purulente assez abondante qui survient, de préférence, le matin, au saut du lit et qui est habituellement précédée de quintes de toux plus ou moins vives.

Au début de l'opiomanie et chez les fumeurs qui ne fument que d'une façon irrégulière, par intermittence, il est assez fréquent d'observer aussi des quintes de toux légère ; celle-ci est réflexe et est provoquée par l'action de la fumée sur les premières voies respiratoires. Autre fait qui mérite également d'être mentionné, parce qu'il est assez constant, c'est, en pareil cas, la modification du timbre de la voix, qui devient subitement plus grave et enrouée. Il existe certainement un certain degré de laryngite et de pharyngite.

Les opiomanes étant très sensibles à l'action du froid, les cas de congestion pulmonaire sont fréquents chez eux. En dehors de ces cas de congestion active, on observe assez souvent chez les vieux intoxiqués des congestions passives dues aux troubles cardiaques, dont ils sont généralement atteints, ainsi qu'au décubitus prolongé sur le lit de camp.

Troubles de l'appareil circulatoire. — Les troubles de l'appareil circulatoire sont généralement peu accusés et ne se manifestent, en dehors de certains cas particuliers, que lorsque l'intoxication est bien constituée. Ils consistent surtout en un ralentissement du pouls, en un abaissement de la pression sanguine, en des palpitations et en des syncopes. Celles-ci se produisent dans deux circonstances bien différentes, soit par abus du narcotique, soit par insuffisance ou par privation totale de la dose habituelle. Les syncopes résultant de l'abus apparaissent de préférence pendant la période de dépression consécutive à la fumée d'un trop grand nombre de pipes. Aussi sont-elles le plus souvent constatées dans les premières heures de la matinée et attribuées par les malades eux-mêmes à l'excès d'opium fumé pendant la nuit. Les syncopes par insuffisance ou privation totale du narcotique sont les plus graves ; elles peuvent quelquefois même être mortelles. Nous en avons observé trois cas bien nets à l'hôpital indigène de Hanoï. Trois femmes, apportées à la Maternité pour y faire leurs couches, sont mortes brusquement le soir ou le lendemain de l'accouchement, au moment où, mieux renseigné, nous allions leur donner de l'opium. Pareille remarque a été faite plusieurs fois par nos camarades dans les ambulances de la haute-région et dans les prisons provinciales : plusieurs tirailleurs et plusieurs prisonniers indigènes atteints de cachexie opiacée sont décédés, peu de temps après leur hospitalisation et leur internement, de syncope consécutive à la suppression totale ou partielle d'opium. A signaler en outre, chez plusieurs opiomanes, la fréquence des palpitations et de l'arythmie avec affaiblissement ou disparition du 1er bruit. Ces phénomènes fonctionnels résultent, sans aucun doute, de l'action du narcotique sur l'innervation du myocarde, action qui ne se manifeste que dans les cas d'opiomanie chronique assez prononcée. A ces troubles concernant l'intensité et le rythme des battements cardiaques s'ajoutent plus tard, à mesure que l'intoxication progresse, de la tachycardie, de la cyanose et de l'œdème des extrémités, du refroidissement périphérique et autres symptômes de myocardite.

Sous l'influence des troubles pulmonaires décrits plus haut, il n'est point rare de constater chez les vieux opiomanes de la dilalation du ventricule droit et de l'insuffisance tricuspidienne. Ces troubles circulatoires sont même la règle à la période terminale de l'opiomanie.

Troubles de l'appareil urinaire. — Ces troubles sont pour ainsi dire nuls ; au début, l'excrétion urinaire est légèrement augmentée, tandis que, plus tard, au contraire, elle est plutôt diminuée.

Le phénomène le plus constant est un certain degré de paresse vésicale : la miction ne se fait pas aussitôt, l'opiomane, comme le prostatique attendant pour uriner.

L'albuminurie s'observe dans une proportion assez faible. Chez les intoxiqués de longue date, elle est plutôt fréquente, mais habituellement légère et transitoire. Son mode de production paraît devoir s'expliquer par l'action de l'opium, soit sur le centre bulbaire, soit par la diminution de la tension artérielle, d'où la formation possible de congestions passives répétées ou permanentes de l'appareil rénal. Nous n'avons cependant pas observé de signes bien nets de néphrite parenchymateuse. De même, nous n'avons jamais constaté de la glycosurie pouvant être attribuée à l'intoxication chronique opiacée.

Troubles du système génital. — L'appareil génital subit très nettement et d'une façon particulièrement intense l'influence de l'opium. Tous les fumeurs, que nous avons eu l'occasion d'examiner et d'interroger, ont été unanimes à déclarer un affaiblissement plus ou moins prononcé des fonctions génésiques et souvent même un certain degré d'impuissance. Au début de l'opiomanie, cependant, il se produit une véritable excitation ; les érections sont plus nombreuses et, en tout cas, plus longues que normalement. Mais, cet état n'est que passager, surtout si le fumeur augmente les doses du narcotique, et l'érection ne tarde pas à être de courte durée et souvent difficile, tandis que l'éjaculation est plutôt retardée. Dans les cas d'intoxication moyenne et chez certains sujets, cette dernière s'effectue très rapidement, dès le début du coït. Cette impuissance relative s'installe progressivement et devient la règle chez les opiomanes invétérés qui présentent encore quelquefois des érections, mais chez lesquels l'éjaculation est ordinairement impossible. Elle est d'abord psychique, les désirs sexuels disparaissent les premiers et peuvent faire tout à fait défaut. Cet état particulier d'anaphrodisie nous a paru très apprécié de certains fumeurs qui se félicitaient d'être ainsi débarrassés de toute préoccupation sexuelle, et qui en arrivaient même à éprouver une véritable répugnance de l'acte vénérien ou devenaient des misogynes convaincus et militants. Certains autres, au contraire, ont un penchant très prononcé pour l'inversion sexuelle et l'homosexualité.

A l'examen du sperme de quelques fumeurs, nous avons pu nous rendre compte qu'il était beaucoup moins épais que normalement et que les spermatozoïdes étaient courts, immobiles et très rares.

L'atrophie partielle ou totale des testicules est assez fréquente chez les vieux fumeurs. Chez la femme, on observe fréquemment de l'aménorrhée.

Dans quelques cas, on constate des pollutions nocturnes et de la spermatorrhée. Ce sont là des affections pour lesquelles nous avons été souvent appelé en consultation pendant notre séjour en Chine.

Comme le morphinisme conjugal et, sans doute pour les mêmes raisons, l'opiomanie conjugale est loin d'être une exception : elle est cependant plus rare, parce que les opiomanes sont moins affectés que les morphinomanes de leur déchéance génitale, qui se produit d'ailleurs plus lentement.

Troubles de la nutrition. — Leur date d'apparition est variable comme la plupart des troubles des divers appareils étudiés précédemment : elle est subordonnée au degré de l'intoxication, c'est-à-dire au nombre de pipes que fume l'opiomane, à la qualité de l'opium employé, à leur mode de confection, à la date à laquelle remonte l'opiomanie et aux conditions hygiéniques générales auxquelles est soumis le fumeur.

Le trouble le plus frappant et le plus constant chez les vieux opiomanes est un amaigrissement très accusé : au début la graisse seule disparaît, les muscles restant intacts, mais peu à peu ceux-ci s'atrophient dans des proportions parfois extraordinaires. Certains intoxiqués n'ont plus vraiment que la peau sur les os. Toutes les saillies de squelette sont visibles, le gril costal très apparent, les membres grêles, et le toucher donne l'impression que la peau n'est séparée de l'os que par une mince enveloppe plutôt aponévrotique et tendineuse que musculaire. Il n'est pas rare de constater, en outre, chez ces cachectiques opiacés, de l'œdème des membres inférieurs et un peu de bouffissure de la face, sur laquelle on observe assez souvent des plaques légèrement violacées.

D'une façon générale, toutes les sécrétions sont très diminuées, surtout les sécrétions sudorale et sébacée ; il en résulte une vitalité moindre de tous les tissus et, par suite, la production facile, au moindre traumatisme, d'ecchymoses ainsi que d'abcès, de phlegmons, etc... De plus la peau est sèche, squameuse, rugueuse et laisse une trace blanche sur le passage de l'ongle.

Chez plusieurs opiomanes, à la période de cachexie, et plus particulièrement chez des sujets extrêmement maigres et chez lesquels la diarrhée profuse noirâtre avait remplacé la constipation habituelle, il nous a été donné d'observer des *taches rosées*. Elles étaient punctiformes, de la dimension d'une tête d'épingle : taches rosées, analogues à celles de la fièvre typhoïde, répandues sur tout le corps, mais principalement sur le ventre, assez éloignées les unes des autres, mais plus rapprochées cependant que dans la fièvre typhoïde. Chez quelques malades ces taches étaient plutôt bleu foncé et siégeaient de préférence sur le devant de la poitrine.

Certaines altérations dentaires nous ont paru pouvoir être attribuées à l'intoxication chronique opiacée. Nous en dirons autant de l'existence d'une *haleine à odeur particulière*, dont les principales causes sont sans doute la sécheresse de la bouche et de la gorge ainsi que les troubles gastro-intestinaux presque constants chez ces malades. Cette odeur de l'haleine est souvent repoussante, au point d'obliger l'isolement de celui qui la répand. Elle rappelle quelquefois l'odeur du cadavre.

ABSTINENCE OPIACÉE. — Comme les morphinomanes privés de leur poison, les opiomanes en état d'abstinence éprouvent un malaise indéfinissable, désigné sous le nom d'*état de besoin*, et dont le principal caractère est d'être permanent et de se montrer invariablement chez tous les fumeurs. Il se produit avec plus ou moins d'intensité, mais d'une façon tellement régulière qu'il se manifeste presque toujours à la même heure.

Cet état de besoin est absolument pathognomonique de l'opiomanie, et tout à fait semblable à celui provoqué par l'abstinence morphinique. Il est d'ailleurs de même nature que ce dernier et comporte comme lui deux éléments distincts : l'un psychique, l'autre somatique. Le premier, beaucoup plus complexe et plus difficile à décrire et à expliquer, est caractérisé par un violent désir de fumer, désir « tellement irrésistible, dit notre collègue le Docteur Brunet, que c'est une monomanie impulsive analogue aux envies de la grossesse, avec cette aggravation qu'ils sont malades s'ils ne se satisfont immédiatement : ils bâillent, ils crachent, ont des bouffées de chaleur alternant avec des frissons, des crises de sueur, se sentent les yeux pleins de larmes, ne peuvent avaler une bouchée, sont envahis par une angoisse d'attente, un désir si violent qu'ils ne peuvent supporter de retard et, quelle que soit la gravité des circonstances, les nécessités du service ou de la fonction, il faut qu'ils se précipitent sur leur pipe ; ils la préparent avec de tels trépignements de joie impatiente que leurs mains en tremblent, puis ils la hument goulûment comme quelqu'un qui allait étouffer et qui aspire enfin la bouffée d'air sauveur qui ramène à la vie. »

Cette description des angoisses des opiomanes en état de jeûne ne s'applique, bien entendu, qu'à ceux qui sont intoxiqués de longue date, car chez les fumeurs modérés le besoin ne se manifeste que par une légère inquiétude nerveuse, une certaine langueur musculaire, un peu de mauvaise humeur et par quelques malaises vagues peu accusés, lorsqu'ils ne peuvent pas le satisfaire au moment voulu.

Quant à l'élément somatique, il est d'explication plus aisée, la sensation provoquée par l'abstinence de l'opium rappelant assez bien celle d'un besoin vital, de la faim, par exemple, ce qui autorise à considérer l'opium comme un véritable aliment devenu nécessaire à l'organisme.

L'époque à laquelle cet état de besoin prend naissance est très variable, ce dernier étant subordonné au tempérament du malade, à son état mental, à ses habitudes et surtout au nombre de pipes fumées chaque jour. Dans la majorité des cas, lorsque celles-ci ne dépassent pas une moyenne de 10 ou 20, ce n'est qu'au bout de quelques mois que le fumeur s'aperçoit de la nécessité de cette habitude.

Les principaux troubles symptomatiques observés sont en général les suivants : une sensation de lassitude et de courbature plus ou moins généralisées, de la faiblesse musculaire, des bâillements, des éternuements répétés, du larmoiement, comme si l'on pleurait l'opium, de l'écoulement du nez, de l'inappétence, des douleurs gastriques, des coliques, de la diarrhée, de la céphаlalgie, des migraines, des éblouissements, des bourdonnements d'oreilles, de la somnolenee ou de l'insomnie, de l'inaptitude au travail, de l'angoisse respiratoire, de la toux, des palpitations, des bouffées de chaleur, des transpirations, des fourmillements dans les membres et dans le dos, des douleurs musculaires et articulaires, une impression de chaleur ou de froid, du tremblement des mains, des érections, de la spermatorrhée, de l'agitation nerveuse, de l'irritabilité et des modifications du caractère, de la tristesse, etc... Mais leur fréquence et leur intensité dépendent du degré de l'intoxication, selon que celle-ci est légère, moyenne ou grave. Tandis que chez les grands fumeurs la privation même temporaire de l'opium se manifeste par une prostration extrême pouvant aller jusqu'à la perte de connaissance, par des douleurs très vives, par des troubles gastro-intestinaux, cardia-pulmonaires et psycho-sensoriels marqués, chez les fumeurs modérés, au contraire, l'état de jeûne se traduit tout simplement par quelques-uns des symptômes précités, et plus particulièrement par une sensation de malaise généralisé, comme s'il manquait quelque chose de nécessaire, par un peu d'abattement, par de l'insomnie, par des douleurs névralgiques, par de la diarrhée, par une sensibilité particulière au froid, par un peu de paresse physique et intellectuelle, quelquefois aussi par de la sécheresse de la gorge, et le plus souvent par de la maussaderie du caractère.

Il importe d'ailleurs de remarquer, et nous insistons sur ce point, qu'il existe à ce sujet de grandes variations individuelles. Tel fumeur a une insomnie fort désagréable, est agité, éprouve le besoin de se déplacer, de marcher; tel autre, au contraire, est somnolent et apathique. Celui-ci n'éprouvera aucune gêne respiratoire, tandis que celui-là aura un peu de dyspnée ou des quintes de toux qui le tiendront éveillé pendant une partie de la nuit, s'il ne fume pas avant de se coucher. Les uns ressentiront une légère faiblesse musculaire et des algies peu accusées, tandis que les autres, très fatigués au point de ne pouvoir marcher qu'avec difficulté et d'être obligés de rester étendus sur leur lit, se plaindront de douleurs vives, dont le siège et la forme sont des plus variables. Ce sont tantôt des arthralgies aux genoux et aux poignets ou bien des névralgies intercostales et occipitales. Ces douleurs s'irradient dans toute une région, par exemple assez fréquemment du sacrum au milieu de la colonne dorsale, ou bien sont nettement localisées (point temporal, point scapulalgique, point épigastrique, point précordial). Elles sont aussi soit spontanées, soit provoquées par la pression ou par les mouvements.

Dans certains cas, la privation de l'opium se traduit par un état pathologique complexe. En voici un exemple : un tirailleur du 3e Tonkinois, en service à Nguyen-Binh, dans la région de Cao-Bang, est un fumeur incorrigible ; à la suite d'observations sévères qui lui sont faites par le lieutenant commandant le détachement, il veut cesser brusquement de fumer. Mais, le lendemain, il est pris d'un violent accès fébrile, accompagné de vomissements, de diarrhée, de douleurs gastriques, de constriction des mâchoires, de mouvements convulsifs des membres, d'insensibilité cutanée, de refroidissement des extrémités et de perte de connaissance. Tous ces phénomènes morbides disparaissent presque immédiatement, après l'aspiration de quelques pipes qui lui sont offertes dès qu'il reprend un peu connaissance.

L'écoulement séreux par le nez, les douleurs gastriques, les coliques, les érections, la spermatorrhée, les éblouissements, les bourdonnements d'oreilles, l'angoisse respiratoire, les palpitations sont, parmi les troubles d'abstinence, ceux dont les opiomanes se plaignent peut-être le plus rarement, tandis que le larmoiement, le bâillement, la courbature, les douleurs névralgiques, les fourmillements dans les membres, le prurit, la faiblesse musculaire, la lassitude générale, la somnolence ou l'insomnie, l'inaptitude au travail, l'inégalité d'humeur, etc..., sont assurément ceux qui sont les plus fréquents chez les fumeurs moyens. Nous y ajouterons, chez les grands intoxiqués, cette asthénie physique et psychique, ces modifications profondes du caractère et quelquefois ces perversions du sens moral ainsi que ces troubles psycho-sensoriels, que nous avons signalés précédemment parmi les troubles du système nerveux occasionnés par l'intoxication opiacée chronique. Ces derniers trahissent également et, avec plus d'intensité encore, l'abstinence de l'opium, dont la manifestation la plus importante et la plus regrettable est cette violence et cette irrésistibilité de l'état de besoin qui peuvent pousser ces malades à des actes impulsifs, tels que, dans ces moments-là, ils ne sont véritablement plus maîtres d'eux-mêmes, perdent toute dignité et sont capables de tout sacrifier pour satisfaire leur passion. Il nous serait facile d'en citer d'assez nombreux exemples, dont nous avons été témoin ou qui sont parvenus à notre connaissance pendant notre long séjour en Indo-Chine. Tel est, entre autres, le cas d'un soldat de l'Infanterie coloniale, dont l'observation nous a été communiquée par notre camarade, le docteur Niel. Ce militaire a présenté à deux reprises différentes des accès de folie ambulatoire qui paraissent avoir été provoqués par l'abstinence opiacée :

La 1re fois, à Quang-Yen, M... quitte brusquement un jour la caserne, emportant son fusil et 480 cartouches. Après avoir erré pendant 4 jours, il rentre rapportant son fusil et 160 cartouches. Il n'a jamais été possible de savoir où il a passé ce temps-là et ce qu'il a fait des cartouches qui manquent. Quand on l'interroge à ce sujet, il prétend ne se rappeler de rien et ne pas savoir où il est allé.

La 2e fois, étant rapatrié par le conseil de santé d'Haïphong, il arrive à Saïgon, où il est envoyé à l'hôpital pendant la durée de l'escale. Il s'évade une nuit et pendant 4 jours on est sans nouvelles de lui. Finalement, on le retrouve à Cholon, dans une fumerie d'opium, qu'il n'avait pas quittée depuis sa fugue. Ramené à l'hôpital, il s'en évade une autre fois, et est de nouveau retrouvé dans une fumerie d'opium.

MARCHE ET TERMINAISON DE L'OPIOMANIE. — On peut diviser la marche de l'opiomanie en trois périodes : période d'euphorie, période d'intoxication et période de cachexie.

Période d'euphorie. — Quand la tolérance est acquise, le premier effet de l'opium est de procurer au fumeur une sensation de bien-être généralisé à tout l'organisme ainsi qu'une excitation de toutes les fonctions physiques et intellectuelles, surtout de ces dernières. Sous son influence, l'intelligence et la mémoire s'exaltent ; en effet, l'imagination est plus vive, la parole plus facile, l'idéation plus nette. Aussi est-ce le moment choisi par la plupart des opiomanes pour se livrer à leurs occupations favorites, ces dernières étant alors plus agréables et beaucoup plus faciles : les uns, les mandarins, les lettrés, s'adonnent à la lecture, à la composition, à la causerie, etc. ; les autres, les prolétaires, les coolies, apprécient tout particulièrement cette période de bien-être qui leur permet d'accomplir avec plus d'aisance leurs travaux les plus pénibles.

Cette période d'euphorie a été l'objet des descriptions les plus fantaisistes de la part des écrivains et des romanciers. Elle peut se produire longtemps pendant plusieurs mois et même plusieurs années, si le fumeur s'en tient à un petit nombre de pipes, une dizaine environ dans les 24 heures. Lorsque ce chiffre est dépassé et surtout s'il est augmenté progressivement, le sentiment de bien-être s'atténue au fur et à mesure que naît l'état de besoin, qui caractérise le début de la 2e période.

Période d'intoxication. — Cette dernière est la *période d'intoxication*, c'est-à-dire celle dont les phénomènes se manifestent par la plupart des troubles organiques étudiés et mentionnés plus haut et plus particulièrement par les troubles gastro-intestinaux (sécheresse de la bouche, inappétence, nausées, constipation) par l'affaiblissement du sens génésique, par de la paresse vésicale, par de la diminution de l'excrétion urinaire et des sécrétions sudorale et sébacée, par de l'emphysème, par des palpitations, par des céphalées, des migraines, des névralgies diverses, de l'insomnie, par une diminution de la mémoire et de la volonté, par des troubles divers de la nutrition et surtout par de l'amaigrissement et par de la fatigue générale.

Période cachectique. — Cette période d'intoxication peut se prolonger, sans trop d'inconvénients, pendant de nombreuses années, si le fumeur n'augmente pas les doses du narcotique. Il faut, bien entendu, pour cela qu'il se maintienne à une ration d'entretien, ne recherchant que la légère stimulation habituelle. Celle-ci a-t-elle besoin, au contraire, pour se produire, de doses toujours croissantes, d'un nombre de pipes supérieur à 20, 30 ou 50 par jour, par exemple, l'intoxication continue alors sa marche lente et sûre. Dans ce cas, l'opiomane ne tarde pas à présenter des troubles de la nutrition de plus en plus marqués et en arrive fatalement à la dernière période, la *période cachectique*.

Celle-ci est caractérisée plus particulièrement par des troubles gastro-intestinaux et cardio-pulmonaires plus ou moins graves, par une suppression à peu près complète des diverses sécrétions, par la perte totale du sens génital, par des douleurs névralgiques très vives, par une impotence fonctionnelle et de l'œdème des membres inférieurs avec parésie ou paralysie et troubles des réflexes, par un amaigrissement considérable et par une déchéance plus ou moins accusée des facultés intellectuelles (dépression cérébrale, troubles psycho-sensoriels et perversion du sens moral).

Une fois constituée, cette période cachectique est ordinairement de courte durée, car l'état de décrépitude générale qui en résulte comporte de nombreuses causes de mort. Les fumeurs se trouvent alors dans des conditions d'infériorité organique telles qu'ils sont à la merci du moindre accident et de n'importe quelle affection intercurrente : néphrite, bronchopneumonie, myocardite, dysenterie, albuminurie, infection purulente, etc...

S'il leur arrive, par hasard, d'échapper à l'une de ces maladies, ils ne tardent pas à sombrer dans la paralysie ou dans le marasme, à moins ne qu'ils meurent subitement par syncope. Ce mode de terminaison s'observe dans deux conditions différentes, soit chez les opiomanes qui, ayant été soumis à une abstinence passagère, augmentent brusquement et d'une façon notable leur dose habituelle, soit, le plus souvent, chez ceux qui brusquement sont complètement privés de l'opium. Comme nous l'avons déjà signalé, c'est de cette dernière façon que meurent un grand nombre de prisonniers chinois et annamites. Un cas de mort subite par syncope cardiaque a été constaté à Hanoï, fin juin 1909, chez un Européen, inspecteur de la garde indigène. Ce fonctionnaire, qui était sorti la veille de l'hôpital de Lanessan, où il avait été traité pour artério-sclérose, mourut subitement dans la nuit, après avoir fumé beaucoup plus qu'il n'en avait l'habitude. Cette mort soudaine, certainement occasionnée par l'abus de l'opium, dont il avait été sevré les jours précédents, causa une telle surprise en ville que l'on ne voulut point y croire tout d'abord. Plusieurs personnes émirent même des doutes sur la réalité du décès et laissèrent entendre qu'il se trouvait plongé simplement dans une sorte de sommeil léthargique dû à l'opium.

Notre collègue, le docteur Brunet, a signalé par ailleurs l'existence de morts subites par congestion et hémorragie cérébrales ainsi que le grand nombre de décès survenant chez les cachectiques par paralysie lente des mouvements respiratoires et cardiaques, paralysie dont le mécanisme se rapproche de celui de l'intoxication subaiguë. Personnellement, nous avons pu nous rendre compte que ces faits étaient plutôt rares, tandis que nous avons constaté, au contraire, chez les opiomanes cachectiques une mortalité très élevée par suite d'une maladie intercurrente et de préférence d'une dysenterie hémorragique ou infectieuse. Cette dernière est pour ainsi dire la règle après la suppression de l'opium.

DE L'INFLUENCE DE L'OPIOMANIE SUR L'EVOLUTION DES MALADIES. — Cette influence sur l'évolution des maladies, et surtout des maladies aiguës et infectieuses, est indéniable ; elle s'exerce d'une façon défavorable en aggravant la plupart de ces dernières parmi lesquelles nous citerons de préférence, chez les Européens, les affections gastro-intestinales et cardio-rénales, chez les Asiatiques, les affections broncho-pulmonaires. Aussi avons-nous souvent observé que ces maladies causaient une mortalité assez élevée chez les fumeurs d'opium. La broncho-pneumonie frappe de préférence les Asiatiques et surtout les Annamites, tandis que les Européens paient un lourd tribut à la dysenterie. Celle-ci, une fois installée, est alors grave par elle-même d'abord, parce qu'elle revêt dans la majorité des cas les formes hémorragiques et gangréneuses, ensuite par ses complications hépatiques (hépatite aiguë et hépatite suppurée), dont la guérison est fort difficile à cause du mauvais état général des malades. Pour donner une idée de la gravité toute particulière de ces maladies chez les opiomanes, nous citerons le fait suivant : les cinq cas d'abcès du foie traités à l'ambulance de Viétri, en 1906 et 1907, par notre camarade le docteur Abadie-Bayro, sont survenus chez des Européens fumeurs d'opium et atteints, soit de dysenterie antérieure, soit de dysenterie concomitante. Ces malades n'étaient pas tous intoxiqués au même degré : les deux qui n'ont eu qu'un abcès et qui ont guéri étaient ou des débutants ou des fumeurs modérés. Les trois autres malades étaient, au contraire, fortement intoxiqués depuis longtemps ; ils sont morts, les deux premiers, des suites d'abcès du foie multiples, le troisième, de péritonite par perforation du côlon ascendant.

Le premier, un soldat du 1er Etranger, âgé de 29 ans, avait trois ans de séjour dans la colonie et avait fait six entrées antérieures à l'ambulance pour diarrhée et dysenterie.

Le deuxième, un préposé des douanes, en service à Phu-Doan, avait cinq ans de séjour en Indo-Chine et n'avait jamais été malade ; il a présenté des selles nettement dysentériques le soir même de l'opération.

Le troisième, âgé de 29 ans, sergent du 1er Etranger, terminait son 2e séjour au Tonkin ; a présenté des selles dysentériques peu après son hospitalisation et avant l'opération.

Les faits de ce genre sont assez nombreux ; nous en avons observé personnellement plusieurs à l'hôpital de Lanessan, à Hanoï, que nous avons rapportés dans notre mémoire sur les abcès du foie au Tonkin. Ils prouvent que, chez les opiomanes intoxiqués de longue date ou se trouvant dans des conditions hygiéniques médiocres, la dysenterie et l'abcès du foie constituent deux complications redoutables. Telle est l'explication de la morbidité et de la mortalité si élevées par affections intestinales constatées, pendant plusieurs années, chez les légionnaires des postes du haut Fleuve, Rouge et de la rivière Claire, où l'opiomanie était autrefois très répandue à cause de la grande facilité à se procurer de l'opium de contrebande provenant du Yunnam. Il importe de faire remarquer que plusieurs de ces militaires fumaient de l'opium mal préparé ou du dross, dont l'action est beaucoup plus nocive sur le tube digestif. Assez souvent les troubles gastro-intestinaux, au lieu d'aboutir à la formation d'abcès du foie, donnent lieu à des troubles hépatiques divers et peuvent déterminer, exceptionnellement, il est vrai, de la cirrhose atrophique. Tel a été le cas de Dinh-Van-Cau, sujet Thô, âgé de 43 ans, entré le 10 mai 1907 à l'hôpital indigène de Thât-Khé à la suite de vomissements de sang de coloration noire. Cet indigène présentait depuis quelques mois tous les symptômes d'une cirrhose atrophique du foie : teint terreux, peau sèche, parcheminée, dyspnée continue, œdème malléolaire, ventre énorme, distendu (ventre de batracien), contenant une grande quantité de liquide ascitique. Ce malade, qui mourut subitement, quelques jours après son hospitalisation, des suites d'une hématémèse très violente, fumait une centaine de pipes par jour depuis plusieurs mois et surtout depuis les premières atteintes de cette affection.

Opiomanie et choléra. — Les opinions les plus divergentes ont été formulées à ce sujet, les uns ayant déclaré que des atteintes de choléra sont plus fréquentes et plus graves chez les opiomanes, les autres ayant signalé le contraire. Les observations qu'il nous a été donné de faire ne nous permettent pas de nous prononcer dans un sens ou dans l'autre. Aussi dirons-nous qu'en dehors des cas de cachexie opiacée l'opiomanie ne semble pas avoir une influence particulière sur l'évolution de cette maladie infectieuse.

Un infirmier de l'hôpital de Hanoï, en service au laboratoire de bactériologie, a résisté à une atteinte cholérique grave, bien qu'étant un opiomane chronique.

Opiomanie et bériberi. — Contrairement à ce que nous venons d'indiquer au sujet de l'influence défavorable de l'opiomanie sur l'évolution de certaines maladies infectieuses, gastro-intestinales et broncho-pulmonaires, cette influence s'exercerait favorablement à l'égard d'une autre maladie infectieuse et épidémique, particulièrement fréquente en Indo-Chine, le bériberi. En effet, le docteur Thèzé, médecin du poste et du pénitencier de Poulo-Condore, dit dans son rapport annuel de 1906, à propos de l'épidémie de bériberi qui a sévi parmi les prisonniers au cours de l'année, « la forme atrophique ne s'est que très rarement produite d'emblée ; elle a été au contraire la forme la plus commune des rechutes. En passant, notons une particularité clinique assez intéressante, c'est la résistance vraiment surprenante qu'ont présentée au bériberi une vingtaine d'opiomanes invétérés ; sur ces 20 cas, dont quelques-uns très graves, nous n'avons compté que 3 décès ».

Opiomanie et tuberculose. — On a prétendu que l'habitude de fumer l'opium exerçait une influence néfaste sur la propagation et la marche de la tuberculose et que la proportion d'opiomanes devenus tuberculeux était très grande. Dans une note sur la tuberculose au Tonkin, nous-même posions la question de savoir s'il s'agissait là d'une simple coïncidence ou si l'abus de l'opium avait une action réelle sur l'éclosion de la maladie. Il résulte de l'enquête à laquelle nous nous sommes livrés à cet égard que les faits ont été soit exagérés, soit mal interprétés. Sans doute, les fumeries d'opium, par le peu d'hygiène qu'on y observe, servent quelquefois à la transmission de la maladie, de même que, dans certains cas, les troubles cardio-pulmonaires produits par l'intoxication opiacée peuvent aider au développement ou à l'aggravation de ses manifestations. Néanmoins ces faits sont plutôt rares : nous avons constaté plusieurs fois, au contraire que chez les Annamites opiomanes la tuberculose revêtait une allure torpide, insidieuse, et subissait un véritable ralentissement. Cette action de l'opium est bien connue des Chinois qui la recommandent dans cette affection, et plus spécialement pour les hémoptysies. Aussi notre camarade, le docteur Mouillac, de la maison médicale de Tchen-Tou, nous écrivait-il qu'il avait eu l'occasion de soigner beaucoup de malades qui déclaraient n'avoir commencé à fumer qu'après un crachement de sang. L'effet, d'après eux, avait été favorable et ils appréhendaient fortement le retour des hémoptysies, s'ils abandonnaient tout à fait l'habitude de la fumerie.

Opiomanie et syphilis. — Lorsque la syphilis vient à se greffer sur un terrain opiomane, elle présente dans son évolution une marche souvent particulière qui consiste dans l'éclosion rapide d'accidents graves.

Opiomanie et chirurgie. — L'opiomanie présente un terrain dangereux pour le chloroforme qui donne lieu bien souvent à des accidents mortels, par suite du coma dans lequel tombent les malades dès le début ou pendant la chloroformisation.

Il nous a été donné de constater que, chez les opiomanes, le shock opératoire était généralement plus intense et plus fréquent que chez les opérés non intoxiqués.

Opiomanie et névroses. — Cette question des relations de l'opiomanie avec les névroses est des plus intéressantes et mériterait une étude approfondie. Nous nous contenterons de signaler ici les quelques observations qu'il nous a été possible de faire sur des sujets atteints de neurasthénie et d'hystérie, observations qui confirment tout à fait celles de notre regretté et distingué Laurent. Chez les premiers, nous avons maintes fois constaté, comme lui, l'action plutôt bienfaisante de l'opium qui produit une tonification générale aussi bien physique que mentale. Les divers troubles accusés antérieurement s'atténuent ou disparaissent même chez ces malades, qui se sentent plus alertes, mieux dispos physiquement, de même qu'ils sont moins déprimés cérébralement, plus capables d'attention soutenue, plus aptes à des occupations délicates et, enfin, moins sujets à des inégalités d'humeur ainsi que moins enclins à la mélancolie. Mais nous ferons remarquer que cette amélioration évidente ne se maintient que chez les neurasthéniques qui s'en tiennent à des doses modérées ou ne fument que par intermittence, ne recherchant ainsi que l'action stimulante de la drogue. Chez ceux, au contraire, qui en abusent, nous avons observé une dépression plus grande et une aggravation marquée de tous leurs phénomènes morbides. Quant aux hystériques, qui sont loin d'être une exception parmi les fumeurs, car cette névrose crée une véritable prédisposition à l'opiomanie, ils présentent, sous l'influence du narcotique, des modifications de la sensibilité, modifications semblables à celles signalées chez les hystériques morphinomanes. En outre, comme chez ces derniers, les attaques convulsives s'espacent et disparaissent même.

En résumé, nous estimons que, en dehors des cas bien particuliers signalés ci-dessus, la plupart des affections infectieuses et chroniques, dont peuvent être atteints les fumeurs, sont plutôt défavorablement influencées par l'intoxication opiacée. Cette influence défavorable s'exerce avec une intensité toute particulière lorsque ces malades sont en état d'abstinence. Nous avons la conviction que plusieurs d'entre eux ont vu leur état s'aggraver pendant leur séjour dans les formations sanitaires, où ils ne pouvaient pas fumer. Tel a été plus particulièrement le cas d'un certain nombre de tirailleurs dans les Ambulances de la haute-région et de prisonniers indigènes dans les prisons provinciales. Aussi, sommes-nous d'avis d'autoriser les gros fumeurs à fumer quelques pipes pendant la durée de leur hospitalisation, ou de leur administrer l'opium à dose suffisante, sous forme de potion ou par voie hypodermique (piqûre de morphine). Il est bien d'usage dans certaines provinces de donner des boulettes d'opium aux prisonniers opiomanes, mais la quantité du narcotique administré ainsi est toujours insuffisante.

Opiomanie et paludisme. — En terminant ces quelques considérations relatives à l'influence de l'opiomanie sur l'évolution des maladies, nous signalerons celle qui paraît être exercée par elle vis-à-vis de la fièvre palustre. Bien que les Chinois et les Annamites en soient persuadés, il ne s'agit pas ici, bien entendu, d'une action préventive proprement dite comme celle de la quinine, mais d'une résistance plus grande à l'égard des diverses manifestations de l'infection malarienne. Cette résistance est indéniable, elle a été constatée par plusieurs médecins et par de nombreux officiers ayant servi dans les postes du Haut-Tonkin. Les légionnaires et les tirailleurs opiomanes y résistent beaucoup mieux que ceux qui ne fument pas et ne présentent qu'exceptionnellement des accès de fièvre palustre. Par contre, lorsque les fumeurs d'opium se trouvent, pour un motif quelconque, dans un état d'abstinence prolongée, ils sont alors plus sensibles à l'infection paludéenne et ont de fréquentes manifestations fébriles. Celles-ci revêtent même, en général, une allure assez sévère. Nombreux en effet sont les tirailleurs qui sont morts d'accès pernicieux algide sous l'influence de la privation de l'opium. En pareille circonstance, il ne suffit pas de faire aux malades des injections de quinine, mais il est indispensable de lutter contre les troubles morbides dus à l'abstinence opiacée par des injections de morphine ou par l'administration d'une potion contenant une forte dose de laudanum.

ANATOMIE PATHOLOGIQUE DE L'OPIOMANIE. — Les lésions produites dans les divers organes par l'intoxication chronique opiacée ne semblent pas avoir été signalées jusqu'ici, en raison, sans doute, de l'absence ou du petit nombre d'autopsies que l'on a eu l'occasion de pratiquer. Aussi, le professeur agrégé Jeanselme déclare-t-il, dans son article sur les fumeurs et mangeurs d'opium, « qu'on ne constate aucune modification appréciable des tissus ». Il nous a été possible, cependant, de faire à Hanoï, à l'hôpital de

Lanessan, plusieurs examens nécropsiques qui nous permettent d'affirmer que l'on trouve assez souvent, au contraire, des modifications ou des lésions organiques paraissant occasionnées uniquement par l'opium. Ces lésions sont habituellement les suivantes :

L'estomac est toujours plus ou moins distendu, dilaté, et présente un léger pointillé hémorragique diffus de toute la muqueuse.

Le foie est, en général, toujours plus ou moins augmenté de volume : d'aspect extérieur pâle, mou et friable à la coupe, il est le plus souvent en état de dégénérescence graisseuse avancée qui ne permet plus de distinguer sa structure lobulaire. La présence d'abcès multiples est pour ainsi dire la règle chez les opiomanes qui ont eu la dysenterie. Chez l'un de ces malades, brigadier d'artillerie, entré, le 22 juin 1904, à l'hôpital de Hanoï, pour dysenterie hémorragique très grave, à laquelle il succombait 2 jours après, nous avons trouvé dans le lobe droit 4 ou 5 petits foyers nécrotiques, gros comme une tête d'épingle. Ces petits abcès étaient tout à fait indépendants les uns des autres et l'examen microscopique, pratiqué par le docteur Séguin, y décelait des amibes vivantes. Le foie pesait 2 kilogr. 150 grammes. Chez un autre malade, soldat au 1er Etranger, évacué, le 21 mai 1904, de l'ambulance de Yen-Bay sur l'hôpital de Hanoï, nous avons constaté trois abcès, deux sur la face convexe, l'un à peu près vide, l'autre gros comme une petite mandarine et contenant du pus jaunâtre. Le troisième, de la grosseur d'une noisette, était situé au-dessous de la vésicule biliaire.

Intestin. — L'intestin grêle ne présente généralement rien de bien particulier, tandis que le gros intestin, habituellement bourré de matières fécales, est toujours plus ou moins altéré : tantôt c'est une infiltration considérable de la paroi dans toute sa longueur; tantôt ce sont des ulcérations, tantôt ce sont même des perforations. C'est surtout au niveau du cœcum et sur la partie ascendante du côlon que se localisent le plus souvent les lésions dysentériques. Chez le malade signalé plus haut, le brigadier d'artillerie le cœcum était très distendu et, à son niveau, les parois de l'intestin avaient une épaisseur de 3 centimètres au moins; la muqueuse n'était plus qu'une bouillie informe avec des débris sphacélés adhérant au plan profond. Une nappe purulente s'étendait dans l'épaisseur de la paroi cœcale. Sur le côlon ascendant, on trouvait de vastes ulcères à bords surélevés, à fond nécrotique. Chez les opiophages, ces lésions dysentériques sont plus fréquentes que chez les fumeurs et il n'est pas rare de trouver dans l'intestin des boulettes d'opium plus ou moins grosses.

Les *reins* sont plutôt pâles, exsangues et frappés de dégénérescence graisseuse.

Poumons. — Dans la majorité des cas, ils sont affaissés, à parenchyme plutôt pâle, mais présentant sur la plus grande partie de sa surface externe des taches ardoisées ou un fort piquetéanthracosique; le parenchyme est également d'aspect anthracoïde à la coupe. Cette *anthracose pulmonaire est* tout à fait pathognomonique de l'intoxication chronique des fumeurs d'opium : elle est quelquefois très accusée, tout le tissu pulmonaire étant farci de nodules durs, qui ne sont autre chose que des grains noirs ou des poussières formées par des résidus de la fumée d'opium. Elle envahit même, dans certains cas, les ganglions médiastinaux, et les poumons creusés de cavernes ont l'aspect de charbons. A signaler, en outre, la fréquence des lésions d'emphysème et de sclérose pulmonaires, de dilatation bronchique, ainsi que la fréquence de la congestion des bases et des adhérences pleurales avec la paroi.

Cœur. — Flasque, décoloré, pâle à la coupe, il est ordinairement atteint de surcharge graisseuse. Le myocarde, plus ou moins frappé de dégénérescence graisseuse,présente toujours de l'amincissement des parois ventriculaires et de l'hypertrophie ou de la dilatation de l'un des ventricules. Les ecchymoses sous-endocardiques ne sont pas rares.

Cerveau. — Dans plusieurs cas, nous avons pu constater des lésions de méningo-encéphalite : congestion méningée et bulbaire, avec liquide céphalo-rachidien très abondant et plus ou moins trouble, piqueté hémorragique superficiel et épaississement plus ou moins marqué des méninges, et plus particulièrement de la pie-mère.

Dans un cas, chez un Européen, l'examen nécropsique révèle la présence de lésions de pachyméningite de l'hémisphère gauche avec hématome et abcès intra-dure-mérien. Dans un autre cas, chez un indigène, on a constaté la présence de taches ecchymotiques au niveau du sillon intermisphérique et d'une vaste ecchymose au niveau des circonvolutions frontales.

L'habitus extérieur est toujours caractérisé par une maigreur extrême, de la pâleur et de l'atrophie des muscles des membres et des parois thoracique et abdominale. La bouffissure de la face et des paupières est rare, l'œdème des membres inférieurs est exceptionnel. La peau est toujours sèche et squameuse.

DIAGNOSTIC DE L'OPIOMANIE. — Le diagnostic ne donne lieu, en général, à aucune difficulté, lorsque le fumeur est très intoxiqué et lorsqu'il avoue son habitude. Dans ce dernier cas, le malade présente un habitus extérieur bien reconnaissable et parfaitement caractéristique : la face est habituellement d'une pâleur mate, émaciée; les yeux, plus brillants lorsqu'il est sous l'influence de la drogue, sont au contraire ternes, caves et larmoyants pendant la période de besoin; la pupille plus ou moins dilatée réagit à la lumière et à l'accommodation, mais très peu ou pas du tout à la douleur; à la piqûre de la pommette, nous avons constaté, dans la plupart des cas, une contraction pupillaire presque insignifiante. L'expression générale du regard est celle d'une hébétude souriante et vague; la parole est quelquefois embarrassée, la marche est lente, les mouvements incertains, la gorge sèche, la langue toujours saburrale, la constipation opiniâtre, la faiblesse musculaire plus ou moins grande, l'amaigrissement plus ou moins accusé, la sensibilité superficielle plutôt exaltée (hyperesthésie surtout à la piqûre), tandis que la sensibilité profonde, viscérale, est toujours plus ou moins diminuée. La pression testiculaire et la compression du creux épigastrique nous ont paru le plus souvent amoindries ou abolies. Le caractère présente de profondes modifications; le sens moral est souvent émoussé. Il existe enfin une apathie physique et intellectuelle tout à fait pathognomonique, car les grands fumeurs se désintéressent de tout ce qui n'est pas leur passion.

Il en est tout autrement lorsque l'opiomane dissimule ses habitudes et fume d'une façon modérée. Dans ce cas, seul un observateur exercé peut soupçonner ou affirmer l'existence de l'intoxication opiacée, parce que les manifestations en sont légères et parce que l'aspect extérieur n'offre ordinairement rien de bien caractéristique.

Le diagnostic est, bien entendu, plus aisé, si l'on voit ou examine le fumeur après avoir fumé, et surtout au moment où il doit fumer. On trouve toujours alors quelques-uns des signes décrits précédemment à propos de la période d'euphorie et de la période d'abstinence. Celle-ci se révèle tout particulièrement par des symptômes qui ne sauraient tromper et, entre autres, par l'irritabilité du caractère, par un état d'inquiétude nerveuse, d'instabilité et de lassitude tout à la fois, par des bâillements, du larmoiement, par de l'inaptitude au travail et par de la fatigue musculaire, etc., qui sont tout à fait typiques.

Lorsque la dose habituelle est augmentée, principalement chez les fumeurs modérés ou intermittents, l'excitation, passagère au début, est fréquemment suivie d'une demi-somnolence, qui est elle-même quelquefois troublée par des nausées, des vomissements, des vertiges, des démangeaisons, de la pesanteur gastrique, de la lourdeur de tête, etc... Ces signes témoignent d'un certain degré d'ivresse opiacée, laquelle est plus accusée lorsque l'on a fumé de l'opium de mauvaise qualité ou certaines préparations de dross.

Pareils phénomènes ou malaises, assez analogues à ceux du

tabagisme, sont également ressentis par les personnes qui s'initient à la fumerie.

Cette ivresse opiacée ne saurait être confondue avec l'ivresse alcoolique, tant le contraste est frappant entre le buveur et l'opiomane : autant le premier est agité, violent, brutal, bruyant et loquace, autant l'autre est au contraire tranquille, apathique et silencieux. Mais la confusion peut avoir lieu quelquefois avec l'ivresse morphinique. Elle ne sera cependant que de courte durée, si l'on veut bien rechercher les signes de la morphinomanie et, entre autres, les traces de piqûres et d'abcès. Le diagnostic entre ces deux formes d'intoxication, ayant d'ailleurs la même cause, est toujours facile.

Comme dans la morphinomanie, la recherche de la morphine dans les urines pourra aider au diagnostic de l'opiomanie, à la condition que les doses d'opium aspirées par le fumeur soient en quantité suffisante. Le procédé de recherche avec le perchlorure de fer qui donne une belle coloration violette, quand on expérimente avec l'urine brute, et celui de Bartley nous paraissent les plus pratiques. Ce dernier consiste à alcaliniser l'urine avec du carbonate de soude, à y ajouter du chloroforme, à agiter fortement, à laisser reposer, à décanter et à verser une petite quantité d'acide iodique. S'il y a de la morphine, on voit apparaître une teinte violette.

Chez les Asiatiques, il nous a toujours été possible de diagnostiquer l'opiomanie par l'examen de l'aspect extérieur, la plupart des fumeurs présentant un teint terreux, une coloration bleuâtre et cyanotique des lèvres et quelquefois un peu de bouffissure du visage qui contraste avec l'amaigrissement général.

Responsabilité des opiomanes. — A la question du diagnostic de l'opiomanie se rattache celle de la *responsabilité des opiomanes ;* elle est d'autant plus importante à connaître et d'autant plus délicate à déterminer que l'on a tendance à beaucoup exagérer l'influence nocive de l'opium. N'a-t-on pas accusé les fumeurs de toutes sortes de méfaits? Sans doute, comme nous l'avons dit, les différentes facultés intellectuelles et morales (intelligence, volonté, jugement, mémoire) peuvent quelquefois subir, au cours de l'intoxication opiacée chronique, des atteintes plus ou moins marquées, sur lesquelles l'attention doit être tout particulièrement appelée si l'on veut bien apprécier le degré de responsabilité. Mais ces atteintes, plutôt rares, ne se produisent, en réalité, que chez les très gros fumeurs ou chez ceux qui emploient de l'opium de mauvaise qualité. Aussi la responsabilité reste-t-elle entière dans la grande majorité des cas. Elle n'est atténuée que chez certains Européens plus ou moins névropathes qui, après avoir fait un très grand abus du narcotique, en arrivent à un véritable état de déchéance intellectuelle et morale, ou chez les Asiatiques de la basse classe, pour lesquels l'opium est devenu un aliment indispensable et qui fument du dross. C'est surtout dans l'état d'abstinence ou de demi-abstinence que la responsabilité de ces malheureux est limitée, car ils subissent alors une transformation de leur individualité, transformation qui peut aboutir à un état de manie ou d'impulsivité les poussant à des actes délictueux. C'est ainsi que certains opiomanes, dénués de ressources et sachant que la privation d'opium leur sera funeste, n'hésitent pas à voler, afin de pouvoir satisfaire quelque temps encore une passion devenue leur unique raison d'être. Ces faits ne sont point rares chez les Asiatiques, parmi les fumeurs invétérés de la basse classe qui sont généralement, pour cela, mal vus du reste de la population. On sait très bien, en effet, que le besoin d'opium les rend dangereux et malhonnêtes en affaires, infidèles dans leur service, mauvais pères de famille, dissimulés, menteurs, paresseux, etc.

Pareilles perversions du sens moral sont exceptionnelles chez les Européens. Il est donc prudent, lorsqu'elles existent, de rechercher si elles ne s'accompagnent pas de troubles psycho-sensoriels et si elles ne sont pas plutôt provoquées, ainsi que ces derniers troubles, par un élément surajouté à l'opiomanie, et plus particulièrement par l'alcoolisme ou par une névrose (hystérie, épilepsie).

D'autre part, l'irrésistibilité du besoin d'opium pouvant être invoquée par les inculpés pour excuser les actes délictueux commis par eux, il est de toute nécessité de procéder à une enquête sérieuse au sujet de leurs habitudes opiacées (durée de l'intoxication, nombre de pipes fumées, nature et mode de préparation de l'opium employé, etc...), ainsi qu'à l'examen des troubles organiques relevant de l'intoxication et des principaux symptômes d'abstinence, de leur intensité, etc.

PRONOSTIC DE L'OPIOMANIE ET COEXISTENCE D'AUTRES INTOXICATIONS. — Dans l'appréciation du pronostic et de la marche des phénomènes complexes auxquels donne lieu l'habitude de fumer l'opium, il importe de tenir grandement compte des conditions de l'existence des fumeurs, de la qualité de l'opium employé, du mode de préparation des pipes, de la résistance individuelle, des conditions étiologiques prédisposantes et de la coexistence d'autres intoxications. Les opiomanes riches ou aisés qui jouissent d'une bonne hygiène, se nourrissent bien et fument généralement du chandoo, n'arrivent que tardivement, après de longues années, à la période d'intoxication, et encore les manifestations de celle-ci peuvent-elles ne jamais revêtir un caractère de gravité. Il en est de même des fumeurs intermittents ou modérés : ils peuvent rester très longtemps à la première période, la période d'euphorie, et ne jamais éprouver les troubles morbides caractéristiques de l'intoxication proprement dite avec l'état de besoin plus ou moins intense qui en est la conséquence.

Quant aux individus pauvres, dont l'alimentation est insuffisante, qui font un travail pénible et s'accommodent de dross détestables, ils sont très rapidement intoxiqués et tombent peu après dans un état cachectique. Celui-ci est d'ailleurs favorisé et aggravé par l'anémie graduelle inhérente à leurs mauvaises conditions d'existence.

Dans les divers modes d'intoxication opiacée chronique, nombreuses sont les variations ou réactions individuelles qui dépendent elles-mêmes de la résistance physique du fumeur. Tel sujet éprouvera des symptômes très réels sous l'influence de faibles doses et dans un temps relativement court. Tel autre, au contraire, supportera sans réaction pathologique l'action prolongée de fortes doses.

Il en est de même de certaines conditions étiologiques prédisposantes, de l'état d'esprit ou du développement cérébral des fumeurs. C'est ainsi que certains fumeurs, incapables d'ailleurs d'absorber de fortes doses, s'en tiennent toujours à quelques pipes, parce qu'ils recherchent simplement dans la fumerie, soit la stimulation des fonctions cérébrales qui leur permettra de se livrer avec plus de facilité et d'agrément à leurs occupations intellectuelles favorites ou de se soumettre occasionnellement à un surmenage cérébral ou physique, soit la sensation de bien-être physique et de délassement général qui leur fait oublier les fatigues et les ennuis de la journée. D'autres fumeurs, au contraire, à volonté faible ou chez lesquels une tare nerveuse est à l'origine de leur habitude, augmentent progressivement les doses : ils deviennent ainsi peu à peu des opiomanes invétérés et présentent des troubles organiques graves qui ne cèdent qu'à un traitement sérieux et à une longue surveillance médicale, car les récidives sont ordinairement fréquentes chez les névropathes.

Une distinction s'impose entre les Asiatiques et les Européens au point de vue de leur résistance à l'intoxication chronique. Les premiers, surtout dans la classe aisée, supportent, sans en éprouver d'effets bien nuisibles, une dose habituelle d'opium qui suffit à déterminer des troubles marqués chez les Européens. Cette différence d'action s'explique surtout, selon nous, par une différence de tempérament et peut-être aussi, comme le fait remarquer le docteur Simond, par l'influence du climat, qui est déprimante pour l'Européen, tandis qu'elle est inoffensive pour l'Asiatique. Dans la basse classe, la moyenne de la vie d'un grand fumeur en Extrême-Orient ne dépasse guère 40 ans, tandis que chez les mandarins, la durée de l'existence ne paraît pas être sérieusement influencée.

En résumé, le pronostic de l'opiomanie, même chronique, est beaucoup moins graveq u'on ne le croit ordinairement, et surtout beaucoup moins grave que celui des autres intoxications, et de l'alcoolisme en particulier. Le tabagisme lui-même, nous en sommes convaincu, peut-être plus nocif que l'opiomanie modérée. En réalité, seuls, l'abus de l'opium et l'usage de mauvais opium sont nuisibles. Nous insistons sur ce point, car nous avons pu constater, dans un très grand nombre de cas, que son action sur l'état général est pour ainsi dire nulle chez les fumeurs modérés. Bien plus, nous affirmons que certains fumeurs, au contraire, se maintiennent, de ce fait, dans un état de santé parfaite, l'opium paraissant être pour eux un excellent tonique, comme l'est le quinquina pour d'autres personnes. Combien d'opiomanes, en effet, même parmi les vieux fumeurs, ne sont en rien modifiés, pas plus au physique qu'au moral, se portent plutôt à merveille et sont doués d'une très grande activité! D'autre part, nous croyons devoir signaler, comme exagérée, l'affirmation généralement accréditée que l'opiomanie s'empare des fumeurs avec une rapidité et une violence terribles. Sans doute, et c'est là son principal inconvénient, l'opium pris même à doses modérées devient, au bout de quelques mois, une habitude assez tyrannique, mais ce besoin est satisfait sans qu'il soit forcément nécessaire d'augmenter la dose du narcotique. Nous connaissons de nombreux fumeurs (Asiatiques et Européens) qui, sans avoir jamais cessé de fumer, n'ont pas été cependant entraînés à accroître la dose ayant paru leur convenir. L'accoutumance à l'opium fumé n'est donc point caractérisée, comme dans la morphinomanie ou la cocaïnomanie, par le besoin impérieux d'une intoxication progressive. Et, de même que l'on peut boire tous les jours de l'existence une certaine quantité de vin sans devenir alcoolique, de même on peut fumer chaque jour quelques pipes d'opium sans être pour cela un opiomane invétéré. D'autre part, il est beaucoup plus facile qu'on ne le proclame ordinairement de résister aux attraits de cette drogue, et même d'y renoncer définitivement.

La coexistence d'autres intoxications chez les opiomanes mérite d'être mentionnée, bien qu'elle ne présente rien de particulier; elle est surtout fréquente chez les opiomanes. Nous signalerons plus spécialement le tabagisme, l'alcoolisme, la morphinomanie et l'éthéromanie. Ces deux dernières intoxications se rencontrent de préférence chez les femmes.

Les Asiatiques opiomanes fument, dans une assez forte proportion, un tabac spécial qui ne s'emploie qu'avec la pipe à eau. Ils prennent plaisir à mélanger les deux fumées, conservant par exemple la fumée d'opium dans leurs poumons ou leur bouche, pendant qu'ils aspirent celle du tabac.

Presque tous également, après avoir fumé, boivent en assez grande quantité du thé très fort et mangent des sucreries ou des fruits.

L'alcoolisme, rare jusqu'à ces dernières années, commence à faire des progrès parmi eux. Il en est de même du tabagisme.

TRAITEMENT. — Est-il possible de guérir les fumeurs d'opium ?

Cette question ne s'adresse, il va sans dire, qu'aux cas d'intoxication chronique très marquée, car les fumeurs intermittents et modérés peuvent très aisément, sans grand effort de volonté, renoncer à cette habitude, qui n'est pas plus tenace alors que celle du tabac.

Si l'on en croit les médecins chinois, seuls les fumeurs n'ayant pas encore atteint l'âge de 30 ans peuvent se déshabituer de cette passion ; au delà, ce ne serait plus possible sans danger sérieux. Cette opinion est aussi celle de nombreux Européens et même de quelques médecins qui, mal renseignés ou par parti pris, sont persuadés que l'opium est beaucoup plus nuisible qu'il ne l'est en réalité et que son emprise est fatale. Nous affirmons, sans crainte de démenti, qu'elle est erronée, car nous connaissons plusieurs cas de guérisons définitives. Les vieux Indo-Chinois pourraient en citer de nombreux exemples aussi bien chez des Européens que chez des Asiatiques, exemples de cure durable survenue même, chez quelques-uns, sous la seule influence de leur volonté réfléchie. En voici quelques-uns, pris au hasard : un fonctionnaire des Douanes et Régies, âgé de 45 ans, est en service dans la colonie depuis une vingtaine d'années ; il a fumé, plus particulièrement pendant 7 ans de séjour en Cochinchine, de 50 à 80 pipes chaque jour. Il a cessé, il y a 5 ans, à l'occasion de son mariage ; il a souffert beaucoup pendant une dizaine de jours, après lesquels la guérison a été définitive. Depuis, il n'a jamais plus éprouvé le besoin de fumer. Il n'a présenté aucun trouble organique consécutif et se trouve actuellement en parfait état de santé pour un vieux colonial.

Tel est le même cas pour un administrateur des Services civils qui, au début de son séjour dans la colonie comme militaire, était arrivé progressivement à fumer 100 pipes par jour. Il a cessé brusquement, il y a 10 ans, en rentrant en France, et n'a jamais plus recommencé, étant revenu au Tonkin marié. Ce fonctionnaire jouit également d'une santé parfaite.

Un Annamite âgé de 70 ans, très connu à Hanoï sous le nom de Onghià, comme vieux fumeur d'opium, a fumé pendant 40 ans de 50 à 70 pipes, tous les jours. Au début de 1909, il a renoncé à cette habitude, dont il s'est débarrassé, en 15 jours environ, en absorbant des médicaments chinois. Nous l'avons revu plusieurs fois depuis ; la guérison se maintient complète et ce vieillard, beaucoup plus alerte et dispos que précédemment, s'occupe activement de ses affaires, à la grande satisfaction des siens.

En dehors de quelques cas exceptionnels de cachexie opiacée, compliquée d'autres affections avec lésions des principaux organes, et de quelques opiomanes névropathes chez lesquels la guérison est dangereuse ou impossible à obtenir, la cure de l'opiomanie est parfaitement réalisable dans la grande majorité des cas. Mais, en général, il importe ici, comme d'ailleurs dans le traitement d'autres intoxications analogues, de tenir grandement compte de toutes les conditions présentées par les fumeurs, conditions sur lesquelles le docteur Brunet a insisté avec beaucoup raison. Nous voulons parler des causes physiques ou morales ayant pu donner naissance à cette passion, de la date à laquelle celle-ci remonte, de la dose d'opium absorbée tous les jours, de la qualité de ce dernier, du mode d'existence du fumeur, du milieu dans lequel il se trouve, de l'état de ses organes, etc... L'examen détaillé de ces diverses conditions et la connaissance exacte des troubles organiques résultant de l'intoxication chronique sont, par suite, indispensables et seuls capables de fournir des indications utiles sur l'opportunité du traitement à appliquer et des précautions à prendre. Nous signalerons, en outre, que l'engagement formel des malades à vouloir se guérir, à se confier entièrement aux prescriptions médicales, ainsi que la nécessité de les soustraire à leur milieu habituel, aux souvenirs et aux tentations qu'il peut comporter, pour les isoler plus ou moins complètement dans un hôpital ou dans une maison de santé, sont d'autres conditions nécessaires pour entreprendre avec succès la désintoxication des fumeurs.

Cette dernière peut être réalisée par la *suppression brusque, rapide ou lente*, c'est-à-dire par l'une des trois méthodes employées habituellement dans le traitement du morphinisme. Les deux premières seront adoptées dans la majorité des cas, c'est-à-dire chez les fumeurs légèrement ou moyennement intoxiqués et dont l'état général est suffisamment satisfaisant pour qu'il soit possible de compter sur une guérison complète. Le choix de l'une ou de l'autre sera motivé par l'étude détaillée des conditions précédemment énumérées. Personnellement, nous préférons la suppression rapide à la suppression brusque, parce qu'elle est mieux acceptée et mieux supportée par les malades, auxquels elle inspire d'ailleurs plus de confiance, parce qu'elle exige une surveillance moins sévère et qu'elle donne des résultats aussi certains et aussi durables sans exposer aux mêmes troubles ainsi qu'aux mêmes souffrances.

Cette méthode ne demande généralement qu'une dizaine de jours et consiste tout simplement dans la suppression progressive du nombre de pipes.

Quant à la suppression lente, elle ne doit être conseillée qu'aux vieux fumeurs plus au moins cachectisés et chez lesquels il y aurait impossibilité ou un réel danger à vouloir essayer et imposer la désintoxication brusque ou rapide. Bien qu'elle soit critiquée par plusieurs confrères, nous considérons cependant cette méthode comme tout à fait rationnelle et parfaitement susceptible d'aboutir à une guérison définitive. C'est elle qui donne les meilleurs résultats chez les Asiatiques.

Chacune de ces trois méthodes a ses avantages et ses inconvénients. Il appartient donc au médecin d'apprécier quelle est celle qui sera la mieux appropriée à tel cas donné. Un point important est celui du traitement symptomatique qui sera tout particulièrement indiqué pendant la période critique qui caractérise la décharge toxique de l'organisme. Ce traitement s'adressera aux principales manifestations morbides résultant de la suppression plus ou moins brusque, plus ou moins rapide, du narcotique. Il sera donc calmant et tonique tout à la fois. Les bains tièdes, le sulfonal, le trional, les potions au bromure de potassium, au valérianate d'ammoniaque, le pyramidon, la quinine, l'aspirine, etc... seront utilisés contre l'insomnie, l'agitation nerveuse et les diverses douleurs névralgiques ou autres dont se plaignent les malades.

Les glycérophosphates, les préparations de lécithine, de kola, de coca, les injections de sérum artificiel, de cacodylate de soude, d'huile camphrée, le caféine, le massage, etc..., combattront efficacement la dépression organique générale et les phénomènes de collapsus, si fréquents chez les grands intoxiqués. Une alimentation appropriée et progressive, des boissons alcalines, de l'eau chloroformée auront habituellement raison des troubles gastro-intestinaux et, entre autres, de la diarrhée et des vomissements.

Lorsque la période critique est terminée et que l'état général est bien amélioré, il convient alors de faire de la psychothérapie et de conseiller les distractions, les promenades, le changement d'aire et de milieu, avant de revenir aux occupations normales. C'est alors que le rapatriement rend de grands services et constitue souvent chez les Européens le moyen de choix pour consolider leur guérison et éviter les récidives, à la condition toutefois qu'ils ne soient pas, dès leur arrivée en France, trop isolés, trop désorientés et trop oisifs ; sinon, plusieurs d'entre eux tombent dans un état neurasthénique et se remettent à fumer. D'aucuns deviennent même morphinomanes, s'ils sont privés d'opium et s'ils ne sont pas soumis à une surveillance médicale toute particulière pendant le premier mois de leur séjour.

Une méthode fort répandue parmi les Asiatiques est la *méthode substitutive*, qui est de pratique courante à Shanghaï, Canton et autres grands ports de l'Extrême-Orient. Elle consiste dans la suppression plus ou moins lente et progressive de l'opium et dans son remplacement par des préparations morphinées. C'est ainsi qu'à l'hôpital de Tchentou, au Seu-Tchouen, le docteur Mouillac, ayant eu l'occasion de traiter plus de deux cents intoxiqués, a obtenu de bons résultats par l'administration de paquets contenant 2 centigrammes de morphine et 0,80 centigrammes de salicylate de bismuth. Ces paquets étaient pris de préférence à l'heure où le malade avait l'habitude de fumer et de demi-heure en demi-heure, jusqu'à ce que son besoin fût satisfait. Il continuait de la même façon pendant une quinzaine de jours, en diminuant tous les deux jours d'une unité le nombre des paquets actifs, mais en le remplaçant chaque fois par un paquet de bismuth, de manière à ce que le malade ait toujours ses 6 paquets.

C'est à une méthode semblable qu'ont toujours recours les médecins et les pharmaciens chinois : aux fumeurs désireux de se déshabituer de la pipe, ils donnent des pilules à base de chandoo ou de dross contenant une dose d'opium de plus en plus minime. Dans les grands ports d'Extrême-Orient, les pharmaciens Européens procèdent de la même façon, mais ils ont remplacé depuis longtemps les pilules précédentes par des préparations morphinées (granules contenant 2, 3, 4 milligrammes de morphine, potions ou solutions contenant plusieurs centigrammes de morphine). Une solution très connue en Indo-Chine est celle de Holbè, pharmacien à Saïgon ; elle est titrée, croyons-nous, à 1 centigramme de morphine par goutte, et renferme du sulfate de strychnine et du tannin. L'emploi de ces préparations a certainement rendu des services, en facilitant la guérison de l'opiomanie, mais il a, dans beaucoup de cas, aggravé la situation en créant la morphinomanie, et en remplaçant ainsi une intoxication moins dangereuse par une intoxication plus grave. Il nous a été donné de le constater chez plusieurs fumeurs Indo-Chinois qui, après avoir quitté la pipe, se sont habitués à ces solutions libératrices et sont devenus peu à peu morphinomanes. Pareils inconvénients condamnent donc absolument cette méthode substitutive de la morphine par l'opium ; nous ne la conseillons aux fumeurs que lorsqu'elle doit être employée et surveillée par le médecin lui-même. Personsonnellement, nous préconisons les injections de nappeline qui ont donné au docteur Rodet des résultats remarquables dans le traitement de la morphinomanie. Cette substance a le grand avantage, en effet, de ne créer aucune accoutumance et de pouvoir être supprimée instantanément sans le moindre inconvénient. L'emploi de la dionine au 1/15, par gouttes ou par 1/2 cuillère à café, nous paraît également fort recommandable; nous nous en sommes toujours bien trouvé chez les fumeurs qui se sont confiés à nous.

A l'exemple des Chinois, les populations Indo-Chinoises possèdent toutes des médications destinées à guérir l'opiomanie. Les Cochinchinois et les Annamites prennent une drogue fort compliquée, dans laquelle entrent des résidus d'opium et une vingtaine de produits divers de la pharmacopée chinoise, tels que de l'écorce d'oranges de mandarines, des clous de girofle, la racine de gentiane et de guimauve, du poivre, de la noix d'arec, de la badiane, de la cannelle, etc.

La plupart des aborigènes de la haute-région du Tonkin, les Nuongs, les Thôs, les Mans, les Néos, etc..., boivent, dans le même but, de l'alcool de riz, dans lequel ils ont mis 1 ou plusieurs grammes de fiel d'ours, ou bien mangent de la cannelle.

Les Laotiens emploient des pilules composées d'opium et d'aromates divers : noix muscade, anis, poivre, etc...

En terminant ces indications générales sur le traitement de l'opiomanie, nous croyons devoir attirer l'attention sur une médication nouvelle, le Combretum Sundaïcum, qui aurait donné d'excellents résultats en Angleterre, où elle a été tout particulièrement expérimentée par le Docteur Mc. Bride. Cette plante, que l'on rencontre assez abondamment dans l'état de Selangon (Péninsule Malaise), mériterait par ses propriétés le nom qu'on lui a donné d'anti-opium. Il serait donc intéressant d'en faire l'essai en Indo-Chine.

PROPHYLAXIE. — Le mouvement mondial qui s'est dessiné partout contre l'opium, sous forme d'une campagne plus ou moins exagérée, a eu pour conséquence la réunion de la commission internationale de Shanghaï, en janvier et février 1909. Cette dernière n'a pris aucune résolution et s'est bornée à faire des constatations et à formuler des vœux qui n'ont d'ailleurs que la portée de déclarations de principe toutes platoniques et qui laissent une large marge à l'appréciation des Gouvernements intéressés. Il ne pouvait guère d'ailleurs en être autrement, tant la question est délicate à solutionner. On comprend bien, par exemple, que le Gouvernement Chinois, en présence des progrès rapides de l'opiomanie au cours de ces dernières années, ait cherché à enrayer le mal. On s'explique moins, par contre, l'agitation créée en France par la Presse à l'occasion de quelques fumeries installées dans nos ports de guerre. Cette agitation qui, entre parenthèses, est une preuve curieuse du mirage exercé par certains mots, n'a eu d'autre résultat que d'affoler et de tromper l'opinion publique, en laissant croire que tous nos officiers de marine et des troupes coloniales, ainsi que tous nos fonctionnaires indo-chinois, étaient « avariés » par l'opium.

Il n'est point dans notre intention de glorifier la « Noire Idole », puisque nous avons longuement exposé les troubles organiques qu'elle pouvait produire chez les fumeurs invétérés. Mais nous croyons bon de dire qu'elle ne constitue pas pour nous, comme l'alcoolisme, un péril national, qu'il faut conjurer par tous les moyens possibles. En effet, l'opiomanie proprement dite, bien caractérisée, est exceptionnelle en France, même dans nos grands ports militaires. En Indo-Chine, la Commission chargée en 1907 par M. le Gouverneur général Beau d'étudier la question, sous la présidence de M. le Conseiller général Harduin, est arrivée à cette conclusion :

« Qu'elle est une exception de plus en plus rare chez les Européens, qu'elle n'existe pas dans la masse de la population adonnée aux travaux agricoles, que l'usage modéré de l'opium apparaît à quelques observateurs comme pouvant être inoffensif et même utile dans certains cas, et que, en tout cas, l'opiomanie n'est pas encore un péril pour les diverses parties de l'Union, bien qu'elle ait une tendance à s'implanter dans la population indigène ».

Cette même commission, après avoir écarté les mesures qu'elle jugeait arbitraires, vexatoires ou inutiles, a reconnu, entre autres, que les fumeries particulières échappaient, comme les fumeurs, à toute investigation administrative ou judiciaire, et que l'Administration ne pouvait, sans porter atteinte à la liberté individuelle, intervenir légalement contre les fonctionnaires qui fument l'opium, pour ce seul fait qu'ils seraient convaincus d'opiomanie. Aussi a-t-elle, avec beaucoup de raison, proposé les mesures ci-après comme lui paraissant les plus susceptibles d'amener la suppression progressive de l'usage de l'opium :

1° La majoration du prix de vente de l'opium manufacturé ;

2° L'interdiction de la vente du dross ;

3° La réglementation en vue de la limitation de la vente de l'opium dans les débits ;

4° La fermeture graduelle des fumeries publiques, en commençant par celles des centres les moins importants.

Elle a, en outre, recommandé les moyens préventifs suivants :

1° Répandre dans les populations la connaissance des effets pernicieux de l'opium : se servir, à cet effet, d'affiches et d'images placardées dans les écoles, les maisons communales, les places publiques ; développer ces leçons de choses par des conférences aux adolescents, représenter l'usage de l'opium comme un vice avéré, comme une tare, dont tout individu, soucieux de son avenir, doit se défendre soigneusement ;

2° Décider qu'à l'avenir les fumeurs ne pourront accéder aux fonctions publiques ni aux grades de mandarinat.

Ces propositions méritent de retenir tout spécialement l'attention, car elles indiquent d'une façon fort judicieuse comment il convient d'entreprendre la lutte contre l'opium. Celle-ci doit, à notre avis, se faire progressivement, avec douceur, par des moyens préventifs plutôt que coercitifs et par une sorte de propagande morale et toute de persuasion.

Avec Jeanselme nous estimons que ce que l'on peut tenter, ce n'est pas de détruire la passion de l'opium chez les indigènes indo-chinois, mais bien de la contenir en organisant dans les écoles l'enseignement anti-opiacé préconisé par la Commission Indo-Chinoise. Sans parler des ennuis, des tracasseries de toute nature qui se sont produits jusqu'ici avec les monopoles de l'alcool et du sel et qui seraient aggravés encore par l'application des mesures que prendrait l'Administration pour interdire l'habitude de l'opium, il importe de remarquer que sa suppression en Indo-Chine aurait, en outre, pour conséquence de priver le budget de la colonie d'une somme de 10.510.582 francs, soit un peu plus du sixième des recettes totales du budget général. Pour parer à pareille diminution des ressources budgétaires, il serait indispensable de créer des taxes de remplacement ou de recourir à certains expédients. C'est dire que le remède serait pire que le mal, car le paysan cochinchinois ou annamite qui fume très peu, par rapport aux Chinois et aux Indigènes des autres classes, supporterait presque seul le poids de ces nouvelles mesures.

Bien que l'on soit actuellement à peu près fixé sur la sincérité des intentions de la Chine dans sa lutte contre l'opium, car celle-ci a été menée d'une façon très énergique dans la plupart des provinces, nous estimons néanmoins que le concours promis par les différentes puissances, et en particulier par la France et l'Angleterre, ne devra s'exercer effectivement et efficacement que lorsque le gouvernement chinois lui-même sera arrivé à interdire d'une façon complète la production locale de l'opium dans toute l'étendue de l'empire. Mais obtiendra-t-il enfin ce résultat? Cela dépendra de l'état politique de la Chine elle-même. Continuera-t-elle à se réformer et à évoluer comme elle le fait actuellement ou il y aura-t-il une nouvelle réaction? C'est là une réponse que l'avenir seul donnera.

Quoi qu'il en soit, il serait beaucoup plus utile et beaucoup plus naturel, et par suite beaucoup plus humain, de lutter également contre l'alcool qui fera dans tout l'Extrême-Orient et dans un temps plus ou moins court des ravages plus sérieux que l'opium. C'est qu'en effet on ne saurait raisonnablement comparer l'un à l'autre. L'opium, en réalité, ne nuit qu'à l'individu, et encore dans des limites bien restreintes, tandis que l'alcool nuit non seulement à l'individu, mais aussi et surtout à la race et à la société.

Ces deux produits, qui sont adoptés par des millions d'êtres humains, répondent à ce besoin, conscient ou non, qu'éprouve tout homme, quelles que soient sa condition et sa race, de demander à certaines substances l'action stimulante et agréable qui satisfait le mieux ses goûts et ses aptitudes ethniques. L'abus qu'on en peut faire n'est pas une raison pour les proscrire absolument.

Aussi, concluons-nous en disant que la meilleure prophylaxie de l'opiomanie, comme de l'alcoolisme, consiste non pas à défendre absolument l'usage de l'opium et de l'alcool, mais à en empêcher l'excès, qui seul est nuisible.

HASCHISCH ET HASCHISCHISME

PAR LE Dr CLARAC

—

Sous le vocable général de haschisch, on désigne une plante, le cannabis indica (chanvre indien), de la famille des ulmacées, et un certain nombre de drogues dont l'élément essentiel est constitué par les principes actifs de cette plante (1).

Le cannabis indica appartient à un groupe de plantes herbacées, représenté dans nos pays par le chanvre cultivé avec lequel il présente de nombreuses analogies, mais aussi des différences qui ne semblent pas suffisantes pour en faire deux espèces distinctes.

Il est probable que l'activité plus grande du cannabis indica ou des produits qu'on en tire tient surtout à cette grande loi de physiologie végétale d'après laquelle les sucs des plantes sont d'autant plus élaborés et plus actifs que ces plantes évoluent dans un climat sec et chaud.

Les principes actifs du cannabis indica sont plus particulièrement condensés dans la résine sécrétée par les tiges, les feuilles, et surtout les sommités fleuries.

Les Orientaux en font des préparations diverses, dont les principales sont : l'Assis (Egypte), bols préparés par le broiement des feuilles dans l'eau ; le Ganja ou Ganzar (Perse), les feuilles sont triturées et le suc est recueilli par expression à travers une toile grossière ; le Gunjah ou Ganja, le Gunsch (Java), la plante, desséchée et coupée en morceaux, est fumée, mélangée ou non à du tabac ; le Bhang, infusion préparée avec les plantes vertes ; le Charras ou Churris (Népaul), résine recueillie en promenant à travers les plantations de chanvre des lanières de cuir qui s'enduisent au passage de la matière gluante des feuilles et des sommités. On en fait des boulettes. L'hafioum, extrait aqueux ; l'extrait gras se prépare en faisant bouillir les feuilles et les fleurs de la plante fraîche dans de l'eau à laquelle on ajoute une certaine quantité de beurre frais. Après évaporation et tamisage, le beurre reste chargé du principe actif. Au bout d'un certain temps, le beurre rancit et prend une odeur plutôt désagréable que les Orientaux cherchent à masquer en y incorporant des produits aromatiques. Le Madjoum (Afrique et Turquie) est un mélange de sirop de sucre ou

(1) MEURISSE, Haschisch, Thèse de Paris, 1891. — MOREAU, Haschisch, Thèse de Paris, 1904.

de miel et de chanvre indien. Le Dawa-Mesk est un électuaire composé avec l'extrait gras mélangé de pistache, de muscade, de musc, de sucre..., etc. Le Chatsraki (Caire), teinture de haschisch plus ou moins associée à des aromates et même à de la cantharide.

On vend en Syrie et à Constantinople, sous le nom de haschichs hafour, de petits bâtons de couleur jaune verdâtre où le haschisch est associé à d'autres plantes ; cassés en petits morceaux, ils sont fumés dans la cigarette ou le chibouk. C'est le chira de Tunisie.

En ce qui touche la composition chimique du haschisch, le principe actif réside dans une huile essentielle qui est elle-même formée d'un certain nombre de corps jusqu'à présent incomplètement déterminés (cannabène, hydrure de cannabène) (Personne).

Dans le Levant, le haschisch se fume beaucoup plus qu'il ne se mange. Des fumeries spéciales sont installées tout comme les fumeries d'opium en Extrême-Orient. On y vend aussi des pastilles.

Le haschisch peut être classé à côté de l'opium et de l'alcool comme un des poisons les plus puissants de l'intelligence ; agissant comme eux, mais à un moindre degré cependant, comme eux il entraîne plus ou moins rapidement la déchéance de l'organisme.

Pour être moins dégradante, l'ivresse que produit le haschisch n'en constitue pas moins une intoxication assez grave pour arrêter l'attention du médecin et aussi et surtout celle des pouvoirs publics. C'est plus particulièrement dans les pays musulmans que sévit le haschischisme. Respectueux de la loi du Prophète proscrivant l'usage de l'alcool, les adeptes du Coran sont heureux de se dédommager en usant de cette drogue énivrante qui, semble-t-il, leur permet de jouir; par anticipation, du paradis de Mahomet !

EFFETS DE L'INTOXICATION. — Elle porte ses effets sur les différentes fonctions de l'organisme ; ces effets sont variables selon les doses absorbées, les individus, leur mentalité générale, leur état d'esprit au moment de l'empoisonnement. Aussi les auto-observations qui foisonnent dans les littératures médicale ou autres ne se ressemblent-elles nullement.

Il convient tout d'abord d'envisager l'action de la drogue sur les différents appareils et les troubles physiologiques et psychiques qui en résultent.

En ce qui touche l'appareil digestif, le haschisch produit de la sécheresse buccale, une constriction pénible de l'œsophage et parfois du malaise gastrique ; des nausées et des vomissements si la dose est élevée. La sensation de faim est très caractéristique, la soif devient très vive.

L'action sur le poumon est nulle, à petite dose, mais à haute dose on constaterait de l'engouement pulmonaire et de la gêne respiratoire (Aubert Roche) (1).

Le haschisch est, d'après presque tous les auteurs, un tonique et un excitateur cardiaque. Les intoxiqués ont la sensation de battements cardiaques très énergiques. « Le cœur me faisait l'effet d'être mal suspendu, de voler d'un côté à l'autre de la cage thoracique avec des heurts et des bonds formidables contre les parois. » (José-Vincent) (2). Moreau a toujours noté, dans les premières phases de l'ivresse, une plus grande fréquence, une plus large amplitude du pouls, parfois même une véritable tachycardie. A la fin de l'ivresse, le pouls serait plein et ralenti. Les auteurs sont assez partagés à ce point de vue.

L'intoxication provoque une atténuation très notable de la sensibilité pouvant aller jusqu'à son abolition complète, et cela à tel point que le haschisch a pu être employé comme anesthésique. Non seulement la sensibilité est diminuée ou abolie, mais encore elle est parfois intervertie. Alors, chez les sujets ainsi intoxiqués, ce qui est douleur devient de la volupté. Certains éprouvent une véritable plaisir à se heurter la tête contre les murs (Moreau, Jules Giraud). L'histoire et la légende relatent, à ce point de vue, des faits vraiment extraordinaires.

En résumé, absorbé à doses élevées, le haschisch peut être considéré comme un anesthésique général et un stupéfiant.

Il détermine des effets très variés sur le système musculaire : incoordination, incertitude dans la marche, besoin de locomotion, contractions énergiques de la fibre utérine..., etc. Giraud (3) le considère comme un stimulant énergique du système musculaire, qu'il rend capable d'un plus grand effort.

On constate chez l'intoxiqué une dilatation pupillaire très marquée.

Toutes les illusions du sens de la vue peuvent être provoquées par le haschisch : changement des couleurs, erreurs de perspective; « l'espace s'illimite », écrit Robendach. Les images sont doublées, triplées, et se multiplient à l'infini.

L'ouïe acquiert une susceptibilité particulière et se laisse charmer ou blesser désagréablement par le son le plus vulgaire. Le sens musical se développe et s'affine d'une façon inouïe. Ce phénomène est si fréquent que l'on a recours à la musique comme sédatif et modificateur des formes agitées et pénibles de l'ivresse provoquée par le haschisch (Moreau). L'intoxiqué entend des voix intérieures. Les bruits sont faussement interprétés, magni-

(1) Du typhus et de la peste en Orient, 1840.
(2) Sensation d'un Haschidien (*Revue de Paris*, 1900).
(3) Littré et Gilbert, Dictionnaire de médecine, 1908.

fiés... etc. d'où les illusions auditives les plus extraordinaires, les plus inconcevables.

Le cerveau amplifiant parfois d'une façon vraiment monstrueuse les sensations, il est facile de concevoir comment le haschisch est susceptible d'augmenter les émotions d'ordre génital. Aussi, dans certains pays, la drogue est-elle considérée comme aphrodisiaque, mais il est bon de faire remarquer que souvent l'on ne se fait pas faute d'y incorporer des substances excitantes, et notamment de la cantharide.

D'autre part, certains auteurs l'ont considérée comme un sédatif et un calmant du sens génésique et Th. Gauthier a pu écrire « que la plus belle fille de Vérone, pour un haschischien, ne vaut pas la peine de se déranger ».

Ces opinions diverses sont la preuve que le poison est susceptible d'aiguiller les sensations dans les directions les plus diverses et les plus opposées.

L'action du haschisch sur les facultés psychiques est assez remarquable et mérite d'arrêter l'attention.

En effet, cette action joue un rôle prépondérant dans l'ensemble des phénomènes qui caractérisent l'ivresse qui nous occupe. Si, à petites doses, le haschisch peut exalter l'intelligence, lui donner un coup de fouet, agissant en cela comme un vin généreux ou le café, par exemple, on conçoit que l'intoxication puisse dépasser le but et déterminer des troubles de l'intelligence d'une certaine gravité.

Même à dose modérée, on constate parfois une véritable impuissance de la volonté, très voisine de celle que peut provoquer l'hystérie (Richet) (1). Au milieu de cette impuissance l'intoxiqué garde cependant le sentiment de son invidualité et sait parfaitement que la direction de sa volonté lui échappe.

C'est plus particulièrement dans le domaine de l'imagination, de la coordination des idées que le haschisch agit avec le plus d'intensité. Là c'est le désordre intellectuel dans toute l'acception du mot ; aussi la légende, les poètes et les romanciers n'ont-ils pas manqué de tirer partie de l'intoxication qui nous occupe.

Le haschisch agit d'une façon tout à fait élective sur le cerveau et mérite, à ce point de vue, plus encore que l'alcool, l'épithète de poison de l'intelligence, qu'il altère dans le même sens que l'opium, l'éther et le chloroforme. « Les facultés imaginatives et conceptives sont par lui exaltées ; les facultés volontaires et raisonnantes sont au contraire paralysées » (Moreau).

Il pourrait paraître intéressant de citer ici quelques observations d'intoxication. Mais, nous l'avons dit, aucune d'elles ne se ressemblent, justement parce que l'action du poison est essentiel-

(1) Les Poisons de l'intelligence, Paris, 1877.

lement variable selon les doses, les individus, leur mentalité générale ou passagère, le milieu, etc. Chacun fait son ivresse avec ses organes, son tempérament et ses facultés intellectuelles ; comme pour le vin, on a le haschisch bon ou mauvais, gai ou triste. Chez quelques-uns, c'est à peine si la drogue agit. Les bilieux, les sanguins, les débilités, les nerveux, les femmes et les enfants paraissent plus impressionnables. L'ivresse des uns ne ressemble nullement à celle des autres, mais elle est généralement mouvementée chez tous.

En résumé, à faible dose, le haschisch ne produit guère qu'un sentiment de bien-être avec tendance au mouvement. A dose plus forte, la respiration se ralentit, le pouls s'accelère, la sécrétion salivaire diminue, la bouche se dessèche, la sudation et la diurèse s'activent. Une sorte de frémissement musculaire s'empare des membres, les inférieurs s'engourdissent et s'affaiblissent au point de ne pas pouvoir porter l'individu. Avec des doses encore plus fortes, tous ces phénomènes s'exagèrent ; on peut constater de la catalepsie ou du coma, un état analogue au narcotisme accompagné d'une dépression considérable du cœur.

Dans le domaine psychique, c'est du délire, la dissociation des idées qui flottent sans raison des sujets les plus sérieux aux plus grotesques. Dépourvu de volonté, incapable de réfléchir, l'intoxiqué passe de la joie la plus bruyante à la tristesse la plus profonde. Les idées gaies sont ordinairement accompagnées de rires convulsifs, saccadés, se multipliant ou cessant sans cause apparente.

Les sensations sont monstrueusement exaltées ; les notions de temps et d'espace abolies ou inversées ; sous le coup d'impulsions soudaines, on voit surgir des idées de meurtre ou de suicide.

Chez certains sujets, le délire fougueux exige l'emploi de la camisole de force, car ils veulent tout briser, poussent des cris perçants, en un mot c'est le désordre absolu.

FORMES ET PRONOSTIC. — Dans les pays orientaux, à côté des formes aiguës, suraiguës et passagères, on constate des formes chroniques de l'intoxication. Si les premières peuvent parfois, mais assez rarement, présenter un danger réel, les formes chroniques, autrement graves, sont, dans certains cas, caractérisées par une déchéance profonde de l'organisme ; aussi l'intoxication par le haschisch a-t-elle, dans certains pays, éveillé la sollicitude des pouvoirs publics. Elle fait, en Orient, des ravages dans toutes les classes de la société.

Hassan Racime (1) résume ainsi les symptômes de la forme chronique : abattement général plus ou moins profond ; affaiblissement des facultés intellectuelles. Les individus ont l'aspect stu-

(1) Le Haschisch ou chanvre indien (*Montpellier médical*, mai 1876).

pide et farouche, quelquefois mélancolique. Ordinairement, ils se tiennent à l'écart et semblent ne pas entendre les interrogations qu'on leur adresse ou ne pas comprendre.

Le malade accuse de la raideur dans les membres, quelquefois du tremblement, de la lenteur dans les mouvements. La face est pâle, l'amaigrissement très marqué ; la parole est hésitante et lente. Il marche lentement, mais d'une façon régulière, la tête penchée en avant.

Hassan Racime ajoute « que ces intoxiqués chroniques sont quelquefois dans une gaieté profonde et continuelle, tant leur pensée se trouve éloignée du monde extérieur ; en un mot, on observe presque tous les symptômes de la paralysie générale ».

Les vieux mangeurs de haschisch ont une teinte ictérique remarquable (Moreau).

Beaucoup d'entre eux finissent dans l'aliénation mentale. En Egypte, le nombre des aliénés augmente parallèlement à l'usage de cette substance (Meurisse). Cette folie a la forme d'une monomanie avec hallucinations, tremblement des membres et des lèvres. En Algérie, les cas de folie attribuables au haschischisme chronique sont très nombreux. Kocher (1) a observé plusieurs cas de folie se réclamant de cette origine. Dans l'Inde, 2/3 des cas d'aliénation mentale lui sont attribuables. De 1864 à 1867, sur 2.283 aliénés, 878 l'étaient par suite de l'abus du chanvre indien (Chevers).

Même en Europe, on a constaté des cas d'empoisonnement très inquiétants à la suite de l'administration thérapeutique de la drogue, bien que l'on puisse en général considérer le pouvoir toxique du haschisch comme assez faible.

Le haschisch et l'opium peuvent être rapprochés, à certains points de vue. Cependant le morphinomane a le cerveau plus pesant et plus engourdi, ses sensations semblent plus énervantes, son sommeil est plus lourd et plus pénible.

L'intoxication aiguë ne comporte guère d'intervention. L'intoxiqué par le haschisch, tout comme celui qui l'est par le vin, doit cuver son poison. Certaines substances telles que le jus de citron, le vinaigre, les acides malique et tartrique posséderaient la propriété d'arrêter les effets du chanvre indien, tout au moins de modérer leur intensité. L'eau salée est employée au Caire comme émétique pouvant arrêter cette intoxication (Landerer).

C'est aux pouvoirs publics qu'il appartient, tout comme pour l'alcool et l'opium, d'adopter des mesures de prophylaxie contre les progrès du haschischisme, c'est ce qui a été tenté dans certains pays, notamment en Egypte.

(1) Kocher, la Criminalité chez les arabes, Th. de Lyon, 1883, J.-B. Baillière et fils.

KAWA-KAWA ET KAWAISME

PAR LE Dr CLARAC

—

Le kawa, boisson nationale des indigènes de la Polynésie, est préparé par macération de la racine du kawa (*Piper methysticum*) ou poivre énivrant, appartenant à la famille des Pipéracées. C'est un arbrisseau de deux mètres de hauteur dont la racine pèse de un à deux kilogrammes et souvent davantage. Tiges cylindriques lisses, flexueuses, dichotomes. Feuilles longuement pétiolées, cordées à la base, acuminées au sommet, penninervées; onze et treize nervures à sa base. Les trois nervures centrales se prolongent jusqu'au sommet; bractées peltées et pédicellées sur les bords. Les fleurs sont hermaphrodites unisexuées; ovaire sessile, uniloculaire, surmonté d'un style en forme de goulot court, à un seul ovule ; deux étamines à filet court; le fruit est une baie sessile monosperme.

Les Tahitiens ne comptent pas moins de quatorze variétés de kawa, basées sur les propriétés de la racine (De Lanessan) (1).

Cette racine, qui est la seule partie utilisable, est revêtue d'une écorce sombre. La partie périphérique attenante à l'écorce est de nature spongieuse; la partie centrale est constituée par une moelle d'un blanc jaunâtre.

Elle présente, surtout avant la dessiccation, une odeur aromatique très spéciale, très caractéristique, et provoque, en contact avec la langue, une sensation d'abord un peu poivrée suivie de picottements, de fourmillements et d'engourdissement.

La préparation de la boisson se fait, en général, suivant un rite spécial, presque religieux.

Des jeunes gens ou des jeunes filles, après s'être lavé la bouche, mâchent lentement des fragments de racine décortiquée. Les bols gluants de salive sont réunis dans un vase et délayés dans une quantité d'eau déterminée. Le breuvage, débarrassé des filaments en suspension, est servi immédiatement. En dehors des procédés de la préparation rituelle, et afin de procurer une plus grande quantité de boisson, la racine, broyée ou rapée, est mise à macérer pendant une quinzaine de minutes (3 ou 4 poignées de

(1) De Lanessan, Plantes utiles des colonies françaises, 1886.
(2) Le Kawa d'Océanie. Thèse de Bordeaux, 1908.

racine râpée pour un demi-litre d'eau plutôt tiède que froide) (Rougier).

La racine contient un principe cristallisé neutre : la méthysticine ou kawaïne, et une résine acre, la kawine (Cuzent).

Il semble résulter des expériences de Penaud que le kawa ne

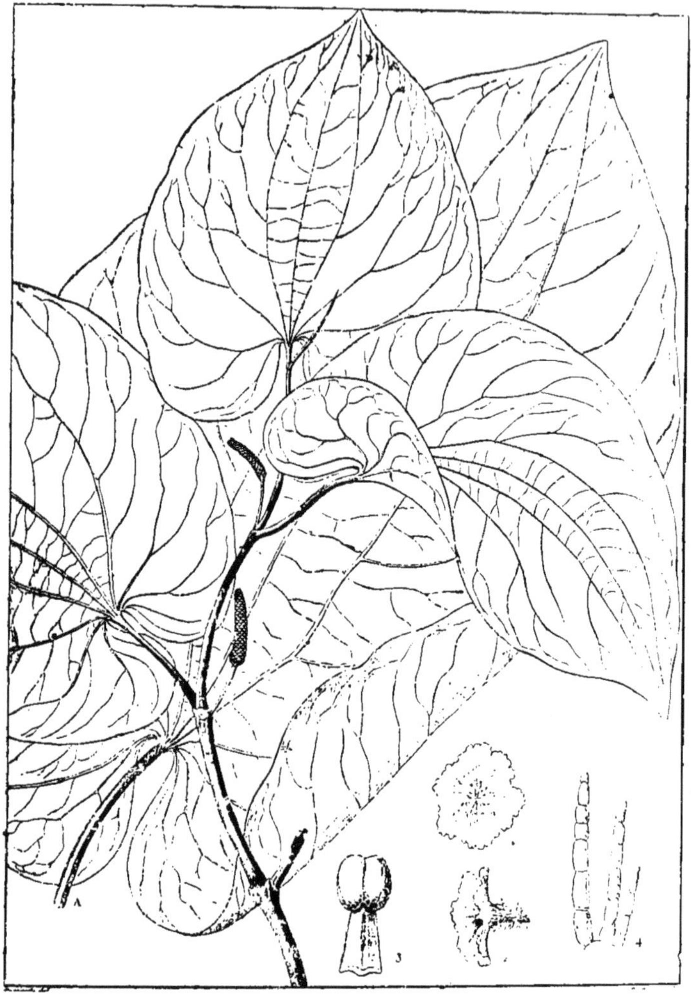

Fig. 3. — Kawa-Kawa (*Piper methysticum*).

contient pas de principe toxique à l'état de liberté. La toxicité certaine de la macération serait due à un phénomène de fermentation très rapide. Pour Penaud, mais c'est une pure hypothèse, il doit exister dans le kawa un ferment qui, en agissant sur certaines parties constitutives de la racine, dans des conditions favorables, déterminerait la mise en liberté du principe actif.

Autrefois, le kawa, considéré comme une sorte de boisson sacrée, n'était guère consommé que par les chefs et les prêtres. Aujourd'hui les indigènes des deux sexes en usent et en abusent, au même titre que l'alcool. Les Européens eux-mêmes en prennent facilement l'habitude.

Les missionnaires des Wallis (1) préparent avec le kawa une boisson rafraîchissante et aromatique dont l'usage modéré ne présente aucun inconvénient. Elle paraît même avoir un effet tonique, digestif et surtout diurétique, d'où son emploi en thépeutique, notamment contre la blennorragie [Vialà Dupouy (2)].

Les inconvénients de l'abus du kawa sont devenus tels qu'il s'est constitué, dans les archipels, des sociétés de tempérance pour lutter contre cet abus.

Sous le nom de kawaïsme, on a réuni les accidents aigus et chroniques déterminés par cette boisson.

L'ivresse du kawa est caractérisée par de l'hébétude, un grand besoin de repos et de silence, de la fatigue surtout articulaire et une sensation de tension oculaire. L'intoxiqué conserve sa raison, mais réclame un silence absolu si nécessaire que les chefs polynésiens, quand ils boivent le kawa, font tenir à distance les importuns et tuer les animaux qui crient.

Cuzent attribue au kawa une certaine propriété aphrodisiaque. D'après le père Rougier, le kawa ne monte pas à la tête, il met un voile sur les yeux et descend aux jambes (Penaud). Il ne donne pas des rêves comme le haschisch ou l'opium, qui stimulent l'imagination alors que le Kawa l'endort.

Le buveur de profession atteint de kawaïsme chronique présente l'aspect suivant : air hébété, imagination nulle, intelligence émoussée, yeux rouges, malades, appétit nul, peau écailleuse, surtout aux mains et aux jambes, tremblements des mains ; soif insatiable de kawa. Les intoxiqués n'arrivent guère qu'à l'abrutissement, mais jamais à la folie. Ils présentent parfois les signes d'une véritable cachexie. Viala a noté de la bouffissure du visage. Ils sont souvent atteints de néphrite (Clavel) (3).

(1) Les Iles Wallis-Viales (*Annales d'hygiène et de médecine coloniales*, 1909).
(2) Le Kawa et ses propriétés blennorragiques (*Revue pathologique de Paris*, 1876).
(3) Les Marquisiens, 1884-1885 (*Archives de Médecine navale*).

POISONS D'ÉPREUVE

PAR LES Drs LASNET ET L. BOYÉ

Par poison d'épreuve, on doit entendre : une substance toxique utilisée chez certaines peuplades de l'Afrique, soit pour établir la preuve de l'innocence d'un accusé, soit pour juger entre deux plaideurs quel est celui qui se trouve dans le bon droit. Si, après avoir absorbé le poison, le patient meurt, il est considéré comme coupable, s'il survit c'est qu'il est innocent.

C'est en somme une forme du fameux jugement de Dieu, qui eut une si grande vogue au moyen âge.

En Europe, les poisons ont été peu usités pour la preuve judiciaire; on s'est surtout servi dans ce but des épreuves dites : du fer — du feu — de l'eau bouillante — et de l'immersion.

Des épreuves analogues à celles pratiquées en Europe, mais dans lesquelles on avait recours surtout aux poisons, étaient, il y a encore un demi-siècle, officiellement employées dans l'Inde et à Madagascar. Peut-être existent-elles encore dans cette île, où l'épreuve du *Tanghin* était hier encore si profondément implantée dans les mœurs que les particuliers eux-mêmes s'en servaient pour solutionner leurs litiges.

En Afrique occidentale, du Sénégal au Congo, elles étaient très répandues et le sont encore, du moins chez les peuplades peu en contact avec les Européens et loin des centres administratifs.

L'un de nous a assisté, en 1895, à Abomey, peu après la chute de Behanzin, à une cérémonie de ce genre, mais par concession aux interdictions administratives, les deux plaideurs s'étaient fait représenter chacun par un poulet, qui absorba à leur place le poison préparé par le féticheur !

En Afrique, l'usage du poison d'épreuve est limité aux tribus fétichistes, à l'exclusion des tribus musulmanes plus civilisées. En effet, pour les premières, tout se rattache à une intervention supérieure qui règle à sa guise les phénomènes naturels, intervention capable de rendre instantanément inoffensif le poison le plus violent, ou de transformer en un toxique foudroyant une calebasse d'eau pure !

De pareilles superstitions devaient, on le conçoit, faire naître l'idée de provoquer l'intervention dans toutes les affaires du fétiche tout puissant.

A la vérité, il y a des accommodements, et la justice ainsi rendue est très accessible à la corruption ! Un présent au féticheur, une vengeance que celui-ci veut exercer sont autant de raisons déterminantes d'un trucage habile du poison d'épreuve. Alors l'innocent paiera pour le coupable.

Nous allons étudier successivement les poisons d'épreuve les plus connus.

Nous indiquerons, pour chaque végétal employé, les caractères botaniques qui permettront de le déterminer très exactement, et les notions acquises à l'heure actuelle sur les propriétés chimiques et physiologiques de leurs alcaloïdes, afin de faciliter les nouvelles recherches qui pourraient être faites sur place.

I. — LE TANGHIN

Le tanghin est appelé à Madagascar « manréchetsé » et « tangena ». Il a servi longtemps dans cette île comme poison d'épreuve officiel devant les tribunaux, et aussi comme procédé pratique et expéditif, dans le jugement des crimes politiques.

Un Malgache poursuivi pour vol niait-il, on lui faisait boire le poison ; s'il mourait, il était coupable. Y avait-il procès entre deux particuliers, on faisait absorber à chacun des plaideurs deux coupes du toxique inégalement dosées.

Il y avait une catégorie d'individus, les sorciers, les jeteurs de sorts, plus spécialement menacés par cette épreuve. Très nombreux dans les villages, on leur attribuait tous les malheurs publics ou particuliers et on cherchait de temps en temps à débarrasser le pays d'eux et de leur famille.

D'après Rasamimamana (1), depuis 1828, l'usage judiciaire du Tanghin avait été interdit, mais en réalité ce ne fut que vers 1865 que les tribunaux cessèrent de l'employer; il paraîtrait même que l'on se sert encore clandestinement du poison dans certaines parties reculées de l'île.

DESCRIPTION BOTANIQUE. — Décrit sous les noms de *Cerbera venenifera* (Lend), *Cerbera Tanghin* (Hook), *Tunghinia venenifera*, le Tanghin de Madagascar est un arbre de la famille des Apocynées, atteignant une hauteur de dix à douze mètres. Il pousse en abondance dans les forêts épaisses qui se développent le long de la baie d'Artongil, Tamatave et Ambohimaga. On le rencontre en outre çà et là dans toute l'île.

(1) Rasamimamana, Etude physiologique de la Tanguinine. Th. de Lyon, 1891.

L'écorce de la tige est grisâtre et contient un latex assez abondant, de couleur blanc verdâtre. Dans son ensemble, le tanghin ressemble assez au laurier-rose.

Les fleurs, de couleur rosée, sont tachées de pourpre à la base. Le calice est à cinq divisions à lobes ovales à aiguës et à préfloraison imbriquée. La corolle tubulée a un tube deux fois plus long que le calice, à cinq lobes aigues, fermée à la gorge par des appendices ovales et glabres alternant avec les pétales et s'insérant au sommet du tube entre deux tubercules glanduleux. Cinq étamines à filet mince. Anthères ovales. Ovaire ovale, plan convexe portant deux ovules et surmonté d'un style de la longueur du tube de la corolle.

Les feuilles alternes sont acuminées, longues, rapprochées au

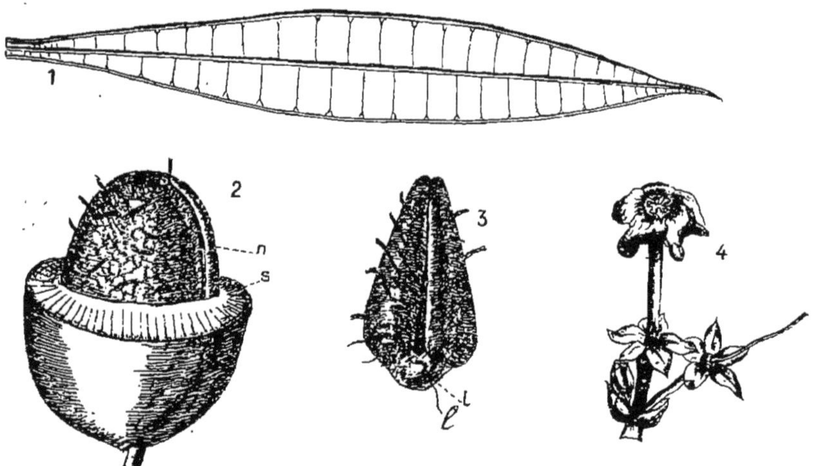

F. 4. — Tanghin de Madagascar.

1, feuille; 2, fruit dont la portion supérieure du sarcocarpe a été retranchée; *n*, noyau ligneux; *s*, sarcocarpe; 3, noyau retiré du sarcocarpe et vu par l'une de ses sutures; *l*, sorte de tissu ligamenteux très résistant allant d'une suture à l'autre; 4, portion d'inflorescence (à droite la corolle est tombée). Le style et l'ovaire restent.

sommet des rameaux et noircissant par dessiccation ; elles sont glabres et coriaces ; leur longueur est de 15 à 25 cent.

La fleur a une longueur de 5 centimètres environ. L'inflorescence est en cymes terminales.

Le fruit est une drupe ovoïde, charnue, de couleur jaunâtre, strié çà et là de légères lignes rougeâtres. Il a le volume d'une pêche : longueur 7 centimètres, largeur 4 à 5.

Cette enveloppe, charnue dont la pulpe est de couleur jaune verdâtre, a une épaisseur de 1 à 2 centimètres ; elle recouvre un gros noyau ligneux, extrêmement dur, plus ou moins aplati et parsemé de sillons, de dépressions, de gerçures. Un fruit contient parfois, mais rarement, deux noyaux.

La forme du noyau est variable; il est ovale ou rond ; quelquefois il s'allonge et présente la forme d'un noyau d'amandier de nos pays. Il porte dans le sens de la longueur une suture marginale beaucoup plus prononcée sur une des faces. Tantôt, les deux moitiés du fruit se rejoignent suivant cette ligne, tantôt au contraire elles sont séparées par une fente de dimensions variables.

Ce noyau renferme une amande recouverte d'une coque ovoïde gris foncé, constituée par deux cotylédons épais et charnus, blancs ou roses, onctueux au toucher et laissant sur le papier une trace huileuse. Entre les deux cotylédons se trouve un espace assez considérable.

Au sommet de l'amande paraît une petite radicule.

La pulpe du fruit, et surtout l'*amande* ont une saveur très amère. Une seule suffirait, paraît-il, à empoisonner vingt individus. Le fruit tout entier parvenu à sa maturité est lui-même toxique.

Toutes les parties de la plante sont d'ailleurs toxiques à des degrés différents, mais c'est l'amande qui contient le plus de poison.

L'amande est dépourvue d'amidon ; la coupe, traitée par l'iode, ne donne pas la coloration bleue caractéristique de cette substance.

L'huile qu'on en retire par expression est blanche, très épaisse, se figeant à 10° ou 15° environ. Elle n'est pas toxique. Elle est soluble dans l'éther, insoluble dans l'alcool. Henry, en 1824, a retiré de l'amande, en traitant par l'éther le tourteau qui reste après l'extraction de l'huile, des lamelles cristallisées qui, transparentes d'abord, s'effleurissent à l'air en devenant opaques. C'est la *Tanghuine* ou *Tanguinine* qui constitue le principe toxique.

PRINCIPES ACTIFS ET EFFETS PHYSIOLOGIQUES. — La Tanguinine a été étudiée au point de vue chimique en 1889 par Arnaud (1). Elle cristallise en rhomboïdes parfaitement formés ; elle est soluble dans l'alcool et dans l'éther, peu soluble dans l'eau ; au contact de ce liquide, elle forme un mucilage épais, restant adhérent quand on retourne le vase. Au microscope, on voit dans ce mucilage des cristaux en suspension dans un liquide incolore.

Chimiquement, Arnaud rattache cette substance à la digitaline : ces deux corps formeraient, avec la baryte, des composés similaires et ne différant entre eux que par une plus ou moins grande quantité d'oxygène.

Les propriétés physiologiques de la tanguinine se rapprochent de celles de l'ouabaïne et de la strophantine.

Dès 1824, Ollivier (2) avait étudié l'action physiologique du

(1) ARNAUD, Sur la tanguinine. *C. R. Ac. Sc.*, 1889.
(2) OLLIVIER et HENRY, *Journal de Ph.*, 1829, et *Arch. Gén. de Méd.*, 1824.

tanghin de Madagascar. Ces études furent reprises plus tard par Pélikan et Kölliker avec des extraits de feuilles et de branches de tanghin et poursuivies ensuite avec de la tanguinine par Chatin (1), Quinquaud (2) et plus récemment par Rasamimamana, qui fit une étude complète.

La tanguinine qui a servi aux expériences de ce dernier était préparée par le procédé suivant dû à Porteret : des amandes de tanghin séchées, écrasées et légèrement pilées, sont soumises à une forte pression qui permet d'en extraire environ 65 o/o d'une huile limpide se coagulant à 21°. Le tourteau est traité par l'alcool bouillant, qui entraîne ce qui reste de corps gras, qu'on élimine ensuite par la filtration à basse température. Par évaporation à 50°, cet alcool abandonne un résidu brun qui, repris par l'alcool ou l'éther, laisse après une nouvelle évaporation des cristaux de tanguinine.

Rasamimamana a constaté que, chez les batraciens, la tanguinine produit d'abord un ralentissement des battements cardiaques, puis l'abolition des mouvements volontaires accompagnée de l'exagération des réflexes, et ensuite l'arrêt de la respiration, après disparition de l'excitabilité réflexe.

Sur le chien, après injection sous-cutanée de tanguinine, les manifestations de l'intoxication se produisent dans l'ordre suivant : élévation de la pression artérielle, dyspnée, nausées et vomissements, accélération du pouls, faiblesse musculaire, abaissement de la pression artérielle, ralentissement de la respiration, qui devient exclusivement diaphragmatique. Contractions spasmodiques des muscles de la face et du tronc, mort.

Il est à remarquer que l'état nauséeux très marqué qui accompagne l'intoxication par le tanghin ne se produit d'une façon intense que si le poison est introduit dans l'organisme par ingestion ou par voie hypodermique. Par la voie intra-veineuse, il est à peine marqué.

La tanguinine qui s'élimine par l'urine augmente beaucoup la quantité de cette sécrétion. D'après une auto-observation de Rasamimamana, l'urine contiendrait une notable proportion d'acide phosphorique.

MODE D'EMPLOI DU TANGHIN. — Le mode d'administration de ce poison a varié selon les époques. D'après une relation de voyage de Garneray, datant de 1799, les plaideurs qui devaient se soumettre à l'épreuve du tanghin étaient attachés à deux pieux plantés en terre, et on leur présentait à boire deux coupes contenant le suc exprimé d'un fruit de tanghin. Les patients mouraient le plus souvent très rapidement au milieu de convulsions.

(1) Chatin, Recherches sur le Tanghin. Thèse Pharmacie, Paris, 1873.
(2) Quinquaud, *C. R. Ac. Sc.*, août 1885.

Ceux qui avaient la chance de vomir le poison, échappaient seuls, à la mort, ce qui entraînait la proclamation de leur innocence.

C'est surtout par les ouvrages du naturaliste anglais William Jackson Hooker (1) que l'on eut en Europe des renseignements précis sur ces coutumes barbares.

Parfois, le souverain prenant la résolution de *purger le pays, et de tuer les rats* (expression consacrée voulant dire débarrasser le pays des sorciers), ordonnait une épreuve générale laissant au tanghin le soin de discerner les bons des mauvais ; nulle classe de la société ne pouvait alors y échapper ; Hooker cite une ordalie (2), qui fit en 1830 six mille victimes. Parfois l'autorité décrétait que l'épreuve serait appliquée seulement à une classe déterminée de la population. Les juges étaient, heureusement pour les victimes, très accessibles à la corruption, et avec quelques présents on pouvait peu craindre les conséquences de l'absorption d'un breuvage convenablement falsifié ; mais comme pour conserver le prestige du poison, une ordalie devait au moins compter quelques cadavres, c'étaient presque toujours de pauvres hères qui étaient victimes.

Lorsqu'il s'agissait de gens soupçonnés du crime de « mpamosavy » (sorcellerie), que la rumeur publique accusait d'avoir provoqué une calamité quelconque, une épidémie par exemple, des centaines de malheureux accusés étaient contraints d'absorber le poison. Sans en attendre les effets, la foule se précipitait sur eux et les assommait. Leurs corps étaient lapidés et abandonnés aux vautours et aux chiens errants.

Dans les épreuves judiciaires, le poison était donné de la façon suivante : en présence du juge, le patient avalait deux fragments de fruits enrobés dans de la chair d'un poulet ; ou bien encore il mangeait d'abord un potage au riz, puis trois morceaux de peau de poulet, et enfin le poison, mélange d'amandes râpées de tanghin et de suc de cardamome (*Amomum Madagascariense*, Lamarck). Pendant qu'il buvait, le juge, la main placée sur son front, prononçait des formules d'incantation. Le poison ne tardait pas à produire son effet ; on examinait avec soin les matières vomies ; on provoquait même les vomissements s'ils tardaient à se produire et on y recherchait les trois morceaux de peau de poulet. S'ils avaient été rejetés, l'accusé déclaré innocent étais mis en liberté. Sinon il était considéré comme coupable et mis à mort avant que le poison n'ait achevé son œuvre.

Dans certains cantons on administrait le poison en infusion.

(1) HOOKER's Botanical miscellary, Londres, 1833. — Facts and observations illustrative of the tanghen communicated in letter to Ch. Telfair Esq. by the Rev. Ed. Baker 1831 ap. Hooker.

(2) Nom donné aux épreuves judiciaires.

Ceux des fruits qui présentaient une couleur rouge très foncée étaient considérés comme extrêmement vénéneux et amenaient presque infailliblement la mort de l'accusé, aussi les parents de celui-ci avaient-ils le droit de récuser un fruit de cette couleur et de le faire remplacer par un autre.

Vers 1840 commença à se répandre une coutume moins barbare : les plaideurs ayant un litige particulier à régler se faisaient représenter pour l'absorption du poison par un de leurs chiens. Le propriétaire de celui qui succombait perdait son procès. Ce genre d'épreuve, nommée *Fampinoman' amboa*, n'était ordonné que dans les procès civils seulement et pour régler les litiges de peu d'importance.

Ajoutons que les Malgaches étaient persuadés qu'en dehors de la solennité des épreuves le tanghin était inoffensif.

Les propriétés toxiques de cette plante sont souvent mises à profit pour des empoisonnements criminels à Madagascar et aussi à la Réunion et à Maurice, où la proximité de la grande île permet de s'en procurer assez facilement.

II. — M'BOUNDOU — STROPHANTUS — DATURA — FEVE DE CALABAR — TALI

Dans toute l'Afrique équatoriale et inter-tropicale, les plantes toxiques abondent et l'usage des poisons est très répandu, tant comme épreuve judiciaire que comme moyen criminel.

Cette forme de la politesse nègre que l'on rencontre à peu près partout, et qui consiste, lorsqu'on reçoit un hôte, à goûter devant lui tous les plats et toutes les boissons avant de lui en offrir, n'a pour but que de lui donner l'assurance que ce qu'on lui sert n'est pas empoisonné.

Les fruits envoyés en cadeau renferment même parfois du poison. Clarac rapporte (notes inédites) qu'en 1886 le chef des Awouandjio près de Lartousville au Congo envoya à un Européen en présent des mangues superbes qui avaient été empoisonnées. C'est le perroquet du poste qui en fut la victime.

La plupart des poisons d'épreuve sont tirés de la famille des Loganiacées, des Apocynées, des Légumineuses et des Solanées.

Leur usage est très répandu aux environs du cap Lopez, et dans l'Oubangui, chez les tribus Boubanguis et Balohi. La nature du poison varie selon les régions : c'est ainsi que dans le pays des M'Faugs (Pahouins), où le *Strophantus* croît en abondance, ce sont les graines de cet arbre que l'on utilise, soit en breuvages, soit mélangées aux aliments.

Au Cap Lopez, chez les M'Koumis, le strophantus est rare, aussi on lui substitue le *M'Boundou*, poison tiré d'un arbre dont le classement botanique est encore peu certain, mais qui est vraisemblablement une Loganiacée.

Chez les Bavilis, au Loango, chez les Okandas dans l'Ogooué, on emploie des poisons encore indéterminés, mais, paraît-il, très violents; certains d'entre eux ont des propriétés abortives très marquées qui sont fréquemment utilisées (Clarac).

Dans d'autres régions du Congo, on emploie le suc du manioc, des extraits de fourmis noires, de l'extrait de datura.

L'emploi de la fève de Calabar a été signalé dans les pays avoisinant la côte de ce nom.

Quant au Tali ou Teli (erytrophlœum guineense), son usage paraît localisé à la Cazamance, à la Gambie et à certains territoires de la Haute-Guinée.

Généralement, les procédés de fabrication de ces divers poisons, et le secret des plantes qui les produisent sont jalousement gardés par les indigènes; et il est bien difficile à l'Européen d'avoir des renseignements précis ou de se procurer des échantillons authentiques.

M'BOUNDOU

Le M'Boundou, icaja, icaza, kassa ou kasse du Gabon, est, nous l'avons dit, incomplètement étudié au point de vue botanique ; connu seulement d'un petit nombre d'initiés, chefs et féticheurs, ce n'est que rarement qu'on a pu en observer des échantillons.

Ce serait un arbuste de 2 m. à 2 m. 50 de hauteur, dont l'écorce a une saveur très amère ; la racine est pivotante, noueuse, longue de 0 m. 50 à 0 m. 70, d'un diamètre de 2 à 3 centimètres ; l'écorce de la racine est rouge sale.

Baillon a examiné des échantillons de branche. Il en donne la description suivante : « Feuilles opposées courtement pétiolées, elliptiques, aiguës, courtement atténuées à la base, acuminées au sommet ; elles présentent trois grosses nervures qui partent de la base, les latérales se portant à une certaine distance des bords et parallèlement à eux jusqu'au sommet du limbe. Toutes sont reliées entre elles par des veines fines, nombreuses, transversales ou peu obliques. Les fleurs que nous n'avons pas vues sont bien, dit-on, celles d'un strychnos » (Baillon).

Pécholier et Saint-Pierre (1) rangent cette plante parmi les Apocynées, pour d'autres ce serait une solanée ; il est plus pro-

(1) *Montpellier médical*, 1866.

bable, d'après les résultats et l'analyse chimique de l'écorce et de son examen histologique, que c'est avec juste raison qu'elle a été sous le nom de *Strychnos Icaja*, rangée par Baillon parmi les Strychnées.

PRINCIPE ACTIF ET EFFETS PHYSIOLOGIQUES.— C'est l'écorce de la racine qui fournit le poison (1). D'après Rabuteau et Peyri (2), la racine de l'icaja contiendrait deux alcaloïdes : l'un ayant les effets de la strychnine, l'autre ceux de la brucine. Testut émet une opinion analogue. Hæckel et Schlagdenhauffen (3) n'ont trouvé qu'un seul principe actif, la strychnine.

Gautret et Lautier (4) ont repris au Gabon ces recherches sur l'icaja. Ils ont isolé le principe actif de l'écorce de la racine sous forme d'un produit cristallisé, qui est la strychnine.

La plante ne contient pas de brucine, la coloration rouge caractéristique de cet alcaloïde avec l'acide azotique ne se produit pas. Ces auteurs ont reconnu que le principe actif se trouve surtout dans l'écorce de la racine. Les feuilles et la tige en renferment aussi, mais en bien moins grande quantité. La racine dépourvue de son écorce n'en contiendrait presque pas.

Pécholier et Saint-Pierre ont fait des extraits aqueux et alcooliques d'écorce de racines d'icaja et ont constaté, en injectant quelques centigrammes à des lapins, l'accélération, puis le ralentissement du pouls et de la respiration, des contractions tétaniques violentes, l'arrêt de la respiration, de l'exophtalmie et la mort.

Rabuteau et Peyri opérant également avec des extraits ont constaté que de faibles doses amènent une sorte de paralysie passagère des membres, tandis que des doses plus élevées produisent d'abord la paralysie, puis des convulsions tétaniques généralisées se reproduisant au moindre mouvement, comme dans l'empoisonnement par la strychnine, et de l'opisthotonos. Un chien qui avait avalé 0 gr. 35 d'extrait dilué dans l'eau était incapable de faire le minime effort de gravir une marche d'escalier de 0 m. 18 de hauteur. Toutes les fois qu'il voulait franchir ce faible obstacle, il tremblait de tous ses membres et présentait de violentes convulsions tétaniques.

C'est cette dualité d'effets selon la dose qui avait fait croire à l'existence de deux alcaloïdes, l'un paralysant, l'autre convulsivant. Hæckel et Schlagdenhauffen ont détruit cette hypothèse ; dans toutes leurs autopsies d'animaux empoisonnés par le M' Boundou, ils n'ont retrouvé que la strychnine. Les analyses

(1) PEYRI, Recherches sur les effets toxiques du M'Boundou. Th. Paris, 1870.
(2) RABUTEAU et PEYRI, *Bull. gén. de thérap.*, 1870.
(3) HÆCKEL et SCHLAGDENHAUFFEN. *C. R. Ac. Sc.*, 1881.
(4) GAUTRET ET LAUTIER, Recherches sur le M'Boundou (*Arch. méd. nav.*, 1897).

chimiques de Gautret et Lautier sont venues lever tous les doutes.

Pouthiou avait rapporté du Haut-Oubangui un poison d'épreuve connu sous le nom de « Bengué ». Il a été étudié à Bordeaux par De Nabias et Dupouy, qui ont reconnu qu'il était constitué par des fragments d'une écorce de strychnée dont les cellules subéreuses rouges contiennent uniquement de la strychnine, à l'exclusion de la brucine et de la loganine, et une matière colorante rouge.

L'extrait obtenu en traitant par l'alcool 1 gr. de poudre d'écorce correspondrait à 0 gr. 01 de strychnine, en tant qu'effet physiologique.

Il semble que le Bengué n'est autre chose que le M' Boundou du Gabon.

Les expériences sur les animaux montrent que le M' Boundou est un poison nerveux agissant sur le bulbe et la moëlle, et non un poison musculaire. Rabuteau et Peyri l'ont démontré en liant la partie inférieure du tronc d'une grenouille, à l'exception des nerfs lombaires, et en lui injectant ensuite de l'extrait de M' Boundou. L'intoxication se produit néanmoins dans le train postérieur.

Comme dans l'intoxication par la strychnine, la respiration s'arrête d'abord, ensuite le cœur.

MODE D'EMPLOI DU M'BOUNDOU. — Le M'Boundou est administré dans bien des cas aux gens accusés de sorcellerie, soupçonnés d'un crime, d'un méfait quelconque.

Les féticheurs qui sont chargés de l'administrer aux patients et de le préparer se soumettent souvent eux-mêmes en public à cette épreuve pour accroître leur prestige dans le village. Il est vraisemblable que dans ce cas ils ont soin de préparer un poison peu actif et qu'ils savent à peu près inoffensif.

Nous avons retrouvé dans un vieux livre du XVIIIe siècle écrit par un missionnaire de Loango, l'abbé Proyart (1), mention de cette coutume du poison d'épreuve par la Kassa : « Quand quelqu'un est accusé d'un crime dont on ne peut pas le convaincre, on lui permet de se justifier en buvant la Kassa. La Kassa se prépare en faisant infuser dans l'eau un morceau de bois du même nom. Cette potion est un véritable poison pour les estomacs faibles et qui n'ont pas la force de le rejeter sur-le-champ. Celui qui résiste à l'épreuve est déclaré innocent et son accusateur condamné comme calomniateur. Si la faute dont le prétendu coupable est accusé ne mérite pas la mort, dès qu'on s'aperçoit qu'il est près

(1) PROYART (Abbé), Histoire de Loango-Kakongo et autres royaumes d'Afrique, 1776 (réédité en 1819, chez Méquignon à Paris).

d'expirer, on lui fait prendre un contre-poison qui excite les vomissements et le ramène à la vie : mais on le condamne comme coupable à la peine portée par la loi.

« Les habitants du pays ont la plus grande confiance dans cette épreuve. Les princes et les seigneurs font quelquefois prendre la « Kassa » pour éclaircir leurs soupçons, mais il faut qu'ils en obtiennent auparavant la permission du roi, ce qui n'est pas difficile lorsque les soupçons sont en matière grave.

« Il y a environ deux ans qu'un prince du royaume de Kakongo, qui soupçonna qu'on avait voulu l'empoisonner, fit prendre la Kassa à tous les gens de sa maison : il en mourut un grand nombre, et entre autres celui de ses officiers qui lui était le plus affectionné et qui passait dans le pays pour le plus honnête homme qui fût à son service. »

Fraissinet rapporte un récit de l'explorateur du Chaillu relatant les symptômes de l'intoxication chez l'homme : il s'agissait d'un féticheur qui avait bu volontairement le M'Boundou : « Au bout de cinq minutes, le poison produisait déjà son effet ; l'homme commença à chanceler, ses yeux s'injectèrent de sang, ses membres se contractèrent convulsivement, sa langue s'épaissit, mais il se manifesta d'autres symptômes qui firent pressentir que le poison ne serait pas mortel.

« Tous ses mouvements étaient ceux d'un homme ivre, et il se mit à tenir les propos les plus désordonnés, si bien qu'on s'imagina que l'inspiration lui arrivait ; on lui demanda s'il n'y avait pas un homme qui avait tenté d'empoisonner le roi ? A cette question plusieurs fois répétée, il répondit : oui, il y a quelqu'un qui a voulu ensorceler le roi. On vint ensuite à lui demander qui ? Mais à ce moment, par bonheur, le pauvre diable étant dans un état d'ivresse complète, était incapable d'articuler une parole raisonnable ; il balbutia je ne sais quel jargon inintelligible, et, tout de suite après, la cérémonie fut terminée. »

D'après Fraissinet, chez les Pahouins on opérerait de la façon suivante : « Au jour fixé par le jugement, l'accusé est amené sur la principale place du village, et là, devant le peuple assemblé, le féticheur lui donne le breuvage d'épreuve qu'il doit avaler d'un seul trait. Quelques instants après, on voit le malheureux chanceler, ses yeux s'injectent et tous ses muscles se convulsent.

« Le féticheur prend alors un bâton, le tient horizontal à 50 centimètres au-dessus du sol, et invite l'accusé à franchir cet obstacle.

« S'il accomplit cette épreuve, il est immédiatement déclaré innocent et rendu à la liberté ; si non, il est aussitôt massacré, brûlé vivant ou livré à des anthropophages. »

Cet effet de l'intoxication chez l'homme est à rapprocher de celui observé chez le chien par Rabuteau et Peyri.

Un de nos camarades (notes inédites) a assisté à une épreuve de ce genre au village de M'Boschi au Congo : « Dans une enceinte, à peu de distance du village, une piste avait été dégagée des herbes et des ronces ; trois gros troncs d'arbre étaient placés au travers du parcours, et les deux patients devaient les franchir: Il s'agissait de découvrir les auteurs d'une épidémie de variole. Quand j'arrivai, les hommes et les femmes poussaient des cris aigus mêlés de chants rythmés par le battement des tams-tams ; les deux accusés avaient absorbé le breuvage contenu dans deux petites calebasses d'une capacité de 1/3 de litre. Le breuvage était teinté de rouge par de la décoction de santal fort commun dans la région, et qui entre dans la confection de tous les remèdes, de tous les fétiches, et dans la toilette indigène où il remplace les fards. Le plus vieux des patients était tombé au deuxième tronc d'arbre, la figure congestionnée, secoué de nausées, le ventre ballonné, agité de convulsions tétaniques intermittentes, et couvert de sueurs abondantes; la peau était froide. Le plus jeune avait franchi les trois obstacles, et était accroupi sur le sol, en boule, évacuant abondamment une urine rougeâtre d'odeur forte et des excréments diarrhéïques striés de sang. Ses parents et ses amis le fustigeaient vigoureusement et lui massaient les reins avec de petits sacs remplis de sable chauffé.

« Une heure après, le vieux était mort ; j'ai revu le plus jeune, amaigri, l'air égaré, agité de tremblements nerveux, grinçant des dents dans un tic insupportable. Je lui administrai de l'ipéca à la dose ordinaire et du laudanum ensuite. Améliorations passagères et rechutes. C'est dans ces circonstances que je quittai le poste, deux mois après l'épreuve. »

Ce même médecin a noté que, chez les Boubanguis, le patient est isolé trois jours avant l'épreuve, solidement amarré et couvert de sonnettes de bois destinées à prévenir de ses moindres mouvements.

Le breuvage lui est apporté par des féticheurs accompagnés de notables du village. S'il l'absorbe, il est laissé seul toute la journée, et ce n'est qu'à la tombée de la nuit que les juges viennent se rendre compte des effets du poison. S'il refuse de boire, il est souvent décapité, la culpabilité se trouvant démontrée. Les symptômes sont les mêmes que ceux décrits plus haut.

Le poison est toujours préparé par le féticheur en grand mystère, probablement par macération ou décoction d'écorce de racine rapée dans l'eau. Le liquide prêt à être absorbé est rouge foncé. Peut-être cette couleur est-elle due à l'addition d'une décoction de santal. Peut-être aussi provient-elle simplement de la matière colorante de la racine.

D'après Mery, l'émission d'une grande quantité d'urines au

cours de l'intoxication serait symptômatique d'une guérison probable.

STROPHANTUS

Le strophantus est employé au Congo comme poison d'épreuve. Il l'était également il y a quelques années encore dans le Haut-Dahomey. L'un de nous, en 1895, a assisté à une épreuve par ce poison. Il s'agissait de déterminer de quel côté était le bon droit, entre deux plaideurs dont l'un accusait l'autre de lui avoir volé un bœuf. Mais prudemment, chacun d'eux avait apporté un poulet pour le représenter. Le féticheur fit ingurgiter à ces animaux une certaine quantité de graines de strophantus pilées, malaxées avec un peu d'eau, et mélangées à une poudre de racine que nous ne pûmes déterminer. Une heure après l'ingestion, les deux poulets n'éprouvaient aucun trouble autre qu'un peu de somnolence. Nous verrons d'ailleurs, en étudiant l'action physiologique du strophantus au chapitre des flèches empoisonnées, que le poulet est assez réfractaire à l'intoxication strophantique (1).

Pour tout ce qui a trait au strophantus, nous renvoyons le lecteur à ce chapitre, les symptômes de l'empoisonnement différant peu, que le poison soit absorbé par les voies digestives ou la voie sous-cutanée.

FÈVE DE CALABAR

Au Vieux-Calabar, royaume du Quoja au Gabon, et au Nouveau-Calabar (côte du Bénin) (2), on se servait d'un poison d'épreuve que les indigènes désignaient sous le nom de « Djirou » ou « Eséré ».

En 1854, un missionnaire anglais, Waddel, rapporta quelques échantillons des graines servant à la préparation du poison. Quelques années plus tard, Dalfour reçut de la côte de Calabar des échantillons complets des diverses parties de la plante, ce qui lui permit d'en faire le classement botanique.

DESCRIPTION BOTANIQUE. — Il rangea sous le nom de *Physostigma venenosum* cette plante parmi les Légumineuses-Papillonacées, tribu des Phaséolées. La graine est désignée en matière médicale sous le nom de Fève de Calabar.

La tige est volubile ; elle a un diamètre de cinq à sept centi-

(1) J.-J. Vassal, Géographie médicale de Nha Trang (*Annales d'hygiène et de méd. col.*, 4e trimestre 1906).

(2) On désigne sous le nom de Côte de Calabar la partie du littoral comprise entre le Cameroun allemand et le Cap Formose, à l'embouchure principale du Niger.

mètres, et atteint une hauteur de vingt mètres environ. Son écorce, de couleur grise, laisse écouler une résine rouge qui brunit en séchant. La tige s'enroule de droite à gauche autour des branches des arbres voisins qui lui servent de support.

Feuilles alternes pennées et trifoliées; le pétiole a 9-10 centimètres de longueur et porte une rainure à la face inférieure. Les folioles sont petiolées et ovales, acuminées ou triangulaires, et accompagnées de petites stipelles. La foliole médiane est plus grande, les latérales asymétriques, surtout à la base. Ces feuilles sont lisses et comme vernissées.

L'inflorescence est en grappes pendantes et très flexibles. La

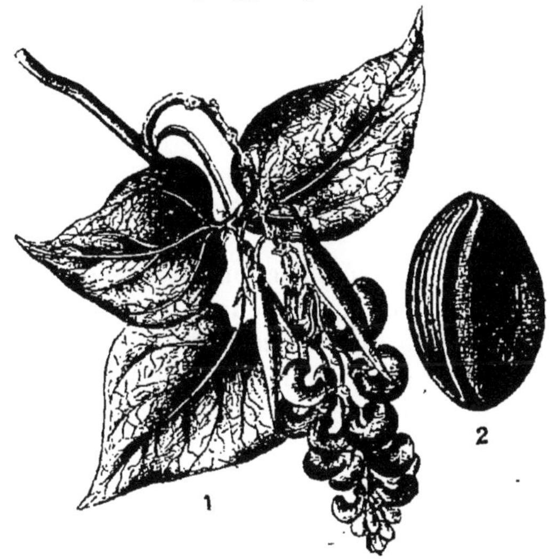

Fig. 5. — Fève de Calabar. *Physostigma venenosum.*
1, anneau florifère; 2, graine.

fleur est longue de trois centimètres, large de un à deux ; elle est pourpre, veinée de rose, et ressemble à celle du haricot. Le calice est formé de cinq sépales bilabiés et unis. La corolle est papillonacée, l'étendard, très large, recouvre les autres parties de la fleur. Réceptacle concave; dix étamines diadelphes ; ovaire de 2 à 4 ovules terminé par un long style logé dans la concavité de la carène. La corolle est fortement arquée dans le bouton non encore épanoui.

Le fruit est une gousse verte en forme de croissant de 10-20 centimètres de longueur. A maturité, il perd cette courbure, brunit, et sa surface devient rugueuse. Les sutures des deux valves sont proéminentes. La suture inférieure est creusée d'une rainure très prononcée.

L'intérieur de la gousse est tapissé d'un tissu cellulaire qui enveloppe les graines.

Celles-ci sont au nombre de 1-2-3 dans chaque gousse ; elles ont de deux à trois centimètres de longueur. Le hile est foncé, creusé en sillon et parcourt tout le bord placentaire et convexe. L'enveloppe extérieure de la graine est d'un brun chocolat, tandis que les cotylédons sont très blancs.

Cette plante croît le long des cours d'eau et dans les endroits marécageux. On a cru longtemps qu'elle était spéciale à la côte de Calabar, mais Vincent et Mery l'ont rencontrée un peu partout au Gabon, principalement le long de l'Ogooué. Cette plante est très connue des Gabonais, qui la désignent sous le nom de *N'Chogo*, et des Pahouins qui la nomment *Itounda*.

PRINCIPE ACTIF ET EFFETS PHYSIOLOGIQUES. — En 1864, Jobst et Hesse découvrirent dans la fève de Calabar un produit toxique ayant des propriétés antimydriatiques très marquées, auquel ils donnèrent le nom de *physostigmine*, mais ils ne purent l'obtenir à l'état de pureté et cristallisé.

L'année suivante, Vée réussit à en extraire un alcaloïde, l'*ésérine*, qui présentait les mêmes propriétés physiologiques et qu'il put cristalliser.

Nous laisserons ici de côté l'action physiologique de la fève de Calabar sur l'œil pour ne nous occuper que de son action physiologique générale, qui a été étudiée par Fraser (1).

Il se servit tout d'abord pour ses expériences d'extrait alcoolique de perisperme qui enveloppe les cotylédons de la graine. Cet extrait, injecté sous la peau d'un lapin, provoqua tout d'abord de l'inquiétude et de l'agitation pendant quelques minutes. Puis, une abondante émission d'urines, et de la paralysie débutant par les extrémités. Evacuations intestinales très copieuses, contraction de la pupille, respiration précipitée. L'animal ne peut se tenir debout. Conservation de l'intelligence et des réflexes. La paralysie diminua ensuite graduellement, mais jamais la mort ne survint, même avec des doses relativement considérables d'extrait de perisperme. Cette partie de la graine semble donc contenir un produit purgatif, diurétique et paralysant, mais de toxicité faible.

Dans d'autres expériences faites non plus avec le perisperme, mais avec des extraits de la fève elle-même, il observa chez les mêmes animaux les symptômes d'intoxication suivants : tremblements débutant par le train postérieur et se généralisant à tout le corps ; paralysie des membres inférieurs qui sont en complète résolution. Contraction des pupilles, ralentissement et irrégularité de la respiration ; salivation et larmoiement très abondants ; le cœur bat encore quelque temps après l'arrêt de la

(1) FRASER, *Monthly Journal of Edimbourg*, 1863.

respiration, puis s'arrête en systole; abolition des réflexes et mort. A l'autopsie les muscles sont très contractés; congestion notable de tous les viscères abdominaux et du cerveau.

En augmentant la dose toxique, les mêmes phénomènes s'observent, mais la paralysie est très rapide, les réflexes sont abolis, et la respiration s'arrête rapidement après quelques convulsions. Le cœur s'arrête presque aussitôt en systole.

Vincent d'abord, puis Tison, dans des expériences sur les chiens, constatèrent que ces animaux ont une soif très vive qui les porte à lécher avidement tous les objets qui sont devant eux; ils font des efforts, tendent le cou comme s'ils voulaient se débarrasser d'un obstacle siégeant dans le gosier, sensation due probablement à la sécheresse du pharynx.

Christison a expérimenté sur lui-même l'action de la fève de Calabar et a rédigé une auto-observation des sensations éprouvées après l'absorption de un quart de fève environ. Il a noté des vertiges, de la torpeur, des palpitations cardiaques, pâleur de la face, grande prostration, difficulté d'exécuter un mouvement musculaire quelconque, mais facultés mentales intactes comme le montrent la netteté et la précision de cette auto-observation.

Deux empoisonnements accidentels de jeunes filles à Glascow donnèrent lieu aux mêmes syptômes, et en plus à une augmentation considérable de la sécrétion salivaire.

D'autres empoisonnements accidentels par la fève de Calabar eurent lieu à Liverpool. Des fèves mélangées au lest rapporté par un voilier ayant relâché à la côte de Calabar avaient été jetées sur le quai, et des enfants les mangèrent.

Sur une soixantaine d'intoxiqués, il n'y eut qu'une victime, un enfant de six ans. La plupart avaient eu spontanément des vomissements et se rétablirent rapidement. Chez d'autres, les vomissements furent provoqués et la guérison complète fut un peu plus longue. Chez l'enfant qui succomba il ne fut pas possible de provoquer à temps des vomissements. Il mourut en quatorze heures. A l'autopsie on trouva de la congestion de tous les organes, et particulièrement de la muqueuse gastro-intestinale, qui était couverte d'une sécrétion gluante et rosée.

MODE D'EMPLOI DE LA FÈVE DE CALABAR COMME POISON D'EPREUVE. — Le « djirou » se prépare le plus souvent par macération dans l'eau de fèves pilées; parfois aussi, on administrait le poison en nature: fèves crues, ou bien cuites par ébullition dans l'eau ou rôties. La cuisson atténue notablement la toxicité de ces graines.

Après avoir absorbé le poison, le patient devait marcher de long en large jusqu'à ce que les effets de l'intoxication deviennent évidents. Si à ce moment il était assez heureux pour vomir et rejeter le poison, il était déclaré innocent et remis en liberté.

Lorsqu'on administrait les fèves en nature, on augmentait leur nombre jusqu'à ce que les vomissements se produisent. Le plus souvent la mort survenait avant. Si elle tardait trop à arriver, le patient était assommé.

Cette épreuve était subie au Vieux Calabar devant le roi et les principaux habitants réunis en une sorte de cour de justice devant laquelle on introduisait les individus accusés d'un crime, surtout de celui de sorcellerie. Presque toujours elle équivalait à une sentence de mort, aussi les indigènes craignaient-ils beaucoup d'y être soumis et prenaient-ils souvent la fuite pour y échapper. Si quelques-uns demandaient parfois à démontrer publiquement leur innocence par l'épreuve du « djirou », c'est qu'il y avait eu entente préalable entre le juge chargé de la préparation du poison et eux : ils savaient bien que le toxique n'aurait que peu ou pas d'effets et il n'en résulterait qu'un léger malaise devant disparaître rapidement.

D'après Fraser, lorsque l'épreuve se terminait par la mort, on observait les symptômes suivants, autant qu'on peut en juger par le rapport de témoins qui ne sont pas médecins : le patient n'accuse aucune sensation pendant dix minutes environ après le commencement de l'épreuve. Il éprouve ensuite une soif vive ; le symptôme s'accroît peu à peu et devient si pénible que le nègre perd son stoïcisme naturel au point de se débattre violemment et de supplier les assistants de lui donner de l'eau. Bientôt il perd le pouvoir d'avaler, du mucus s'écoule de sa bouche, des convulsions et des secousses agitent ses muscles, et il meurt ordinairement trente minutes après le commencement de l'épreuve. Pendant toute sa durée, les victimes conservent leur connaissance complète, comme le démontrent le sens et la justesse de leurs remarques.

Ils peuvent parler jusqu'au moment de leur mort, bien longtemps après que la déglutition est devenue impossible. Lorsque l'épreuve doit avoir une issue favorable, des nausées se produisent très peu de temps après l'absorption du poison, et les vomissements libérateurs suivent peu après. Il ne subsiste alors que quelques vertiges, et une céphalée assez intense pendant quelques heures.

D'après Vincent, cette sécheresse de la muqueuse pharyngienne serait l'une des plus cruelles souffrances accusées par les malheureux, qui supplient les assistants et les juges de leur donner de l'eau.

Ces pratiques de l'épreuve par la fève de Calabar paraissent avoir à l'époque actuelle à peu près disparu, du moins au voisinage des centres.

TALI

Le « Tali », ou « Mançonne » des Portugais, « Bouranne des Floups, « meli », « téli » en Gambie, est utilisé par les indigènes de la Cazamance et de la Gambie comme poison d'épreuve pour discerner les sorciers d'avec les honnêtes gens. Il sert aussi parfois pour le règlement des litiges entre particuliers.

DESCRIPTION BOTANIQUE. — Le « Tali », déjà décrit sous le nom de Fillœa suaveoleus par Guillemin-Perrottet et Richard, est l'Erytrophleum Guineense (Afzel-Don). Il appartient aux Légumineuses Cœsalpinées, tribu des Dimorphandrées. C'est un arbre très grand, qui croît abondamment dans les forêts de la Sénégambie, de la Haute-Guinée et à Sierra-Leone.

L'écorce est épaisse, rugueuse, fendillée, grise à l'extérieur et rouge au-dessous de l'épiderme, qui est très friable. Elle donne à la langue une sensation très intense d'apreté, sensation durable et s'accompagnant d'un certain degré d'anesthésie locale. Sa macération dans l'eau est de couleur rouge sombre. Le bois est rouge, très dur, incorruptible et inattaquable par les termites, aussi est-il très recherché pour les constructions.

Corre (1) donne des feuilles la description suivante : alternes, stipulées, décomposées, très grandes. Folioles 2-3-4 opposées, rarement sub-opposées, composées chacune de 5-6 paires de folioles secondaires subopposées ou alternes, et d'une foliole terminale impaire, quelquefois 6-7 paires de folioles, l'impaire venant à avorter. Ces folioles secondaires sont plus développées à la partie moyenne des folioles primaires qu'à leur origine et à leur terminaison : leur pétiole est court, très finement duveteux, ainsi que leur nervure principale (en dessous) ; leur limbe, qui peut atteindre 9 centimètres 1/2 sur 4 cent. 1/2, est un peu obové, avec une légère atténuation à la base, à sommet terminé en pointe menue et légèrement échancrée, à nervures latérales assez serrées et très fines, lisses, minces, coriaces, d'un vert un peu foncé, luisant, exhalant une odeur de tilleul. Le pétiole commun est d'un vert sombre, maculé de taches d'un brun noirâtre.

Les fleurs sont petites, régulières et disposées en grappes terminales un grand nombre de fois ramifiées. Elles sont hermaphrodites. Le réceptacle cupuliforme est doublé d'un disque en dehors duquel se fait l'insertion du calice. Celui-ci est gamosépale et porte cinq dentelures courtes. Corolle à cinq pétales égaux, courts, valvaires ou légèrement imbriqués.

Dix étamines fertiles, insérées sur deux plans, cinq sont

(1) CORRE, *Journal de Thérapeutique de Gubler*, 1876.

opposées aux pétales et leur filet est un peu plus court que celui des cinq autres. Au centre du réceptaele est un ovaire longuement stipité, contenant plusieurs ovules et surmonté d'un style très court et obtus.

Le fruit est une gousse bivalve, brun rougeâtre après dessiccation, il est disposé en grappes lâches. Il est médiocrement bombé ;

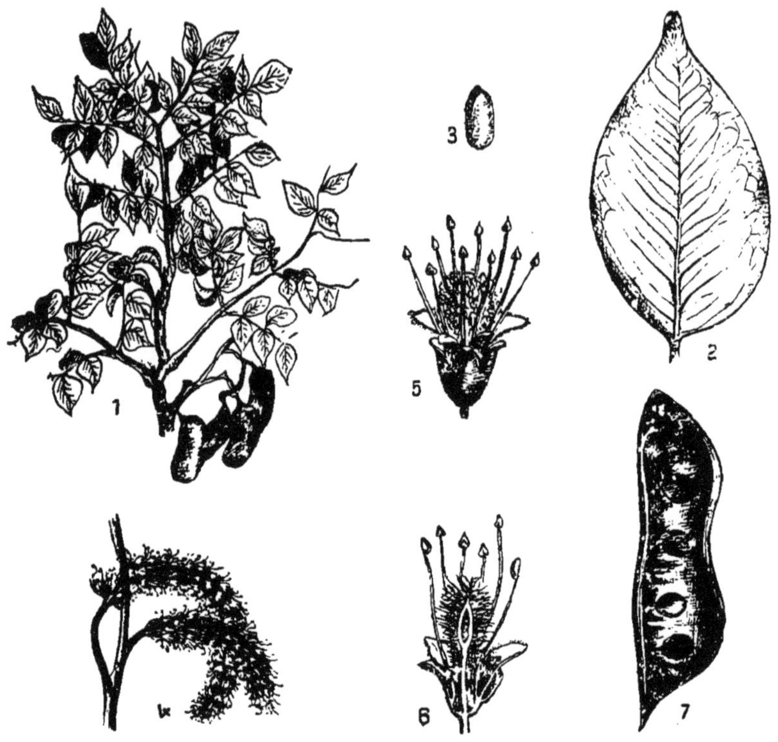

Fig. 6. — *Erytrophloeum guineense.*

1, rameau fructifère ; 2, feuille ; 3, graine ; 4, inflorescence ; 5, fleur ; 6, coupe longitudinale de la fleur ; 7, fruit ouvert.

une extrémité est terminée en pointe, l'autre médiocrement atténuée. L'un des bords est à peu près rectiligne, l'autre déprimé en son milieu ; les bords sont peu épais et mousses. La gaine a une longueur de 10-15 centimètres, sur 3 cent. 2 de largeur.

Chaque gousse renferme 4 à 7 graines ovoïdes, brun noirâtre, de 1 cent. 1/2 de largeur et 1/2 cent. d'épaisseur. L'embryon a des cotylédons presque foliacés et une radicule droite, courte et exserte (1).

(1) Les indigènes de la Cazamance, du Sénégal et de la Haute Guinée donnent aussi le nom de « mêli » à un autre arbre de la Famille des Légumineuses, le *Detarium Senegalense* (Gmel). Cet arbre a le même port et est presque identique à l'*Erytrophleum guineense*. L'écorce a le même aspect extérieur que celle du vrai Tali. Aussi, la confusion entre les deux arbres est-elle très fréquente. La fig. 6 indique les caractères qui permettent de les

PRINCIPE ACTIF ET EFFETS PHYSIOLOGIQUES. — Le principe actif toxique de cet arbre est l'érytrophléine, qui se trouve dans l'écorce et dans les graines. Il a été isolé par Rouhaud d'abord à Gorée, puis par Gallois et Hardy en 1875 (1). Ces derniers ont employé le procédé suivant :

L'écorce pilée est mise à macérer pendant trois jours dans de l'alcool à 90° acidulé par l'acide chlorhydrique. On passe avec expression. On distille au bain-marie la plus grande partie de la teinture, et on évapore le reste à basse température. On obtient un extrait rouge brun, qui est lavé à l'eau distillée, puis on con-

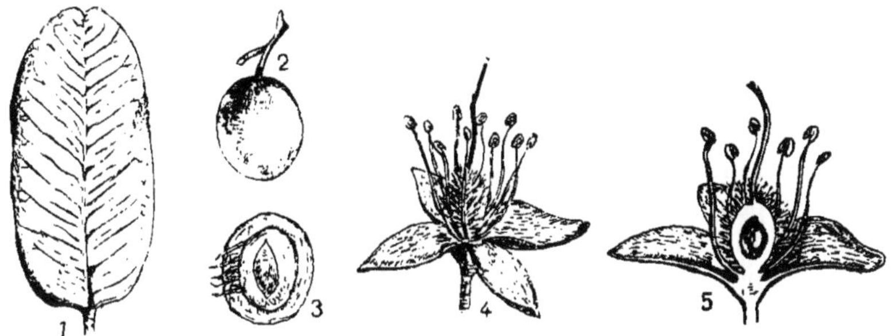

Fig. 7. — *Detarium senegalense* (Niery Datack Méli).
1, 2, 3, feuille et fruit avec coupe transversale ; 4, 5, fleur entière et coupe longitudinale.

centre cette eau au bain-marie, et on traite le résidu par l'éther acétique, qui dissout l'érytrophléine. On sépare l'éther, on le fait évaporer, et le résidu jaunâtre qui reste est repris par l'eau distillée, filtré et après évaporation sous une cloche en présence de l'acide sulfurique, il reste des cristaux d'érytrophléine.

C'est un alcaloïde cristallisable, incolore, soluble dans l'eau, l'alcool et l'éther acétique, insoluble ou peu soluble dans l'éther sulfurique et le chloroforme. Avec l'iodure de potassium ioduré, il donne un précipité jaune rougeâtre ; avec le bichromate de potasse jaunâtre ; blanc, avec l'iodure double de mercure et de potassium, le bichromate de mercure et le chlorure de palladium.

L'érytrophléine est un poison énergique du cœur, dont elle détermine l'arrêt en systole. Deux milligrammes injectés sous la peau de la patte d'une grenouille produisent l'arrêt du cœur en deux minutes.

différencier : la feuille du *Detarium senegalense* est obtuse et ovalaire, et elle porte une encoche à sa partie supérieure. Le fruit est une gousse orbiculaire drupoïde. La fleur, dépourvue de pétales, ou à pétales peu développés, a un calice à 4 sépales, dont l'un, plus large, est parfois échancré au sommet. Style allongé arrivant presque au niveau des étamines. Ovaire ne contenant qu'un seul ovule ;

Outre le nom de « meli », qui lui est commun avec l'*Erytrophleum guineense* en Cazamance et dans la Haute-Guinée le *Detarium senegalense* porte en langue ovoloff le nom de Niey-datak. — Le fruit se vend sur les marchés du Sénégal où sa pulpe douceâtre sert à faire des tisanes émollientes et rafraîchissantes. La toxicité de l'écorce de cet arbre est douteuse, ou du moins très faible.

(1) GALLOIS et HARDY, Sur l'Erytrophléine (*C. R. Soc. Biologie*, 1876).

Voici, d'après Corre, quels sont les phénomènes provoqués quand elle est injectée sous la peau, ou administrée par la voie stomacale à des cobayes, des chiens ou des lapins (1). Peu après l'administration du poison, l'animal paraît inquiet, il s'affaisse, ses yeux deviennent larmoyants et ternes, la salivation est abondante, et bientôt il a la bouche écumeuse. Respiration irrégulière, dilatation de la pupille, vomissements fréquents. Emission de matières fécales glaireuses et d'urines claires. Abaissement notable de la température rectale. Quelques mouvements convulsifs accompagnés de cris. Accélération des battements du cœur, petitesse du pouls. L'animal s'affaisse, se couche sur le flanc, essaye vainement de se remettre sur ses pattes, a quelques convulsions, du hoquet et meurt.

Chez l'homme, les symptômes doivent être analogues à ceux que Corre a décrits chez le singe. Un singe pleureur de 1 kg. 700 absorbe l'infusion de 40 gr. d'écorce de tali grossièrement concassée ; peu après ses yeux se voilent, sa face pâlit, s'étire, la respiration devient pénible ; au bout de quatre minutes, l'animal tombe sur le flanc, a quelques convulsions et pousse des cris plaintifs ; il vomit des matières aqueuses sans effort. Il se relève, retombe aussitôt, et émet de l'urine et des matières fécales. Tous ses efforts pour se remettre sur ses pattes sont vains ; ses cris deviennent de plus en plus pénibles et rares, il a quelques secousses convulsives, et meurt 20 minutes après avoir bu le poison.

A l'autopsie, ventricules en systole et oreillettes en diastole. Congestion plus ou moins prononcée du cerveau ; on constate parfois un piqueté hémorragique de la substance cérébrale. Poumons hyperémiés. Muqueuse gastro-intestinale recouverte d'une couche épaisse de matières glaireuses, comme sanguinolentes.

Chez les animaux de petite taille, la mort est presque foudroyante.

Corre a constaté l'antagonisme physiologique de l'érytrophléine et de la strychnine. Un rat recevant de la strychnine et du tali n'éprouve aucun symptôme d'empoisonnement autre que de l'hébétude et de l'affaiblissement général, alors que deux rats, de même force que le précédent, soumis chacun à l'action isolée de la même quantité de l'un ou de l'autre de ces poisons, succombent avec tous les symptômes de l'intoxication provoquée.

La toxicité du Tali paraît très grande : Corre a eu connaissance d'un empoisonnement de toute une famille à Sedhiou, à la suite d'un repas de viande hachée sur un billot en bois de Tali.

La poudre d'écorce est extrêmement irritante pour les muqueuses.

(1) CORRE et LEJEANNE, Matière médicale et toxicologie coloniale, 1887.

MODE D'EMPLOI DU TALI. — En Cazamance, quand deux indigènes ont une contestation grave, et sont dans l'impossibilité de fournir des témoins, ils doivent boire le « tali » en présence du roi. Au préalable, et pour écarter de la part des assistants toute idée de supercherie, une portion du breuvage préparé par infusion de l'écorce est donnée à un chien. Quand l'animal est mort, les plaideurs se partagent ce qui reste, et le plus souvent succombent eux aussi (Corre).

En outre, avant l'occupation française et l'extension de notre influence dans la Cazamance, le Tali était chaque année pris solennellement dans les villages par la majeure partie des habitants, pour faire disparaître ceux d'entre eux entachés de sorcellerie : mais cette coutume barbare n'étant pas tolérée par nos administrateurs, l'exécution en est rendue chaque année plus difficile. L'un de nous, qui a été en service en Cazamance, dans le pays des Balantes, a recueilli sur place des renseignements très précis sur cette curieuse coutume à laquelle la population semble ne devoir renoncer que très difficilement.

Le Tali est préparé avec une infusion de l'écorce de l'arbre. On y ajoute des crapauds, des lézards, des serpents broyés et réduits en pâte molle, et enfin de la chair humaine : au cours de l'épreuve de l'année précédente, on a recueilli des cœurs d'individus morts empoisonnés. Ils ont été desséchés au soleil et conservés pour l'épreuve de l'année suivante. Ils sont alors réduits en poudre et mélangés aux autres substances.

Pour les Balantes, la chair humaine est la seule substance qui dans le poison préparé a une réelle vertu capable de faire distinguer le bon du mauvais, le sorcier de l'honnête Balante ; le tali lui-même ne serait pour eux qu'un accessoire, un adjuvant. Il n'y a pas en effet pour eux de mort naturelle. Tous les décès qui se produisent dans un village sont provoqués par les sorciers, qui se nourrissent de la chair du mort. Il en est d'ailleurs des décès comme de tous les malheurs publics et particuliers : épidémie, mauvaise récolte, invasion de sauterelles, incendie. Les seuls coupables sont les sorciers. Pour vivre parmi les Balantes ils ont revêtu la forme humaine et se confondent avec les autres habitants; mais comme ils sont accoutumés à manger de la chair humaine, le tali étant absorbé, ils n'auront pas de vomissements et conserveront tout le mélangé toxique qui déterminera leur mort. Les autres, au contraire, ceux qui ne sont pas sorciers et n'ont jamais mangé de chair humaine, ne pourront la supporter, leur estomac la rejettera, et avec elle le poison. Ils échapperont donc à la mort.

Le jour de l'épreuve du Tali est un jour de fête, aucun Balante ne voudrait y échapper : celui qui essayerait de s'y soustraire serait chassé par les siens, il devrait abandonner le pays, ses biens seraient confisqués, et il serait l'objet du mépris public.

Aussi, combien peu de familles ne répondent pas à l'appel ! On voit partir des jeunes gens, des femmes avec des enfants à la mamelle, des hommes, des vieillards, tous chargés des cadeaux qu'ils doivent offrir à celui qui distribue le poison.

Tous sont admis à boire le tali, il y a des indigènes qui l'ont déjà pris 5 ou 6 fois ; des enfants de dix ans arrivent avec leurs parents, joyeux comme eux, et vont en dansant braver la mort. Il ont d'ailleurs tous la conviction qu'ils sont de bons Balantes n'ayant aucun rapport avec les sorciers, et qu'ils sortiront indemnes de l'épreuve ; ceux qui ont résisté acquièrent d'ailleurs un grand prestige.

Le fait suivant donnera une idée de l'enthousiasme avec lequel les indigènes subissent cette épreuve. Une jeune négresse Balante avait depuis plusieurs années quitté son village pour aller servir chez un blanc. Elle apprit que ses parents se préparaient à l'épreuve du Tali et demanda à ses maîtres la permission d'aller y participer. On la lui refusa naturellement ; malgré la surveillance étroite qui l'entourait elle réussit à s'échapper en faisant un trou dans la toiture en chaume de sa case, et elle s'en fut retrouver les siens pour boire avec eux le poison.

Pour être admis à boire le tali, il faut payer une redevance à celui qui l'a préparé ; ce n'est jamais un Balante qui est chargé de ce soin ; les futures victimes restent complètement étrangères à sa préparation. C'est ordinairement un féticheur de race Diola procuré par un chef de village de la même race qui en est le préparateur et le distributeur. Les cadeaux offerts comme prix du tali sont divisés en trois parts : l'une pour le féticheur, l'autre pour le chef du village diola qui a servi d'intermédiaire, la troisième enfin pour le chef d'un village quelconque, d'une race autre que les Balantes (Mandingue ou Diola), qui est resté étranger à toute l'affaire. Nous n'avons pu nous faire expliquer les motifs de cette coutume bizarre qui fait profiter des cadeaux un individu qui n'a fait aucune démarche et est resté étranger à tout.

La valeur moyenne de la redevance à payer par individu pour recevoir la dose de tali correspond à environ 2 fr. 50 de notre monnaie ; les plus pauvres font leur possible pour se la procurer. Il y en a qui vont mendier dans les villages voisins, d'autres qui vont travailler chez les traitants ou les blancs et reviennent quand ils ont obtenu la somme suffisante.

Le plus souvent, cette somme n'est pas payée en argent ; la plupart apportent du riz, des bandes de soie, des pagnes ; quelques-uns se réunissent pour acheter une chèvre. Les plus riches, ou ceux qui ont une nombreuse famille offrent un bœuf.

Le jour de l'épreuve du tali est précédé de grandes fêtes ; les tam-tams résonnent jusqu'au dernier moment. La plupart ont déjà préparé les chèvres, les bœufs et les porcs qu'ils égorgeront pour fêter leur triomphe.

La cérémonie se passe dans la brousse, dans une clairière éloignée du village, le matin à la première heure. Les Balantes arrivent en chantant, se groupent en cercle autour du féticheur Diola qui distribue le poison et déposent devant lui leurs offrandes. Le féticheur a revêtu ses pagnes les plus riches et est couvert de gris-gris et de colliers de cuivre. Le poison, contenu dans une grande calebasse placée devant lui, est successivement distribué à tous.

Au fur et à mesure qu'il a bu le tali, chaque Balante s'en va en courant dans la brousse et s'assied au pied d'un arbre. Les uns sont pris de nausées et de vomissements et rendent le liquide toxique; ceux-là sont sauvés. Les autres meurent dans l'espace de quelques heures, sans convulsions, paraît-il. Les morts deviennent l'objet de la haine publique; ils sont accusés de tous les malheurs qui ont pu s'abattre sur le village. Le mari qui a perdu sa femme, le père qui a perdu ses enfants les invective avec rage, ils sont dépouillés de leurs vêtements, jetés dans la brousse et abandonnés sans sépulture aux hyènes et aux vautours. Les survivants regagnent leurs villages en chantant, des grandes fêtes sont données, les tams-tams reprennent, les animaux sont égorgés, le féticheur est comblé de cadeaux, et tous, pauvres et riches, célèbrent dans des festins le départ des sorciers, convaincus que c'est la fin des malheurs qui fondaient sur le village, et que tous ces morts, il y a quelques heures leurs amis et leurs parents, n'étaient que des sorciers venus sous cette forme pour les détruire et les dévorer.

Un quart de la population environ succombait au cours de ces gigantesques ordalies.

Ces notes ont été recueillies en 1895. Depuis cette époque, l'extension de l'influence française en Cazamance et dans les rivières du Sud a mis un frein à ces hécatombes qui, venant s'ajouter aux épidémies de variole et à la mortalité considérable du premier âge, dépeuplèrent le pays. L'épreuve du tali a été interdite, et si elle se pratique encore parfois dans quelques villages éloignés des centres administratifs, c'est clandestinement.

Il serait indiqué dans le traitement d'une intoxication accidentelle par le tali de recourir à la strychnine en injections hypodermiques.

ARMES ET FLÈCHES EMPOISONNÉES

PAR LES Drs LASNET ET L. BOYÉ

Les substances les plus usitées, pour empoisonner les diverses armes appartiennent au règne végétal. Elles sont les plus faciles à préparer, les moins dangereuses à se procurer et leur action est généralement très rapide. Les produits animaux, venins de serpents, de batraciens ou d'insectes sont plus rarement employés, et seulement dans les pays où la flore est peu riche en plantes toxiques. Quant aux virus, d'action très lente, on ne les trouve que dans certaines îles d'Océanie, où manquent à la fois les poisons végétaux et les venins.

Nous allons successivement passer en revue les armes empoisonnées utilisées dans les diverses parties du monde, en étudiant plus particulièrement celles que l'on trouve dans nos possessions africaines et asiatiques. Ce sont les mieux connues, et ce sont les seules présentant encore un intérêt pratique pour le médecin colonial.

Ce traité étant surtout destiné à être consulté sur place aux colonies, où la documentation fait généralement défaut, nous avons donné une étude détaillée, tant au point de vue botanique que chimique et physiologique des divers végétaux employés par les indigènes, de manière à indiquer exactement à ceux qui voudraient se livrer à de nouvelles recherches, les travaux de leurs devanciers, et les points encore obscurs qu'il importerait d'étudier, ce qui le plus souvent ne peut être fait avec fruit que sur place.

DESCRIPTION DES ARMES. — Les armes empoisonnées sont presque toujours des flèches, plus rarement des sagaïes ; cela se conçoit, car la flèche, que l'on peut décocher à une assez grande distance, donne au guerrier ou au chasseur une sécurité relative que ne lui procure pas la sagaïe, arme de corps à corps.

On n'a jamais signalé en Afrique l'emploi des poignards empoisonnés.

Comme forme, la sagaïe et la flèche sont identiques et ne diffèrent que par leurs dimensions et leur poids ; l'une et l'autre se composent de deux parties : la pointe et la hampe ; mais alors que la flèche, très légère, a une longueur totale de 0 m. 60 à 0 m. 90, et la grosseur d'un gros crayon, la sagaïe, au contraire, atteint une longueur de 2-3 mètres, et sa hampe est faite d'un bois très lourd, d'un diamètre de 4 centimètres environ.

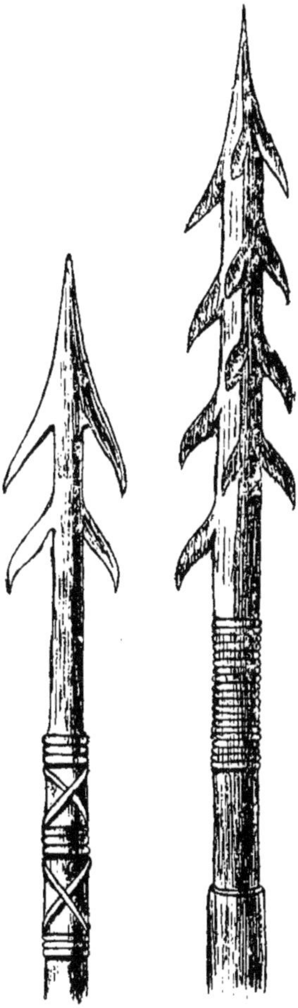

La pointe est presque toujours en fer, plus rarement en os ou en bois dur; elle diffère peu comme forme dans l'une ou l'autre arme. La disposition classique en fer de lance est assez rare. La plus usitée est la pointe quadrangulaire à arêtes vives, entaillées de nombreuses barbelures dont les pointes sont dirigées vers l'arrière de la flèche. Ces barbelures ont l'avantage de retenir le poison et de rendre difficile, sans grands délabrements, l'arrachement de la pointe entrée dans les tissus.

1 2

Fig. 8. — Pointes de flèche les plus usitées en Afrique Occidentale et Centrale. (Gr. nat.).

La pointe, qui a dans les flèches une longueur de 10 à 15 centimètres, est solidement implantée par sa base dans la hampe, qui est constituée par la tige fistuleuse d'un bambou, d'un roseau ou toute autre graminée résistante. Le point de jonction est consolidé par une forte ligature en cuir, en fibre végétale ou en fil métallique, faisant plusieurs circulaires très serrés. L'extrémité libre de la hampe renforcée par des circulaires analogues porte une encoche destinée à recevoir la corde de l'arc au moment du tir. Il est assez rare de voir cette extrémité empennée. Quand elle l'est, c'est par une feuille d'arbre ou une plume d'oiseau. La hampe a une longueur de 50 à 75 centimètres.

L'arc, long de 1 mètre à 1 mètre 80, est très peu incurvé et est fait en bois très résistant. La corde est constituée par une fibre végétale, ou plus souvent par une solide ficelle de cuir à plusieurs torons.

Pour faciliter, au moment du tir, la tension de l'arc, la paume de la main droite est engagée, le pouce restant en dehors, dans un anneau en fer ou en bois muni du côté du pouce d'un éperon. L'arc étant maintenu vertical de la main gauche, cet éperon vient s'appuyer contre la corde, la main droite étant placée en pronation, et donne une prise solide pour la ramener en arrière, tout en laissant libre le pouce et l'index, qui maintiennent la flèche à sa partie inférieure. Cet anneau est orné de diverses manières : réduit souvent à une simple boucle de bois flexible, il est parfois en fer et sert de manche à un couteau recourbé.

Le poignet gauche est protégé par un large bracelet en cuir ou en bois contre les blessures que pourrait causer la corde en se détendant.

Les flèches sont contenues dans un carquois en cuir ou en bambou porté par une courroie à l'épaule. Parfois même, pendant le combat, afin d'être plus facilement accessibles au guerrier, elles sont passées au bras gauche, la pointe en haut entre un bracelet de cuir et les téguments.

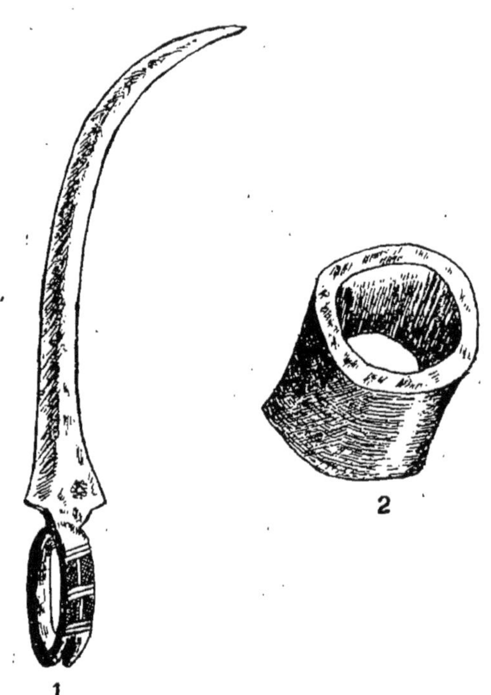

Fig. 9. — 1. Poignée surmontée d'un coupe-coupe servant à tendre la corde de l'arc. — 2. Bracelet en bois protégeant le poignet gauche contre la détente de la corde.

Concurremment avec l'arc, on trouve encore au Congo chez les Pahouïns des arbalettes qui, permettant d'épauler, donnent une plus grande précision au tir.

Les flèches ont une portée de 100 à 125 mètres environ ; à cette distance, leur pénétration est encore assez grande. A l'attaque de Bossi, au Soudan, Manin a vu une flèche à cette distance pénétrer de 8 centimètres dans la fesse d'un tirailleur. En 1896, Béréni, qui faisait partie de la mission chargée de rechercher les restes de l'administrateur Forget, tué dans le Haut-Dahomey, à Yagbassou, a trouvé une flèche solidement implantée dans l'os iliaque de la victime. Au Siam, chez les Khâs et les Boloven, Harmand a vu de simples flèches à pointe en bambou, sans fer, percer à 20 mètres une planche de plus de 1 centimètre d'épaisseur.

Avec les tirs plongeants, et sous un angle de 40 à 60 degrés, la portée de la flèche est encore très grande et la pénétration considérable, les flèches retombant verticalement de tout leur poids avec une grande vitesse.

Ces généralités sur les arcs et les flèches s'appliquent non seulement à toutes les peuplades d'Afrique, mais encore à la plupart des autres races qui en font usage. Aussi les donnons-nous une fois pour toutes, et n'y reviendrons-nous pas dans les paragraphes suivants.

STROPHANTUS

SUBSTANCE TOXIQUE. — Sur les flèches et sagaïes empoisonnées, en Afrique centrale et occidentale, le poison présente l'aspect d'un enduit noirâtre, rappelant la couleur et la consistance de l'extrait d'opium : pâteux quand il est frais, plus ou moins écailleux et durci quand il est desséché.

Dans toutes ces régions, les indigènes tirent ce poison de diverses espèces d'une plante de la famille des Apocynées (1), le *Strophantus*.

Le principe toxique se trouve dans la racine, la tige, mais surtout la graine. Le procédé de préparation le plus employé est le suivant: les graines triturées et écrasées sont longuement traitées par l'ébullition dans une grande quantité d'eau ; lorsque, par évaporation, les trois quarts du liquide ont disparu, on filtre ce qui reste à travers une natte ou un linge pour séparer les débris de graines, que l'on exprime en les pressant fortement ; puis on continue à un feu doux l'ébullition jusqu'à consistance pâteuse. Cette pâte est conservée dans de petits vases en terre ou des calebasses bien bouchées et placées dans un endroit humide pour éviter la dessiccation.

Ce mode de préparation subit quelques variantes : dans le Mossi (Moyen Niger), quand l'extrait est terminé, on le mélange de viandes putréfiées (Henric) ; dans le Bourgou (Haut-Dahomey), les Baribas font bouillir avec les graines des têtes de serpents et des racines de plantes à latex pour augmenter l'adhérence du poison à la flèche (Béréni). Chez ces mêmes Baribas, on pile aussi parfois les graines grillées, que l'on réduit en poudre très fine, triturée ensuite avec des têtes de trigonocéphale (?) (Bartet). L'adhérence au fer de la flèche est obtenue avec des sucs d'Euphorbiacées.

(1) Bien d'autres poisons des flèches ont été signalés par les explorateurs: sucs d'Euphorbiacées, ou d'Asclépiadées ; extrait d'écorce de « Tali » (*Erytrophlœum guineense*) ; ou bien encore, liquides extraits par écrasement du corps de certains insectes : Fourmis noires (Congo-Afrique du Sud). Larves de *diamphidia simplex* (Boschimans). Mais aucun n'a été scientifiquement étudié et ils paraissent peu répandus.

L'extrait de Tali a été autrefois très employé dans la région de Sierra-Léone, mais y est inusité depuis très longtemps. L'extrait aqueux de la fève de Calabar serait également employé comme poison des flèches de la côte de ce nom.

Chez les Pahouins, au Congo, on a signalé un mode de préparation analogue : les graines sont écrasées entre deux pierres plates, et cette poudre, mélangée de salive et de graisse, donne une pâte gluante dont on enduit le fer de la flèche (Mery).

Les procédés de fabrication de poison avec les graines pulvérisées sont peu employés ; presque toujours on se sert d'extrait qui se conserve facilement, adhère rapidement et est certainement beaucoup plus actif. Cependant, par la dessiccation et les chocs répétés dans le carquois, l'enduit toxique s'écaille, tombe, et finit par ne plus subsister que dans les parties protégées au-dessous des barbelures, aussi est-on obligé de le renouveler assez souvent.

Les flèches empoisonnées par le strophantus servent aussi bien à la guerre qu'à la chasse au gros gibier ; celui-ci blessé est suivi à la piste et ne tarde pas à tomber ; la chair peut être mangée impunément. Les indigènes se contentent de rejeter les parties avoisinant immédiatement la blessure. Planchon (1) prétend qu'ils font couler dans la plaie le suc d'une tranche de fruit de Baobab pour neutraliser le poison ; pour notre part, nous n'avons jamais observé de pratiques de ce genre.

CARACTÈRES BOTANIQUES DES STROPHANTUS. — Les Strophantus sont des plantes grimpantes ou des arbustes sarmenteux formant taillis, et croissant selon les espèces au voisinage des grands arbres ou le long des marigots.

Dans les espèces grimpantes, *la tige* constitue une grosse liane de 5 à 15 centimètres de diamètre, qui trace sur le sol de grands cercles et s'élance ensuite sur les arbres voisins, allant de branche en branche, d'arbre en arbre et s'allongeant ainsi indéfiniment. Nous avons vu des lianes de *St. Hispidus* dont l'extrémité arrivait en distance horizontale à 50 mètres du point d'émergence de la racine.

Les rameaux secondaires portent tous des lenticelles, du moins dans leur jeune âge.

Les feuilles sont opposées, à pétiole très court, parfois verticillées par trois, terminées en pointe, celle-ci légèrement incurvée; en bas, et partagées asymétriquement par la nervure médiane, elles sont, selon les espèces, couvertes de poils ou glabres et à l'aspect vernissé. Les feuilles persistent peu de temps sur les rameaux floraux ; la floraison, qui se fait sur les jeunes rameaux, précède de peu la feuille, et cette dernière disparaît elle-même avant la déhiscence du fruit.

L'inflorescence forme une cyme terminale peu serrée qui, multiflore d'abord, devient ensuite uni et plus rarement biflore. Cependant, dans une espèce, le *St. Paroissei*, dont les fleurs non

(1) PLANCHON, Produits fournis à la matière médicale par la famille des Apocynées (1894).

encore décrites ont été étudiées par l'un de nous, ces organes, au lieu d'être disposés en cyme terminale, sont disposés le long des rameaux florifères, sur une longueur de 1 m. 50 à 2 mètres, chaque fleur ayant un pédoncule très court. Une disposition analogue n'a été signalée dans aucune autre espèce de Strophantus actuellement connue.

La fleur est formée d'un calice à 5 sépales distincts, imbriqués et se recouvrant un peu. La corolle gamopétale est diversement colorée suivant les espèces : jaune pâle, blanc, blanc verdâtre, violacée avec bandes plus foncées; cependant les trois premières couleurs se trouvent parfois réunies sur une même plante. La corolle est terminée, selon les espèces, soit par cinq lobes arrondis, soit, dans la majorité des cas, par cinq lanières, plus ou moins allongées. C'est dans le *St. Hispidus* que ces lanières atteignent la plus grande longueur: 6 à 8 centimètres, soit environ quatre fois la longueur du tube de la corolle. Dans la fleur non encore épanouie, ces lanières s'enroulent de gauche à droite les unes sur les autres comme une corde;cette disposition a valu au genre son nom : Στρωφος, corde roulée, et ανθος fleur. Quand l'épanouissement de la fleur est complet, la corde est déroulée et les lanières pendent.

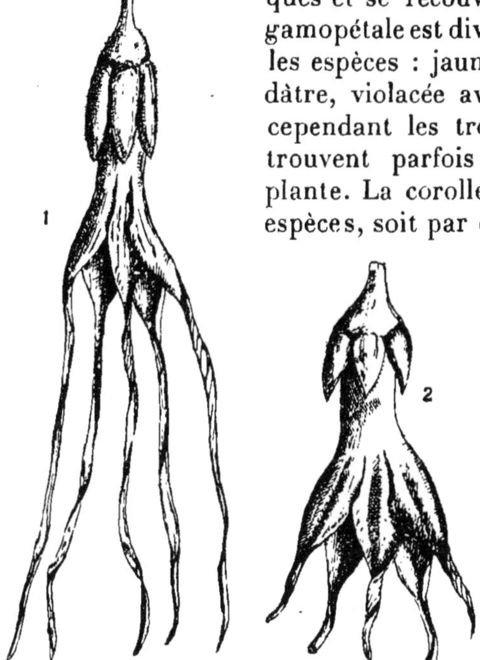

Fig. 10. — Fleur de *strophantus hispidus*; — 2. Fleur de *strophantus parcinesse*. (Grandeur naturelle.)

Le tube de la corolle est tapissé par un tissu charnu qui forme à la gorge dix petites languettes saillantes rapprochées par paires et superposées aux pétales.

Cinq étamines alternent avec les pétales. Leurs filets, concrescents avec le tube de la corolle, s'en détachent à la gorge et convergent ensuite de manière à former un capuchon au-dessus du style.

Le gynécée est constitué par deux carpelles formant des ovaires libres. Le style, long et mince, porte un stigmate en forme de manchon épais.

Le fruit est fusiforme, large de 2 à 5 centimètres à la base, et de 1/2 centimètre au sommet. Il est long de 15 à 50 centimètres et est composé de deux follicules identiques qui forment d'abord un angle de 45° et peu à peu divergent, de manière à se trouver, au moment de la maturité, à peu près dans le prolongement l'un de l'autre, opposés et accolés par leurs bases. Ces fruits sont atténués au sommet et terminés par un stigmate épaissi. Chez certaines espèces, notamment le *Str. Hispidus*, ces fruits atteignent une longueur de 45 à 50 centimètres. Dans le *Str. Paroissei*, ils se distinguent nettement par leur forme très spéciale : ils sont gros, et l'extrémité, libre au lieu d'être effilée et amoindrie, est à peine atténuée et creusée en cupule.

A l'état frais, le fruit est cylindrique, de couleur vert pâle, légè-

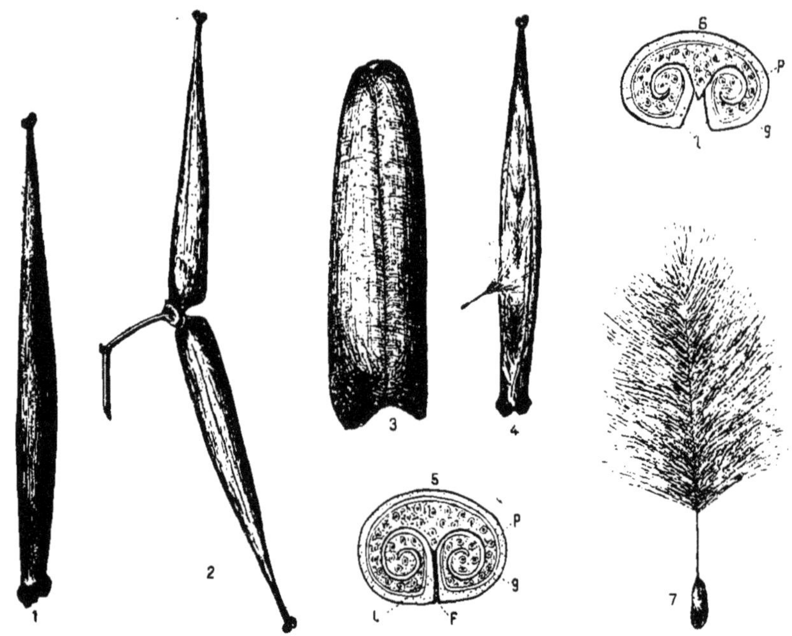

Fig. 11. — Fruit de *Strophantus hispidus* ; 2. Pédoncule portant ses deux follicules dans le prolongement l'un de l'autre ; 3. Fruit de *Strophantus Paroissei* vu par sa face ventrale et montrant la rainure longitudinale par laquelle se fera la déhiscence ; 4. Fruit de *Strophantus hispidus*, dans laquelle la déhiscence s'est produite ; 5-6. Coupe perpendiculaire au grand axe d'un follicule montrant le mécanisme de la déhiscence ; *p*, péricarpe ; *g*, graines ; *q*, rainure longitudinale de la face ventrale ; *l*, lame placentaire ; 7. Graine de *Strophantus hispidus*.

rement velu à la surface ; il porte une rainure longitudinale d'autant plus visible que la maturité est plus avancée et qui correspond au milieu de la face d'accolement des deux carpelles dans la fleur. Lorsque, ayant atteint sa maturité complète, le fruit s'est desséché, il présente un aspect et une consistance ligneuse, est ridé dans le sens de la longueur et parsemé de lentilles ovales d'un blanc sale ; la rainure longitudinale s'accentue, s'ouvre, et les bords du carpelle, plus ou moins écartés, ne sont plus reliés que par les deux lames placentaires, parcheminées, de couleur jaune sale et vernissées à l'intérieur, qui s'étalent et se coupent en un angle d'autant plus obtus que la déhiscence est plus avancée. Il arrive un moment où ces lames se déchirent et laissent voir les graines.

Les graines sont lancéolées ou elliptiques ; l'une des faces est convexe, l'autre plate, parfois concave. Leurs dimensions sont d'environ : longueur, 15 millimètres; largeur, 4 à 5 millimètres. Elles sont glabres ou velues, suivant les espèces. Elles s'effilent en une hampe de 20 à 25 millimètres, très fragile, surmontée d'une splendide aigrette de 4 à 8 centimètres de longeur sur 2 à 6 de largeur, formée de poils soyeux, qui permet aux graines de parcourir, portées par le vent, des distances considérables.

La floraison se fait au début de la saison des pluies : de mars à mai, selon les régions ; la maturité est complète d'octobre à décembre. La déhiscence se produit un mois plus tard, mais elle n'est terminée qu'au début de la floraison suivante.

Chaque rameau ne porte en général qu'un fruit unique composé de ses deux follicules, et contenant de 150 à 200 graines.

Nous nous sommes étendus aussi longuement sur les caractères botaniques du genre Strophantus, parce que cette plante, introduite il y a une vingtaine d'années dans la thérapeutique cardiaque, a joui pendant quelque temps d'une certaine vogue, mais l'inconstance des résultats (certains produits se montrant même absolument inactifs) ne tarda pas à faire presque abandonner ce médicament. D'après Payrau (1), il est vraisemblable que le commerce, pour subvenir aux nombreuses demandes d'un produit difficile à se procurer, a eu recours à la fraude, et a accueilli comme graine de strophantus officinal (c'est le *Str. Kombé* qui avait été indiqué comme tel en 1894 par la commission du Codex) toutes les graines du genre et même des genres voisins. La connaissance insuffisante des caractères botaniques des diverses variétés de strophantus rendait très difficile la découverte de la falsification.

En 1893, Franchet (2) décrivait déjà trente-sept espèces de strophantus; depuis, d'autres ont été décrites, et à l'heure actuelle on compterait trente-deux espèces africaines, et vingt asiatiques.

Il est certain que la plupart de ces espèces font double, triple, quadruple..... emploi, les déterminations ayant été faites dans de très mauvaises conditions : exceptionnellement avec la plante complète, le plus souvent avec le fruit seul, parfois même avec des fleurs ou des graines seulement !

L'un de nous, depuis 1895 et pendant une période de neuf

(1) PAYRAU, *Recherches sur le Strophantus*, Paris, 1900.
(2) FRANCHET, *Journal de Botanique*, 1893.

années passées dans nos diverses possessions de la Côte occidentale d'Afrique, s'est constamment occupé de la recherche des strophantus. Bien qu'ayant son attention sans cesse attirée sur eux, il n'en a rencontré que deux espèces, sans répartition géographique particulière et voisinant souvent : le *Str. hispidus* et le *Str. Paroissei*. Les caractères botaniques de ces deux espèces sont absolument distincts :

Strophantus Hispidus.	*Strophantus Paroissei.*
Grosse liane grimpant au sommet des arbres les plus élevés, ou buisson sarmenteux, selon que la plante vit isolée ou au voisinage d'arbres.	Buisson sarmenteux ou mince liane émettant des ramifications allongées, mais n'allant jamais plus haut que 4 à 5 mètres.
Feuilles opposées, *velues*, rudes au toucher, couleur vert sale.	Feuilles opposées, *glabres*, couleur vert foncé, d'aspect vernissé.
Fleurs *blanches*, vert clair ou *jaune*, avec toutes les teintes intermédiaires.	*Fleurs mauves* à stries longitudinales beaucoup plus foncées. Fleurs deux à trois fois plus larges que celles du *S. Hispidus*, mais prolongements floraux plus courts.
Prolongements floraux très longs cinq à 6 fois la longueur du tube de la corolle qui a environ 3 cent. sur un demi-centimètre.	Une à deux fois la longueur du tube de la corolle.
Longueur de la fleur, y compris les appendices floraux.	
6 à 12 cent.	5 à 6 cent.
Inflorescence en cyme terminale.	Fleurs disposées latéralement sur les rameaux en cymes axillaires et figurant de longues guirlandes de 1 m. 50 à 2 mètres, visibles de très loin.
Fruit très allongé, de 15 à 50 centimètres, fusiforme, effilé vers le sommet, terminé par un stigmate volumineux.	Fruit en forme de gros cigare, trapu, ne dépassant pas 20 centimètres de long, et 4 à 6 centimètres de diamètre, peu atténué au sommet et creusé en cupule à cette extrémité.
Cultivé aux environs des villages et vivant spontanément dans les forêts, surtout au bord des clairières.	Jamais cultivé, et vivant *toujours sur les rives des marigots.*

Placé dans d'excellentes conditions pour cette étude (un certain nombre de sujets ont pu être observés pendant quatre floraisons consécutives) ; celui de nous qui s'est occupé de ces recherches a pu se convaincre de l'absolue identité du *Str. Hispidus* et des espèces décrites sous les noms de *Str. Kombé, Str. Minor, Str. du Niger, Str. Sarmentosus, Str. Schuchardté.*

La plupart des espèces décrites ne se distinguent, le plus souvent, que par des différences minimes ; dimensions du fruit, de la feuille, des prolongements floraux, la forme de l'aigrette, parfois même par des colorations légèrement différentes obtenues en traitant par des réactifs chimiques des coupes de la graine ; ou bien encore, des différences histologiques dans des coupes de feuilles, de tiges ou de graines.

Or, les échantillons arrivés en France qui ont servi de base à ces études étaient plus ou moins avariés, les fruits avaient été cueillis avant ou après maturité, le péricarpe, souvent raclé pour éviter la putréfaction, etc... Quelle créance ajouter à des divergences minimes observées dans d'aussi mauvaises conditions lorsque nous avons vu, nous-même, un même pied de *Str. Hispidus* porter à la fois des fleurs blanches et des fleurs jaunes munies de prolongements de longueur très inégale, une racine de la même espèce poussée à quelques mètres de la lisière d'une forêt, et émettant d'un côté une énorme liane grimpant au sommet d'un fromager, et de l'autre un petit tronc surmonté d'un arbuste sarmenteux formant un buisson de 2 mètres de hauteur ?

La longueur du fruit varie parfois sur *un même sujet* de 20 à 40 centimètres. Le volume de la graine, la longueur du prolongement qui la rattache à l'aigrette, les dimensions et la forme même de celle-ci varient selon l'état de maturité et sont dissemblables dans des fruits cueillis sur un même arbre à quelques semaines d'intervalle.

Il y a donc encore beaucoup à faire dans l'Etude botanique des Strophantus. Il appartient aux médecins coloniaux, admirablement placés parfois pour faire sur les lieux mêmes des études de ce genre, de mettre un peu d'ordre dans ce chaos.

Lorsque les caractères des espèces seront bien déterminés, l'une d'elles pourra peut-être reprendre place dans la thérapeutique (1).

MÉCANISME DE L'EMPOISONNEMENT PAR LE STROPHANTUS. — Le principe *actif* des strophantus est un glucoside, la *strophantine.* Dans certaines espèces (Str. glabre du Gabon), la strophantine est associée à l'*Ouabaïne* (Catillon).

Le strophantus est un tétanisant du cœur. Polaillon et Carville (2), dans des expériences pratiquées sur des grenouilles, des oiseaux et des chiens avec de l'extrait alcoolique de graines, ont constaté à l'autopsie faite immédiatement après la mort que le cœur s'arrêtait toujours en systole. Ferré et Busquet, qui ont

(1) Le travail de PAYRAU cité plus haut serait un guide précieux pour ces recherches.
(2) *Archives de Physiologie*, 1872.

opéré directement avec du poison des flèches du Soudan, ont trouvé que le cœur s'arrêtait en diastole pour les oreillettes, et pour les ventricules en systole, quelquefois en demi-diastole et plus rarement en diastole complète.

Le Dantec, Boyé et Béréni, expérimentant avec du poison rapporté du Haut-Dahomey et de l'extrait aqueux de graines de *Strophantus Hispidus*, ont trouvé le cœur en diastole dans un certain nombre de cas.

La contradiction entre ces deux dernières séries d'expériences et celles de Polaillon et Carville n'est qu'apparente : Ceux-ci, croyant opérer avec de l'Inée (*Str. Hispidus*), avaient en réalité entre les mains du Strophantus glabre du Gabon (Blondel). Nous avons vu que cette espèce contient à la fois de la strophantine et de l'ouabaïne, cette dernière dans la proportion de 5 o/o, alors que la strophantine n'y entre que dans la proportion de 1 o/o (Catillon). Or, l'ouabaïne provoque toujours l'arrêt du cœur en systole (Gley, Laborde, De Nabias).

Pour Ferré et Busquet, le strophantus agirait sur les muscles avec lesquels il est en contact direct en les paralysant et en les rendant inexcitables, tandis que les autres conservent leur contractilité. La mort est précédée de troubles respiratoires ; mais ces deux expérimentateurs n'ont pu élucider si l'arrêt du cœur est dû à une modification de son appareil ganglionnaire ou à une altération du tissu musculaire.

Au cours d'expériences sur les animaux, Le Dantec, Boyé et Béréni (1) ont constaté dans tous les cas les symptômes suivants dans l'ordre chronologique ; pour se rapprocher de la réalité d'une blessure par flèche, les sujets en expérience étaient piqués par des épingles barbelées et enduites de poison :

1°) Tremblements, exagération des réflexes ;

2°) Mouvements convulsifs du diaphragme ;

3°) Chute de la tête ;

4°) Convulsions parfois généralisées produisant de véritables sauts de mouton ;

5°) Grimaces convulsives des muscles de la face annonçant l'imminence de la mort. Celle-ci survenait de 15 à 20 minutes après la blessure.

D'une façon constante, à l'autopsie, le foie était très congestionné ; quelquefois même on rencontrait un caillot entre cet organe et le diaphragme.

Il résulte de ces expériences, et le fait est vérifié par les observations chez l'homme, que le strophantus est autant poison convulsivant que poison cardiaque.

(1) *Archives de médecine navale*, 1897.

MARCHE DE L'INTOXICATION CHEZ L'HOMME. — Collomb a rapporté, d'une façon très complète, l'observation de deux cas de mort par flèches empoisonnées, survenus à l'affaire de *Diena* (1) (Soudan).

« Chez le premier tirailleur, le fer de la flèche avait pénétré de 5 centimètres dans le côté droit de la poitrine, entre la troisième et la quatrième côte. La plèvre avait été perforée et le poumon légèrement atteint. La flèche fut retirée séance tenance au moyen d'une large incision pratiquée dans l'espace intercostal. Le blessé succombait six minutes après l'extraction, soit onze minutes après avoir été atteint.

« Le second avait été blessé à la jambe droite ; le fer de la flèche avait pénétré dans le soléaire ; il fallut pratiquer une grande incision pour l'extraire. Le blessé succombait huit minutes après l'extraction de la flèche, soit treize minutes après avoir été atteint.

« Les deux blessés ont présenté les mêmes symptômes : environ une minute après l'extraction de la flèche, nos deux tirailleurs, qui jusqu'alors étaient restés assis, se couchent lentement, péniblement et poussent quelques gémissements inarticulés.

« La tête tombe sur la poitrine, une sueur froide couvre rapidement le corps, les mouvements sont lents, pénibles, la respiration semble s'arrêter, les mouvements d'inspiration et d'expiration se font de plus en plus rares ; le pouls est petit, déprimé, difficilement perceptible ; les pulsations, faibles et rapides, vont en diminuant d'intensité et finissent par s'éteindre. Les battements du cœur diminuent de fréquence, puis s'arrêtent brusquement. Les blessés ont un soubresaut nerveux, la langue sort de la bouche, les yeux sont convulsé en haut et la mort arrive. Tous ces symptômes se sont succédés très rapidement, quelques minutes après l'apparition du premier phénomène. »

Béréni, au combat de Yagbassou (Haut-Dahomey), a observé 15 cas mortels en 10 à 15 minutes. Le maximum de survie a été de 20 minutes. Toutes les flèches avaient été arrachées par les blessés, et, comme nous le verrons plus loin, l'arrachement est une condition très défavorable à la guérison. Les symptômes observés ont été les mêmes que dans les deux cas de Collomb. Les plaies les plus rapidement mortelles ont été les plaies du thorax. Tous les blessés qui ont survécu ont eu des vertiges pendant qu'ils étaient sous l'influence du poison. Les Européens atteints étaient livides, avaient des nausées mais sans vomissements. La faiblesse musculaire a persisté chez tous les survivants pendant 5 à 6 jours. Aucune complication ultérieure dans l'évolution des blessures, malgré le peu de soins qu'elles ont reçu.

(1) *Archives de médecine navale*, 1896.

La mort n'arrive pas toujours aussi rapidement. Bartet (1), dans le Haut-Dahomey, l'a constatée dans des limites variant de 45 minutes à 1 h. 50. Les symptômes qu'il a observés ont été les mêmes que précédemment, les convulsions de règle ainsi que les troubles respiratoires. Les nausées ont été parfois suivies de vomissements.

Henric (2) expose en ces termes les symptômes de l'empoisonnement par flèches strophantées : « Immédiatement après la blessure, dépression complète, aussi bien morale que physique ; l'homme était abruti ; le regard devenait terne. Une sueur froide couvrait tout le corps. Quelquefois le blessé se traînait péniblement, le plus souvent il se couchait à terre sans bouger. Les mouvements respiratoires étaient ralentis, le pouls devenait presque imperceptible. Les battements du cœur diminuaient de fréquence, puis s'arrêtaient brusquement. Quelquefois, une écume sanglante sortait de la bouche au dernier moment. Ces symptômes foudroyants furent observés à la suite de simples piqûres. »

Nous n'avons trouvé aucune relation d'autopsies.

MORTALITÉ. — La mortalité est très variable : Collomb, à Diena, sur un grand nombre de blessés (il n'en donne pas le chiffre), n'a que deux décès.

Henric, à la colonne du Dakol au Soudan, a plusieurs blessés par flèches empoisonnées (il ne donne pas non plus le chiffre exact), mais aucun décès. Un spahi en avait cependant reçu trois à la même jambe. A la mission du Mossi, sur 150 blessés, il a 11 morts, soit 7, 33 o/o.

Manin (3), à la colonne de Bossé, a 4 décès sur 64 blessés, soit 6,25 o/o.

Béréni à Yagbassou : Blessés 46, morts 15, soit 33,33 o/o.

Bartet, pour l'ensemble des opérations effectuées en 1897 dans le Haut-Dahomey, donne un total de 146 blessures ayant causé 27 décès; soit 18,49 o/o.

La mortalité moyenne est, pour l'ensemble, de 14,07 o/o. Tous ces décès, s'étant produits peu après la blessure, sont manifestement dus au poison, aucune d'elles n'était immédiatement mortelle par elle-même. La gravité des blessures varie beaucoup selon que la flèche a été empoisonnée récemment ou depuis longtemps : dans ce dernier cas, l'enduit toxique, en partie écaillé, tombe, et ce qui reste étant très dur se liquéfie difficilement dans la plaie, condition indispensable à l'absorption.

La mortalité élevée signalée par Béréni est exceptionnelle et tient aux conditions dans lesquelles s'est livré le combat de Yag-

(1) *Archives de médecine navale*, 1896.
(2) *Archives de médecine navale*, 1898.
(3) *Archives de médecine navale*, 1898.

bassou : nos miliciens, s'enfuyant par les portes de la ville, étaient tirés presque à bout portant par les indigènes embusqués à proximité des issues. De plus, dans le désarroi de la fuite, aucun soin immédiat ne put être donné.

D'une manière générale, les blessures les plus dangereuses sont celles qui atteignent les régions les plus vasculaires ; l'absorption du poison se fait alors très rapidement. Il en est de même des plaies de la poitrine et de l'abdomen. Ces plaies sont cependant relativement peu fréquentes. Les tirailleurs soudanais en colonne sont littéralement bardés de courroies s'entre-croisant sur la poitrine et dans le dos : musettes, peaux de bouc, cartouchières, couverture en sautoir, gris-gris, ceinture de laine faisant plusieurs circulaires autour des reins, ceinturon de la baïonnette, etc., etc. Tous ces obstacles, même quand leur épaisseur n'est pas suffisante pour empêcher la pénétration du fer de la flèche, la limitent cependant dans des proportions considérables, et essuient au passage la plus grande partie du poison.

TRAITEMENT. — La première indication à remplir est d'éviter la diffusion du poison dans l'organisme en interceptant la circulation de retour. Une ligature serrée, bande élastique de préférence, est appliquée le plus tôt possible au-dessus de la blessure lorsque celle-ci siège aux membres. Puis, on doit pratiquer l'extraction du fer de la flèche après l'avoir séparé de sa hampe.

Toutes les fois que cela sera possible, cette extraction doit être faite par une contre-ouverture permettant de tirer le fer *dans le sens de sa pénétration* de manière à produire une plaie nette en séton. Ce procédé a l'avantage d'éviter les grands délabrements et les plaies anfractueuses qui se produisent lorsqu'on retire en arrière ce fer plus ou moins barbelé ; de plus, c'est sous les barbelures que le poison protégé contre les chocs se trouve en plus grande quantité, et pendant l'arrachement, les tissus, s'accrochant à ces barbelures, les essuient littéralement et retiennent la majeure partie du toxique.

Lorsque, par suite du siège de la blessure, la contre-ouverture ne sera pas possible, on devra largement débrider, et écarter les tissus avec des pinces ou des érignes avant de retirer le fer.

Il faut ensuite procéder à l'élimination de la plus grande quantité possible du poison resté dans la plaie ; pour cela on pratique de larges débridements et on favorise l'hémorragie ; on fait d'abondants lavages ; la succion longuement continuée. Des ventouses, placées sur la plaie et souvent renouvelées, sont également d'une bonne pratique.

Ce n'est qu'au bout de deux heures, *et en l'absence de tout symptôme d'intoxication*, que la bande élastique pourra être enlevée, et la plaie traitée comme une plaie ordinaire, mais il ne faudra pas perdre de vue qu'une désinfection absolument minutieuse s'impose. L'un de nous a vu plusieurs fois, au Dahomey, des carquois dont le fond était garni d'un morceau de chien en putréfaction sur lequel reposaient les pointes; dans le Mossi, le poison est souvent mélangé après sa fabrication avec des viandes putréfiées; à la colonne de Bossi, Manin observa une piqûre légère de l'avant-bras ayant déterminé des accidents septicémiques qui nécessitèrent l'amputation.

Si la blessure siège dans une région où l'application d'une ligature n'est pas praticable, on devra se contenter des débridements, de lavages et d'applications de ventouses; mais il faut *agir vite*, la mort pouvant survenir en 8 à 10 minutes à la suite de plaies pénétrantes de la poitrine, de l'abdomen ou de l'orbite. Dans ces sortes de blessures, les symptômes d'intoxication se montrent rapidement, et le traitement sera le plus souvent inefficace (1).

Existe-t-il un antidote chimique qui puisse neutraliser les effets de l'intoxication strophantique et être utilisé d'une manière efficace concursemment avec les moyens mécaniques indiqués plus haut? Bartet paraît s'être bien trouvé, dans un cas, de l'éther à haute dose par la voie stomacale, pour stimuler l'énergie cardiaque: une demi-cuillerée à café toutes les dix minutes. Par contre, les injections d'aconitine et d'atropine qui ont été préconisées sont à rejeter: elles ajoutent très probablement leur action toxique à celle du strophantus, et n'ont jamais montré aucune efficacité. La caféine, elle aussi, s'est montrée inactive.

En 1897, Le Dantec, Boyé et Béréni ont publié, dans *les Archives de Médecine navale*, les résultats de leurs recherches sur les antidotes à opposer à l'intoxication strophantique; c'est le tanin qui leur a donné le meilleur résultat. Ils ont placé les animaux en expérience dans des conditions identiques à celles qui peuvent se rencontrer dans un combat: ils leur enfonçaient dans la cuisse une pointe barbelée chargée d'une dose sûrement mortelle de poison; deux minutes après la blessure, ligature que le blessé est supposé pouvoir appliquer lui-même ou faire appliquer par un camarade. Cinq minutes après la blessure, extirpation de la flèche, et lavage de la plaie avec une solution saturée de tanin; dix minutes après la blessure, enlèvement de la ligature. Les animaux ainsi traités n'ont présenté aucun symptôme d'intoxication après avoir reçu une dose trois fois mortelle.

Le tanin ne forme pas avec la strophantine un composé abso-

(1) Bartet a donné dans son travail cité plus haut un relevé de la mortalité dans les 146 cas qu'il a observés, selon que les blessures ont été soignées médicalement ou non (absence de médecin).

Cas traités médicalement	36;	morts 4	soit 11 o/o	de décès.
— non traités	110;	— 23	— 20,90/o	—

ment insoluble ; le mélange fait « in vitro » laissé en contac et pendant cinq minutes, et injecté à des animaux, a amené la mort quoique avec un retard considérable sur les témoins. Il a été démontré par Fraser que le précipité obtenu par le tanin est soluble dans un excès de strophantine. Il découle donc de ce fait la nécessité de faire des lavages très abondants et avec une solution saturée.

La solution iodo-iodurée n'a donné aux auteurs cités plus haut qu'un résultat médiocre.

Partant de ce fait que l'intoxication strophantique est surtout caractérisée par des convulsions dues à l'absorption du poison par les cellules nerveuses de la moëlle, les mêmes expérimentateurs ont recherché si, en diminuant l'excitabilité réflexe des centres nerveux, on pourrait arriver à neutraliser les effets de l'intoxication. Le bromure de potassium et le chloral ont été successivement essayés, et c'est ce dernier qui s'est montré le plus efficace. Un cobaye ayant reçu une dose deux fois mortelle suivie deux minutes après d'une injection sous-cutanée de 0 gr. 02 d'hydrate de chloral n'est mort que 5 heures après les témoins.

Ayant constaté en outre dans le cours de leurs expériences que le poulet est très résistant à l'intoxication strophantique (il faut pour le tuer des doses 10 à 15 fois plus considérables que pour un poids égal de cobaye), les auteurs ont recherché si le sérum de cet animal ne jouirait pas de propriétés antitoxiques. Employé comme préventif, une heure avant la blessure, il s'est montré très efficace, la mort du cobaye en expérience qui fut abandonné sans aucun traitement n'est survenue qu'après 36 heures. Il avait reçu 2 centimètres cubes de sérum et une dose de strophantus capable de le tuer en 18 minutes. Malheureusement, les propriétés curatives de ce sérum, ainsi que celles de l'extrait de foie du même animal, se sont montrées à peu près nulles.

De ces expériences, il découle l'indication pratique de neutraliser le poison dans la plaie par des irrigations très abondantes et prolongées avec une solution saturée de tanin, et d'employer comme adjuvant du traitement, si l'on craint que l'élimination du poison n'ait pas été complète, les injections sous-cutanées d'hydrate de chloral.

A défaut de tanin, on pourrait employer une décoction très concentrée de thé, ou d'une écorce riche en tanin.

ANTIDOTES INDIGÈNES. — On ne saurait passer sous silence les antidotes indigènes : de composition plus ou moins secrète, fabriqués et vendus par les griots et les sorciers, ils se sont toujours montrés absolument inactifs. Dans le Mossi, c'est un mélange de beurre de Karité et du charbon d'un arbre de la famille thoracique par exemple ou bien dans une région très vasculaire des légumineuses (1) (*diala* en bambara) (Henric), on avale plusieurs pincées. Dans le Haut-Dahomey, les Baribas emploient une substance indéterminée ayant l'aspect d'une poudre grossière, noirâtre, où l'on distingue des fragments de feuilles et de racine. L'un de nous a eu entre les mains la plante qui serait la base de cette préparation : injectée sous forme d'extrait, elle s'est montrée inactive. Dans le Haut-Dahomey également, on emploie une pâte composée de miel et de piment, que l'on applique sur la plaie (Bartet). Au Congo, un mélange de cérumen et de jus de canne à sucre (Payrau). Tout cela n'a d'ailleurs qu'un intérêt de curiosité.

Le baobab, et son alcaloïde, l'adansonine, ont été indiqués par Lascelles-Scot (2), comme l'antidote de la strophantine. Le fait aurait besoin de confirmation expérimentale : l'un de nous a injecté une décoction concentrée de fruit et d'écorce de boabab à des animaux qui venaient de recevoir une dose mortelle de strophantus, sans que la marche de l'intoxication ait été modifiée.

I. — VENIN

NATURE DU POISON. — Les Cafres, les Hottentots (3) et les Boschimans se servent pour empoisonner leurs flèches du venin de divers serpents, notamment de celui de la *vipère heurtante* (Vipera Ariétans), très commune dans ces régions.

Ils se procurent le venin en comprimant les glandes salivaires du reptile immobilisé à terre par une petite fourche placée en arrière de la tête. Ils le mélangent ensuite au latex d'une plante de la famille des euphorbiacées, de manière à obtenir la viscosité nécessaire à une bonne adhérence du poison au fer de la flèche.

Aucun cas de mort par flèches ainsi empoisonnées n'a été médicalement relaté ; il est hors de doute que les symptômes doivent être identiques à ceux qui résultent de la morsure d'un serpent venimeux (4).

La gravité de la blessure dépend non seulement de la quantité de venin déposé sur la flèche, mais aussi de son activité qui peut s'altérer sous l'influence de diverses causes physiques, et enfin du siège du traumatisme ; une flèche pénétrant dans la cavité

(1) Vraisemblablement l'*acacia adansonii*.

(2) *Journal de Pharmacie*, mars 1888.

(3) Les Hottentots se serviraient aussi, pour empoisonner leurs flèches, d'un extrait de feuilles et de graines d'une solanée, l'*acocanthera venenata*, grand arbrisseau aux fleurs odorantes qui croît aux environs du cap de Bonne-Espérance. L'étude scientifique de ce poison n'a pas été faite.

(4) Les accidents causés par l'envenimation ainsi que le traitement à leur opposer sont exposés en détail dans un article spécial, auquel nous renvoyons le lecteur.

provoquerait très rapidement des phénomènes d'envenimation.

TRAITEMENT. — D'après une relation publiée dans la *Revue scientifique du Cap de Bonne-Espérance*, les indigènes, lorsqu'ils se blessent accidentellement à la chasse, pratiquent une succion énergique de la plaie, et n'hésiteraient même pas, s'il s'agit d'une extrémité d'un doigt par exemple, à amputer immédiatement au-dessus de la blessure.

Müeller (de Victoria) avait indiqué comme efficaces les injections hypodermiques de strychnine. Dujardin-Beaumetz et Restrepo, qui ont expérimenté ce traitement sur les animaux, n'ont obtenu que des résultats négatifs.

Le traitement de choix sera celui institué il y a quelques années par Calmette pour les morsures de serpents venimeux. Il a toujours fait preuve d'une efficacité absolue ; nous le résumerons en quelques mots :

1° Ligature interceptant la circulation de retour lorsque la situation de la blessure permet de l'établir ; 2° neutralisation « in situ » du venin resté dans la plaie après extraction de la flèche, par des lavages avec une solution récente d'hypochlorite de chaux à 1/60 ; 3° injection hypodermique d'une ou deux doses de sérum antivenimeux de Calmette, et, si les accidents sont déjà déclarés et l'intervention pressante, injection intra-venimeuse de ce sérum ; 4° injections hypodermiques en divers points autour de la plaie de 8 à 10 centimètres cubes de la même solution d'hypochlorite de chaux.

A défaut de ce sel, on pourra employer l'hypochlorite de soude (liqueur de Labarraque), l'hypochlorite de potasse (eau de Javel) ou bien le chlorure d'or en solution à 1/100. Le permanganate de potasse en solution à 1/100 peut être également employé pour les lavages *du trajet* de la blessure (Lacerda).

Si enfin aucun des moyens précédents ne pouvait être mis en œuvre, il serait indiqué, pour éliminer mécaniquement la plus grande quantité possible du venin inoculé, de pratiquer de larges débridements, la succion de la plaie, et en outre une cautérisation profonde au fer rouge. A l'intérieur, administrer des stimulants : caféine, éther, acétate d'ammoniaque ; on aura recours aux frictions, à la respiration artificielle.

II. — OUABAÏO

NATURE DU POISON. — Les Somalis enduisent leurs flèches d'une préparation très toxique tirée du bois et surtout des racines d'un arbre appelé *ouabaïo*. Cet arbre, dit Bartet (1), pousse

(1) BARTET, Côte des Somalis. Géographie médicale (*Arch. de méd. navale*, juin 1896).

en abondance, dans le pays des Somalis Medjourtines ; les Issah et les Dolbohantes iraient au marché de Bender Gasem, port de la côte, chercher de petits fagots de racines de cet arbre meurtrier. La mort serait excessivement rapide si la blessure est un peu profonde et ne peut être soignée de suite. Le cadavre prend une teinte noire ; quand les Somalis se piquent accidentellement avec une flèche, ils circonscrivent aussitôt la plaie par une profonde incision et enlèvent la partie atteinte. Ils ont soin d'ailleurs, pour limiter le danger de ces piqûres, de n'enduire du poison qu'une partie de la pointe.

Le poison est un extrait aqueux comme celui tiré du Strophantus. On le rend plus consistant et plus adhésif par addition de gomme à l'eau d'ébullition.

Le principe actif de ce poison est l'*Ouabaïne*, retirée par Arnaud (1) des racines de *l'Acokanthera Ouabaïo*. Le glucoside, contenu dans les racines de cette plante dans la proportion de 3 o/o, cristallise en lames rectangulaires, d'aspect nacré, blanches, inodores, solubles dans 30 parties d'eau, insolubles dans le chloroforme, l'éther et l'alcool chaud.

Cette substance, très analogue comme composition à la strophantine, en diffère par certaines réactions : alors que cette dernière donne avec l'acide sulfurique concentré une couleur vert émeraude, puis rouge, l'ouabaïne donne une coloration brune instantanée. Avec l'acide chlorhydrique, elle donne une coloration jaune verdâtre, tandis que cet acide donne avec la strophantine une coloration verte.

Enfin, l'ouabaïne ne donne pas de précipité par le tanin. Les acides étendus la dédoublent en sucre réducteur et en résine insoluble en partie.

Nous avons déjà vu que l'ouabaïne associée à la strophantine constitue le principe actif du strophantus glabre du Gabon.

CARACTÈRES BOTANIQUES. — L'ouabaïo est une apocynée ; d'après Franchet et Poisson, il se rapproche du *Carissa Schimperi* d'Abyssinie, mais, en raison de l'absence d'épines sur les rameaux, il doit plutôt être rangé parmi les *Acokanthera*, genre très voisin créé par Don. Trois espèces : *A. Ouabaïo*, *A. Schimperi*, *A. Deflersii*, ont été données comme fournissant le poison des flèches des Somalis (G. Planchon).

On a peu de renseignements précis sur l'ensemble des caractères botaniques de l'Ouabaïo ; les études n'ont guère porté que sur des échantillons incomplets. Voici, d'après Planchon (2), les caractères du bois : « Tige de 10 centimètres de diamètre, écorce rugueuse, grisâtre, d'aspect argenté sur sa face extrême, s'exfo-

(1) ARNAUD, Sur l'Ouabaïne. (*C. R. Ac. Sc.* 1888.)
(2) G. PLANCHON et COLLIN, *les Drogues simples d'origine végétale.*

liant facilement sous l'ongle, mais présentant avec le bois une adhérence assez grande. Face interne grise, noirâtre, cassure courte, grossière, offre à l'œil nu des lignes blanchâtres, concentriques, mais non continues, qui divisent l'écorce en plusieurs couches et se détachent nettement sur la couleur rouge brun de l'écorce elle-même. Bois très doux, se laissant difficilement attaquer par le couteau, saveur amère très prononcée, pas d'odeur, couleur blanc jaunâtre. »

Le fruit serait une baie ; les feuilles sont opposées, les fleurs solitaires ou rapprochées en cymes avec une corolle tordue.

Il y a encore des recherches à faire à ce sujet, beaucoup de caractères botaniques étant indéterminés.

EFFETS PHYSIOLOGIQUES. — Ils ont été étudiés par Gley, Laborde et de Nabias. Gley (1) le premier a constaté l'analogie des effets physiologiques de l'ouabaïne avec ceux de la strophantine. La mort survient par arrêt du cœur toujours en systole. Sa toxicité est supérieure à celle de la strophantine. 1/10e de milligr. injecté sous la peau tue en 6 minutes un cobaye de 0 kg. 500 ; 1/4 de milligramme amène dans le même temps la mort d'un chien ; 1/45 de milligramme injecté sous la peau d'une grenouille arrête son cœur en systole en deux heures. Par la voie stomacale, la mort est beaucoup plus lente.

Laborde observa la résistance particulière du rat blanc à l'intoxication par l'ouabaïne.

Nous n'avons trouvé aucune description des symptômes de l'intoxication chez l'homme.

TRAITEMENT. — Le traitement sera identique à celui des blessures de flèches strophantées, sauf en ce qui concerne la solution employée comme neutralisant chimique. Nous avons vu que le tanin ne précipitait pas l'ouabaïne. Il serait logique, à notre avis, de recourir à des lavages avec une solution faible d'un acide peu caustique pour obtenir le dédoublement de l'ouabaïne en sucre réducteur et en résine insoluble.

III. — POISON DE RAINETTE

Les tribus indiennes Noanamas, Cunas et Chocoes, qui habitent le Choco, partie du territoire colombien située à l'est de l'Etat d'Antioquia, depuis le sommet de la Cordillère occidentale des Andes jusqu'au Pacifique, entre les 4e et 9e degrés de latitude

(1) GLEY, *Toxicité comparée de la strophantine et de l'ouabaïne* (*C. R. Ac. Sc.*), 1888.

boréale, se servent d'un poison tiré d'une rainette. Roulin (1) l'avait signalé en 1828. Plus récemment, Posada-Arango (2) confirma le fait et étudia le poison.

Cette rainette est petite (le tronc et la tête réunis ont 4 centimètres de longueur sur une largeur moyenne de 12 à 15 millimètres), svelte, jaune vif sur la tête et sur le dos. Sa tête triangulaire est légèrement tronquée en avant. Elle pousse un cri, sorte de sifflement aigu et entrecoupé qui ressemble assez à la répétition des syllabes *fin*, *fin*, *fin*. Pour la capturer les Indiens imitent ce cri.

Très agile, elle saute avec beaucoup de vivacité; elle vit sur le sol, parfois sur les grosses racines et les troncs inclinés, dans les endroits sombres des forêts.

Les Indiens prétendent que son contact cause du prurit, aussi pour la prendre s'enveloppent-ils la main de feuilles.

Cette rainette est la *Phyllobates melanorrhinus*.

PRÉPARATION ET EFFETS PHYSIOLOGIQUES DU POISON. — Pour préparer le poison, les Indiens transpercent l'animal vivant par une baguette de bois appointé qui, entrant par la bouche, ressort par une des pattes. On l'approche ensuite du feu, et sous l'influence de la chaleur elle laisse transsuder une sécrétion laiteuse, jaunâtre, dans laquelle est trempée la flèche qu'on laisse ensuite sécher. Le poison fourni par une seule rainette suffirait pour empoisonner 50 flèches. Celles-ci conservent leurs propriétés très longtemps à l'abri de l'humidité. Elles sont fabriquées par les Noanamas, qui en fournissent les Cunàs et les Chocoës. Les Indiens les nomment « neaara ». Ce sont des baguettes minces et rigides, en bambou ou palmier, de 25 centimètres de longueur, spiralées à la pointe pour retenir le poison. A la partie inférieure, se trouve une boulette de coton enduite de cire, faisant office de piston, car ce petit dard est lancé avec une sarbacane de 2 mètres de longueur et non avec un arc.

Le poison, tel qu'on le trouve sur la pointe des flèches, est gris foncé, il excite fortement l'éternument quand on le pulvérise. Traité par l'alcool et l'éther, on obtient par évaporation une substance blanchâtre et amorphe, qui est la matière toxique. Posada-Arango, qui l'a extraite, propose de l'appeler *Batracine*. Elle est entièrement soluble dans l'alcool.

Ce poison, introduit par les voies digestives, est inoffensif. Posada-Arango a observé les phénomènes suivants à la suite de blessures par dard empoisonné ou injection de Batracine : les

(1) ROULIN et BOUSSINGAULT, Examen chimique du Curau (*Ann. de Chimie et de Physique*, 1888).

(2) POSADA-ARANGO, le Poison de Rainette des sauvages du Choco (*Arch. méd. nav.*, 1871).

oiseaux, à peine piqués, se mettent à haleter, puis chancellent ; ils fléchissent le cou, et accusent un frémissement musculaire généralisé. Ils battent des ailes et meurent. L'agonie commence 8 minutes après la blessure et dure 4 minutes.

Chez les mammifères, chats et cobayes, on observe, au bout du même temps, de l'inquiétude, de la torpeur, des sauts tétaniques, des tremblements convulsifs de la tête, du frémissement musculaire, des vomissements et de l'émission d'urines. La mort survient en quelques minutes.

Aucune lésion appréciable à l'autopsie. On ne possède pas de relations d'intoxication chez l'homme. Les Indiens n'ont aucun antidote. Quand ils se blessent accidentellement, ils n'hésitent pas à sacrifier le membre blessé si la blessure siège à une extrémité. Posada-Arango a essayé de neutraliser le poison par divers agents chimiques. L'acide chlorhydrique rend les flèches inoffensives après un contact de quelques minutes. La teinture d'iode n'a pas d'efficacité.

L'emploi de ce poison est limité à la Région du Choco. L'agent toxique le plus employé dans l'Amérique du Sud pour empoisonner les flèches est le « Curare ».

IV. — CURARE

Le curare est une substance qui se présente sous la forme d'un extrait solide, brunâtre, d'aspect résineux, de saveur amère, et d'odeur empyreumatique ; incomplètement soluble dans l'eau, qu'elle colore en rouge, soluble dans l'alcool, insoluble dans l'éther.

Sous ce nom générique de curare, on désigne une série de produits qui diffèrent par leur origine et leur fabrication. Diverses espèces de strychnées constituent la base de cette préparation.

VARIÉTÉS. — D'après G. Planchon, il y aurait lieu de distinguer :

a) Le *Curare du Haut-Amazone*, dont le principe actif est le *Strychnos Castelnœanea* (Wedd.), fabriqué par les Indiens Jancos, Orjonès, Yaguas, Ticumas et Pébas, qui habitent les rives septentrionales du Haut-Amazone ;

b) Le *Curare de l'Orénoque ;* fabriqué par les Indiens Piaroas et Moquiretares dans les parages des cataractes de ce fleuve. Il y en a deux sortes d'après G. Planchon : le curare faible, tiré du *Strychnos Gubleri ;* qui sert pour la chasse, l'autre, curare fort, tiré du *St. Curare* et du *St. Toxifera ;*

c) Le *Curare des Guyanes*, préparé par les Indiens Trios et

Roucouyennes, qui habitent le bassin supérieur de la rivière Parou.

Le Curare produit dans les Guyanes anglaises par les Macu-

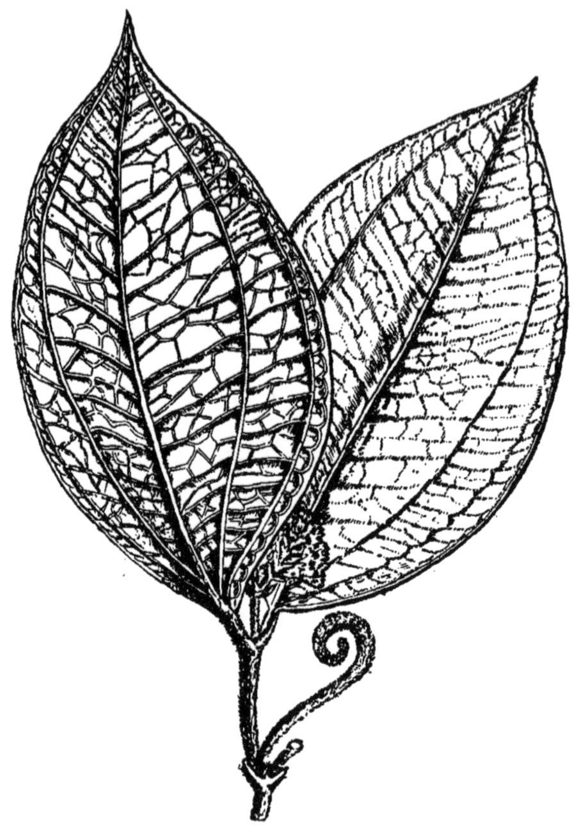

Fig. 12. — *Strychnos Castelnœcanea* (Rameau florifère).

sis se rapproche beaucoup du Curare fort de l'Orénoque et est tiré du *St. Curare* mélangé au *St. Cogens*.

Curare du Haut Amazone. — A été étudié par Crevaux, qui a rencontré le *St. Castelnœanea* au bord des rivières Javari, Yaguos, Sia et Japura. C'est une liane qui atteint une vingtaine de mètres de hauteur et de 20 à 25 centimètres de diamètre.

Ses feuilles sont opposées, grandes, pouvant aller jusqu'à 25 centimètres de longueur et 16 centimètres de largeur, mais de dimensions très variables selon l'âge de la plante; elles sont elliptiques, d'un vert brillant à la face supérieure, plus ternes à la face inférieure. Cinq nervures longitudinales velues donnent des nervures transversales qui se ramifient et sont très apparentes à la face inférieure.

Fleurs groupées en inflorescence serrée, supportées par un pédoncule court et épais. Calice à cinq lobes obtus, corolle à gorge nue, à cinq lobes concaves. Cinq étamines à filets courts, à anthères poilues.

Le fruit mûr n'a pas été décrit. H. Baillon, qui ne l'a vu que jeune, dit qu'il était alors de la grosseur d'un pois, entièrement charnu et oligosperme; ses deux ou trois graines étaient peltées.

Les jeunes branches, et surtout les rameaux florifères et les pédoncules sont couverts d'une couche épaisse d'un duvet serré, de couleur jaune, mat; certains d'entre eux sont terminés par une crosse arrondie analogue à une crosse de fougère, également recouverte du même duvet, très puissante et qui sert à fixer la liane aux arbres voisins.

L'écorce est gris foncé, parsemée de lenticelles, ridée, peu épaisse, grisâtre, et dans une coupe oblique du bois on aperçoit le canal médullaire volumineux et les ponctuations caractéristiques du bois des strychnées.

C'est l'écorce de la tige et des branches qui sert à la préparation du poison : après avoir épuisé cette écorce par de l'eau froide, les indigènes mélangent le liquide résiduel avec une plante qui, d'après Weddel, serait le *Cocculus Toxiferus*. Ils font bouillir longuement jusqu'à épuisement et additionnent ensuite de diverses plantes desséchées et pulvérisées jusqu'à consistance solide. G. Planchon, qui a fait l'étude botanique des divers échantillons de ces plantes rapportés par Crevaux, y a reconnu trois espèces de Piper, une Aristolochiée, une Aroïdée (*Dieffenbachia Seguine*) et une Phylotacée (*Petiveria Alliacea*).

Ces plantes accessoires diffèrent d'ailleurs selon les régions, et dans le bassin de l'Yapura y figure une deuxième strychnée, le *St. Yapurensis*, appelée « Guagueyemou » chez les Indiens Kueretou.

Curare de l'Orénoque. — Le *St. Gubleri* (G. Pl.) est une grosse liane pouvant atteindre 20 centimètres de diamètre et s'élevant au sommet des plus grands arbres.

Feuilles opposées, courtement pétiolées, de couleur vert rougeâtre à la partie supérieure, ayant de 12 à 15 centimètres de longueur sur 5 à 6 de largeur. Très acuminées au sommet, atténuées à la base. Poils rares, courts, plus nombreux sur les nervures. La disposition de ces dernières est caractéristique. (Fig. 13.) De la nervure médiane, se détachent à la base deux fines nervures longitudinales suivant les bords de la feuille, et à une certaine hauteur variable, deux nervures plus fortes que les inférieures, rarement opposées, qui gagnent le sommet, tout en restant à une certaine distance des bords. Des nervures secondaires transversales partent de ces nervures principales et forment un réseau saillant, principalement à la face inférieure (G. Planchon).

Fleurs petites, blanches, fruit non décrit. Le Curare faible est fabriqué par décoction de l'écorce jusqu'à épaississement sirupeux; on sépare à ce moment la partie liquide que l'on concentre jusqu'à consistance d'extrait. On le répartit alors dans plusieurs vases de terre qui sont placés sur des cendres chaudes jusqu'à siccité complète.

Quant au Curare fort, il serait fabriqué d'une manière analogue, mais avec le *Strychnos Curare*(H. Bn) qui paraît à Planchon se confondre avec le *Strychnos Toxifera.*

Curare de la Guyane Française. — Son mode de préparation a été observé par Crevaux pendant son voyage à la Guyane, de 1876 à 1878.

La plante active est nommée « Ourari » par les Indiens Trios et Roucouyennes.

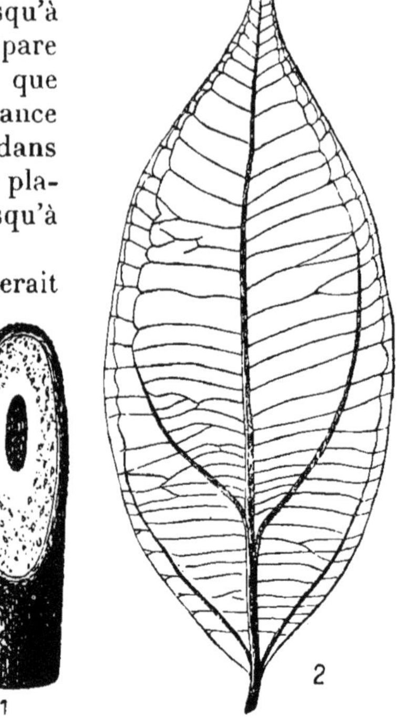

Fig. 13. — 1. Coupe d'une branche de Strychnée montrant le canal médullaire et les ponctuations caractéristiques; 2. Feuilles de *Strychnos Gubleri.*

G. Planchon, qui en a fait une description complète, lui a donné le nom de *Strychnos Crevauxii.* C'est une liane qui s'élève à la hauteur de 40-45 mètres. La tige porte de nombreux rameaux munis de distance en distance de cirrhes en crosse renflés à leurs extrémités. Les rameaux les plus fins sont couverts de poils courts et jaunâtres. Les feuilles, médiocrement épaisses, coriaces, sont longues de 5 à 8 centimètres, elliptiques ou lancéolées, courtement acuminées, le plus souvent atténuées à la base, portées par un court pétiole de 4 à 5 millimètres. La face supérieure est glabre et luisante, la face inférieure mate et glabre, sauf les grosses nervures qui portent de rares poils appliqués. De la nervure médiane, qui est bien marquée, se détachent à la base même deux fines nervures qui courent le long des bords, et, à une certaine hauteur; deux autres nervures plus marquées, curvilignes se dirigeant vers le sommet. L'inflorescence est axillaire, beaucoup plus courte que les feuilles, à bractées opposées, portant de petites fleurs pédicellées.

Les fleurs ont un calice à cinq divisions lancéolées, une corolle infundibuliforme beaucoup plus longue que le calice, à cinq divisions valvaires réfléchies et recouvertes par leur face interne de poils blanchâtres. Cinq étamines à anthères fixées au filet par le dos. Ovaire globuleux surmonté d'un assez long style légèrement dilaté et bilobé au sommet. Cette espèce est remarquable par la présence de petits rameaux plus ou moins divisés, très grêles, qui sont disposés à l'aisselle de beaucoup de feuilles. L'axe de ces rameaux et les petites feuilles opposées qui n'ont que 2 à 5 millimètres de longueur sont couverts de petits poils recourbés (G. Planchon).

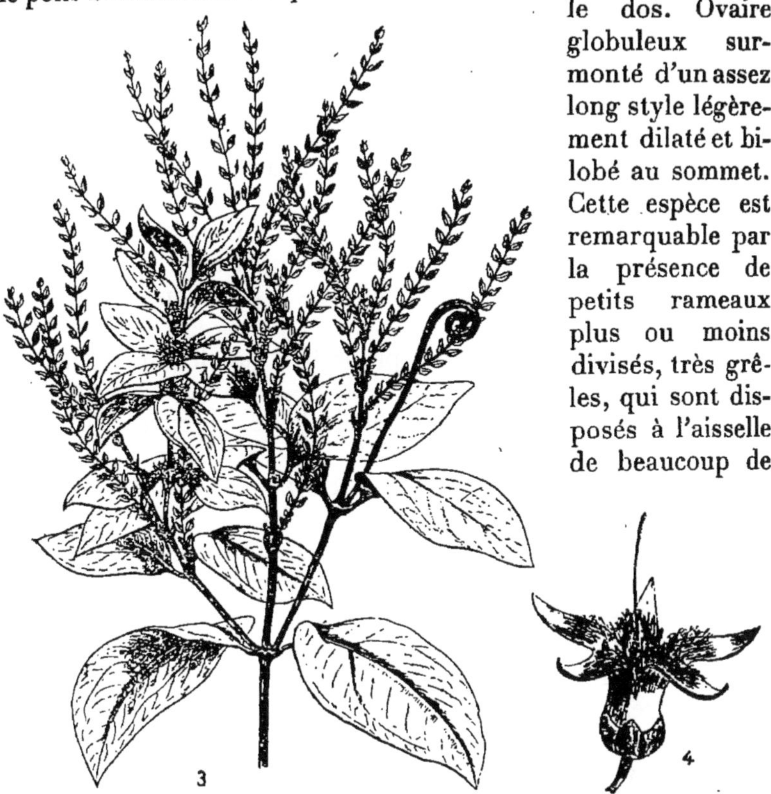

Fig. 14. — 1. *Strychnos Crevauxii* ; 2. Fleur du *Strychnos Crevauxii*.

Pour la préparation du curare, le suc de l'écorce de la racine est exprimé par compression, chauffé légèrement avec quelques plantes de la famille des Pipéritées, désignées par les Indiens sous les noms « d'Alimière » et de « Potpeu, » et est ensuite desséché au soleil.

En somme, la préparation des divers curares diffère peu, et c'est toujours une ou plusieurs variétés de strychnées qui en constituent la base.

Les effets physiologiques des divers curares sont analogues.

Le fer des flèches à empoisonner est enduit par les Indiens d'une couche de curare pâteux. Ce produit n'est d'ailleurs desséché par eux que lorsqu'il est destiné à l'exportation. Il est contenu alors dans des calebasses ou des pots en terre.

COMPOSITION CHIMIQUE DU CURARE. — Boussingault et Roulin étudièrent cette substance en 1828 et isolèrent un corps ayant toutes les caractéristiques des alcaloïdes, mais qu'ils ne purent cristalliser.

C'est Preyer qui plus tard réussit à en extraire un alcaloïde cristallisable, la *Curarine*, différant peu de la strychnine, si ce n'est qu'il donne une coloration violet brunâtre, puis grise avec le réactif d'Erdman, et bleue avec l'acide sulfurique pur et concentré.

Cet alcaloïde, dont la formule serait $C^{10}H^{15}Az$ se présente sous la forme de cristaux très hygrométriques qui brunissent en se liquéfiant au contact de l'air, ses dissolutions rougissent la teinture de curcuma.

La curarine a les mêmes propriétés que le curare, mais est vingt fois plus active.

Le curare contient un autre alcaloïde, la *curine*, isolé par Bœhme, mais absolument inactif.

ACTION PHYSIOLOGIQUE DU CURARE. — Absorbé par les voies digestives, le Curare est peu toxique ; c'est ainsi que, bien qu'une température élevée ne détruise pas ses propriétés vénéneuses, les Indiens consomment sans aucune précaution la chair des animaux tués par leurs flèches. Certaines tribus utilisent même cette substance comme stomachique. De Humboldt, au cours de son exploration en Amérique, absorba sans en être incommodé d'assez gros morceaux de curare. Il n'y a pas là, comme on pourrait le croire, destruction du poison par les sucs intestinaux, car on le retrouve avec toute son activité dans les urines et dans les liquides de l'estomac et de l'intestin. L'absorption est simplement trop lente pour produire des effets toxiques. Si on supprime les reins chez un animal auquel on fait ingérer du curare, les phénomènes d'intoxication se produisent, le poison ne s'éliminant plus au fur et à mesure qu'il est absorbé, et s'accumulant dans l'organisme.

Quand le curare est introduit sous la peau d'un animal, un chien par exemple, on voit, huit à dix minutes plus tard, la démarche devenir trébuchante, l'animal tombe et ne peut se relever ; les membres postérieurs se paralysent ; peu à peu la paralysie gagne les muscles du tronc, les sphincters se relâchent, et elle devient à peu près complète. Cependant la sensibilité et l'intelligence paraissent intactes : si on pince fortement l'animal, si on le caresse, quelques mouvements des yeux, des oreilles soulevées, des muscles peaussiers, montrent qu'il comprend et qu'il sent. A une phase plus avancée de l'intoxication, la pupille se dilate, tout mouvement cesse, la respiration diminue puis s'arrête. Les battements du cœur se ralentissent, continuent encore quelque temps, puis cessent à leur tour. L'animal est mort (Paul Bert).

Si la dose absorbée n'a pas été trop considérable, et si l'on intervient avant l'arrêt complet des battements du cœur, on peut sauver l'animal en pratiquant la respiration artificielle jusqu'à ce que les mouvements respiratoires spontanés réapparaissent. Watterton, dès 1812, réussit à sauver un âne empoisonné par le curare en le soumettant pendant deux heures à la respiration artificielle.

Pendant ce traitement, le poison s'élimine par l'urine, les mouvements volontaires réapparaissent dans l'ordre inverse où ils ont disparu.

Claude Bernard a démontré, par une expérience restée célèbre, le mode d'action physiologique du curare. Sur une grenouille, il fait l'ablation du sacrum, puis, au-dessous des nerfs sciatiques et respectant ceux-ci, il place une forte ligature interceptant complètement la circulation dans le train postérieur. L'animal reçoit sous la peau, au-dessus de la ligature, une faible dose de curare; les mouvements ne tardent pas à être abolis dans les pattes antérieures, la respiration elle-même s'arrête, mais le cœur continue à battre. Si à ce moment on pince une de ses pattes antérieures, elles restent inertes, mais l'animal manœuvrera la patte postérieure pour écarter la cause de la douleur; si on l'effraye, il cherche à s'échapper en se déplaçant avec le train postérieur; jeté dans l'eau, il exécutera régulièrement avec ses pattes postérieures les mouvements de la nage. Si on vient à enlever la ligature interceptant la circulation, les pattes postérieures ne tardent pas à se paralyser à leur tour et l'animal devient absolument inerte.

Le curare abolit donc les fonctions des nerfs moteurs, mais il laisse intacts les nerfs sensitifs. Il rend le nerf moteur incapable de faire contracter le muscle, mais pour que cette action se manifeste, il faut que l'extrémité périphérique du nerf soit baignée par le sang chargé de poison. Les centres nerveux, les nerfs centripètes, les muscles sont respectés, puisque l'intelligence, la sensibilité, la contractilité musculaire par l'excitation électrique, restent intacts.

La paralysie débute par les nerfs moteurs des muscles volontaires. Elle ne s'étend que beaucoup plus tard au sympathique et au pneumogastrique.

On a observé chez l'homme plusieurs cas d'intoxication par flèches curarisées.

Fereira de Lemos a relaté l'observation d'un jeune homme qui, dans une rencontre survenue au cours d'une expédition sur l'un des affluents de l'Amazone, reçut trois flèches curarisées à la jambe, à la cuisse et à la main ; peu d'instants après, oppression, vertiges, exophtalmie, lourdeur des paupières, douleurs violentes dans le dos, contractions fibrillaires dans tous les muscles. Le blessé guérit en trois jours. Dans cette même rencontre un autre blessé mourut, paraît-il, en trois heures au milieu de vives souffrances.

Cette dernière observation semble en contradiction avec les récits de divers voyageurs, qui s'accordent tous à décrire une mort calme, sans convulsions, et survenant sans souffrances physiques et sans troubles intellectuels.

Il y a une soixantaine d'années, on a utilisé fréquemment le curare dans la thérapeutique des affections nerveuses, et parfois on eut à constater, par suite d'erreurs de dose, des symptômes d'intoxication. Les voici par ordre de succession : prolapsus des paupières supérieures, vue trouble, strabisme externe mono ou binoculaire avec diplopie, tremblements fibrillaires dans les muscles. Frissons et chair de poule, soif vive et augmentation de la température axillaire qui atteint de 38 à 40°. Pouls rapide de 100 à 140. Respiration précipitée, facies grippé, manque de coordination dans les mouvements ; hypersécrétion de l'urine. Parésie débutant par les membres inférieurs, gagnant ensuite le tronc et les membres supérieurs, impossibilité d'articuler les mots, et enfin, dysphagie et paralysie du diaphragme.

Conservation absolue de l'intelligence et de la sensibilité, ce qui démontre bien la spécialisation d'action du curare sur les nerfs moteurs.

Il n'y a pas eu de cas de mort par ces empoisonnements accidentels ; le traitement s'est toujours montré efficace.

TRAITEMENT. — La toxicité des divers curares variant de 1 à 6 selon leur origine, on conçoit que la gravité d'une blessure par flèche empoisonnée sera très variable et en rapport direct avec l'activité du poison.

Quand la blessure siège dans une région que l'on peut isoler par une ligature, le traitement destiné à favoriser mécaniquement l'élimination du curare par la plaie ne diffère en rien de celui qui a été indiqué pour les flèches strophantées et autres — ligature, débridements, lavages, etc... Ceux-ci devront être faits de préférence avec une solution phéniquée à 5 o/o. Paul Bert a démontré en effet que quelques gouttes d'acide phénique agitées dans un flacon avec une solution de curare précipitent celle-ci et lui donnent une apparence d'émulsion. On peut s'assurer que toute la substance toxique est en suspension : la liqueur filtrée débarrassée de l'acide phénique par l'éther est tout à fait inoffensive. Fereira a conseillé les solutions de sel marin — Alv. Reynoso celles d'iodures de potassium et de chlore.

Si, au bout d'une demi-heure environ, aucun symptôme d'intoxication ne s'est déclaré, on peut, ainsi que l'a conseillé Claude Bernard, relâcher la ligature pendant quelques instants pour la resserrer aussitôt qu'apparaîtront les premiers symptômes d'une intoxication nouvelle. On éliminera ainsi tout le poison à doses fractionnées et sans troubles sérieux.

Lorsqu'on arrive trop tard auprès du blessé, alors que l'intoxication s'est déjà manifestée, et qu'il y a lieu de craindre une paralysie du diaphragme,ou bien si la ligature n'est pas possible à cause du siège de la blessure, le médecin n'oubliera pas qu'il a entre les mains un moyen absolument efficace de conjurer le danger. C'est la respiration artificielle quelque prolongée qu'elle doive être, et au besoin la trachéotomie avec insufflation rythmée d'air dans le poumon. Il ne s'agit pas, bien entendu, ici de tractions rythmées de la langue, il faut permettre à l'hématose de se continuer malgré la paralysie des muscles servant à la respiration.

Ce moyen réussira presque toujours, s'il est appliqué à temps, avant l'arrêt presque complet du cœur, et si la dose du poison n'est pas trop forte.

Ferreira de Lemos avait attribué la terminaison heureuse du cas que nous avons relaté plus haut aux hémorragies abondantes qui s'étaient produites après les blessures. Liouville et Voisin, qui ont contrôlé cette explication,ont constaté que des hémorragies provoquées dans un but curatif, en ouvrant une artère du membre d'un animal qui vient d'être curarisé, n'ont aucune influence sur la marche de l'intoxication. Il est donc inutile de pratiquer des saignées ; l'hémorragie dans la plaie a seule de l'efficacité à cause de l'entraînement mécanique au dehors d'une certaine quantité de poison.

Pendant le traitement, le blessé sera entouré de linges chauds, frictionné énergiquement avec des substances excitantes, et dès que la déglutition sera possible, on lui donnera des boissons diurétiques en abondance.

V. — ARMES ET FLÈCHES D'INDO-CHINE

Nous ne citerons que pour mémoire, et pour être complets, le poison des flèches dont se servaient autrefois les « Tunghouses » de la Sibérie orientale qui trempaient leurs flèches dans le corps d'animaux en décomposition. Il a été beaucoup parlé des Tunghouses pendant la guerre russo-japonaise, et nous n'avons vu nulle part mentionné que ces peuplades soient encore armées de flèches.

La construction du chemin de fer Transsibérien, amenant avec elle la facilité d'achat d'armes à feu, a dû provoquer leur disparition.

A l'heure actuelle, les indigènes qui se servent de flèches empoisonnées sont ceux de l'Asie méridionale, de nos possessions indo-chinoises (Tonkin, Annam, Cochinchine, Laos), des îles Malaises, du Siam et du Thibet.

En Indo-Chine française (1), on les trouve chez les Moïs, peuplades nettement distinctes comme type et comme mœurs de l'Annamite, du Laotien et du Cambodgien. Ces peuplades sont désignées sous les noms de *Moïs*, en Cochinchine, en Annam et au Laos ; *Penons* au Cambodge ; *Muongs* au Tonkin et au Nord-Annam. Elles seraient les débris de la population autochtone et sont réfractaires à la pénétration de toute civilisation européenne ou asiatique, gardant jalousement leurs coutumes et leur indifférence. Chez elles, la flèche empoisonnée est restée l'arme de guerre et de chasse. Il est très difficile de se procurer des renseignements précis sur les coutumes de cette race qui vit absolument à l'écart. La plupart des voyageurs qui ont pu parcourir le pays n'ont rapporté sur le mode de préparation du poison des Moïs que des renseignements peu scientifiques et souvent contradictoires. Seuls, les missionnaires qui vivent longtemps dans le pays et parlent la langue ont pu nous fournir des renseignements exacts.

T.-V. Holbé (2), de Saïgon, attribue à ces peuplades une origine commune avec les aborigènes de la presqu'île Malaise, Semangs, Sakayes, Yakoums, et ceux de l'Intérieur de Sumatra et de Bornéo : Battaks et Dayaks. A l'appui de cette hypothèse, il indique les similitudes anthropologiques et linguistiques déjà observées par Neïs en 1880, au cours de son exploration aux sources du Don-naï, entre certaines tribus de Moïs et les Malais. Vers la même époque, Raynaud (3) rattacha également au type Dayak et Battak une partie des populations Moïs de la Cochinchine et du Cambodge.

Cette communauté d'origine explique l'analogie des coutumes

(1) Jusqu'ici, les documents que l'on possédait sur le poison des flèches en Indo-Chine étaient assez contradictoires, les récits des voyageurs ou des fonctionnaires ayant résidé dans le pays étaient le plus souvent dépourvus de toute précision scientifique.

Sur notre demande, le Directeur général de la Santé en Indo-Chine a bien voulu adresser à tous les chefs des provinces comprenant des peuplades Moïs, un questionnaire rédigé par nos soins. Les résultats de cette enquête nous ont permis de mettre au point, pensons-nous, cette étude, en tenant compte de tous les renseignements fournis et après examen de nombreux échantillons botaniques.

(2) Holbé, Etude du poison des Moïs, Thèse de Doctorat en pharmacie, Montpellier, 1905. Travail très documenté que l'auteur a bien voulu nous communiquer, et auquel nous ferons de nombreux emprunts.

(3) Raynaud, les Sauvages bruns de l'Indo-Chine. Thèse de Paris, 1880.

en ce qui concerne le choix des végétaux employés comme poison des flèches, et le mode de préparation de ce poison.

Fatalement, un jour ou l'autre, des essais de pénétration effective auront lieu dans le pays des Moïs nominalement soumis jusqu'ici à notre autorité, comme ces peuplades résisteront certainement, l'étude de leur poison présente un certain intérêt pour le médecin colonial.

Contrairement à ce que nous avons vu jusqu'ici dans les autres

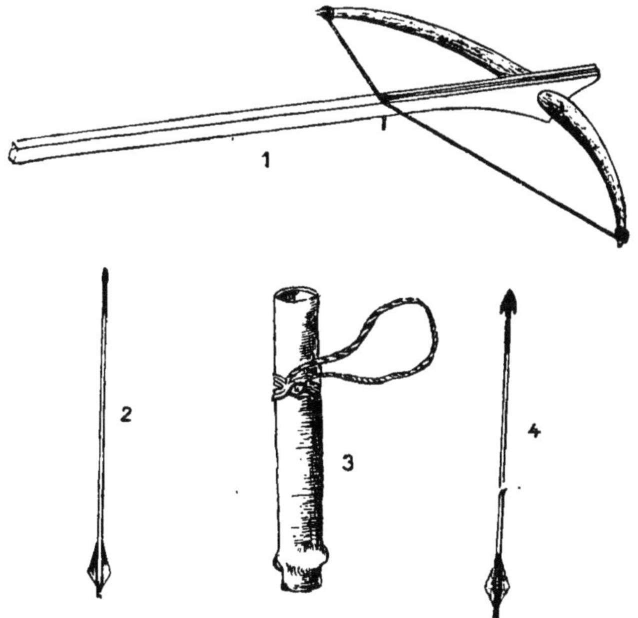

Fig. 15. — Arbalète (1), Carquois (3) et flèches (2 et 4) de l'Indo-Chine.

pays, l'arc est rarement employé ; c'est presque toujours l'arbalète qui est en usage comme arme de jet. Elle se compose d'une pièce de bois munie d'une rainure longitudinale ; à son extrémité est un trou par lequel passe le bois de l'arc. Le bandage nécessite une grande force : l'arc est maintenu par les pieds sur le sol, le bec de la crosse s'appuyant sur le ventre. Une sorte de gachette permet de faire partir la flèche.

D'après des renseignements qui nous ont été fournis par l'administration de la province de Tay-Ninh, les Cambodgiens se serviraient aussi du fusil comme arme de jet : ils placeraient parfois des flèches empoisonnées dans le canon par-dessus la bourre. Ils empoisonnent même les balles en enduisant leurs pointes de poison.

La portée efficace de l'arbalète est limitée à une cinquantaine de mètres. A 30 mètres, la flèche traverse six centimètres de bois dur.

Les flèches sont un peu plus courtes que celles que nous avons vues généralement utilisées en Afrique et en Amérique. Elles ont une longueur de 40 à 50 centimètres au plus, et sont toujours empennées par une feuille d'arbre.

La pointe est en os, en bambou durci au feu, en fer, et parfois en laiton. Elle affecte les formes les plus variées, mais est fixée à la hampe d'une manière peu solide, et porte même souvent une encoche faite à sa base pour en faciliter la cassure dans la plaie. Cette pointe chargée de poison reste fréquemment dans les tissus, augmentant ainsi la gravité de la blessure.

Un fil de coton entoure parfois la base de la pointe. Il sert à faciliter l'adhérence du poison.

Dans les îles de la Sonde, le poignard (kriss) est souvent empoisonné.

En guerre, pour se préserver des flèches, les Moïs s'entourent le corps de bandes d'étoffes épaisses et se servent également de boucliers en rotin ou en peau de buffle agrémentés de dessins.

NATURE DU POISON. — Les diverses peuplades Moïs et Malaises tirent leur poison de trois espèces de végétaux :

1° De l'*Antiaris toxicaria* (Lesch.). Ulmacée Artocarpée dont on utilise le latex qui s'écoule d'une incision pratiquée au tronc ; ce poison est employé chez tous les Moïs et les Malais ;

2° D'une apocynée, le *Strophantus giganteus* (Pierre), dont l'emploi n'a été signalé que chez les Moïs et au Laos ;

3° D'une strychnée, le *Strychnos tiente* (Lesch.), très employée en Malaisie, mais dont l'usage paraît localisé en Indo-Chine à la province de Quinhon.

Les deux premiers végétaux sont les plus généralement employés; la plupart des Moïs utilisent l'un ou l'autre; le plus souvent séparément, quelquefois aussi mélangés.

ANTIARIS TOXICARIA

DESCRIPTION BOTANIQUE. — Connue aussi sous le nom d'*Arbor Toxicaria* (Rumph.), appelé à Java *Upas antiar*, et *Pohon upas*, cet arbre porte en Indo-Chine chez les Moïs et les Annamites des noms très différents suivant les provinces : voici ceux qui nous ont été communiqués :

Province de Phan-Tiet. — « Tchi Jarre » chez les Moïs Kohos et Mas du plateau de Djiring (1).

(1) Dans son travail, Holbé indique le nom de « tchi Jarre » (qu'il orthographie chè

Province de Phan-Rang. — « Phu Xa Kani » chez les Moïs de Tabou, et « Tam-xi-gach » chez les Moïs Chan-Ma..., en annamite « *Cây-thain-lnh* ». Cet arbre est très commun dans toute cette province, notamment du côté de Ninh-Hoa et dans la vallée de Da-Ninh.

Province de Chodon. — « Kraal » en moï, et « Nan-Nan ou « Thi » en Annamite.

Province de Quinhoue. — « Cây-thui » en annamite.

C'est un arbre à tige droite, dont la hauteur peut atteindre 25 mètres, sur un diamètre de 60 à 80 centimètres. Le tronc est droit, et est parfois chargé d'exostoses. Son écorce est d'un blanc

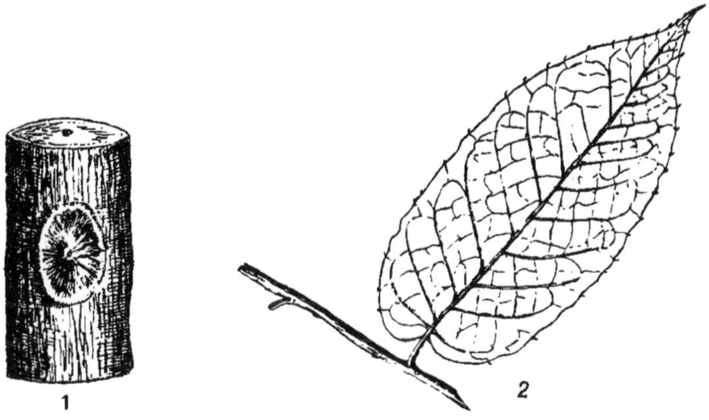

Fig. 16. — *Antiaris toxicaria.*
1° Portion de branche montrant une des cicatrices caractéristiques ; 2. Feuille vue par sa face supérieure montrant le détail des nervures.

verdâtre légèrement taché de gris. Le bois est blanchâtre. Les branches poussent vers 7 à 8 mètres de hauteur du fût. Elles sont détachées obliquement, non étalées.

Sur les branches sèches, l'écorce est plissée longitudinalement. Les branches portent de nombreuses cicatrices correspondant au point d'implantation des rameaux secondaires détachés accidentellement. Ces cicatrices, légèrement oblongues et déprimées, donnent à l'écorce un aspect caractéristique que représente la fig. 23. Ces cicatrices ressemblent assez à la surface étoilée d'une noix vomique. Le point d'implantation des branches devient très fragile quand elles ont subi un commencement de dessiccation, et il suffit d'un très léger effort pour les détacher de leur

jar) comme s'appliquant en dialecte Mà au Strophantus, d'après les renseignements fournis par le garde des forêts Oddera. Le résident de Djising, M. Cunhac, nous a indiqué ce nom comme s'appliquant à un arbre dont il nous a envoyé des échantillons, et qui est l'*Antiaris Toxicaria.* Sa longue connaissance des populations Moïs au milieu desquelles il vit depuis onze ans, le soin et la précision avec lesquels il a rédigé sa réponse si bien documentée à notre questionnaire, nous font considérer comme exacte son appellation, d'autant plus que, dans le dialecte Mâ, le mot tchi, ou chè, est le nom générique qui signifie arbre.

support. Le mode particulier de ramification des branches, et les plis longitudinaux de la surface des rameaux morts les font ressembler à une ramure de cerf.

Les jeunes rameaux, ainsi que les nervures des feuilles, sont couverts de poils jaunâtres, courts et rudes.

Les feuilles peuvent atteindre 20 centimètres de long sur 10 de

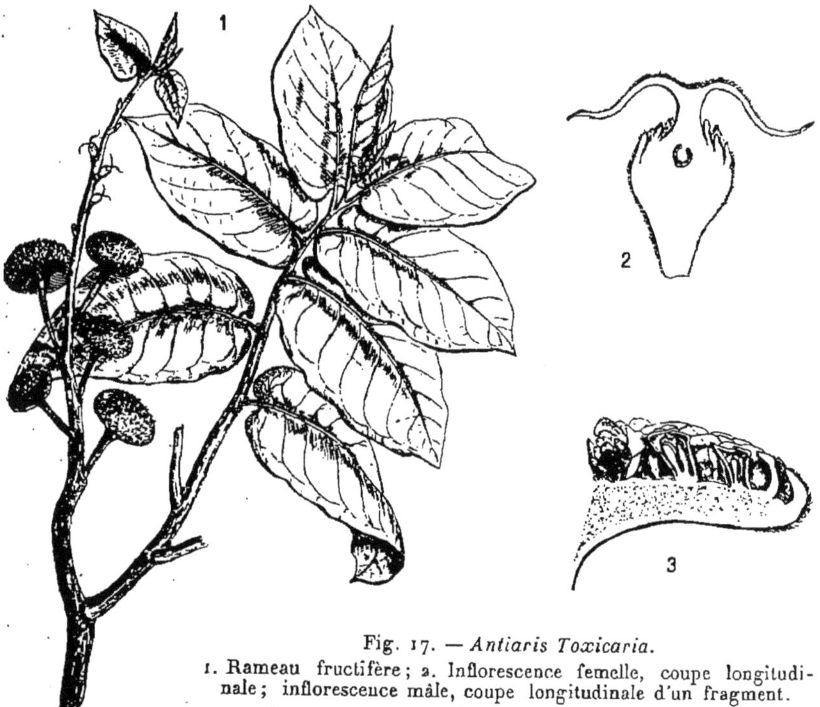

Fig. 17. — *Antiaris Toxicaria.*
1. Rameau fructifère ; 2. Inflorescence femelle, coupe longitudinale ; inflorescence mâle, coupe longitudinale d'un fragment.

large ; généralement, elles n'ont que la moitié de ces dimensions. Elles sont alternes, d'un beau vert à la face supérieure, plus pâles à la face inférieure. Ovales et allongées, asymétriques à la base, mais brusquement acuminées à l'extrémité. Très inégalement et très légèrement crénelées, et portant sur les bords de fines épines recourbées de 1/2 millimètre de longueur et disposées irrégulièrement. Ces feuilles sont rudes au toucher.

Les nervures sont saillantes en dessus ; il y a une nervure médiane d'où se détachent des nervures secondaires anastomosées entre elles et formant près des bords des anses superposées.

Pétiole court, velu, de 1/2 centimètre environ, stipules ovales aiguës ne laissant sur les branches que deux petites cicatrices ovales.

Fleurs petites, de couleur verdâtre, monoïques, régulières et apétales ; inflorescence chargée de poils courts un peu rudes. Les fleurs mâles sont réunies en gros capitules de glomérules, pédonculés et entourés d'un grand nombre de bractées inégales, imbriquées, légèrement unies entre elles à la base.

Ces fleurs sont sessiles, et comprennent un périanthe à quatre sépales imbriqués dans la préfloraison, quatre étamines à filets libres et courts, et à anthères extrorses. Ces étamines sont opposées aux sépales.

Les inflorescences femelles sont uniflores ; elles sont renfermées dans un involucre supporté par un court pédoncule sacciforme muni à sa partie supérieure d'un nombre variable de petites divisions caduques. Dans la concavité de ce sac se trouve l'ovaire uniloculaire portant un seul ovule et muni d'un style bifide.

Le fruit est une drupe de la grosseur d'une prune, à endocarpe mince et à mésocarpe charnu et peu épais.

L'*Antiaris toxicaria* est très voisin du jacquier, autre artocarpée dont le fruit est comestible. On le trouve à Java, Sumatra, Bornéo, aux Célèbes, aux Philippines et dans toute l'Indo-Chine. Au Tonkin, il ne se trouve pas dans la région du Delta.

Cet arbre a été l'objet des récits les plus fabuleux. Il y avait, disait-on, à Java une forêt d'antiar dont on ne pouvait s'approcher sans s'exposer à la mort !

MODE DE PRÉPARATION DU POISON. — Les incisions pratiquées à l'écorce de l'upas Antiar laissent écouler un suc laiteux dans le tronc et les grosses branches, opalin dans les jeunes rameaux. Ce suc est visqueux et amer. Au bout de deux ou trois jours d'exposition à l'air, il devient marron foncé et durcit.

Conservé à l'abri de l'air, en bouteilles bien bouchées, il prend une coloration chocolat très clair et ne change plus d'aspect. Nous en conservons ainsi depuis plus d'un an. Les propriétés toxiques ne se sont aucunement modifiées.

Le latex est employé le plus souvent sans aucune préparation par les indigènes : ils pratiquent dans le tronc quatre incisions rejoignant obliquement une incision longitudinale qui sert de canal collecteur et au bas de laquelle on place un étui en bambou taillé en biseau, pour recueillir le latex. Les incisions se pratiquent le soir, et le suc est recueilli le matin. Le latex ne serait bon à être employé que deux ou trois jours après la récolte.

La partie vulnérante des flèches est enduite de ce liquide ; quand le suc est devenu trop sec, il est ramolli par addition d'alcool de riz.

Parfois même les Moïs se contenteraient de planter à demeure les flèches dans l'écorce des arbres, et ils les retireraient au fur et à mesure des besoins (Holbé).

Il paraît que tous les *Antiaris toxicaria* ne sont pas également aptes à fournir un poison énergique : il faut qu'ils soient grands, de belle venue, dans une bonne exposition au soleil et non abrités par les arbres voisins.

Bien que, dans la majorité des cas, le latex de l'upas antiar soit employé seul, il subit cependant quelquefois des manipulations particulières. Dans la région de Hon-Quan, les Moïs fabriquent un poison mixte dans lequel entrerait le suc de l'antiar et de l'Écorce de *Strophantus giganteus*. Après addition d'eau et macération pendant plusieurs jours, ils en feraient par ébullition prolongée un extrait pâteux (Holbé).

Dans la province de Quang-Ngaï, aux environs du poste administratif de Lang-Ri, les Moïs préparent le poison de la façon suivante : Ils pilent ensemble du latex d'*Antiaris toxicaria*, de petits piments sauvages, des feuilles de tabac, des feuilles de *ray* (arum à sève acre et laiteuse commun auprès des cours d'eau et produisant des tubercules vénéneux mangeables après macération de huit jours dans l'eau), des racines d'un arbuste indéterminé et assez rare ne poussant que chez les Moïs du Xo-Dang et désigné par eux sous le nom de « *pho* ». Le tout est fortement trituré et intimement mélangé sans addition d'eau, par temps chaud, ce qui, paraît-il, est de toute nécessité (?). Le mélange a une teinte noirâtre (Trinquet) (1).

Dans une même province et chez des tribus très rapprochées l'une de l'autre, le mode de fabrication varie quelquefois : C'est ainsi que, dans la province de Phanrang, d'après les renseignements qui nous sont parvenus, les Moïs « Chao-Ka » emploieraient le latex sans préparation. — A côté d'eux, certains « Baclaïs »... font un extrait aqueux ; d'autres font macérer des fragments d'écorce pendant huit jours dans de l'eau, et laissent tremper les flèches dans ce mélange. Ce mode de préparation donnerait, au dire des Moïs, un poison très peu actif.

Les Malais emploieraient un procédé qui a une certaine ressemblance avec celui signalé par Trinquet à Lang-Ri : ils mélangent le latex de l'antiar avec une espèce d'arum, avec le suc du *Kempferia galanga* (L.), avec de l'*Amomum Zerumbet* (L.), de l'ail, de l'oignon et du poivre noir pulvérisé. Ils triturent fortement le tout.

De l'ensemble des renseignements que nous avons recueillis dans les diverses provinces de l'Indo-Chine, il résulte que, dans la grande majorité des cas, le latex de l'*Antiaris toxicaria* est

(1) Trinquet, *Revue Indo-Chinoise*, 7 septembre 1908.

employé en nature; l'extrait aqueux de l'écorce, le mélange à d'autres plantes, le strophantus par exemple, est l'exception. Ce latex sert parfois aussi comme poison par ingestion pour empoisonner le gros gibier: sangliers, bœufs et buffles sauvages et même éléphants.

Les Moïs utilisent à cet effet les fruits assez gros, ronds et rouges, d'un arbuste, le *Taigan-trâu*, encore indéterminé et qui pousse en abondance dans la province de Phanrang, aux environs de Ba-Lach. Ils creusent dans ce fruit une cavité qu'ils remplissent de latex d'antiar, et rebouchent ensuite; ils les déposent ainsi préparés dans les endroits où les animaux passent souvent, auprès des ruisseaux aux points où ils vont boire; comme ils sont très friands de ces fruits, il les dévorent, et meurent quelque temps après.

Ce fait avait déjà été signalé par Corre il y a une trentaine d'années, et plus récemment par Holbé. Il nous a été confirmé par plusieurs provinces au cours de notre enquête.

La macération de l'écorce dans l'eau sert aussi à empoisonner les poissons dans les ruisseaux.

Un certain nombre d'autres plantes nous ont été indiquées comme entrant concurremment avec l'*Antiaris toxicaria* dans la fabrication du poison des Moïs. Nous avons reçu des échantillons mais malheureusement incomplets et dont la détermination n'a pu être faite. Aucune de ces plantes n'était d'ailleurs toxique, ainsi que nous nous en sommes assurés en préparant des extraits que nous avons injectés à des animaux. C'est donc seulement l'*Antiaris toxicaria* qui doit être considérée comme la substance active du poison.

CARACTÈRES CHIMIQUES. — Le suc desséché de l'antiar a la consistance d'une matière cireuse, brun rougeâtre, incomplètement soluble dans l'eau, avec laquelle il forme une émulsion. Il contient une substance analogue au caoutchouc, des matières résineuses, et un glucoside cristallisable très toxique ayant sur le cœur une action semblable à celle de la digitaline et de la strophantine, c'est l'antiarine.

Wefers Bettinck a extrait du latex de l'antiar deux autres alcaloïdes qu'il a désignés sous le nom d'*Oepaïne* (cristallisable) et de *Toxicarine* (amorphe).

Le tanin précipite l'oepaïne, mais non la toxicarine.

Les échantillons de latex desséché dont nous nous sommes servis pour nos expériences donnent, après macération dans un mélange d'alcool et d'éther et filtration, un liquide jaune ambré contenant toute la substance toxique.

ACTION PHYSIOLOGIQUE. — L'effet physiologique de l'antiar chez les animaux a été étudié par Magendie et Delille, Leschenault de Latour, et plus récemment par Chauvet (1) et Holbé.

Les battements du cœur chez la grenouille s'arrêtent sous l'influence de l'antiarine, et, au moment de sa dernière contraction, le ventricule est vide de sang. Holbé, qui a enregistré les modifications de la pulsation cardiaque sous l'influence du latex d'antiar, a constaté une augmentation de fréquence suivie d'irrégularité, puis de ralentissement rapide, et de diminution graduelle d'amplitude jusqu'à la mort.

L'irritabilité musculaire diminue graduellement et finalement est abolie.

Par la bouche, la toxicité de l'antiar est beaucoup moindre que par injection sous-cutanée. D'après Lewin, l'absorption de trente gouttes de latex ne produirait aucun effet toxique chez l'homme; or, cette quantité correspond sensiblement à tout le poison que peut contenir un fer de flèche, et deux gouttes de latex introduites sous la peau d'un cobaye le tuent en moins de dix minutes.

Holbé a injecté de l'extrait alcoolique d'un poison préparé par les Moïs du Binh-Thuân à un cobaye de 400 gr. Un centigramme de cet extrait a amené en cinq minutes des phénomènes d'excitation, et la mort de l'animal en 1 heure 1/4, tandis qu'un cobaye de 500 gr. qui avait ingéré 2 gr. 50 du même extrait ne présentait au bout d'une heure aucun malaise apparent et ne mourut que sept ou huit heures après.

Ce latex a une amertume très prononcée : les Moïs se servent pour empoisonner les fauves du latex de jeunes *Antiaris toxicaria*, qui est dépourvu d'odeur, d'amertume et de causticité : ils en enduisent les appâts destinés à ces animaux, dont la défiance n'est pas ainsi mise en éveil (Holbé).

En contact avec les muqueuses et la conjonctive, ce latex est irritant : au cours de nos expériences, nous avons reçu par accident dans l'œil quelques éclaboussures de latex, il en est résulté une conjonctivite qui a persisté pendant plusieurs jours.

Voici les symptômes que nous avons observés à la suite de l'injection à des lapins et à des cobayes du poison obtenu en épuisant par l'alcool et l'éther l'enduit adhérent au fer des flèches (après évaporation au bain-marie, le résidu était redissous dans l'eau).

Cinq minutes après l'injection, l'animal manifeste de l'anxiété, bientôt suivie de palpitations, de dyspnée et de paralysie du train postérieur. Les battements du cœur deviennent irréguliers; tremblements débutant par la tête et se généralisant bientôt à tout le

(1) Chauvet, Etude sur les flèches empoisonnées de l'Indo-Chine — Th. Bordeaux. 1888.

corps. La dyspnée augmente, vomissements, émission d'urine et de matières fécales. Des contractions fibrillaires généralisées se produisent; cris, hoquet; on dirait que l'animal veut parfois expulser un corps étranger arrêté dans le pharynx. Il essaye de bondir, mais retombe lourdement et se couche sur le côté. Inertie complète, mort de 10 à 15 minutes après l'injection.

A l'autopsie, congestion de tous les organes ; très souvent, comme nous l'avions observé pour le strophantus avec Le Dantec, caillot hémorragique entre le foie et le diaphragme.

La toxicité des diverses flèches se montre très variable. Alors que l'extrait alcoolique de l'enduit des unes tue à la dose de 1 centigramme en 10 à 15 minutes un cobaye de 0 kg. 500, il fallait quelquefois 10 et jusqu'à 20 centigrammes d'extrait préparé avec d'autres flèches pour amener le même résultat.

Les expérimentateurs qui nous ont précédés ont constaté des phénomènes d'intoxication sensiblement identiques.

Avec le latex employé en nature, les symptômes d'intoxication sont les mêmes, mais se succèdent avec une rapidité beaucoup plus grande. Des lapins de 0 kg. 900 à 1 kg., qui ont reçu sous la peau trois gouttes de latex recueilli un mois auparavant et conservé dans un flacon bien bouché, sont morts en 4-5 minutes. Les premiers symptômes d'intoxication, se déclaraient 2 à 3 minutes après l'injection, et la mort était presque foudroyante.

Un certain nombre de blessures ont été médicalement observées chez l'homme. Chauvet en cite trois dans sa thèse : Un lieutenant blessé par une flèche en Annam à l'assaut d'une position est ramené en arrière de la ligne du feu ; pendant qu'on lui donnait des soins, il s'échappe des mains des infirmiers et du médecin, court au devant des troupes, et reçoit une balle qui le tue. Nous nous sommes entretenus récemment de ce cas avec un témoin oculaire qui, jeune officier à cette époque, assistait précisément à ce combat : l'affolement causé au lieutenant par sa blessure, son émotion étaient tels, les faits se sont déroulés avec une rapidité si grande qu'on ne peut mettre sur le compte du poison l'excitation cérébrale qui le poussa à s'échapper et à courir seul au devant de l'ennemi.

Un autre cas rapporté par Chauvet est plus concluant : à l'attaque du village de Tri-phuoc (Annam) un soldat reçoit une flèche au niveau de l'omoplate gauche ; la blessure oblique est peu importante. Le blessé arrache lui-même la flèche en riant de son accident ; quelques minutes plus tard, grande surexcitation suivie de prostration complète, dyspnée et angoisse précordiale extrême. Une demi-heure après la blessure, il succombait.

L'autopsie ne montra rien de particulier. Le sang, très épaissi, se coagulait rapidement après sa sortie des vaisseaux.

Une autre observation, que nous empruntons à la même thèse, est celle d'un capitaine qui, blessé de deux flèches, ne mourut qu'au bout de vingt-deux jours, après avoir présenté des états d'excitation très prononcée alternant avec des périodes d'abattement extrême. Dilatation des pupilles, voix cassée, répugnance invincible pour les aliments ; soif intense, mais intolérance absolue des liquides. Dans les derniers jours, dyspnée très forte et mort avec conservation absolue de l'intelligence.

Les constatations que nous avons faites au cours de nos recherches expérimentales nous ont permis d'élucider le mécanisme *probable* de la mort dans ce dernier cas. Ayant injecté à des animaux une dilution aqueuse d'enduit de vieilles flèches nous avons constaté que, chez certains, la mort survenait après cinq à six jours. A l'autopsie, infiltration profonde du tissu cellulaire au niveau de l'injection; liquide dans toutes les cavités séreuses, plèvre, péritoine, péricarde. Or, un certain nombre d'animaux auxquels nous avions injecté des doses de trois à quatre centigrammes d'extrait dilué dans l'eau succombèrent au bout de 2 à 5 jours, tandis que d'autres, qui avaient reçu de 25 à 30 centigrammes du même extrait dilué, mais, après stérilisation par chauffage discontinu à 80°, ne présentèrent aucun symptôme morbide.

Il s'agit donc vraisemblablement, dans ce cas, de mort par une infection microbienne indépendante de l'effet toxique de l'antiar.

Chauvet cite en outre le cas d'une dizaine de tirailleurs tonkinois qui, blessés légèrement dans la même affaire que le lieutenant dont il a été question plus haut, arrachèrent immédiatement leurs flèches et n'eurent rien autre que des accidents locaux.

Holbé cite le cas « d'un Annamite qui reçut une flèche ayant pénétré profondément sous l'omoplate gauche et qu'il ne put extraire aussitôt. La mort survint en quelques minutes, malgré des ventouses appliquées sur la plaie après extraction tardive du fer ».

Van Leent, médecin de l'Armée Néerlandaise, qui, au cours de la révolte des Dayacks, observa beaucoup de blessures par flèches empoisonnées à l'upas antiar, n'eut aucun décès parmi ses blessés.

Enfin, au cours des troubles de l'Annam, en 1909, plusieurs miliciens succombèrent à la suite de blessures par flèches dans les environs de Quinhone. Un Européen fut assassiné de la même manière par les Moïs, dans cette région.

TRAITEMENT. — Le traitement des blessures de flèches empoisonnées à l'upas antiar est identique à celui des blessures par flèches strophantées. Dans l'un et l'autre cas, la similitude des symptômes d'intoxication est frappante.

Van Leent, qui n'a eu aucun cas de mort pendant sa colonne, faisait une incision cruciale profonde suivie de l'application de ventouses et de cautérisation ignée de la plaie.

Un certain nombre de produits sont considérés par les Moïs comme efficaces, notamment l'alun, qui aurait à la fois des propriétés préventives et curatives.

Cette idée de la spécificité de l'alun était tellement ancrée dans l'esprit des soldats qu'au cours des colonnes qui eurent lieu en 1885-1886 dans le Nord-Annam tous cherchaient à se procurer une provision de ce sel pour l'absorber en cas de blessure. Beaucoup de missionnaires nous l'ont même indiqué comme traitement d'une efficacité certaine employé à l'intérieur et comme topique sur la plaie.

Chauvet a démontré l'impuissance absolue de l'alun à enrayer l'intoxication antiarique. Deux lots d'animaux, les uns ayant reçu de l'alun en injection hypodermique, les autres par ingestion stomacale, et intoxiqués ensuite par des doses égales de poison de flèches, succombèrent en même temps que les témoins qui n'avaient pas reçu d'alun.

Dans une autre expérience, des animaux furent empoisonnés simultanément, et tandis que les uns étaient laissés sans soins, d'autres recevaient des injections hypodermiques d'alun. Tous moururent dans le même laps de temps.

Le sel, le sucre, le jus de pépins de citron mêlé au suc de crabes de rivière écrasés, les feuilles de mûrier, etc., etc., jouissent aussi chez la plupart des peuplades Moïs d'une certaine réputation. Tout cela n'a que la valeur purement documentaire que nous avons assignée aux antidotes indigènes de la côte occidentale d'Afrique.

Nous avons recherché nous-mêmes un neutralisant chimique susceptible d'être utilisé pour les lavages de la plaie. Le permanganate de potasse, les acides minéraux et organiques, la solution de Gram se sont montrés inactifs. Le mélange *in vitro* injecté à des cobayes produisait la mort aussi rapidement que le poison seul.

La solution saturée de tanin nous a donné quelques résultats, mais, comme nous l'avions déjà constaté avec Le Dantec pour le strophantus, le précipité obtenu n'est pas complètement insoluble. Une dose de poison, susceptible d'amener la mort d'un animal en 10 minutes, ne le tue qu'en 50 minutes quand elle est mélangée à une solution de tanin. L'agonie est très longue, dure 25 minutes environ, et les tremblements, généralisés à tout le corps, sont beaucoup plus intenses qu'avec le poison employé seul.

L'emploi du choral et du bromure de potassium ne nous a donné aucun résultat satisfaisant. Ils retardent la mort, mais ils ne l'empêchent pas.

Dans l'état actuel de la question, le seul traitement efficace de l'intoxication par flèches antiarées est le traitement local d'élimination mécanique du poison par lavage de la plaie avec une solution saturée de tanin, après ligature et débridements. Si la ligature n'est pas possible, on appliquera de grosses ventouses.

Si des symptômes d'empoisonnement se sont déjà manifestés, on pourra recourir à l'éther, comme le proposa Bartet contre les flèches strophantées, mais sans grandes chances de succès.

Dans tous les cas, pour se mettre à l'abri des accidents tardifs d'infection, toujours à redouter avec les vieilles flèches, on n'oubliera pas de pratiquer une rigoureuse désinfection de la plaie.

STROPHANTUS GIGANTEUS

L'emploi d'un strophantus comme poison des flèches par les Moïs a été signalé pour la première fois en 1894 par Heim (1).

Holbé en a fait une étude complète au point de vue botanique, chimique et physiologique.

DESCRIPTION BOTANIQUE. — La plante employée se nomme :

Région Nord de la province de Thudaumot : « Tam-Dar » en moï, et en annamite « Cây-Vôi Vôi », c'est-à-dire plante en trompe d'éléphant, dénomination tirée de la forme du fruit.

Province de Thaï-Ninh : en cambodgien « Chal-Banh » (littéralement « suc pour tirer » [une flèche]). En annamite Cây-Thuoc-nà.

Province de Pha-Tiet : « Boun » chez les Moïs Baclaï du versant méridional de la chaîne annamitique.

Holbé identifie cette plante au *Strophantus giganteus* (Pierre) : celui-ci en a donné la description suivante :

Liane pouvant s'étendre très haut, pourvue de petites ramifications épaisses, glabres, et de bonne heure pourvues de nombreuses lenticelles ; nouveaux rameaux rougeâtres. Feuilles médiocrement pétiolées ; ovales-oblongues, ou oblongues subovées atténuées à la base, brièvement acuminées au sommet, coriaces, glabres. Nervures latérales de premier ordre, 11-12 de chaque côté, obliquement ascendantes et confluentes en arc près du bord ;

(1) HEIM, Sur un Strophantus entrant dans la composition du poison des Moïs (*Bulletin de la Société Linnéenne de Paris*, août 1894).

elles sont déprimées sur la face supérieure et saillantes en dessous comme le sont également les nervures latérales de deuxième ordre, qui sont transversales et peu espacées. Les fleurs sont groupées au nombre de 1 à 3 en petites cymes réunies elles-

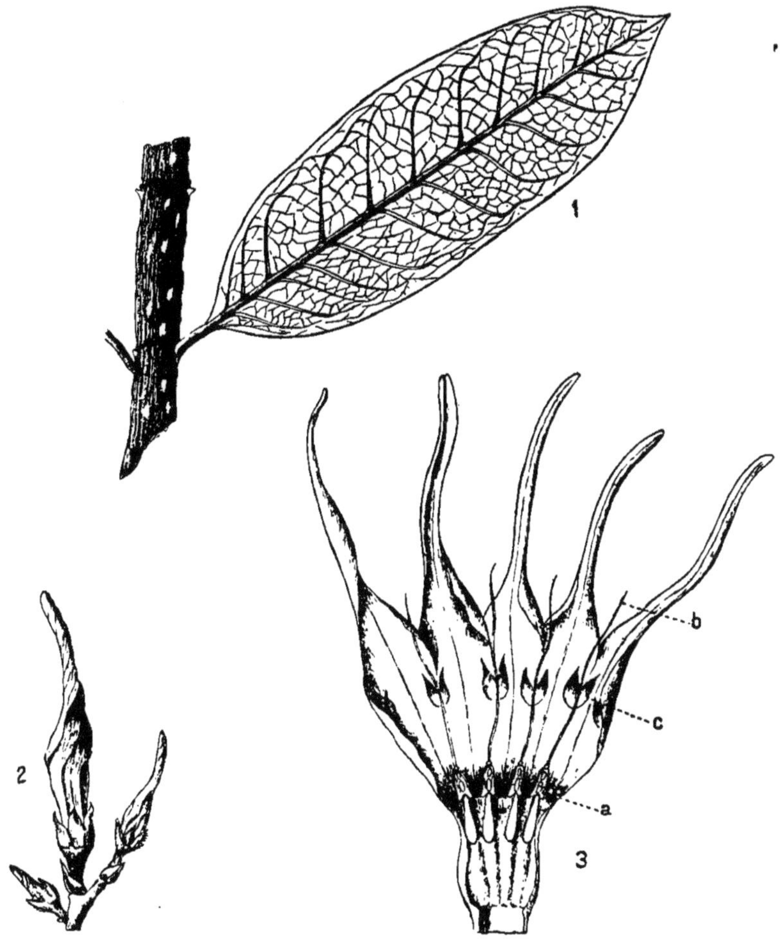

Fig. 18. — *Strophantus giganteus*, d'après Holbé.

1. Feuille vue par sa face inférieure montrant le détail des nervures; 2. Inflorescence et fleur non épanouie avec les prolongements floraux roulés en corde; 3. Fleur étalée : *a*, filets staminaux ; *b*, appendices staminaux ; *c*, appendices de la corolle.

mêmes en une brève panicule parfois pauciflore et plus courte que la feuille. Ces fleurs sont accompagnées de bractées ovales lancéolées, plus courtes que les pédicelles, ou à peu près égales à ces derniers. Sépales ovales lancéolés légèrement pubescents, portant à leur face interne, les extérieurs 1 à 2, les intérieurs 2 à 3, glandes entières ou dentés à la base.

Corolle longue de 3 à 6 cent., pourpre, à lobes ovales-lancéolés ou linéaires, de 3 à 6 fois plus longs que le tube et le limbe réunis.

Squames de la couronne lancéolées, parfois tordues au sommet, géminées, exsertes. Filets staminaux gibbeux, velus au sommet,

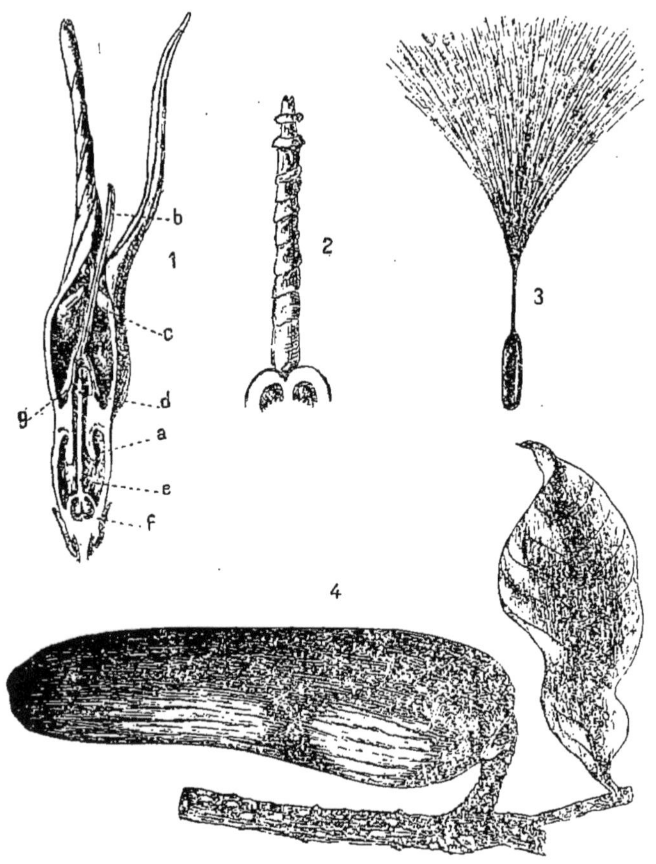

Fig. 19. — Section longitudinale grossie d'une jeune fleur non encore épanouie : *a*, filets staminaux ; *b*, appendices staminaux ; *c*, appendices de la corolle ; *d*, stigmate ; *e*, style ; *f*, ovaire ; *g*, étamine ; 2, style grossi montrant le repli spirale ; 3, graine ; 4, fruit, un seul des follicules a été figuré, le second placé dans le prolongement du premier s'est détaché. On voit la cicatrice.

soudés au tube de la corolle, à bosses pubescentes. Appendices des anthères tubulés, exsertes. Disque très court et sinueux.

Les carpelles sont en partie libres, très finement poilus au sommet ; surface du style marquée, sauf tout à fait à la base, d'un repli spiralé à tours assez rapprochés.

Les follicules ont de 18 à 23 centimètres de long, et 2 à 5 centimètres de diamètre à la base, s'atténuant peu à peu, et tronqués vers le sommet.

La graine a une longueur de 15 à 16 millim. (sauf le rostre, qui a 12 mill. de long, et l'aigrette 6 à 7 cent.)

Les rameaux ont de 4 à 5 cent. d'épaisseur. Les pétioles 12 millim. de long; le limbe mesure de 12 à 17 cent. sur 5 à 7. L'inflorescence a de 4 à 8 cent. de longueur, les bractées de 4 à 7 millim., les sépales 6 mill., le tube de la corolle 7 millim. de longueur, le limbe campanulé 5 millim., les lobes de 2 à 5 cent. les écailles de la couronne 2 à 3 millim.; les anthères, 3 à 5 millimètres de long, sont adhérentes aux glandes des stigmates et décurrentes au-dessus en une arête de 9 millim. de long. Carpelle 2 millimètres de long, styles de 7 à 8 millim.

Le *Strophantus giganteus* se trouve dans toute la Cochinchine australe, principalement dans les provinces de l'Est : Bien-Hoa, Baria, Tayninh.

Nous n'avons eu à notre disposition que des lianes, des rameaux anciens et des rameaux nouveaux avec leurs feuilles, mais ni fleurs ni fruits. Cependant, d'après la description que nous venons de donner du *Strophantus giganteus* de Pierre, il nous semble avoir de grandes analogies avec le *Strophantus paroissei* que nous avons décrit à propos des flèches de l'Afrique occidentale, mais dont il diffère cependant par le mode d'inflorescence.

Pour corroborer ce que nous disions à ce moment au sujet de la confusion des diverses variétés de strophantus, remarquons que le *Str. giganteus*, qui paraît lui-même peu différent du *Str. caudatus* (Kurz), a été décrit en outre sous les dénominations suivantes : *St. Dichotomus* (Ap. de Cand. — Pax.), *St. scandens* (Bœm. et Sch.), *St. Grifithi* (Wighti.), *St. pentaphyllus* (Griff.), *St. Horsfieldidianus* (Miq.), *St. terminalis* (Blum.), *Echites caudata* (Burm.), *Nerium caudatum* (Lamk.), *Nerium scandens* (Lour.).

Il est vraisemblable que le *Strophantus giganteus* n'est pas le seul employé par les diverses peuplades asiatiques. Les autres variétés signalées dans les pays indo-chinois doivent être également utilisées (*St. divergens; St. divaricatus; St. Vallichii*).

MODE DE PRÉPARATION DU POISON. — D'après Baurac (1), voici comment les Moïs prépareraient leur poison : la liane est coupée en petits morceaux et mélangée à une autre liane nommée « Cay-do-dé », également découpée en fragments. Le tout est additionné de jus de tabac et placé dans une grande jarre pleine d'eau. On pousse l'ébullition pendant 12 heures jusqu'à consistance d'extrait.

Pour vérifier l'efficacité du poison, on enduit le bout de la queue d'un lézard qui a été sectionnée. Un quart d'heure après, l'animal doit être mort.

(1) BAURAC, la Cochinchine et ses habitants. 1825.

Holbé a recueilli les renseignements suivants d'Oddera, garde des forêts en Indo-Chine, qui séjourna pendant dix ans chez les Moïs, comme chasseur d'éléphants, et assista lui-même à la préparation du poison : « On coupe la liane à la pleine lune, et, après avoir détaché l'écorce, on la pile dans un mortier, et on la laisse macérer avec de l'eau pour en extraire le suc. Le liquide est réduit au feu jusqu'à consistance de mélasse. La cuisson se fait dans la forêt, loin des habitations, car les Moïs prétendent que les émanations en sont dangereuses. Le gibier tué avec les flèches empoisonnées est comestible, il faut avoir soin d'enlever la chair qui a été atteinte par le trait empoisonné. Ce poison tue sûrement, mais, à moins que les organes vitaux ne soient intéressés, le gibier peut courir ou voler quelque temps encore. Ainsi, pour l'éléphant, si la flèche empoisonnée pénètre assez profondément, il faut donner au poison, qui, desséché, a la consistance d'une gomme, le temps de se ramollir et de faire son action. On suit les traces de la bête, et lorsque le chasseur la voit avancer d'un pas mal assuré,comme si elle était ivre, trébucher, puis se relever pour retomber définitivement, il peut tranquillement attendre sa mort. Le poison est renfermé dans des tubes en bambou et il conserve très longtemps ses propriétés. S'il durcit, on l'expose pendant une nuit à la rosée, et le lendemain il est redevenu utilisable. »

Le plus souvent, le strophantus est employé seul. Dans la province de Thudaumot, il serait mélangé à une liane que nous n'avons pu nous procurer, nommée « Cai-do-ve », probablement la liane déjà signalée par Baurac.

Partout, nous avons retrouvé l'habitude de faire cette préparation dans la forêt, loin des habitations, mais ce n'est là qu'une superstition, car nous avons maintes fois préparé du poison avec du strophantus, et nous avons pu nous convaincre par nous-mêmes de l'innocuité parfaite des vapeurs qui se dégagent.

L'emploi, comme, en Afrique, des graines pour la préparation du poison n'a été signalé nulle part ; c'est toujours l'écorce de la liane seule (rarement la liane entière) qui est employée.

Holbé a retiré du *Strophantus giganteus*, une strophantine absolument analogue chimiquement à la strophantine du commerce.

EFFETS PHYSIOLOGIQUES. — TRAITEMENT. — Nous avons repris avec le poison des Moïs tiré du strophantus toutes les expériences que nous avions déjà faites avec Le Dantec et que nous avons indiquées au cours de l'Etude du poison des flèches de l'Afrique occidentale. Les résultats ont été identiques. Nous renvoyons donc à ce chapitre pour tout ce qui a trait aux symptômes et au traitement de l'intoxication par ces flèches.

Les antidotes indigènes sont les mêmes que pour le [illegible] tiré de l'*Antiaris toxicaria*.

UPAS TIEUTE

A notre connaissance, l'emploi de l' « Upas tieute » comme [illegible] son des flèches par les Moïs n'a pas été encore signalé. Il pa[illegible] localisé aux Moïs de la région avoisinant Quinhon.

Au cours d'expériences physiologiques faites avec des flèches prises dans des vi[illegible] lages moïs de cette province pendant les troubles de [illegible] en Annam, nous avions été surpris de voir la mort survenir chez les animaux en expérience avec des symptômes téta[illegible]ques nettement caractérisés, et n'ayant aucune ressemblance avec les manifestations de l'in[illegible]toxication antiari[illegible]que ou strophanti[illegible]que, et nous soupçonnions que nous nous trouvions en présence d'un poison tiré d'une stry[illegible]chnée.

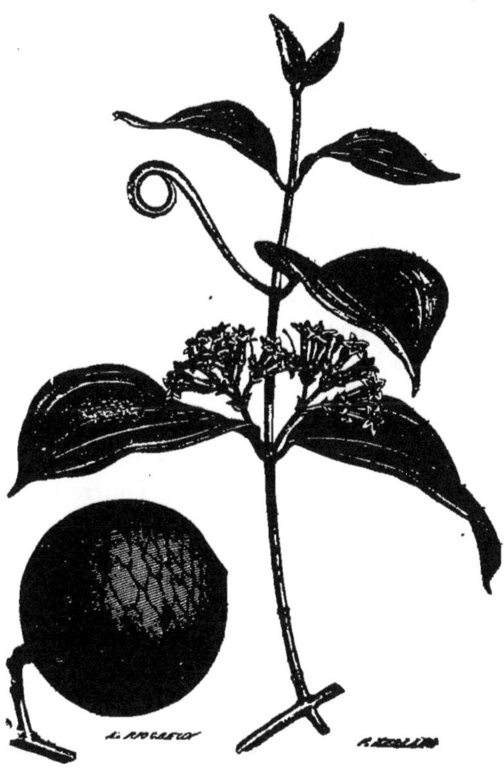

Fig. 20. — *Upas Tieute*.

Nous avons [illegible] trouvé dans les [illegible]chives de la Di[illegible]tion du service de santé le bulletin d'une analyse de poison [illegible] flèches provenant également de la province de Quinhon, [illegible] en 1903 par Pignet, au laboratoire de chimie de l'hôpital [illegible]noï. A la suite de cette analyse, et après examen d'échant[illegible] botaniques (feuilles et fruits), Pignet avait conclu qu'il s'a[illegible] de l'*Upas tieute*.

DESCRIPTION BOTANIQUE. — L'*Upas tieute*, décrit par [illegible]chenault sous le nom de *Strychnos tieute*, possède [illegible] caractères généraux des strychnées, sur lesquels nous ne [illegible] drons pas. C'est une liane énorme dont l'écorce est très amère ; les feuilles sont elliptiques ou oblongues, aiguës à la base, acuminées, triplinervées. La plante porte des crocs renflés supérieurement, comme nous l'avons vu dans l'étude des strychnées servant à préparer le curare.

Les fleurs sont en cymes axillaires corymbiformes. Cette liane croît sur les montagnes ombreuses de l'île de Blanbargang, où elle est cependant assez rare. Elle est très usitée à Java pour la préparation du poison des flèches.

Les Javanais la nomment « yetteck » ou « tshittik » et « upas tieute ».

CARACTÈRES CHIMIQUES ET PRÉPARATION DU POISON. — Le poison préparé se présente sous l'aspect d'un bloc de chocolat; il se laisse facilement râper et produit une poudre fine d'une amertume excessive et d'un gris jaunâtre se dissolvant en grande partie dans l'eau, à laquelle elle communique une couleur jaune brun clair.

Pelletier et Caventou en ont retiré deux matières colorantes et de la strychnine, mais pas de brucine.

Pignet avait eu à examiner les écorces de deux racines d'arbres différents et de la tige d'une troisième plante qui avaient été expédiées de Quinhon comme échantillons des végétaux servant à préparer le poison :

1° Le « Cay go thi », dont il a retiré de la brucine.

2° Le « Go thi day », dont il a retiré de la strychnine et deux matières colorantes, l'une jaune, soluble dans l'eau, l'autre brun rougeâtre, insoluble dans l'eau après précipitation sur du noir animal, mais soluble dans l'alcool, et donnant par l'acide azotique une coloration verte.

Pignet avait déjà, par l'examen de feuilles et de fruits précédemment envoyés, identifié le « Go thi day » à l'*Upas tieute* des Javanais.

3° Le « Cay Cang », dont l'écorce de la tige serait employée par les Moïs, mais qui ne contient aucune substance toxique.

Pignet a obtenu, en traitant cette écorce par ébullition, un extrait aqueux sec et cassant, lequel est devenu graisseux au contact de l'air; d'où il conclut que cette dernière écorce ne donne qu'une simple matière agglutinative ; le poison, mélange de strychine et de brucine, se trouvant dans le « Cay go thi » et le « Go thi day ».

Nous avons pu nous procurer un certain nombre de flèches provenant de Quinhon ; les premières reçues, qui avaient été prises dans un village indigène pendant les troubles, se sont montrées très actives ; d'autres, demandées plus tard pour poursuivre nos expériences et pratiquer l'analyse chimique du poison, se sont montrées absolument inactives, soit que, commandées en quelque sorte officiellement au Moïs, ceux-ci méfiants n'aient livré que des flèches munies d'un pseudo-poison (la même mésaventure arriva à Holbé), soit que ces flèches aient perdu leur toxicité par suite de l'ancienneté de leur préparation. La strychnine s'oxyde en effet assez facilement à l'air et sa toxicité diminue beaucoup. Il peut, en effet, se produire soit une oxydation lente au contact de l'air, soit une altération par la rouille qui se forme sur le fer de la flèche. Un fait certain, c'est la diminution de la toxicité du poison déposé sur les flèches, suivant le temps écoulé depuis sa préparation.

Nous n'avons pu, par conséquent, faute de matériaux, faire une étude complète de ce poison. Nous n'avons pu davantage nous procurer des échantillons botaniques de la plante, ni obtenir aucun renseignement des Moïs, auprès desquels l'administration s'est heurtée à un mutisme obstiné.

Quoi qu'il en soit, les analyses de Pignet corroborant nos observations physiologiques, nous considérons comme certain l'usage, dans la province de Quinhon, du *Strychnos tieute*, concurremment d'ailleurs avec l'*Antiaris toxicaria.*

D'après Pignet, le poison est obtenu par extrait aqueux. Il est conservé soit dans des tubes en feuilles de pandanus, soit dans des étuis en bambou.

Dans nos expériences, nous nous sommes servis de râclure d'enduit de flèches pulvérisé et dilué dans un volume déterminé d'eau, de manière à obtenir une dilution titrée qui, introduite sous la peau de l'abdomen, tuait en 20 ou 25 minutes un lapin de 900 à 1000 grammes à la dose de 0,02 c.

Les symptômes observés sont les suivants :

Dix minutes environ après l'injection, l'animal manifeste de l'inquiétude, a quelques soubresauts nerveux : brusquement, il veut bondir et retombe allongé, les pattes antérieures et postérieures raidies dans le prolongement du corps et dans l'extension; le cou se fléchit en arrière, la tête se renverse et vient au contact du dos. Convulsions tétaniques des membres, trismus, dyspnée, convulsions cloniques, frémissement musculaire généralisé. La respiration s'arrête avant le cœur.

A l'autopsie pratiquée immédiatement après la mort, cet organe est trouvé tantôt en systole, tantôt en diastole.

Chez la plupart des animaux injectés (lapins et cobayes), il suffisait, quand l'intoxication commençait à se manifester par des tremblements, de les effrayer en frappant sur la table devant eux pour leur voir prendre immédiatement l'attitude tétanique caractéristique : pattes allongées et raidies, tête renversée.

Postérieurement à nos expériences, nous avons eu connaissance du travail de Holbé. Ce dernier, opérant avec du poison préparé à Bornéo par les Dayaks de Bandjermasin, a constaté des phénomènes analogues à ceux que nous venons de décrire.

Chez les animaux à sang froid (grenouilles et crapauds), après injection dans la région lombaire, l'effet est presque instantané : les membres postérieurs se raidissent dans l'extension, peu après les membres antérieurs se raidissent à leur tour. Après quelques convulsions, la respiration s'arrête, longtemps avant le cœur.

TRAITEMENT. — Le traitement de l'intoxication par l'upas tieute nous a fourni des résultats très satisfaisants.

Nous avons d'abord recherché quel était le meilleur neutralisant chimique à employer en lavages de la plaie, après extirpation du fer de la flèche : la solution iodo-iodurée de Gram mélangée « in vitro » à une dose mortelle de poison et laissée en contact pendant cinq minutes retarde l'intoxication, mais ne l'empêche pas. L'animal commence à présenter des troubles au bout de 25 minutes, a quelques convulsions tétaniques, mais ne meurt qu'en 5 à 6 heures.

Le tanin paraît plus efficace : une dose mortelle de poison mélangée à une solution saturée de tanin et laissée en contact pendant 5 minutes ne donne pas lieu aux convulsions caractéristiques, mais l'animal reste pendant trois heures dans une stupeur complète, avec tremblements fugaces. Il se rétablit au bout de ce temps, mais il succombe en trois ou quatre heures, si la dose a été 3 à 4 fois mortelle.

Le permanganate a donné des résultats parfaits. De même qu'il oxyde la morphine et la transforme en oxydimorphine non toxique, de même il transforme par oxydation la substance active du poison des flèches tieutées en un composé inoffensif pour l'organisme.

Les animaux qui ont reçu des doses de poison jusqu'à dix fois mortelles, mélangées au préalable pendant deux minutes à une solution au millième de permanganate de potasse, n'ont présenté aucun symptôme de malaise. La proportion de permanganate employée a été de 1 milligramme pour 0 gr. 08 de poison.

Lorsque l'intoxication s'est déjà manifestée, les injections hypodermiques de chloral en solution aqueuse à très hautes doses, employées concurremment avec l'anesthésie chloroformique, nous ont donné également des résultats très concluants.

Nous empêchions sûrement la mort des animaux en expérience ayant reçu une dose 2 et 3 fois mortelle de poison, en leur injectant, 10 à 12 minutes après l'intoxication, et alors qu'ils étaient franchement dans la position tétanique caractéristique, un poids de chloral double environ de celui du poison injecté ; immédiatement après cette injection, l'animal était anesthésié par le chloroforme. L'anesthésie était très rapidement obtenue, généralement en moins d'une minute. Les convulsions et la raideur cessaient, mais la respiration avait tendance à s'arrêter, et il fallait pratiquer à chaque instant la respiration artificielle.

L'administration du chloroforme était prolongée pendant 20 minutes environ, à dose juste suffisante pour entretenir l'anesthésie. Un quart d'heure après la suppression des vapeurs chloroformiques, la sensibilité pupillaire reparaissait lentement, mais les arrêts de la respiration étaient fréquents et on devait surveiller l'animal d'une façon incessante.

Une heure 1/4 environ après le début des accidents, l'animal sortait graduellement de sa torpeur et faisait quelques efforts pour se remettre sûr ses pattes. Rétablissement complet en 5 à 6 heures.

Ces résultats avec des doses 2 à 3 fois mortelles se sont montrés remarquablement constants ; nous n'avons eu sur douze lapins qu'un seul insuccès avec une dose trois fois mortelle. L'animal a succombé en six minutes, avant que l'anesthésie ait pu être obtenue. A l'autopsie nous avons constaté que l'aiguille avait pénétré dans la veine fémorale. La mort avait été presque foudroyante après le début des accidents.

Nous avons eu l'idée de reprendre avec le sérum de poulet (cet animal ayant une immunité naturelle très marquée pour les poisons convulsivants) les tentatives de sérothérapie faites en 1896 avec Le Dantec, pour les flèches strophantées.

Bien que les résultats obtenus n'aient pour le moment qu'un intérêt de laboratoire, nous les indiquons ci-après :

Cinq centigrammes de poison de flèche tuent en 20 minutes un poulet de 0 kg. 900 gr.

Un poulet du poids de 0kg. 600 gr. reçoit :

1er jour	0 gr. 02 de poison.		Aucun trouble :
2e	—	0 gr. 04	—	Quelques tremblements fugaces.
3e	—	repos		
4e	—	0 gr. 08	—	Tremblements prolongés, syncope. Convulsions. — Rétablissement en 2 heures après inhalations légères de chloroforme.
5e	—	repos		
6e	—	0 gr. 10	—	Aucun trouble.
7e	—	repos		
8e	—	0 gr. 12	—	Aucun trouble.
9e	—	repos		
10e	—	0 gr. 15	—	Quelques tremblements.
11e	—	repos		
12e	—	0 gr. 20	—	Aucun trouble.

Le quatorzième jour, l'animal est sacrifié et donne six centimètres cubes de sérum.

Deux centimètres cubes sont injectés à un lapin de 1 kilogr., qui reçoit deux heures plus tard une dose deux fois mortelle de poison et ne présente aucun trouble. Deux centimètres cubes sont injectés à un autre lapin du même poids, qui, intoxiqué 48 heures plus tard par une dose trois fois mortelle, ne présente aucun trouble.

Enfin, les deux centimètres cubes restant sont injectés à un autre lapin de 0,900, qui avait reçu trois minutes auparavant une dose mortelle de 0 gr. 02 de poison. 18 minutes après l'injection, apparition des symptômes d'intoxication, mais très atténués, et réduits aux seuls tremblements. Pas de tétanisme. Les tremblements persistèrent pendant une heure et demie. L'animal est rétabli au bout de trois heures.

Le sérum d'un poulet ayant reçu des doses graduellement croissantes de poison fabriqué avec l'upas tieute semble donc acquérir des propriétés immunisantes et antitoxiques très nettes.

Les mêmes expériences faites avec le sérum d'un poulet n'ayant jamais reçu de poison ont montré qu'il avait une propriété immunisante très faible; la mort n'arrivait avec une dose mortelle qu'après un retard de 4 à 5 heures. Les propriétés curatives se sont montrées nulles : l'injection de ce sérum suivant immédiatement celle du poison n'influençait en rien la marche de l'intoxication.

Il ne nous a pas été possible, faute de matériaux, de déterminer la durée de l'immunité et le pouvoir curatif du sérum.

D'après ces données, nous formulerons ainsi qu'il suit le traitement des blessures par flèches tieutées.

On pratiquera la ligature, les débridements et l'extraction du fer comme il a été indiqué précédemment pour les flèches; irrigation abondante de la plaie avec une solution de permanganate de potasse à $\frac{1}{1000}$; à défaut de ce sel, on se servira d'une solution saturée de tanin.

Pendant ce temps, un aide injectera sous la peau une solution d'hydrate de chloral dosée à 1 gr. de ce sel pour 5 gr. d'eau distillée. (Ne pas dépasser ce titre pour éviter la production d'escarres.) On ne craindra pas d'employer de hautes doses : 9 à 7 gr. seraient un minimum; des doses qui seraient toxiques chez un individu sain peuvent être employées en effet sans inconvénients sur un sujet intoxiqué par la strychnine. Dans un cas d'empoisonnement par 0 gr. 40 de cet alcaloïde, Faucon et Debierre ont donné à leur malade 34 grammes de chloral, soit par la bouche soit en injections sous-cutanées. Nous avons injecté dans nos expériences sur les lapins et les cobayes environ 0 gr. 10 de chloral par kilogramme d'animal.

Le plus tôt possible, on soumettra le malade aux inhalations chloroformiques jusqu'à résolution complète, et on les continuera 1/2 heure environ en se tenant prêt à les reprendre si les convulsions se reproduisent. On devra surveiller attentivement la respiration, et, si elle vient à s'arrêter, on suspendra le chloroforme et on pratiquera la respiration artificielle.

Si le traitement n'a pas été commencé trop tard après le début des accidents, si la blessure ne siège pas dans une région très vasculaire et ne pouvant être ligaturée, on aura les plus grandes chances de sauver le blessé.

VI. — ARMES ET FLECHES D'OCÉANIE

On trouve encore à l'heure actuelle des flèches empoisonnées chez les naturels des îles de la Papouasie, aux Nouvelles-Hébrides, aux îles Salomon et Santa-Cruz. Elles semblent avoir disparu de l'Australie et de la Nouvelle-Zélande.

NATURE DU POISON ET EFFETS PHYSIOLOGIQUES. — En 1864, l'évêque anglais Pattesson fut attaqué dans la baie de Granovo (Archipel Salomon) par les naturels. Un Anglais et deux indigènes furent blessés, et ces deux derniers moururent 4 à 6 jours plus tard du tétanos. Une deuxième fois, à l'île Nukapu, où l'évêque fut tué, il y eut encore trois blessés et deux morts du tétanos.

Peu après, la frégate anglaise « Rosario », envoyée pour tirer vengeance de cet assassinat, eut deux blessés, dont un mourut du tétanos.

Quelques années plus tard, Messer (1), médecin de la frégate anglaise « la Pearl », faisant campagne dans ces parages, eut l'occasion d'observer des blessures par flèches empoisonnées. Au cours d'une descente à terre, à l'une des îles du groupe Santa-Cruz, près de l'endroit où périt Lapérouse, le commodore Goodenough fut blessé par les naturels, ainsi que six hommes de l'équipage. Les plaies des flèches furent soumises à une succion prolongée et pansée par Messer dès le retour à bord. Aucune des blessures ne présentait de gravité par elle-même, mais par suite des accidents des années précédentes survenant quelques jours après la blessure, et de la réputation de ces flèches, les blessés avaient de grandes inquiétudes. Des hommes ayant déjà

(1) ROCHEFERT. Recherches sur les flèches empoisonnées de l'Océan Pacifique (*Arch. de méd. nav.*, 1877).

fait partie de l'équipage du « Rosario » se trouvaient d'ailleurs à bord de « la Pearl ».

Le cinquième jour, le commodore, qui n'avait qu'une plaie insignifiante et non pénétrante de la paroi thoracique, eut des douleurs lombaires, de l'anorexie, la blessure devint rouge et sèche, le tétanos se déclara le lendemain, et il mourut en deux jours en même temps qu'un autre blessé. Un troisième mourait le lendemain. Les quatre autres guérirent sans complications.

D'après ces accidents tardifs, Messer conclut que les flèches n'étaient pas empoisonnées, un poison ne pouvant mettre 5 à 7 jours pour agir, et il mit le tétanos sur le compte d'une complication accidentelle comme cela avait été fait antérieurement. Il suppose que cette légende de toxicité des flèches aurait été créée par les indigènes pour inspirer la crainte de leurs armes.

C'est à une conclusion analogue que s'étaient arrêtés Forster et Halford, professeur à Melbourne, étudiant le premier des flèches provenant de l'île Malicolo (Nouvelles Hébrides), le second, des flèches de l'archipel Salomon.

Elles n'avaient eu aucune action sur le chien qui fut l'animal d'expérience utilisé.

En 1882, à la Nouvelle-Calédonie, une commission, présidée par Brassac et instituée en vue de cette étude, déclara, après des expériences sur le chien et la poule, que les flèches des Nouvelles-Hébrides qu'ils avaient étudiées n'étaient pas empoisonnées.

En 1890, Le Dantec (1) reprit cette étude. Après des expériences commencées à Nouméa et terminées à Bordeaux, il conclut que « les naturels empoisonnent leurs flèches avec un produit noirâtre contenant deux microbes pathogènes : le vibrion septique et le bacille du tétanos. Ce produit noirâtre n'est autre chose que de la terre des marais très malsains qui bordent la côte des îles océaniennes. La pointe des flèches est un os qui se brise dans la plaie. Si les flèches sont anciennes, le vibrion septique peut avoir disparu, il ne restera que le bacille de Nicolaïer, et les flèches donneront le tétanos aux animaux en expérience. Si les flèches sont récentes, le vibrion septique peut persister dans le poison et provoquera chez le cobaye une septicémie mortelle au bout de douze à quinze heures. Le tétanos, beaucoup plus lent à se développer, n'aura pas le temps de se manifester ».

« Le cobaye est l'animal de choix pour ce genre d'expérience, car il est aussi sensible au vibrion septique qu'au bacille du tétanos. Le chien, étant à peu près réfractaire à ces maladies, est un mauvais réactif, ce qui explique les insuccès de mes prédécesseurs. »

(1) V. *Arch. de Méd. navale*, 1891. — Précis de pathologie exotique.

« Chez l'homme c'est toujours le tétanos qui éclate, probablement parce qu'à l'inverse du cobaye il est plus sensible au bacille tétanique qu'au vibrion septique. »

TRAITEMENT. — Le traitement sera identique à celui des plaies que l'on soupçonne avoir été souillées par le bacille tétanique : Désinfection rigoureuse et prolongée de la plaie, recherche des fragments d'os qui peuvent être restées par suite de la brisure de la pointe, car celle-ci est mince et fragile, et injection d'une dose de sérum antitétanique de Roux, injection que l'on renouvellera cinq ou six jours plus tard.

ACCIDENTS ET INTOXICATIONS PAR LES VÉGÉTAUX VÉNÉNEUX

PAR LE Dr BOYÉ

Il ne saurait être question de passer en revue toutes les plantes exotiques susceptibles de provoquer des intoxications. Un volume entier n'y suffirait pas, et la connaissance de la flore coloniale, si riche en espèces toxiques, est encore trop imparfaite pour qu'une telle étude puisse être complète.

Un certain nombre de végétaux capables de provoquer les empoisonnements les plus redoutables ont été examinés avec les poisons d'épreuve et les poisons des flèches. Nous indiquerons rapidement dans cet article les autres plantes qui, soit par ingestion, soit par contact, ont le plus souvent causé des troubles physiologiques, et des accidents parfois mortels.

— EUPHORBIACÉES

Cette famille est une de celles qui renferment le plus grand nombre d'espèces violemment toxiques, voisinant avec d'autres espèces recherchées pour l'alimentation.

Mancenillier. — Le Mancenillier est un arbre de l'Amérique tropicale et des Antilles, de taille médiocre, rappelant par son port et par son feuillage le Poirier de nos pays.

Il y en a plusieurs espèces. La plus commune, que nous allons décrire, est l'*Hippomane Mancinella* (Linné) ou *Mancenillier vénéneux*, que l'on nomme, aux Antilles : « *Figuier noyer vénéneux* » et « *arbre-poison* ».

Il a des fleurs monoïques et apétales. Les fleurs mâles, de couleur jaunâtre, ont un calice gamosépale portant 2 ou 3 divisions peu marquées et irrégulières. Du centre de ce calice s'élève une petite colonne commune se partageant bientôt en deux filets alternant avec les sépales, et portant chacun une anthère biloculaire extrorse. Les fleurs femelles, verdâtres, ont le même périanthe, mais un peu plus développé, et un ovaire supère à plusieurs loges (5 à 10) contenant chacune un seul ovule. Le style, de couleur pourprée, est composé d'autant de branches enroulées qu'il y a de loges dans l'ovaire.

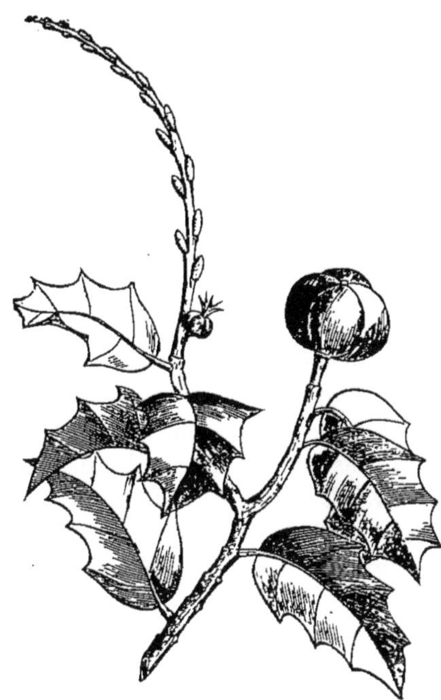

Fig. 21. — Mancenillier à feuilles de houx.

Les fleurs sont disposées en épis terminaux de 5-10 centimètres de longueur portant des bractées alternes. Les fleurs femelles se trouvent à l'aisselle de quelques bractées inférieures; les fleurs mâles réunies en glomérules sont à l'aisselle des bractées supérieures.

Le fruit est une drupe arrondie, déprimée, de couleur jaune, teintée de rouge d'un côté. Le mésocarpe charnu contient un latex d'autant plus abondant que le fruit est moins mûr. Le noyau est rugueux et renferme 6-8 (quelquefois davantage) ovules contenus chacun dans une logette.

Ce fruit a l'aspect d'une pomme d'api. Son diamètre est de trois à quatre centimètres.

Les feuilles sont alternes, ovales, aiguës, acuminées au sommet, arrondies à la base. Elles sont persistantes. Longueur, 10 à 12 centimètres sur 5 à 6 de largeur, légèrement découpées sur les bords. Elles sont glabres, penninervées, d'un vert brillant à la partie supérieure, plus terne en dessous. Le pétiole est de la longueur du limbe. Deux stipules caduques.

Le tronc est lisse et nu.

Cet arbre croît en abondance aux Antilles, le long du rivage et au bord des mares saumâtres de la côte.

Les autres variétés connues sont : le *Mancenillier à feuille de Laurier* (Glutier des oiseaux), et le *Mancenillier à feuilles de Houx*.

Le Mancenillier a été l'objet de récits fabuleux ; l'imagination aidant on en a fait une plante dont les approches même étaient redoutables, car elle frappait de mort ceux qui s'endormaient sous son feuillage.

En réalité, le latex de la plante est seul toxique. C'est à lui que le fruit doit ses propriétés vénéneuses. Son aspect appétissant et sa ressemblance avec une pomme d'api ont occasionné de fâcheuses méprises.

Ce latex, d'une belle couleur blanche, est très fluide à sa sortie des canaux laticifères. A l'air, il s'épaissit, devient grisâtre et gluant.

Il s'écoule de l'arbre lorsqu'un coup de vent a accidentellement brisé des branches et des feuilles; il se concrète à la surface de l'écorce et se transforme en une gomme résineuse très dure.

Il renfermerait, d'après Coutance, deux résines : l'une verdâtre, très âcre, qui contient le principe actif et qui est insoluble dans l'alcool et l'éther, l'autre, soluble dans ces liquides, n'est pas vénéneuse. Il contient aussi une huile essentielle inactive.

Le latex appliqué sur la peau provoque une forte inflammation et de la vésication. On a dit que l'eau de pluie qui a coulé sur les feuilles de l'arbre produit des accidents analogues. La preuve contraire a été faite maintes fois par Coutance. Tout au plus peut-on admettre qu'au cours d'un orage, le vent brisant quelques branches menues, le latex qui s'écoule mélangé à la pluie peut tomber sur l'épiderme ou les muqueuses de ceux qui ont cherché un abri sous le feuillage de cet arbre (Karsten) (1).

Il est très irritant pour toutes les muqueuses. Une goutte sur la conjonctive oculaire amène une conjonctivite intense, persistant plusieurs jours, et, chose singulière, elle est souvent accomgnée d'une surdité comparable à celle que détermine la quinine (Brousmiche) (2). Quand on abat un mancenillier, il faut donc éviter les projections de latex. Des officiers de la frégate *Terpsichore*, rapporte Fonssagrives (3), en surveillant un abatage de mancenilliers qui les gênaient pour des relèvements géodésiques, ont pu constater à leurs dépens l'extrême causticité de ce suc. Aussi, aux Antilles, a-t-on l'habitude, avant d'abattre un de ces arbres, de faire du feu au pied pour le dessécher.

Administré à un chien à la dose de 5 grammes, le latex provoque des vomissements et de la diarrhée; le ventre devient ballonné et très douloureux; en deux ou trois jours, ces symptômes aigus sont passés, mais l'animal conserve encore, pendant plusieurs jours, une grande faiblesse.

A la dose de 10 grammes, il amène, en 2 à 3 heures, la mort dans le coma de l'animal qui présente d'abord des vomissements, puis des selles liquides abondantes, sanguinolentes et des tremblements.

(1) Karsten, *Annales de Pharmacie*, 1874.
(2) Brousmiche, Sur le Mancenillier, Thèse Pharmacie, Paris, 1875.
(3) Fonssagrives, *Traité d'hygiène navale*, 1856.

A l'autopsie, profonde inflammation des muqueuses stomacales et intestinales.

Le fruit a un goût d'abord insipide, mais, au bout de quelques instants de mastication, l'inflammation des lèvres et de la bouche est telle qu'elle empèche généralement de continuer à les manger; aussi, les cas de mort sont-ils rares, bien que l'ingestion par méprise soit assez fréquente.

Les symptômes d'intoxication chez l'homme sont les mêmes que ceux que nous avons décrits chez le chien.

Le fruit desséché n'est plus toxique. Le latex du mancenillier empoisonnerait les poissons et les crustacés. C'est donc à tort qu'on a voulu faire remonter à l'ingestion des fruits de cet arbre les propriétés vénéneuses de certains crustacés ou poissons. Ces animaux, comme d'ailleurs les animaux domestiques herbivores, n'y touchent jamais (Rufz) (1).

Aux Antilles, on a attribué au Mancenillier un grand nombre d'empoisonnements criminels. Ricord-Madiana (2), Rufz ont montré combien cette opinion était peu justifiée : le latex insoluble dans l'eau, ne pouvant se concasser après dessiccation, est difficilement miscible aux aliments. Il perd d'ailleurs rapidement sa toxicité en cet état. Quand il est frais, son âcreté, la violente irritation qu'il détermine sont tels que la victime est immédiatement avertie que ses aliments contiennent une substance suspecte.

Le traitement consiste en l'administration d'évacuants. Les boissons mucilagineuses et émollientes, le lait, l'opium calment bien les douleurs stomacales.

Fontainea Pancheri. — Cette Euphorbiacée, voisine du Mancenillier (elle appartient comme ce dernier à la tribu des Hippomanées), a été décrite et étudiée par Heckel (3); c'est un arbre de la Nouvelle-Calédonie atteignant une hauteur de 6 à 10 mètres; l'aspect général est celui du poirier de nos pays, mais en plus grand.

Cet arbre, très commun aux environs de Nouméa, est monoïque; les sujets femelles sont les plus nombreux.

Feuilles alternes, pétiolées, portant une encoche à la partie supérieure, qui est arrondie.

Cette plante fleurit deux fois par an. Les fleurs ont de 3 à 6 pétales imbriqués, et des étamines en nombre indéfini.

Le fruit est une noix rouge-orange, ovoïde, obtusément hexapentagonale. Elle est bi ou tri-sperme, quelquefois monosperme

(1) Rufz, Empoisonnements pratiqués par les Nègres (*Annales hyg. et médecine légale*), 1844.

(2) Ricord-Madiana, Recherches et expériences sur les poisons d'Amérique. Bordeaux, 1826.

(3) Heckel, Th. doct. Montpellier, 1870.

par avortement. L'épicarpe est lisse, onctueux au toucher, de couleur rouge-orangé. Le sommet du fruit porte trois ou quatre tubercules, vestiges des styles qui couronnaient l'ovaire.

Le mésocarpe est charnu, de même coloration que l'épicarpe

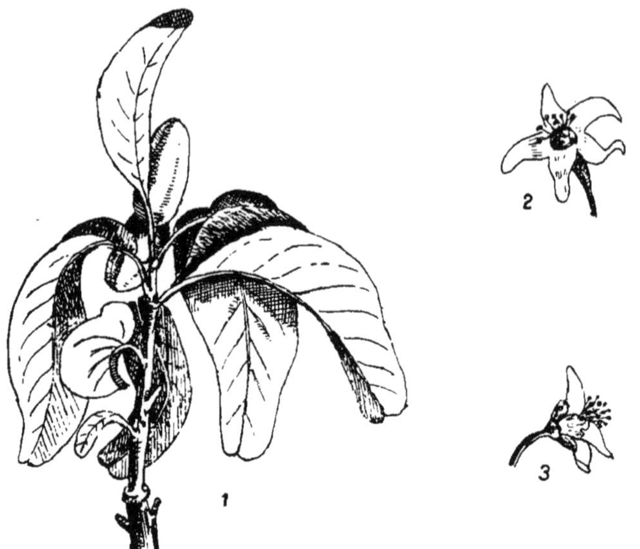

Fig. 22. — *Fontainea Pancheri*. Rameau fructifère et fleurs (d'après un croquis de Corre).

et gorgé de latex jaunâtre. L'endocarpe est osseux, épais et dur; il porte cinq à six cotes longitudinales très saillantes.

L'écorce du tronc et l'endocarpe contiennent, comme le mésocarpe, un suc âcre et irritant.

Les cotylédons des graines renferment une huile rubéfiante et drastique analogue à celle des graines du Croton. A la dose de deux gouttes, elle amène huit à dix selles muqueuses, glaireuses en 24 heures, parfois accompagnées de vomissements.

L'huile extraite de l'embryon seul n'est ni drastique ni vésicante.

L'ingestion des graines de *Fontainea Pancheri* est susceptible de provoquer des intoxications graves analogues à celles que causent les Eupholiacées, dont la description va suivre.

Hura Crépitans. — L'*Hura Crépitans* ou *Sablier élastique* est originaire de l'Amérique. Il se trouve aux Antilles et dans toute l'Afrique tropicale.

Son port rappelle celui de l'Amandier. L'arbre atteint parfois des dimensions colossales. Les feuilles sont lancéolées, alternes, dentées et accompagnées de stipules latérales. Cette plante contient un latex blanc, âcre et irritant.

Les fleurs, d'un beau rouge, sont monoïques et apétales. Les fleurs mâles sont disposées en épi entouré d'une grande bractée. Les fleurs femelles sont axillaires et solitaires. L'ovaire a un nombre indéfini de loges (de 5 à 20) ; il est surmonté d'un grand style dilaté en forme de trompette à pavillon frangé.

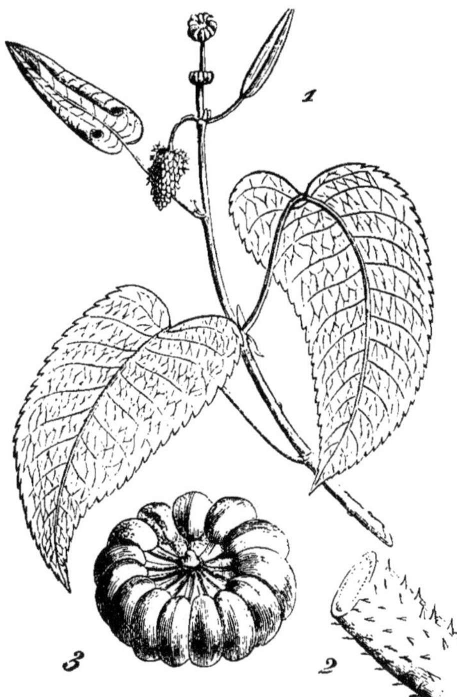

Fig. 23. — *Hura Crepitans*. 1. Rameau fructifère et florifère; 2. Fragment d'une grosse branche ; 3. Fruit.

Le fruit est sec, pluricoque; il s'ouvre avec bruit quand la maturité est suffisante, et projette partout ses coques désagrégées. Chacune d'elles renferme une graine ayant une assez grande ressemblance avec celle de la noix vomique, comprimée, et à embryon pourvu de larges cotylédons orbiculaires. La graine est toxique et on a vu des accidents très graves survenir chez des enfants à la suite de l'ingestion de quelques-unes d'elles ; à faibles doses elles sont purgatives et vomitives. Le principe actif réside surtout dans l'embryon. Avec la moitié d'un embryon on peut produire une purgation abondante. Le même résultat est obtenu avec o gr. 10 de substance cotylédonnaire.

On a retiré des semences du Sablier une huile qui, à la dose de 4 gr., est vénéneuse.

L'ingestion des graines amène du malaise, des vomissements, de la chaleur et de la constriction de la gorge, des selles abondantes, du ténesme, parfois des syncopes. On lui a attribué un grand nombre d'empoisonnements criminels aux Antilles. Rufz, qui a étudié ce poison, infirme un peu sa réputation de grande toxicité : douze grammes de semences ingérées par un chien n'amenèrent pas sa mort.

Jatropha Curcas (1). — C'est un arbuste glabre à bois mou,

(1) *Synonymie :* Médicinier des Barbades ; Mancenillier bénit ; Medicinier Bénit ; Herbe du Bon Dieu ; Herbe du Diable (Antilles) ; Purguer (Cote occidentale d'Afrique).

de médiocre taille, de 0 m. 50 à 5 mètres. Il se trouve dans toutes les régions tropicales du globe.

Ses feuilles sont alternes, ovales ; elles ont 3 à 4 lobes aigus plus ou moins découpés, elles sont cordées à la base.

La fleur est monoïque, petite, et ressemble assez à celle du Convallaria maïalis (muguet). La corolle gamopétale est blanche et porte 5 divisions ; calice gamosépale portant un même nombre de divisions alternant avec celles de la corolle.

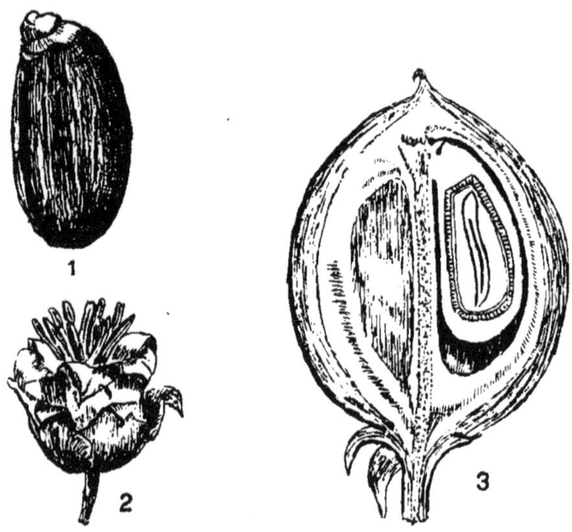

Fig. 24. — *Jatropha Curcas*. Graine, fleur mâle et coupe longitudinale du fruit.

Les fleurs mâles ont dix étamines disposées sur deux verticilles.

Dans les fleurs femelles, il y a un ovaire à 2 ou 3 loges surmonté d'un style à 2 ou 3 branches bifides au sommet.

Le fruit est sphérique, de la grosseur d'un œuf de pigeon. Vert et charnu d'abord, il se dessèche. L'endocarpe se sépare à la maturité en 2 ou 3 coques déhiscentes contenant chacune une graine. Les graines ovoïdes peuvent atteindre 2 centimètres de longueur sur 1 centimètre de largeur.

L'albumen et l'embryon contiennent une huile drastique qui purge violemment à la dose de 8 à 15 gouttes. Trois graines de *Jatropha Curcas* écrasées dans du lait constituent un purgatif énergique.

L'ingestion de ces graines peut provoquer des accidents analogues à ceux que produit l'absorption des graines de *Hura crepitans*.

La graine se nomme : Grand Pignon d'Inde ; Pignon de Barbarie ; Noix américaine ; **Fève d'enfer**.

D'autres espèces de Médiciniers ont les mêmes propriétés purgatives : le *Jatropha Multifida* (*Médicinier d'Espagne, Arbre aux noisettes purgatives, Arbre au Corail*) est une plante de l'Amérique tropicale, ses feuilles sont digitinervées, divisées en lobes profonds et étroits. Les fleurs sont rouge sang. Les fruits tricoques et trigones.

Le *Jatropha gossipifolia* (Lin) ou *Médicinier sauvage* a des feuilles cordiformes découpées en 2-5 lobes. Les graines sont petites, moitié environ de celles du Ricin.

Le *Jatropha cereus* est couvert de poils urticants analogues à ceux des orties, et peut par contact causer des démangeaisons et une vésication intense. Il se distingue des précédents en ce que ses fleurs sont apétales. Le calice est pétaloïde et blanc. On le trouve dans l'Amérique tropicale (1).

Croton Tiglium. — Le Croton tiglium est commun en Cochinchine. On le trouve dans l'Inde, l'Amérique tropicale, à la Réunion. C'est un arbuste ou un petit arbre de 1 à 5 mètres de hauteur, à

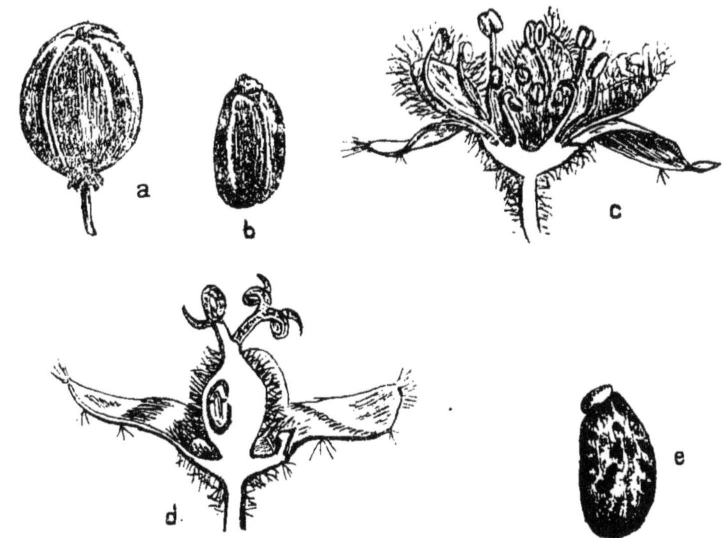

Fig. 25. — *ab*, Fruit et graine du *Croton tiglium*; *c*. Fleur mâle; *d*. Fleur femelle, *e*. Graine de ricin.

écorce glabre, de couleur gris pâle. Ses feuilles sont alternes, pétiolées, ovales, aiguës, finement dentées ; leur coloration est vert pâle. Elles paraissent presque complètement glabres, car elles ne portent qu'un duvet très court, très clairsemé.

(1) D'autres Euphorbiacées possèdent les mêmes propriétés urticantes : *Tragia volubilis*. — *Tragia pungens, Tragia urens*. Les accidents qu'elles peuvent déterminer n'ont pas grande importance au point de vue médical.

La floraison est en grappes terminales contenant surtout des fleurs mâles ; les fleurs femelles se trouvent à la base de l'inflorescence. Les premières ont 5 sépales portant quelques poils étoilés, à pétales blanchâtres, velus ; et 13 à 18 étamines. Les fleurs femelles ont des pétales plus petits, et un ovaire couvert de poils courts, surmonté d'un style à 3 branches recourbées en tire-bouchon.

Le fruit, ellipsoïde, trigone, est composé de trois coques qui, après dessiccation, se séparent l'une de l'autre et s'ouvrent chacune en deux moitiés. La graine a à peu près la forme de celle du Ricin avec laquelle elle est souvent confondue. La figure 25 indique les différences. Elle est d'un brun à peu près uni, elle n'est pas striée et bariolée comme celle du Ricin. Elle est un peu plus petite que celle de ce dernier, dont ont connaît la ressemblance avec une *tique* gorgée de sang.

Ces graines sont violemment purgatives et leur ingestion peut produire les mêmes accidents que les précédentes.

Les empoisonnements par les graines de ces quatre Euphorbiacées (*Fontainea Pancheri*, *Hura Crepitans*, *Jatropha Curcas*, *Croton Tiglium*), auxquelles nous ajouterons celle du *Ricin*, quoi qu'elles soient bien moins actives, se rencontrent surtout chez les enfants, toujours portés à ingérer tout ce qu'ils trouvent.

Les manifestations de l'intoxication sont celles que nous avons décrites pour l'*Hura Crepitans :* vomissements, selles abondantes, parfois sanglantes, chaleur et constriction de la gorge, collapsus et syncopes dans les cas graves.

Le traitement consistera en évacuants au début, puis en boissons mucilagineuses et émollients, et en une thérapeutique des symtômes variable selon les cas.

Jatropha Manihot. — La physionomie des Maniocs si répandus dans nos colonies est suffisamment familière pour qu'il suffise d'en donner une description botanique succincte.

Ce sont des arbustes de 1 à 3 mètres de hauteur, à feuilles alternes simples ou palmées. Leurs fleurs régulières, monoïques et apétales, sont disposées en grappes simples ou ramifiées, les femelles occupant la base de la grappe. Les fleurs mâles ont un calice gamosépale campanulé, pétaloïde, de couleur blanchâtre, à 5 divisions peu profondes, 10 étamines, 5 longues, 5 courtes. Les fleurs femelles ont le même périanthe que les mâles et 10 étamines stériles avortées. L'ovaire a 3 loges. Le style est court et trapu, le stigmate trilobé. Fruit capsulaire et trigone. Graine bigarrée analogue à celle des ricins.

Les racines épaisses, charnues, tubéreuses, sont très féculentes et contiennent un suc laiteux. Elles peuvent atteindre 1 mètre de longueur sur 10-15 centimètres de diamètre. On sait le rôle important que jouent ces racines consommées fraîches dans l'alimentation des races tropicales, et dans la consommation mondiale après avoir subi certaines préparations (Tapioca, Cassave, Moussache, etc.).

Bien qu'il règne encore une certaine confusion sur la classification botanique des diverses espèces de Manioc à chaque ins-

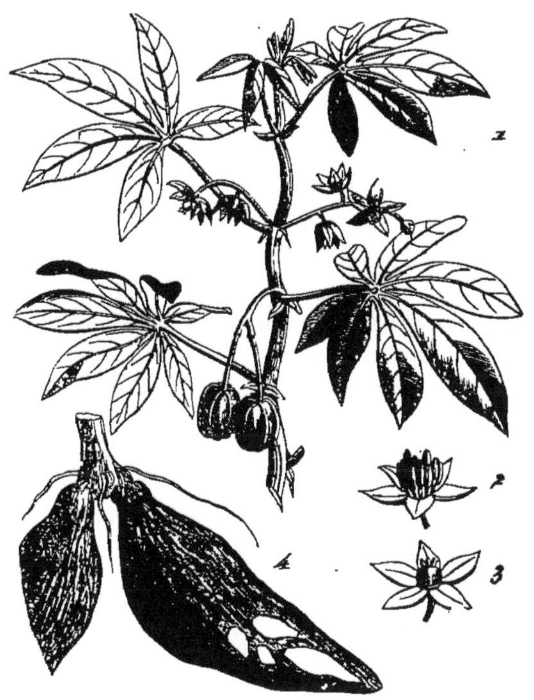

Fig. 26. — Jatropha Manihot.

tant modifiées par la culture, il importe surtout pour le médecin d'en distinguer deux espèces principales, auxquelles peuvent se ramener la plupart des autres.

1° Le *Manioc commun* ou *Manioc amer*, *Jatropha Manihot* de Linné (1);

2° Le *Manioc doux ou Camanioc*, *Manihot Aipi* (Pohl) (2).

La seconde se distingue de la première en ce que ses inflorescences sont très divisées dès la base en de longues ramifications; ses bractées sont petites et lancéolées, son calice est glabre en

(1) *Synonymie : Manihot edulis* (Plum.), *Manihot utilissima* (Pohl); *Janipha Manihot* (K.); *Manihot edule* (A.Rich.); *Jatropha stipulata* (Velloz); vulgairement Mandiocca-Mandijba, Juca amarya aux Antilles espagnoles et au Brésil.

(2) *Synonymie : Jatropha dulcis et mitis* (Lotboell).

dehors, ses anthères sont bien plus longues que larges, tandis qu'elles sont à peine plus longues que larges dans le Manioc amer. Les fruits du Manioc doux sont subglobuleux, non ailés, légèrement anguleux dans la portion supérieure, tandis qu'ils sont dans l'autre espèce étroitement ailés, avec des ailes ondulées (H. Baillon).

La racine du *Manioc amer* contient une substance volatile très toxique assimilée par Henry et Boutron-Charlard (1), puis par Christian à l'acide cyanhydrique. Pelouze (2) a retrouvé cet acide dans le produit de la distillation du suc de Manioc, qui a une forte odeur d'amandes amères.

L'expression mécanique de la racine et son lavage entraînent le principe toxique et la rendent comestible. Il en est de même de la cuisson.

Le jus de Manioc perd ses qualités toxiques après quelques heures d'exposition à l'air libre. Le produit de la distillation de ce suc les perd également dans les mêmes conditions, mais il la conserve s'il est renfermé dans des bouteilles bien bouchées.

Le *Manioc doux* ne contient aucun principe nuisible.

Les premières expériences sur le principe toxique du Manioc sont dues à Fremyn en 1764. Le suc produit de l'expression de la racine amena très rapidement la mort d'un chat. Trente-cinq gouttes du premier liquide recueilli par distillation de 30 kil. environ de jus de Manioc et administrées à un *esclave nègre* condamné à mort pour empoisonnement le tuèrent en six minutes au milieu de convulsions et de hurlements !

Ricord-Madiana, puis Rufz obtinrent les mêmes résultats en opérant sur des animaux, 5 à 6 cuillerées de Manioc administrées à un chien le tuaient en un quart d'heure; les accidents apparaissaient presque immédiatement après l'absorption du poison et dans l'ordre suivant. Tremblements, le dos de l'animal se voûte, son poil se hérisse, le globe oculaire est fixe et saillant; l'animal tombe à terre, vomit, mais sans efforts, comme par régurgitations. Mort au milieu de convulsions. La mort survient beaucoup plus rapidement en employant le produit de la distillation du jus. Quatre gouttes dans la bouche d'un gros rat le foudroyèrent. Un chien mourut presque immédiatement.

A l'autopsie, injection du cerveau et des méninges, abdomen météorisé ; à l'ouverture de l'estomac, forte odeur d'amandes amères. Rien autre de particulier.

Rufz rapporte quelques cas d'intoxication chez l'homme à la suite d'absorption de Manioc amer cru confondu avec du Manioc

(1) O. Henry et Boutron-Charlard, *Mém. Ac. médecine*, 1836.
(2) Pelouze, *Annales hyg. et méd. légale*, 1844.

doux, ou d'absorption d'eau de lavage de ces racines. Au Soudan, les Malinkés et les Bambaras ont soin de ne planter que du Manioc amer dans les *lougans* avoisinant les routes fréquentées, de manière à éviter la maraude.

Dans certaines colonies d'Afrique, où les moyens de communications encore sommaires ne permettent pas à l'Européen un ravitaillement facile, on emploie beaucoup le Manioc comme succédané de la pomme de terre. Il est plus agréable que la patate, dont le goût douceâtre et sucré finit à la longue par devenir écœurant. Il est prudent de ne consommer cette racine qu'après lavages dans plusieurs eaux bouillantes et cuisson prolongée, pour éviter les conséquences graves d'une confusion possible entre le Manioc doux et le Manioc amer.

En 1890, au Soudan, aux environs de Niagassola, une colonne compta quelques décès parmi des tirailleurs qui avaient maraudé du Manioc dans un champ et l'avaient mangé crû. Aucune relation médicale de cet empoisonnement n'a été faite.

La chair d'animaux empoisonnés par le Manioc et consommée peut elle-même causer des accidents (Bayon).

Dans un empoisonnement par le Manioc, la rapidité des accidents ne laissera pas le plus souvent le temps d'intervenir, et toute thérapeutique serait illusoire. Le traitement rationnel consisterait à employer les évacuants (de préférence la pompe stomacale) et à combattre l'asphyxie par des affusions froides et chaudes, alternatives, des inhalations d'oxygène et la respiration artificielle. On pourra utiliser le sulfate de fer en solution dans l'eau ; ce sel passe pour l'antidote de l'acide cyanhydrique.

II. — SOLANACÉES

Des représentants des genres *Belladone* et *Jusquiame* se rencontrent en Asie et en Afrique. Les graines de jusquiame noire (*Hyoscyamus niger*) se vendent dans les bazars de l'Inde comme succédanés du chanvre indien : on les nomme en tamoul *Kouroussani-omum* (Desaint). C'est par une variété de jusquiame nommée par les Arabes *el betina* qu'auraient été empoisonnés les membres de la mission Flatters (1).

Une variété très vénéneuse de jusquiame, l'*Hyoscyamus insanus*, se trouve au Bélouchistan.

La jusquiame et la belladone, ainsi que les empoisonnements causés par ces deux végétaux, sont assez connus de tous pour

(1) Bousson, *Arch. méd. et ph. milit.*, 1883.

qu'il nous suffise d'indiquer la possibilité d'accidents de cette

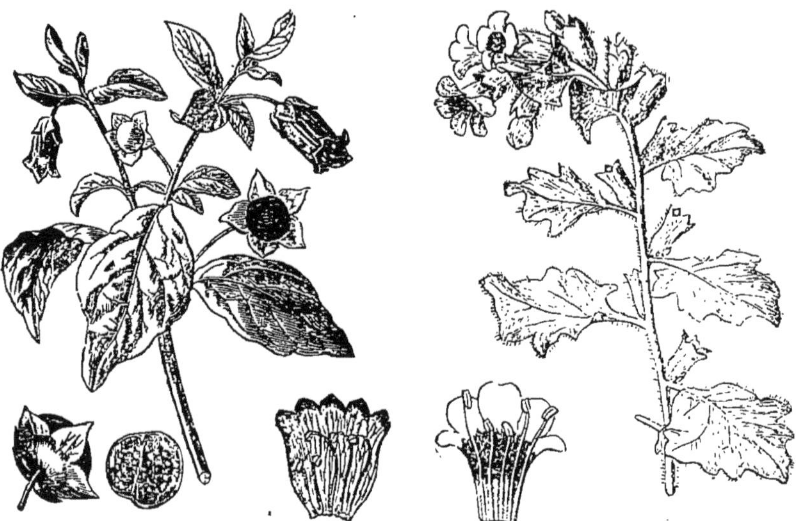

Fig. 27. — Belladone.

Fig. 28. — Jusquiame blanche.

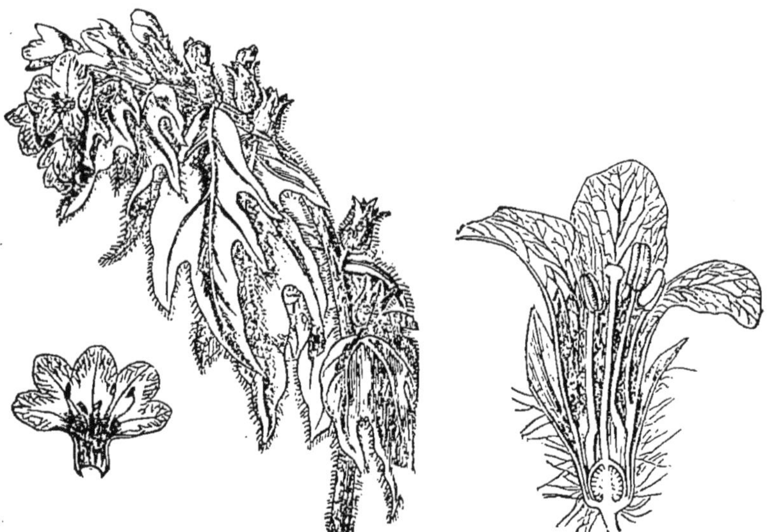

Fig. 29. — Jusquiame noire.

Fig. 30. — Jusquiame noire.

nature aux colonies, sans entrer dans des détails botaniques ou toxicologiques que l'on trouve dans tous les traités classiques.

A. — TRIBU DES LOGANIÉES (1).

Spigelia anthelmia. — *Brinvillière* ou *Brinvillier ?* Cette plante se trouve à la Guyane et aux Antilles. C'est une herbe annuelle, glabre, à tige simple ou peu ramifiée. Racines pivotantes, noirâtres à l'extérieur, blanches à l'intérieur.

Les feuilles ovales-oblongues sont opposées et dépourvues de stipules. A la base de l'inflorescence, elles sont verticillées par

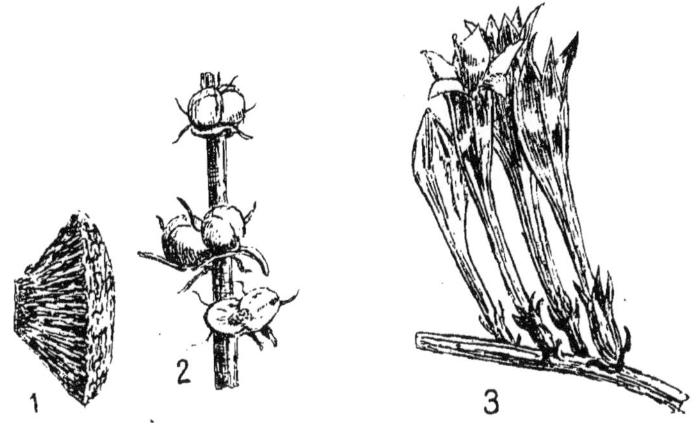

Fig. 31. — Type du genre Spigelie. *Spigelia marylandica*, inflorescence, fruits et graines.

quatre. L'inflorescence est un cyme dont le rapprochement simule des épis latéraux au nombre de 1 à 4 dans l'aisselle des feuilles supérieures.

Le calice a 5 sépales; la corolle, petite, tubulée, a cinq lobes triangulaires ; elle est d'un blanc sale, plus ou moins teinté de pourpre, ovaire à 2 loges et portant deux stigmates. Le fruit est une capsule, et les graines sont anguleuses et inégales.

Ricord-Madiana a retiré de cette plante une résine molle, la *Spigeline*, de saveur amère, nauséeuse, enivrante et purgative. Elle tue rapidement le chien et le chat à la dose de 0 gr. 07 centigr. en produisant d'abord de la somnolence, puis de l'essoufflement. Les yeux sont saillants hors de l'orbite, convulsions et mort 2 ou 3 heures après l'ingestion.

Elle procure le sommeil aussi sûrement que l'opium (Browne).

Rutz a constaté que, même à doses élevées, cette herbe n'a aucun effet toxique sur le cheval et sur le bœuf, soit qu'on leur fasse manger l'herbe en nature, soit qu'on leur donne le fruit

(1) Nous suivons la classification de H. Baillon.

recueilli par expression de la plante. Il la croit toxique pour le mouton.

Elle est très usitée aux Antilles comme vermifuge : poudre 0 gr. 30 à 0 gr. 60 chez les enfants de 3 à 4 ans ; 1 gr. chez les adultes. On la prépare aussi en sirop. Rutz relate un cas d'empoisonnement par ce sirop chez un enfant qui mourut en 3/4 d'heure avec des douleurs lombaires et céphaliques intenses, cris et convulsions. L'observation est peu concluante.

Cette plante servirait fréquemment aux Antilles dans les empoisonnements criminels.

A défaut d'un antagoniste physiologique qui n'a pas été indiqué, il nous semble logique de combattre la somnolence, comme dans l'intoxication par la morphine, par le thé, le café, des injections hypodermiques de caféine. On pourra aussi utiliser de la même manière la pilocarpine à la dose de 0 gr. 01 à 0 gr. 02. On combattra l'asphyxie par les inhalations d'oxygène, les révulsifs, la respiration artificielle, l'éther, etc.

B. — TRIBU DES STRYCHNÉES

Nous avons décrit à propos des poisons des flèches et des poisons d'épreuve un certain nombre de strychnos de l'Amérique et de l'Afrique tropicales. Il nous reste à examiner quelques espèces croissant en Asie.

Strychnos Nux vomica (1) (Lin.) ou « **Vomiquier** » se trouve dans l'Asie tropicale et en Australie. Il est très abondant en Cochinchine et à Ceylan. C'est un arbuste à tronc droit, peu élevé, et à écorce gris jaunâtre. Les feuilles, courtement pétiolées, sont opposées, entières, glabres, cunéiformes à la base, aiguës au sommet. Il y a de 3 à 5 nervures principales à la base ; une seule, la médiane, arrive au sommet.

Les fleurs sont en cymes composées et se trouvent à l'extrémité des rameaux. Le calice est court, à cinq divisions pubescentes. La corolle, tubulée, de couleur blanche, a cinq divisions triangulaires. La partie inférieure du tube de la corolle porte des poils courts assez serrés. Cinq étamines à filet très court. Ovaire multi-ovalé, surmonté d'un long style effilé (fig. 32 et 33).

Le fruit, globuleux, de couleur jaune orangé clair, est rempli d'une pulpe au milieu de laquelle est disposée un nombre variable de graines (fig. 34), une à huit.

La forme aplatie, à faces déprimées, des graines de noix vomique est bien connue. Elles sont dures, à albumen corné.

(1) *Synonymi* : *Str. colutrina* (Wight), *Str. ligustrina* (Bl.).

Cette graine contient o gr. 25 à 6 gr. 50 o/o de strychnine et de o gr. 12 à 1 gr. 01 o/o de brucine (1).

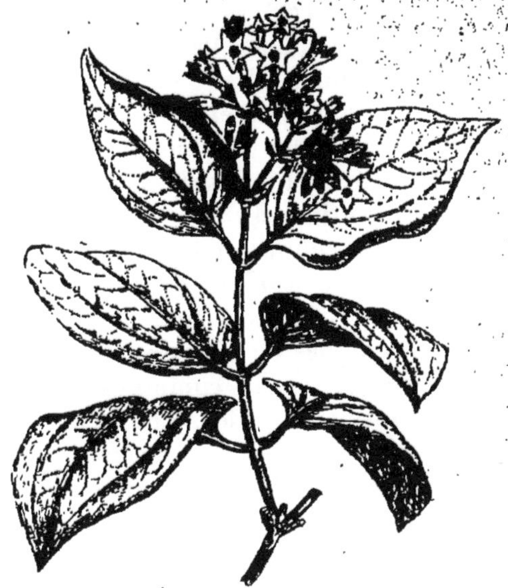

Fig. 32. — *Strychnos nux vomica.* (Rameau florifère), d'après Baillon.

L'écorce, qui contient les mêmes alcaloïdes, est connue sous le nom d'*Ecorce de fausse Angusture* en matière médicale. Sa

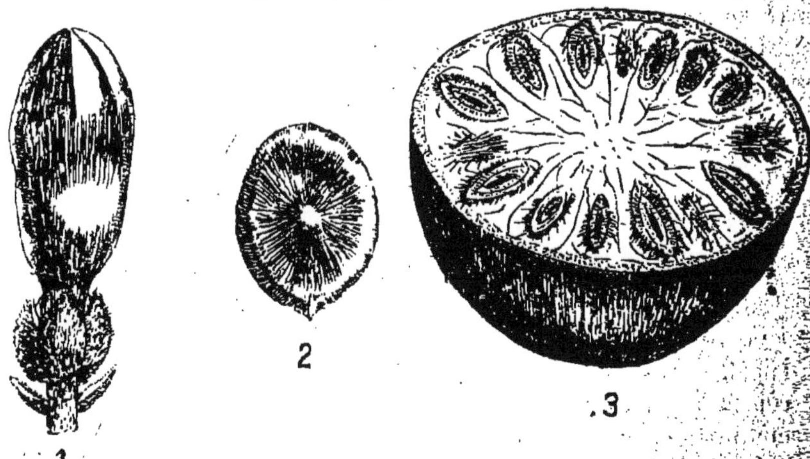

Fig. 33. — *Strychnos nux vomica.*
1. Fleur non épanouie; 2. Graine et Coupe transversale du fruit d'après Baillon.

(1) Dimensions : Graisse 2 à 2 1/2 cent. de diamètre sur 1/2 cent d'épaisseur.
Fruit. 4 à 6 cent. de diamètre.
Fleur. 1 à 1/2 cent. de longueur.
Feuille. 8-12 cent. de longueur à 5-8 de largeur. Pétiole, 1 à [illegible] de longueur.

face interne se colore en rouge sang si l'on y dépose une goutte d'acide azotique, et elle laisse au moindre contact avec la langue une saveur extrêmement amère.

Strychnos Ignatii (Berg.). — Cette espèce se rencontre aux Philippines et en Cochinchine. La plante est assez peu connue au point de vue botanique. C'est comme la précédente une Strychnée arborescente ; l'inflorescence est en cyme, mais au lieu d'être terminale, comme dans le Vomiquier, elle est axillaire.

Le fruit, épaissement cortiqué, sphérique ou ovoïde, peut atteindre jusqu'à 15 à 18 centimètres de diamètre. Il contient des graines connues dans le commerce sous le nom de « *Fève de Saint-Ignace* ». Elles sont ovoïdes à une extré mité, plus ou moins aiguës ou obtuses à l'autre extrémité, par suite de la compression réciproque des graines entre elles. Les faces latérales portent des facettes dues à la même cause. Elles sont recouvertes d'un tégument gris foncé, mince, couvert de poils courts tombant très facilement. L'albumen est corné.

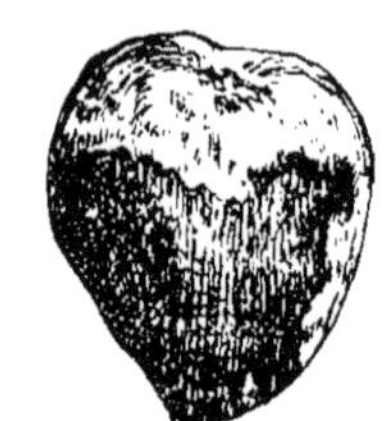

Fig. 34. — Fruit de Saint-Ignace.

Ces graines contiennent une forte proportion de strychnine (1 gr. 50 0/0) et de brucine (0 gr. 50 0/0).

Strychnos Gautheriana (Pierre). — Les missionnaires tonkinois qui ont fait connaître cette plante en Europe la considéraient, après les Annamites et les Chinois, comme une panacée merveilleuse contre les maladies les plus variées : lèpre, rage, paralysie, syphilis, maladies de la peau, fièvre paludéenne, cancer, épilepsie, morsures de serpents, etc. Ils employaient la poudre d'écorce soit seule soit associée à l'alun ou au Realgar (sulfure rouge d'arsenic) (1). L'expérimentation scientifiquement conduite a montré que ces affirmations n'avaient d'autre fondement que des récits d'indigènes, et que l'écorce de « *Hoang-Nan* », nom annamite de la plante, n'avait d'autres propriétés que celles qui résultent de la strychnine qu'elle contient (2).

Cette plante est une liane grimpante à crocs renflés très commune dans les massifs Montagneux des deux versants de la chaîne annamitique. On a peu de renseignements sur les caractères botaniques de la fleur et du fruit.

L'écorce de Hoang-Nan est identique comme aspect à celle du Vomiquier. Elle n'en diffère qu'anatomiquement ; dans la zone libérienne, il y a un très petit nombre de cellules pierreuses qui abondent au contraire dans l'écorce du Vomiquier. Comme dans

(1) R. P. Lesserteur, le Hoang-Nan, remède tonkinois. Paris, J.-B. Baillière et fils.
(2) Brassac, Critique du livre précédent (*Arch. méd. navale*, 1880).

cette dernière, une goutte d'acide azotique rougit la face interne de l'écorce de « *Hoang-Nan* » (Planchon). Elle contient surtout de la brucine (2 gr. 70 o/o), mais peu de strychnine; elle est toxique au delà de o gr. 3o. Livon (1) a reconnu que les effets physiologiques de cette écorce étaient ceux de la brucine.

Dans le chapitre consacré au *Strychnos tieute* (Poisons des flèches), nous avons donné tous les renseignements sur les empoisonnements par les Strychnées convulsivantes et leur traitement. Nous y renvoyons le lecteur.

C. — *TRIBU DES SOLANÉES VRAIES*

Il y a beaucoup de *morelles* (solanum) aux Antilles et à la Guyane; les feuilles sont utilisées comme calmantes en bains, fomentations ou cataplasmes. On a attribué des propriétés vénéneuses à leurs fruits, mais rien n'est moins prouvé et il semble

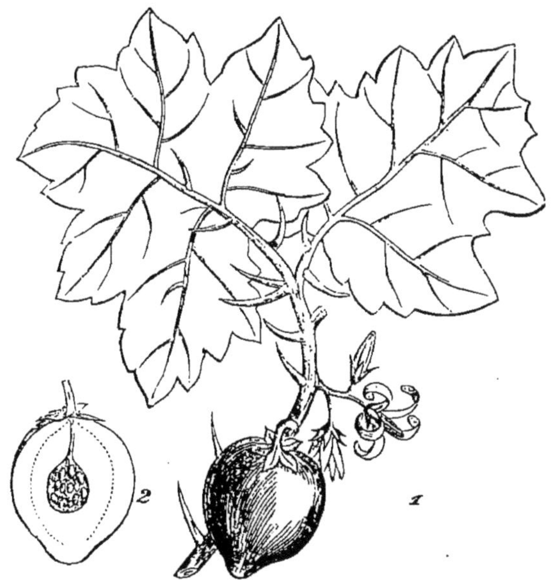

Fig. 35. — Morelle mammiforme.

que c'est un préjugé populaire des Antilles. On y rencontre : le *Solanum triste* (*Amourette franche, tabac-marron, bois-caca*) et le *Solanum mammosum* (*Amourette molle ou batarde, pom-*

(1) Livon, *Marseille médical*, 1879.

me-téton, pomme-poison). Dans l'Inde, on trouve le *Solanum trilobatum* et le *Solanum yacquini*.

D. — *TRIBU DES NICOTIANÉES*

DATURA. — Les daturas sont suffisamment connus et assez répandus en France pour que nous nous bornions à rappeler brièvement leurs caractères botaniques : herbes ou arbrisseaux à feuilles alternes découpées, fleurs grandes et solitaires à corolle blanche, violette ou purpurine, en forme d'entonnoir. Loges de

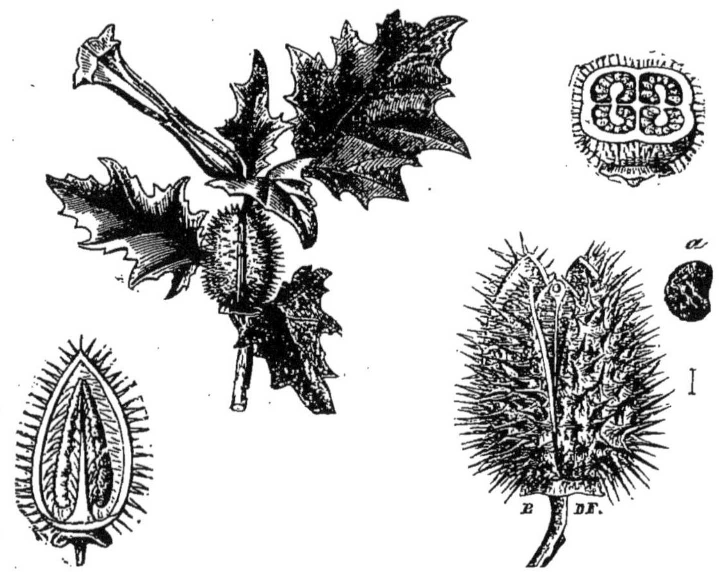

Fig. 36. — *Datura Stramonium*.
Fig. 37. — Fruit du *Datura Stramonium*; 2. Coupe longitudinale ; 3. Coupe transversale.

l'ovaire dédoublées par de fausses cloisons, fruit épineux (1) s'ouvrant par 4 valves, graines nombreuses, petites et noires.

Le genre comprend une vingtaine d'espèces : les plus connues sont le *D. ferox* (*L.*), *D. fastuosa* (*Mill.*), *D. stramonium* (*L.*), *D. tatula* (*L.*), *D. sanguinea* (*Ruiz et Pav.*), *D. passiflorum* (*Lour*) (2), *D. metel*. Toutes jouissent des mêmes propriétés toxiques.

Les empoisonnements par le datura étant très fréquents dans nos possessions asiatiques, nous donnerons à cette question tout le développement voulu.

Les propriétés stupéfiantes des daturas sont connues depuis

(1) Certaines espèces *D. lævis* ont un fruit lisse.
(2) Ce datura paraît se confondre avec *D. alba Rumph.*

les temps les plus reculés. Les prêtres du temple de Delphes s'en servaient pour produire le délire frénétique de la Pythie rendant ses oracles. Au Pérou, les indigènes se servaient à Sagomoso, dans le temple du Soleil, de graines de *datura sanguinea* (Floripondio des Espagnols) pour le même usage. On prépare encore dans ce pays un breuvage enivrant qui stupéfie s'il est étendu, mais qui détermine, lorsque il est concentré, un état d'excitation furieuse.

Les Orientaux utilisent depuis longtemps le datura comme stupéfiant et narcotique (1). Les courtisanes de l'Inde, devancières de nos entôleuses modernes, donnaient, disent Acosta et Garret, à leurs visiteurs des graines de datura en infusion dans du vin afin de les dépouiller facilement pendant l'ivresse stupide dans laquelle ils étaient plongés; au réveil ils ne se souvenaient de rien. Au Malabar, on s'en servait pour perpétrer des vols.

Au bagne de l'île Nou, Nouvelle-Calédonie, les attentats par la poudre de Datura ont été si nombreux que l'administration a dû prescrire la destruction complète du *Datura stramonium* qui croissait en abondance dans l'île. Depuis cette époque, la plante étant devenue plus rare, nous dit Lenoir (2), auquel nous empruntons les détails qui suivent, elle devint l'objet d'un commerce très lucratif et se vendit presque au poids de l'or dans l'intérieur du bagne où elle était très recherchée. Elle se colporta alors clandestiment sous forme de poudre de graines et on en trouvait fréquemment de petits étuis ou de petits paquets dissimulés dans les sacs des condamnés.

Chez les forçats, tout tend invinciblement vers ce désir constant : se procurer de l'argent en vue d'une évasion ou pour améliorer son existence. Le meurtre est hasardeux quant à sa réussite, et dangereux à cause des sanctions impitoyables qu'il entraîne. L'emploi du datura est plus commode et entraîne presque invariablement l'impunité du coupable en même temps qu'il procure un succès certain.

Voici comment l'on opère d'ordinaire.

« Flatté, recherché au préalable par les camarades, le malheureux sur qui ils ont jeté leur dévolu est poliment invité un jour à prendre une consommation, une tasse de café de préférence. On l'amuse, on détourne son attention pendant quelques instants et, tandis que l'on verse le café, on met subrepticement dans sa tasse une dose de poudre de datura; on sucre, on remue, l'invité boit ; le dépôt qui reste au fond de la tasse peut être facilement pris pour du marc.

(1) Le mot datura vient de l'hindou « *datiro* ».

(2) Lenoir, Empoisonnements par le datura au bagne (*Annales hyg. et méd. colon.*, 1908).

Après quelques instants très courts, le malheureux éprouve des vertiges, il divague, il a des mouvements brusques et est poursuivi surtout par une idée fixe : titubant et chancelant, agité de mouvements convulsifs, il se rend presque toujours et d'une façon fatale vers l'endroit où il a enterré son trésor. Arrivé là, il gratte la terre avec ses ongles, la bande intervient alors, trouve le magot et le partage. On ne s'occupe plus de la victime qu'on abandonne, et qui n'a plus aucune souvenance de ce qui s'est passé quand elle recouvre ses sens.

« Il faut un certain doigté pour doser la quantité de poudre à faire absorber : il est arrivé que la dose ayant été trop forte, cette petite fête s'est terminée par la mort de *l'invité*. D'autres fois il est devenu fou, et a dû être enfermé ; enfin, quelques-uns en ont été quittes pour un séjour plus ou moins prolongé à l'hôpital; rares sont ceux qui n'ont subi qu'un malaise passager avec quelques heures d'hébétude consécutives (Lenoir). »

L'usage du datura est très répandu en Indo-Chine : non pas tant pour se débarrasser par le poison d'un ennemi ou d'un gêneur, en provoquant directement sa mort, que pour mettre momentanément hors d'état de défendre son bien ou sa personne celui que l'on veut dévaliser ou assassiner.

Une variété de datura, le *Datura Dassiflorum* : Loureiro, croît en très grande abondance en Indo-Chine. On le cultive dans les jardins à cause de ses belles fleurs blanches à corolle longuement tubulée. Dans tous les villages, il pousse spontanément autour des cases et sur les tas d'ordures. D'autres variétés s'y trouvent aussi, elles sont toutes indistinctement employées. Les effets toxiques sont les mêmes.

En juin 1908, éclata au Tonkin, à Hanoï, un complot qui eut un certain retentissement, et qui se manifesta par une tentative d'empoisonnement général, par le datura, de la garnison européenne. Les conjurés comptaient mettre à profit la période de délire et de stupeur provoquée par l'ingestion de cette plante pendant laquelle les soldats européens auraient été hors d'état de se défendre, pour les tuer, s'emparer des magasins d'armes, puis se répandre dans la ville et massacrer toute la population européenne.

Le complot ne put recevoir qu'un commencement d'exécution. Les autorités étaient sur leurs gardes, ayant eu vent qu'un grave événement se préparait. Cependant on n'avait pas prévu que ce complot dût se manifester sous cette forme. Dès que les premiers symptômes d'empoisonnement se furent manifestés dans les casernes, des mesures de sécurité furent immédiatement prises.

Les empoisonneurs s'étaient préoccupés tout d'abord de déterminer la dose toxique nécessaire pour provoquer des troubles d'une intensité suffisante, permettant l'exécution facile du plan du complot, et aussi du degré de dilution indispensable afin qu'aucun goût anormal ne soit communiqué aux aliments. Des conjurés de bonne volonté servirent de sujets d'expérience.

Le poison fut administré sous forme de poudre de graine en décoction dans la soupe et saupoudrant tous les plats. Le dosage fut convenablement fait, car personne ne trouva de saveur anormale aux aliments.

Nous donnerons plus loin la physionomie clinique de quelques-uns des cas d'intoxication qui se produisirent.

Le principe actif du datura est la « *daturine* », peu différente de l'atropine. Elle a les mêmes propriétés mydriatiques que cette dernière. Cet alcaloïde, qui se présente sous forme de prismes incolores brillants, de saveur âcre, se combine avec les acides pour former des cristaux. On le trouve dans toute la plante, mais surtout dans la graine.

La daturine exerce spécialement son action sur le système du grand sympathique. Excitation si la dose est faible, paralysie si elle est forte. Or, comme le grand sympathique règle en quelque sorte la circulation périphérique, il s'ensuit que la daturine à doses faibles diminue la capacité vasculaire par contraction des artérioles et des capillaires, d'où augmentation de la tension artérielle, et olighémie dans les centres nerveux, se manifestant par du délire, des hallucinations, et l'affaiblissement du train postérieur chez les animaux ; à dose élevée, dilatation paralytique des artérioles et des capillaires, d'où abaissement de la tension artérielle, congestion des méninges donnant lieu à des phénomènes convulsifs, à la diminution de la sensibilité périphérique et au coma qui succède à l'ensemble de ces symptômes (Oulmont et Laurent) (1).

SYMPTOMES. — La symptomatologie de l'intoxication par le datura varie notablement d'un individu à un autre. Cependant un certain nombre de caractères sont constants : tels sont la dilatation pupillaire, la sécheresse de la gorge, la congestion du visage, et les troubles intellectuels. C'est principalement sur le système nerveux que la daturine porte son action. Nous l'étudierons successivement sur les organes des sens et le système nerveux, sur les appareils digestifs, circulatoires, respiratoires et génito-urinaires.

D'une manière générale, les premiers symptômes d'intoxication apparaissent très peu de temps après l'absorption du poison : 1 heure, une 1/2 heure, parfois même immédiatement. C'est surtout quand il a été ingéré sous forme d'infusion ou de décoction

(1) OULMONT et LAURENT, *Archives de physiologie*, 1870.

que le datura agit rapidement. « Une femme, dit de Soyre (1), se fait après son déjeuner une infusion avec des feuilles qu'elle croyait être des feuilles de ronce; et qui étaient des feuilles de datura. A peine eut-elle bu la tasse de tisane, qu'elle eut des hallucinations : sa chambre lui apparut toute en feu, et le malaise qu'elle éprouva devint tel qu'elle n'eut que le temps de se jeter au plus vite sur son lit. Arrivé peu après je voulus avoir quelques renseignements précis sur l'état où elle se trouvait, mais dans son délire elle me fit des réponses incohérentes et grossières. »

Il est évident que lorsque le datura est absorbé en nature, sous forme de graines, de feuilles ou de fruits, il faudra un certain temps avant que les liquides du tube digestif aient dissous de la daturine en quantité suffisante pour produire des troubles.

Ce qui domine au début parmi les symptômes cérébraux, c'est l'*excitation*. Cependant, dans quelques cas, quand la dose ingérée a été très forte ou donnée sous une forme facilement absorbable, on peut observer au contraire des phénomènes de dépression, de la torpeur, même un véritable coma. Quelquefois, les malades n'ont que le temps d'articuler quelques sons et tombent sans connaissance.

Les *hallucinations* constituent un des principaux caractères de l'empoisonnement par le datura ; très rarement elles font défaut, à moins que la dose n'ait été ou extrêmement faible (on les a constatées cependant après l'absorption de 6 centigrammes seulement d'extrait de datura) ou très forte.

Du côté des organes de la vision, les hallucinations peuvent revêtir les formes les plus fantastiques. Quand le poison est pris à haute dose, le patient accuse une frayeur épouvantable et semble par ses gestes vouloir écarter le danger qui le menace ; presque invariablement, il n'en garde aucun souvenir après la guérison ; exceptionnellement, la conscience subsiste et il peut les retracer fidèlement; tel est le cas de Lantier (2), qui fut victime, vers l'âge de 14 ans, d'un empoisonnement accidentel par le datura dont il avait absorbé un certain nombre de graines au cours d'une promenade.

Il avait gardé de son accident et de ses hallucinations un souvenir très précis qui lui permit de rédiger, quelques années plus tard, une auto-observation, très circonstanciée et très nette.

Les hallucinations se produisent plus particulièrement du côté de la vue et aussi du côté de l'ouïe : Lantier entendait le cliquetis des armes, le bruit du galop des chevaux correspondant à ses visions ; les malades conversent avec des êtres imaginaires.

(1) De Soyre, *Gazette des hôpitaux civils et militaire* avril 1865.
(2) Lantier, Empoisonnement par le Datura. Th. Paris, 1880.

Les troubles intellectuels se manifestent par la perte de la mémoire, de l'intelligence et par *le délire*. Celui-ci affecte diverses formes : tantôt gai et voluptueux, tantôt triste ou furieux. Il apparaît rarement d'emblée à moins que le poison n'ait été rapidement absorbé. Son intensité varie selon la dose toxique et le tempérament des sujets ; parfois limité à une simple incohérence dans les idées, à de la divagation, le malade restant paisible ; il s'accompagne parfois aussi d'une agitation extrême, d'accès de fureur rappelant les crises de délirium tremens. Quelquefois, il revêt des formes agréables. Les courtisanes de l'Inde, disent Mérat et Delens (1), emploient une composition à base de datura pour donner à leurs hôtes un délire gai, fantastique, et des songes voluptueux.

Nous avons vu que Oulmont et Laurent attribuaient à la congestion de l'encéphale et des méninges le délire et les hallucinations de l'empoisonnement par le datura. Lantier, au contraire, croit que le premier est la conséquence naturelle des secondes, car, en analysant les phénomènes qu'il a ressentis, il constate que le délire disparaissait et qu'il devenait calme, dès que ses visions s'évanouissaient. Cet argument ne nous paraît pas péremptoire : il est naturel que ces deux phénomènes : délire et hallucinations, disparaissaient en même temps, qu'ils soient dus à une même cause (congestion de l'encéphale), ou que l'un soit la conséquence de l'autre.

Après le délire, il survient une période d'anéantissement d'autant plus absolu qu'il a été violent. Parfois même, dans les cas graves dans lesquels une issue fatale est à craindre, il y a du collapsus, mais cette terminaison est rare, et la victime sort peu à peu de sa torpeur et recouvre la raison après une période d'hébétude plus ou moins longue.

Dans l'empoisonnement des troupes à Hanoï, nous avons noté quelques exemples assez curieux des troubles intellectuels que peut provoquer l'intoxication par le datura (c'était le *Datura dassiflorum* qui avait été employé).

Les symptômes d'intoxication commencèrent à se manifester 1/2 heure environ après la fin du dîner, vers 7 heures du soir et dans l'ordre suivant : rougeur de la face, excitation anormale, verbe haut comme dans l'ivresse commençante, pupilles dilatées, hallucinations : un soldat balaye avec acharnement et sans se lasser le parquet autour de son lit : il le voit couvert de fourmis montant en colonnes serrées à l'assaut de sa moustiquaire, les coups de balai ne parviennent pas à les disperser. Un autre grimpe sur un arbre de la cour du quartier pour échapper aux

(1) Mérat et Delens, Dictionnaire de matière médicale, 1830.

atteintes d'un tigre imaginaire qui, embusqué au pied de l'arbre, guette sa descente. Un troisième veut s'emparer de son fusil pour tirer sur..... des moustiques ! Un autre, qui était sorti en ville à bicyclette avant que l'intoxication ne soit manifestée, est vu parcourant à une allure extravagante, tête courbée sur son guidon la rue Paul-Bert : brusquement, il s'arrête, met pied à terre en maugréant ayant la sensation que depuis un moment il n'avançait plus et pédalait sur place. Il visite avec soin sa machine, constate que tous les organes paraissent en bon état, il repart à toutes pédales, et quelques centaines de mètres plus loin s'arrête devant la terrasse d'un café, s'assied en jetant loin de lui sa bicyclette et dit aux consommateurs : « Je ne sais ce qu'a ma machine aujourd'hui, impossible de rouler, il n'y a pourtant rien de cassé ! » Ceux-ci qui l'avaient vu arriver à une allure endiablée supposèrent en voyant son visage animé, sa démarche un peu titubante qu'il sortait d'un repas trop copieusement arrosé.

Aucune nouvelle de l'empoisonnement n'avait encore transpiré en ville, et les promeneurs croyaient qu'une fête quelconque avait eu lieu à la caserne, en voyant dans les rues et les établissements publics dans un état anormal d'excitation les soldats qui étaient sortis après la soupe.

L'autorité militaire fit rechercher dans la ville, pour leur faire réintégrer les quartiers, les militaires qui se trouvaient au dehors. Un certain nombre, se sentant dans un état anormal qu'ils ne pouvaient définir, rentrèrent d'eux-mêmes. D'autres ne purent être retrouvés, et ne reparurent que le lendemain matin. Ils n'avaient aucun souvenir de ce qu'ils avaient fait. On en a trouvé dans les cafés, dans les maisons publiques, en proie à un délire furieux et n'ayant aucune conscience de l'endroit dans lequel ils se trouvaient.

A cette période de délire succéda un abattement complet des forces, une obnubilation de la conscience plus ou moins marquée selon les sujets : certains eurent des syncopes. Le lendemain matin tous étaient rétablis et il ne subsistait chez la plupart que de la lassitude et de la courbature.

Dans l'empoisonnement par le datura, la sensibilité générale est très émoussée : l'expérimentation d'une part (Oulmont et Laurent), la clinique d'autre part (auto-observation de Lantier) le démontrent.

En ce qui concerne les organes des sens : du côté de l'appareil de la vision, la dilatation de la pupille ne fait jamais défaut. Elle se rencontre d'ailleurs dans les autres empoisonnements par les solanées vireuses : belladone, jusquiame, *duboisia myroporoides* et leurs alcaloïdes : atropine, hyosciamine et duboisine. Cette dilatation apparaît même avec de faibles doses et se produit rapidement après l'absorption, 1/4 d'heure à une demi-heure au plus ; elle persiste quelque temps encore après la disparition des autres troubles et est parfois tellement considérable que l'iris est complètement effacé. La pupille ne réagit pas à l'action de la lumière.

On observe encore, nous l'avons vu par les observations précitées, la perte de la vision de près par suite de la suppression de l'accommodation. Parfois même, il se produit une amaurose complète durant plusieurs jours. Dans un cas rapporté par Colson, elle dura deux semaines.

L'ouïe est diminuée, parfois même tout à fait abolie.

Du côté du tube digestif, la sécheresse de la cavité bucco-pharyngienne est un symptôme constant et caractéristique : elle apparaît très rapidement et ne disparaît que longtemps après l'amélioration de l'état général ; s'accompagne de dysphagie, de soif ardente, de sensation de strangulation au niveau de la gorge. Cette sécheresse provoque des mouvements involontaires de déglutition et un mâchonnement continuels. Il y a rarement des nausées et des vomissements; parfois des selles diarrhéiques.

Nous avons déjà parlé de l'action du datura sur la circulation générale, et montré l'importance que lui ont attribuée Oulmont et Laurent sur la genèse des accidents de l'intoxication. Le pouls est ordinairement accéléré au début, il est petit, rapide. A la période de collapsus (quand elle se produit) les phénomènes inverses se manifestent. La face est pâle, le pouls devient lent, mou, dépressible. Le cœur a des intermittences, parfois même des syncopes se produisent.

Du côté de la peau, il y a souvent une poussée sudorale.

Les fonctions du larynx peuvent être modifiées par suite du spasme ou de la paralysie des cordes vocales ; d'où raucité de la voix, parfois même aphonie complète et gêne de la respiration.

La respiration est rarement troublée. Pendant la période de délire elle est un peu accélérée, mais il faut l'attribuer aux mouvements désordonnés du sujet plutôt qu'à une action directe du toxique (Lantier). Oulmont et Laurent ont constaté, chez les animaux, que de fortes doses de datura provoquaient une augmentation considérable du nombre des mouvements respiratoires, qui devenaient tellement rapides qu'on ne pouvait les compter.

L'action du datura sur les fonctions génésiques nous intéresse moins directement et est d'ailleurs loin d'être élucidée : aphrodisiaque pour les uns, il serait, au contraire, anaphrodisiaque d'après les autres. Du côté de la vessie, il y a souvent rétention d'urine, surtout si la dose a été assez forte pour produire des paralysies.

DIAGNOSTIC. — En Indo-Chine, et dans les Indes, les empoisonnements par le datura sont très fréquents; ils sont surtout criminels, plus rarement accidentels chez les jeunes enfants, qui absorbent des fruits des daturas croissant dans les villages.

La réunion de ces trois symptômes éclatant brusquement : *dilatation pupillaire et troubles visuels*, *sécheresse de la gorge*, *troubles intellectuels*, suffit à caractériser l'intoxication par l'une des trois solanées vireuses. Mais l'examen du malade ne permet que rarement de dire si l'on a affaire à la belladone, au datura, ou à la jusquiame. L'analyse chimique seule permettra de se prononcer, et encore pas dans tous les cas.

Dans l'empoisonnement par l'atropine, les matières vomies sont violacées, couleur lie de vin, aussi devra-t-on rechercher avec soin dans les vomissements et dans les déjections si l'on ne retrouve pas quelques débris de la substance ingérée : fruits, graines ou racines.

Mais c'est surtout par les commémoratifs, et par les renseignements tirés de l'entourage du malade sur les circonstances qui ont entouré l'accident que l'on arrivera à un diagnostic différentiel qui n'a d'ailleurs, en l'espèce, qu'une importance clinique secondaire, le traitement étant le même dans les trois cas. En Indo-Chine, l'abondance du datura, la rareté des autres plantes ne laissera guère place au doute.

Dans une expertise médico-légale, c'est dans l'urine, voie par laquelle elle s'élimine, que l'on devra rechercher la daturine qui peut en être extraite et caractérisée (1).

Si l'empoisonnement a été suivi de mort, on pourra rechercher le toxique dans l'humeur aqueuse; comme l'atropine, la duboisine et l'hyosciamine, la daturine passe dans l'humeur aqueuse, qui a alors des propriétés mydriatiques. Il suffit d'extraire cette humeur et d'en instiller quelques gouttes dans l'œil d'un animal (un chien ou un chat de préférence) pour voir se produire la dilatation pupillaire caractéristique. Le chien et le chat sont deux animaux très sensibles à ces alcaloïdes. Dans les autres empoisonnements où il y a dilatation de la pupille (bioxalate de potasse, chloroforme, *phellandrium aquaticum*), la pupille est dilatée, mais jamais l'humeur aqueuse n'acquiert des propriétés mydriatiques.

Les lésions anatomo-pathologiques de l'intoxication par le datura sont loin d'être constantes et caractéristiques : congestion

(1) Cette recherche est très complexe et très délicate, son exposé sort du cadre de cet ouvrage.

de l'encéphale et du cuir chevelu, des muqueuses du tube digestif. On trouve parfois, dans ce dernier, des débris de la plante qui a causé l'empoisonnement : feuilles, fruits ou graines. On devra toujours les rechercher avec soin. Le cœur est flasque et mou, rempli de sang noir à moitié coagulé.

PRONOSTIC. — Malgré le cortège effrayant des symptômes qui accompagnent l'intoxication daturique, le pronostic est peu grave. Sur 51 cas recueillis en une année par Giraud, à l'hôpital de Bombay, il ne signale qu'un seul cas de mort. Dans une autre statistique dressée par Brown à Lahore, on trouve 22 cas mortels sur 92 empoisonnements. Ils étaient tous dus, il est vrai, aux *datura alba* et *fastuosa* qui sont plus particulièrement toxiques.

Sur 23 cas recueillis par Lantier, on ne trouve que 4 morts. Dans les empoisonnements des troupes d'Hanoï, il n'y eut aucun cas de mort.

Parfois il subsiste pendant quelques jours des accidents tels que la perte de la mémoire, de l'aliénation mentale, des tremblements, la diminution ou la perte de la vue. La gravité de l'intoxication est plus grave chez les enfants que chez les adultes et, toutes choses égales d'ailleurs, en relation avec la quantité de poison ingérée et absorbée. Le pronostic s'assombrira lorsque la période d'assoupissement qui fait suite au délire se prolongera. La respiration stertoreuse, l'affaiblissement du pouls et ses battements cardiaques comportent également un pronostic défavorable.

TRAITEMENT. — L'opium et la morphine sont considérés comme antagonistes des alcaloïdes mydriatiques des solanées vireuses. Lee a rapporté une observation dans laquelle le malade fut guéri, en deux heures, par les préparations opiacés.

Anderson (1), dans un cas d'empoisonnement, chez un cipaye, par des confitures contenant du datura, prescrivit l'administration d'un grain (environ 0 gr. 06) de chlorhydrate de morphine en solution, toutes les heures. « A la huitième dose seulement, on commença à observer quelques résultats : en parlant très haut, en secouant le malade, on parvenait à fixer un moment son attention, à faire cesser son marmottement continuel ; l'agitation tremblante des mains était aussi moins prononcée. Le médicament fut continué de la même manière; après la douzième dose, le délire avait entièrement disparu; le tremblement était moindre, les pupilles étaient revenues à leur état naturel. » Pour faire cesser l'insomnie, Anderson administra encore trois grains de morphine. Deux jours plus tard le malade était guéri.

Il avait absorbé environ 0 gr. 90 de morphine en 18 heures. Il

(1) ANDERSON, *Bulletin de thérapeutique*, t. LIX, p. 424.

ne serait pas très prudent de se lancer dans l'administration de ces doses énormes. Camus et Denis auraient constaté que chez les animaux la mort arrive plus vite, sous l'influence simultanée de ces deux substances toxiques, que si chacune d'elles était donnée isolément aux mêmes doses.

Amagat (1) a établi par l'expérimentation sur les animaux que l'ésérine est un excellent antagoniste de la daturine et de l'atropine. Mais le procédé n'a pas fait ses preuves cliniques.

Garrod (2) a trouvé que la potasse et la soude détruisaient « in vitro » la daturine et il en conseille les solutions étendues. La clinique n'a pas encore démontré l'efficacité de ce moyen, pas plus que celle de l'administration de tanin ou de l'iodure de potassium ioduré préconisée par Bouchardat.

Nous formulerons comme il suit le traitement de l'intoxication par le datura : si l'on suppose que le poison est encore dans l'estomac, la pompe stomacale, les vomitifs seront indiqués ; on prescrira l'ipéca de préférence au tartre stibié, à cause de l'action déprimante de ce dernier médicament. Les lavements purgatifs sont aussi indiqués, lorsque le temps écoulé depuis l'absorption du poison laisse supposer qu'une partie est déjà passée dans l'intestin. Contre l'agitation et le délire on emploiera les préparations opiacées; pour diminuer la congestion cérébrale, les révulsifs, les bains de pied sinapisés, des sangsues sur la région mastoïdienne, voire même la saignée générale.

Si l'anéantissement qui succède au délire se prolonge d'une façon inquiétante, si le pouls faiblit et devient intermittent, le café, le thé, l'éther seront prescrits. Le même traitement sera employé contre le collapsus.

La daturine s'éliminant par l'urine, les diurétiques pourront donner de bons résultats.

J.-J. Vassal a obtenu un résultat satisfaisant avec des injections sous-cutanées de pilocarpine (3).

La rétention d'urine par paralysie de la vessie étant fréquente, on se tiendra prêt à sonder le malade si le besoin s'en fait sentir.

Enfin, on ne perdra pas de vue que, même avec des symptômes à grand fracas, un bon nombre de cas d'empoisonnements par le datura sont susceptibles de guérir sans traitement (le cas de Lantier ne fut pas traité). Il convient d'intervenir avec prudence.

(1) AMAGAT, *Journal de thérapeutique*, 1875.
(2) GARROD, *Medic. chir. transac.*, 1859.
(3) J.-J. VASSAL, Géogr. méd. de Nha-trang (*Annales hyg. et méd. colon.*, 1906).

III. — TÉRÉBINTHACÉES

Diverses plantes de la famille des Térébinthacées [*Rhus succedaneum* (Lin.) ou *Augias Sinensis* (Lour.), *Rhus vernix ou vernicifera*, *Melanorrhea laticifera*] servent à la production de la *laque*, matière résineuse exsudée par ces plantes sous l'influence de la piqûre d'insectes hémiptères.

Cette laque fait l'objet d'un grand commerce en Asie (Chine, Japon, Tonkin) et aussi en Amérique. En Chine, les arbres à laque se nomment « *Ts'i chou* » (*Ts'i*, laque; *chou*, arbre).

Les ouvriers qui transportent ces arbres, qui manient le vernis qu'on en extrait ou qui travaillent à sa préparation, sont sujets à des éruptions variées (1) dont la gravité varie suivant les idiosyncrasies particulières. « Nous avons vu, dit Regnault (2), des Annamites transporter, sans inconvénient, sur un parcours de plusieurs kilomètres, des arbres à laque qu'ils avaient coupés, tandis que d'autres qui avaient eu un contact de quelques instants avec les mêmes arbres présentèrent des accidents.

Ces accidents et leur relation avec les arbres à laque sont bien connus depuis longtemps des médecins chinois qui leur ont donné le nom de « *T'si fei tseu* » (*fei* éruption). Dans la médecine européenne, on leur donne le nom d'« *Eczéma de la laque* ».

Regnault distingue deux formes d'accidents : la forme *éruptive* et la forme *œdémateuse*.

Dans la forme éruptive, les parties qui ont été en contact soit avec la laque, soit avec les arbres qui la produisent se couvrent d'une éruption miliaire ou papulo-vésiculeuse. Les vésicules crèvent bientôt, laissant le derme à nu sur une surface plus ou moins large. Entre elles, la peau est rouge.

Nous avons vu un Annamite qui, après avoir aidé un de ses camarades à fabriquer de la laque, eût, vingt-quatre heures plus tard, une éruption papuleuse sur les faces antérieures des deux avant-bras, le dos des mains, et les espaces interdigitaux. Les papules, très rapprochées les unes des autres sur les avant-bras, devinrent confluentes au bout de quelques heures et se remplirent d'un liquide louche, jaune citron. Le lendemain, l'épiderme soulevé laissait par plaques le derme à nu, comme si un vaste vésicatoire avait été appliqué sur ces régions.

(1) Le *Rhus vernicifera* pourra être manipulé sans inconvénients à la température ordinaire, mais dès qu'on le soumet à une température élevée, il dégagu comme les plantes qui fournissent la laque américaine un acide volatil toxique (Le DANTEC, Path. exot.)

(2) REGNAULT, la Médecine et la pharmacie chez les Chinois et les Annamites. Paris, 1900.

Sur la face dorsale de la main et dans les espaces inter-digitaux, l'éruption était plus discrète,et ne comportait que de petites vésicules qui ne tardèrent pas à se dessécher. Ce cas fut d'une gravité exceptionnelle, car la guérison des deux avant-bras demanda trois semaines.

Le plus souvent, les accidents sont bénins.

Dans la forme œdémateuse, il se produit quelquefois, dit Regnault, « un œdème de la face tellement accentué que le patient ne peut ouvrir ni la bouche ni les yeux ; la première fois qu'un médecin voit un tel malade, il croit se trouver en présence d'un érysipèle monstrueux de la face ». Tout est envahi, paupières, lèvres, cou.

La forme éruptive serait surtout provoquée par l'arbre à laque à petites feuilles (*Rhus succedaneum*) qui se rencontre au Tonkin, dans la haute région, et en Chine, dans le Quang-Toung et le Quang-Si. L'arbre à laque à grandes feuilles (*Melanorrhea laticifera*), qui se rencontre dans les mêmes régions, produirait surtout la forme œdémateuse.

Comme traitement, Regnault conseille « un purgatif léger, des lotions amido-alcalines destinées à déterger et à adoucir la peau, une application de compresses d'eau blanche pendant quelques minutes, enfin une onction à la pommade à l'acide chrysophanique ».

Nous conseillons de ne recourir qu'avec beaucoup de prudence à ce dernier médicament. Chez l'Annamite dont il a été question plus haut, un des avant-bras fut pansé avec de la pommade à l'acide chrysophanique à 1/40e. L'autre avec une pommade à l'oxyde de zinc et à l'acide borique. Or, au bout de quatre jours, le premier était très enflammé et faisait beaucoup souffrir le malade, tandis que le second était indolore et évoluait franchement vers la guérison. Le pansement à l'acide chrysophanique fut supprimé et remplacé par l'autre pommade ; la douleur et l'inflammation disparurent, et la guérison des deux avant-bras eut lieu presque en même temps.

Dans la plupart des cas, des compresses boriquées au début, quand les vésicules sont entières, puis la pommade à l'oxyde de de zinc et à l'acide borique suffisent.

Comme prophylaxie, on devra conseiller aux ouvriers qui manient la laque de protéger leurs mains et toutes les parties qui peuvent être en contact avec cette substance par un enduit gras ; mais, le plus souvent, ceux qui ont une prédisposition particulière devront renoncer à leur genre de travail.

L'éruption papulo-vésiculeuse de l'eczéma de la laque n'a aucun caractère particulier, et ce n'est que par les commémoratifs que l'on diagnostiquera sa nature. Le plus souvent, les malades eux-mêmes savent à quoi s'en tenir.

La forme œdémateuse sera diagnostiquée également par l'interrogatoire du malade et l'absence de toute autre cause pouvant expliquer l'œdème.

IV. — MAGNOLIACEES

TRIBU DES ILICINÉES

BADIANE DU JAPON. — A la série des Ilicinées, appartient le genre *Ilicium* qui comprend diverses plantes dont les fruits sont très utilisés dans la pharmacopée indigène en Extrême-Orient : deux notamment sont d'usage fréquent : ce sont l'*ilicium anisatum* Thumb. (Anis étoilé, Badiane de Chine), et l'*ilicium religiosum* Zieb. et Zucc. (Badiane du Japon, Badiane sacrée, fausse Badiane). Baillon (1) ne fait du second qu'une simple variété du premier transportée au Japon par les prêtres Bouddhistes.

L'*ilicium anisatum* est très cultivé dans les montagnes du Yunan (Thorel). On le cultive aussi au Tonkin, du côté de Dong-Dang et de Nan-Quan. C'est un arbre forestier de 6 à 8 mètres de haut (2).

Les Annamites et les Chinois emploient son fruit en infusion comme tonique, stimulant des fonctions digestives et carminatif. On mâche les péricarpes après les repas pour favoriser la digestion et communiquer à l'haleine une odeur agréable. En cuisine, il s'emploie pour aromatiser les mets.

L'*ilicium religiosum* est toxique, il n'est employé qu'à doses infimes pour aromatiser certaines pâtisseries indigènes. Les Annamites et les Chinois connaissent bien les propriétés vénéneuses de ce condiment, et ils empêchent les jeunes enfants de manger des gâteaux ainsi préparés. Ce n'est qu'à cause de son bas prix qu'on l'utilise comme succédané de la Badiane de Chine. Au Japon, il est cultivé autour des temples, des cimetières, au pied des tombeaux des ancêtres. Il atteint une dizaine de mètres de hauteur, ses fruits et son écorce pulvérisés sont brûlés comme parfums ; ses branches fleuries servent à décorer les autels, c'est un arbre sacré. Les Japonais le nomment : *shikimi ;* ils regardent comme toxiques toutes les parties de la plante. La Badiane

(1) H. Baillon, Adansonia, VIII-I.
(2) Dujardin-Beaumetz et E. Egasse, les Plantes médicinales indigènes et exotiques, 1889.

sacrée croît aussi en Chine, au Tonkin; on la rencontre dans la province de Quinhone.

Les fruits de ces deux Badianes sont désignés par les Annamites sous le nom de « *Vi-Dai-Hoi* », ou encore sous le nom de *Dai-Hoi-Hu'o'ng* littéralement : « grande espèce parfumée ». Par les Chinois, sous le nom de « *Pak Kenok* », littéralement : « huit cornes ». Aucune appellation spéciale ne distingue l'un de l'autre. Ils se vendent en Extrême-Orient dans toutes les pharmacies et épiceries indigènes. La confusion entre eux a amené fréquemment des empoisonnements.

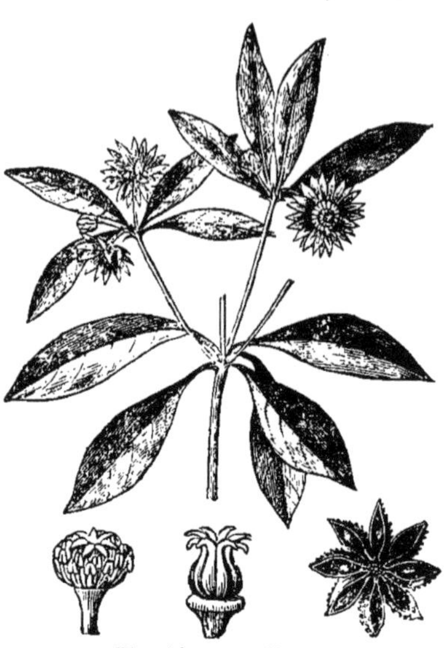

Fig. 38. — Badiane.

Au point de vue botanique, les deux plantes sont sensiblement identiques, et sont caractérisées par des feuilles oblongues, acuminées, persistantes, glabres, sans stipules, disséminées sur les rameaux, ou disposées en rosettes. Fleurs solitaires dans l'aisselle des feuilles, régulières, hermaphrodites. Périanthe formé de 15 à 20 folioles jaune verdâtre, les inférieures plus étroites, plus longues, toutes caduques. 20 étamines libres. 8 carpelles composés chacun d'un ovaire uni-loculaire uni-ovulé, atténué au sommet en style à extrémité stigmatifère.

Les fruits sont composés de 8 follicules ligneux, en forme de carène, rayonnant autour de la colonne centrale. L'extrémité libre de chaque follicule est d'abord dirigée en haut, puis s'abaisse à mesure que la maturité s'avance. Quand elle est complète, les follicules sont étalés en cercle. La déhiscence se fait par une fente longitudinale placée à la partie supérieure sur le bord ventral.

Les graines sont aplaties, elliptiques, brun rougeâtre, leur surface est luisante et dure.

Nous empruntons à Montel (1) les caractéristiques qui permettent de différencier le fruit de la badiane de Chine de celui de la badiane du Japon. Généralement, ces derniers sont d'un tiers plus petits que ceux de la badiane de Chine, ils ont moins bel aspect et présentent souvent des follicules avortés.

(1) Montel, Empoisonnements par le faux anis étoilé (*Annales d'hygiène et de médecine coloniales*, 1907).

Badiane de Chine.	*Badiane du Japon.*
Bec des follicules (extrémité des branches de l'étoile) légèrement obtus.	Bec des follicules aigu, et recourbé en forme de griffe.
Odeur anisée très franche.	Odeur désagréable, nauséeuse, légèrement poivrée, rappelant celle de l'if.
Columelle largement tronquée à sa partie supérieure, apparaissant sous la forme d'un large disque sur lequel sont attachés les fruits.	Columelle allant en se rétrécissant à sa partie supérieure ; elle se termine en pointe un peu au-dessous de l'extrémité des bords carpellaires et semble de la sorte infléchie à la face inférieure de ces derniers.
Follicules épais, trapus, ligneux, à surface un peu ridée.	Follicules plus pointus, plus allongés ; assez ridés.
Graines aplaties.	Graines un peu ovoïdes.
Les cellules scléreuses du pédoncule et de la columelle sont très nombreuses, volumineuses et à parois épaisses.	Cellules peu nombreuses, arrondies ou elliptiques ; petites.
Contient de l'*anéthol* en quantité considérable.	Ne renferme pas d'*anéthol*.

L'anéthol est un hydrocarbure oxygéné ; il se trouve également dans l'anis vert. C'est à lui que l'anis vert et la badiane de Chine doivent leur odeur anisée caractéristique.

L'absence d'anéthol dans la badiane du Japon permet de différencier facilement les deux fruits, même quand les follicules sont séparés : on fait bouillir pendant quelques instants dans un tube à essais avec un ou deux centimètres cubes d'alcool un follicule concassé; on décante, et on ajoute à la liqueur de l'eau goutte à goutte. Avec l'anis étoilé il se forme un précipité opalescent analogue à celui de l'absinthe du commerce. Il est dû à la précipitation de l'anéthol. Si l'on a affaire à la badiane du Japon, la solution alcoolique reste limpide ; mais elle donne par évaporation de beaux cristaux d'*acide shikimique*. La badiane de Chine, au contraire, ne donne que de très petits cristaux en quantité infime, parfois même rien (Montel).

D'après Eykmann (1), la composition de l'huile essentielle qui existe dans les feuilles dans la proportion de 2, 7 o/o serait la suivante :

Un terpène ($C^{10}H^{16}$) auquel il donne le nom de « Shikimène ». C'est un liquide à odeur de citron détonnant avec violence quand on le chauffe avec l'acide nitrique et l'iode.

(1) EYKMANN, *Journal of the Chem. Soc.*, janv. 1886.

Deux hydrocarbures oxygènes : l'*eugénol* et le *shikimol* ($C^{10}H^{10}O^{2}$).

Une petite quantité de composés indéfinis, dont le point d'ébullition est très élevé, et qui sont probablement des polymères des hydrocarbures précédents : l'*acide shikimique* ($C^{7}H^{10}O^{5}$), corps cristallin, blanc, soluble dans l'eau et l'alcool étendu, insoluble dans l'alcool concentré, l'éther et le chloroforme, et la *shikimipierine* CX ($C^{7}H^{10}O^{3}$) se présentant sous la forme de gros cristaux transparents très amers, solubles dans l'eau chaude et l'alcool.

Eykmann attribue les propriétés toxiques de la badiane du Japon à un alcaloïde, la « *shikimine* », qu'il a retiré des fruits. Ce composé est cristallisé, incolore, peu soluble dans l'eau froide, plus soluble dans l'alcool, l'éther, le chloroforme, l'acide acétique.

D'après Eykmann, même à petites doses, cette substance détermine une irritation violente de l'estomac, de la diarrhée, des vomissements, des convulsions, des spasmes tétaniques, du collapsus et parfois, si la dose est suffisante,la mort. Il a noté de la diurèse ; dans les observations cliniques qui suivent, nous verrons au contraire signalée une anurie marquée.

Montel rapporte trois cas d'empoisonnements par la Badiane du Japon observés en Cochinchine en 1906 sur des Européens. Le premier cas se rapporte à un malade déjà atteint de diarrhée et de dysenterie, qui prenait des infusions d'anis étoilé : « le 6 octobre au matin, ayant épuisé sa provision de graines et sachant que ce produit se vendait couramment chez les pharmaciens chinois, il envoie un serviteur indien acheter de l'anis étoilé. Ce dernier s'adresse à un Malabar, marchand d'ingrédients pour la cuisine indienne, et rapporte un paquet de graines de badiane.

M. O... en fait une infusion (on n'a pu préciser la quantité), l'avale vers 7 heures et demie du matin et est pris à 9 heures, de vomissements abondants et répétés, de diarrhée profuse avec crampes dans les mollets, le tout simulant une atteinte de choléra (céphalées violentes continues, abattement extrême, soif ardente).

A 11 heures éclate une première crise ; très rapidement, le malade devient inquiet, pousse un grand cri, perd connaissance. La respiration s'arrête : les globes oculaires se révulsent, les traits du malade expriment la terreur, le corps tout entier se raidit, la tête se renverse, tous les muscles sont en contraction ; les avant-bras sont en flexion, les mains sont crispées. C'est presque la crise d'épilepsie classique avec ses convulsions toniques et cloniques. Des secousses tétaniformes discontinues agitent les membres, qui sont raidis et durs.

« Cette période dure une ou deux minutes. Ensuite l'état du malade rappelle le coma, la respiration est soporeuse et au bout de dix minutes il se fait un retour brusque à la connaissance au milieu de phénomènes d'asthénie profonde (pouls filiforme, on observe quelques contractions fibrillaires des muscles, et M. O... se plaint de crampes dans les mollets).

« Cinq crises analogues ont secoué le malade de 11 heures du matin à 9 heures du soir, avec les mêmes symptômes plus ou moins accentués.

« Dans l'intervalle des crises, le malade est très abattu et se plaint de maux de tête violents; il est couché en chien de fusil, se retourne continuellement dans son lit; la soif est ardente, il absorbe de grandes quantités d'eau de Vichy, qu'il vomit à mesure (ces vomissements ont continué jusqu'à 3 heures de l'après-midi).

« L'état mental est caractérisé par de l'obnubilation constante avec absences fréquentes ; il arrive à M. O... de ne pas reconnaître les personnes qui l'entourent. Il fait des gestes dans le vide, les yeux fixés sur un point (mouvements comme pour attraper des mouches). Pas d'hallucinations proprement dites. Etat demi-comateux du sommeil.

« L'anurie est complète. Pouls petit, rapide, 120 pulsations.

« Injection de 0 gr. 50 de caféine; une injection de 1 centimètre cube d'huile camphrée; antipyrine qui a paru agir un peu sur la céphalalgie.

« Deux injections de sérum artificiel ont été faites :

« La première dans l'après-midi : 500 centimètres cubes; la seconde à 10 heures du soir : 500 centimètres cubes également. Après la seconde injection, l'état général s'est amélioré, il n'y a plus eu de crises et, dans la nuit, le malade a uriné et dormi.

« *7 octobre*. Matin : le malade urine, il a un peu dormi, la céphalalgie a cessé. Torpeur intellectuelle, grand abattement.

« Soir : fièvre, 38° 7; pouls, 106; abattement, somnolence : à 10 heures, 40°; puis chute de la fièvre, qui n'a plus reparu depuis.

« *8 octobre*. A eu 7 mictions abondantes la nuit dernière, état général excellent, légère torpeur intellectuelle qui ne disparaîtra que lentement... Guérison.

« Amnésie complète et persistante portant sur tous les événements qui se sont déroulés depuis l'absorption du poison; le malade ne peut même pas donner des renseignements sur la quantité approximative de graines employées pour faire l'infusion. »

Montel rapporte également deux autres cas d'intoxication, dont un mortel, qui ont été observés en Cochinchine, au poste de Cantho.

« Les époux B... absorbent l'infusion dans la soirée. Le mari en boit la plus grande partie, la femme absorbe le reste.

« Mme B...est atteinte la première et présente des vomissements très abondants et de la diarrhée profuse.

« M. B... ne présente les premiers symptômes qu'une heure après ; vomissements très peu abondants.

« Tous les deux ont eu des crises identiques à celles que nous avons décrites chez M. O... Ces crises s'accompagnaient chez le mari d'anurie complète, d'hallucinations (tendance au meurtre) et de parésie marquée des membres inférieurs. Mme B... a guéri ; M. B..., après avoir présenté, au troisième jour, une amélioration très sensible, a succombé au bout de huit jours, avec des symptômes très nets d'urémie. Diminution des urines (à la fin, anurie complète), agitation, insomnie alternant avec des périodes de dépression : somnolence, oppression, cyanose, refroidissement des extrémités, œdème des jambes, asphyxie. Mort le huitième jour.

« A l'autopsie : congestion du tube digestif, reins hypertrophiés et congestionnés. »

Ce qui a le plus frappé Burdin dans les cas d'empoisonnement observés par lui, c'est la parésie des membres inférieurs, qui est le symptôme le plus caractéristique. Cette parésie peut être produite presque seule, en variant la dose sur les animaux en expérience (Ferraud).

Pour Montel, la badiane sacrée serait un poison tétanisant du système nerveux, et aurait une action spécialement congestive sur le rein.

En Hollande, on a signalé des accidents dus à la substitution de fruits de Badiane du Japon à ceux de la vraie badiane.

L'essence de badiane de Chine est très employée en Europe pour la fabrication de certaines liqueurs, concurremment avec celle de l'anis vert. La falsification par la badiane sacrée pourrait entraîner des accidents.

Il existe d'autres espèces de Badianes toxiques : l'*Ilicium parviflorum* (Michx.), originaire de la Géorgie, et dont l'aire de croissance s'étend de la Caroline aux Etats-Unis, renferme un principe différent de la shikimine, quoique également toxique ; il est plus abondant dans la graine que dans le péricarpe (Barral).

Les feuilles de l'*Ilicium floridanum* (Ell), connu dans la Floride sous le nom de « *Poison Bay* », passent pour toxiques.

L'hydrate de chloral est l'antidote physiologique de la shikimine (Eykmann). Montel fait remarquer avec juste raison qu'il faut procéder avec prudence dans l'administration de ce médicament à cause de l'état des reins.

On pourra recourir aux injections de sérum artificiel, qui paraissent avoir donné un bon résultat dans le cas de Montel.

Dans tous les cas, la première indication à remplir sera l'évacuation du poison par les vomitifs ou la pompe stomacale; on pratiquera ensuite une thérapeutique symptomatique variable selon la marche de l'intoxication. La caféine, l'éther, l'acétate d'ammoniaque, les révulsifs seront employés dans les cas de collapsus ; les inhalations chloroformique auront peut-être, comme dans l'empoisonnement par la strychnine, un effet favorable pendant la période convulsive. L'état des reins commande cependant d'agir avec prudence.

Ce point de toxicologie est encore trop peu connu, les observations cliniques que l'on trouve dans la littérature médicale trop rares pour qu'il soit possible de formuler un traitement plus précis.

V. — APOCYNÉES

NÉRIUM ORLÉANDER Lin. — Le laurier-rose appartient à la famille des Apocynées, qui fournit tant de végétaux puissamment toxiques (1). Son aspect est bien connu, il se trouve en France dans tous les jardins. C'est une plante toujours verte qui se plaît dans les lieux humides et au bord des eaux. En Algérie, où il est commun, le préjugé attribuait autrefois à la présence du laurier-rose les fièvres paludéennes.

C'est un arbuste ou un arbre dont la taille peut varier notablement selon l'habitat : rachitique et simple arbuste à Paris, son tronc atteint dans le midi de la France un diamètre de 15 à 20 centimètres. En Algérie, où il est très répandu, il forme de véritables bosquets et sa taille est encore plus considérable. Dans la plupart de nos colonies, on le rencontre, soit acclimaté soit cultivé comme arbre d'ornement.

L'aspect de ce végétal est suffisamment familier pour que nous nous dispensions d'en donner ici une description botanique.

Toutes les parties de la plante renferment un latex crémeux jaunâtre.

Le nombre des empoisonnements causés par le laurier-rose est considérable, surtout en Algérie, où il abonde.

(1) Voir : « Poisons des flèches » et « Poisons d'épreuves », pour ce qui concerne les strophantus, l'ouabaio, et le tanguin de Madagascar, de la même famille.

Loiseleur-Deslongchamps et Marquis (1) racontent, d'après Gaspard Robert, jardinier de l'hôpital maritime de Toulon, que, lors de la première occupation de la Corse par les Français, un certain nombre de soldats succombèrent après avoir mangé des volailles rôties en se servant de branches de laurier-rose en guise de broches. En Provence, on utilise l'écorce rapée pour empoisonner les rats.

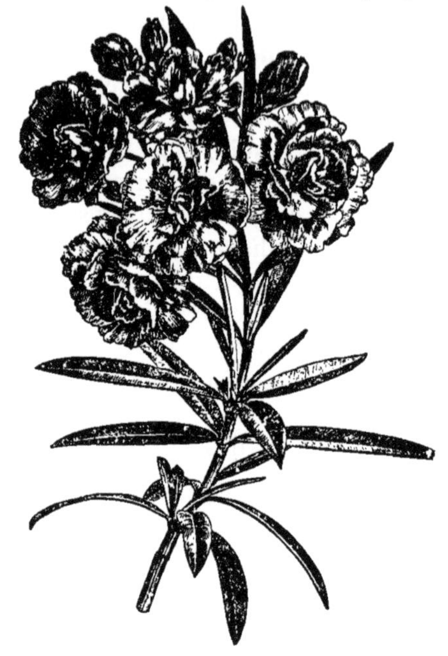

Fig. 39. — Laurier-Rose.

Il serait même dangereux de laisser croître des lauriers-rose près des lieux où l'on puise l'eau d'alimentation, car elle pourrait se charger de principes toxiques, soit par macération des feuilles tombées, soit par macération des racines (Latour-Jacquot).

Le degré de toxicité des lauriers-rose varie selon leur habitat ; à peu près inoffensifs dans les climats froids, à Paris par exemple, ils sont au contraire très vénéneux à mesure qu'on se rapproche des pays tropicaux. En Provence et en Algérie, ce sont des poisons très dangereux.

Latour (2) isola le premier du laurier-rose un corps résinoïde, jaune, de saveur âcre, ayant des propriétés vénéneuses. Ce corps est insoluble dans l'eau et peu soluble dans l'alcool ; très soluble dans l'éther sulfurique.

En 1863, Lukowski (3) retire du laurier-rose deux corps : *l'oléandrine*, substance résinoïde, jaunâtre, de saveur amère, peu soluble dans l'eau, mais soluble dans l'alcool, l'éther et à chaud dans l'huile d'olive. Elle forme avec les acides des sels très solubles dans l'alcool et l'éther, peu solubles dans l'eau. Wurtz la considère comme un alcaloïde. Elle est faiblement alcaline.

Le second corps est la *pseudo-curarine*, qui est alcaline et très hygrométrique, soluble dans l'eau et l'alcool, insoluble dans

(1) Dict. des sciences méd., 1818.
(2) Latour, *Gazette méd. de l'Algérie*, 1856.
(3) Lukowski, *Rep. de chim. appliquée*, 1861, et *Gaz. des Hôp.*, 1863.

l'éther. Le tanin donne avec elle un précipité soluble dans un excès de réactif.

L'oléandrine est un poison très violent : 0 gramme 12 suffisent pour foudroyer un chien de taille moyenne ; 0 gramme 215 tuent un chien de 10 kilogrammes 500 en vingt minutes. Elle détermine des contractions violentes des muscles abdominaux, des convulsions tétaniques, des vomissements, des évacuations alvines, de l'émission d'urines ; puis de la stupeur et enfin la mort. Au moment où celle-ci se produit, la résolution musculaire est complète.

Pelikan (1), expérimentant sur le cœur de la grenouille, a obtenu des résultats un peu différents selon qu'il a employé la résine isolée par Latour, ou de l'extrait hydro-alcoolique de laurier-rose : la résine accélère d'abord les mouvements du cœur, puis les ralentit, les rend irréguliers et les arrête ; l'extrait hydro-alcoolique arrête le cœur en diastole distendu par le sang ; il conserve néanmoins pendant un certain temps sa contractilité par les excitants mécaniques et physiques . Il conclut que l'extrait contient des substances actives autres que celles de la résine.

De Girard (2) a isolé du laurier-rose deux principes actifs : l'un acide, l'*acide oléandrique*, l'autre neutre, l'*oléandrine*.

L'acide oléandrique détermine sur la grenouille des convulsions tétaniques, l'abolition de la sensibilité, et la paralysie va de la périphérie au centre. Le cœur continue à battre quelques heures après l'abolition des mouvements. De Girard en conclut que l'acide oléandrique n'est pas un poison du cœur.

Les conclusions différentes de ces deux expérimentateurs ne sont pas inconciliables : Pélikan a opéré avec de l'extrait hydro-alcoolique et de la résine de Latour, de Girard a opéré avec de l'acide oléandrique seul. Le principe toxique du laurier-rose paraît être complexe ; outre les substances précitées, Schmiedeberg (3) en a retiré de la *nériine* (identique à la digitaline), de l'*oléandrine*, et de la *nériantine*, qui s'en rapproche.

Toutes ces substances existent-elles réellement dans la plante ou ne sont-elles que des produits de dédoublement ? L'oléandrine de Girard est-elle la même que celle de Schmiedeberg ? La question n'est pas tranchée.

Pouloux (4) a expérimenté sur des grenouilles et des lapins l'effet de l'extrait hydro-alcoolique de laurier-rose : ses expériences confirment celles de Pélikan. Il considère avec ce dernier le laurier-rose comme un poison cardiaque. Mais il a toujours

(1) PÉLIKAN, *Comp. rend. de l'Acad. des sc.*, 1866.
(2) Expériences publiées dans l'art. *Laurier*, du Dict. encycl. de Dechambre, 1869.
(3) SCHMIEDEBERG, *Arch. fur. exper. Path und. Pharm.*, vol., XVI, p. 149.
(4) POULOUX, Hist. méd. du laurier-rose, Th. méd . Paris, 1888.

trouvé le cœur arrêté en systole, et il croit que ce n'est que par « l'effet de la paralysie qui succède à la contracture que le ventricule se laisse distendre par le sang ».

Sur le lapin, cet extrait toxique amène des convulsions de la partie antérieure du tronc, des nausées et des vomissements; l'animal s'allonge sur les pattes antérieures et se couche; les battements du cœur se précipitent, diminuent d'intensité, et la mort survient en 3/4 d'heure, après quelques mouvements désordonnés de la tête. Le cœur continue à battre (1) encore quelques instants, parfois, après l'ouverture du thorax, quand l'autopsie est pratiquée immédiatement après la mort.

Chez l'homme, l'ingestion de quelques feuilles (5 à 8) de Laurier-rose provoque deux heures plus tard des frissons, puis une brusque élévation de température qui dure six à huit heures et simule parfaitement un accès paludéen. Cette hyperthermie serait due pour Huot (2), à une « irritation cérébro-spinale directement provoquée par l'agent toxique ». Cette propriété des feuilles de Laurier-rose est bien connue en Algérie des soldats de la Légion qui s'en servent pour simuler des accès de fièvre palustre. Carduc a observé à Dakar, chez les disciplinaires, des pratiques analogues. Huot rapporte un cas bien observé d'intoxication suivie de mort qu'il constata au Tonkin : Un soldat d'infanterie coloniale fut envoyé à l'hôpital pour une série d'accès de fièvre avec

(1) Personnellement, au cours de nos recherches sur la toxicité du strophantus et de l'*antiaris toxicaria*, qui sont regardés par tous comme des poisons cardiaques, nous avons souvent constaté dans les autopsies d'animaux, tels que es cobayes et les lapins, pratiquées immédiatement après la mort, que le cœur continuait à battre pendant quelques instants faiblement et irrégulièrement. Pouloux, qui a fait des constatations analogues sur des lapins intoxiqués par l'extrait hydro-alcoolique de laurier-rose, en donne l'explication suivante : « Cette expérience semble confirmer les conclusions de Girard, et démontrer que le cœur n'est pas touché par le laurier-rose. Nous pensons néanmoins qu'il n'y a là qu'une apparence. Chez les animaux à sang chaud en effet, la persistance de la vie n'est possible qu'à la condition que la circulation centrale ne soit pas entravée et suffise pour apporter à l'organisme les matériaux qui lui sont nécessaires. Or, nous avons noté d'abord que la fréquence des contractions avait été considérablement augmentée, nous avons noté ensuite que ces contractions avaient cessé d'être perceptibles quelques instants avant que l'animal ne succombe, la circulation centrale était donc entravée, et cette cause seule a suffi pour déterminer la mort. » Nous nous rangeons entièrement à son avis : en réalité, quand on autopsie un animal immédiatement ou très peu après la cessation de la respiration et des mouvements perceptibles du cœur, il n'y a pas mort au sens physiologique du mot; le cœur vit encore puisqu'il bat, mais il bat irrégulièrement et faiblement et ses contractions intermittentes sont impuissantes à assurer la continuation de la vie apparente. Souvent d'ailleurs, dans nos expériences sur les poisons précités, les battements ne se produisaient qu'après excitation mécanique du cœur, immédiatement avant l'autopsie une longue aiguille enfoncée dans le muscle cardiaque n'accusait aucun battement. La pression des doigts, le frôlement même accidentel des pinces ou des ciseaux sur le cœur les faisaient parfois apparaître.

L'expérimentation clinique est venue démontrer que le laurier-rose avait une action thérapeutique analogue à celle de la digitale et du strophantus (observations de Pouloux). Les expériences de de Girard prouvent que l'*acide oléandrique* arrête les mouvements de la grenouille avant les battements du cœur, elles ne prouvent en rien que le laurier-rose n'est pas un poison cardiaque.

(2) Huot, Empoisonnement par absorption de feuilles de laurier-rose (*Annales hyg. et méd. coloniales*, 1905).

le diagnostic : « Fièvre palustre. » Il succombe trois jours après le premier accès.

L'enquête faite après sa mort établit que ce militaire, qui avait déjà usé antérieurement de ce moyen de simulation pour se faire rapatrier de la Martinique, avait encore eu recours aux feuilles de Laurier-rose, mais avait, de son propre aveu, absorbé une dose très forte.

D'après l'observation de ce malade, Huot classe ainsi qu'il suit les manifestations physiologiques de l'intoxication par le Laurier-rose :

1° Période d'élévation thermique ;
2° — de ralentissement cardiaque ;
3° — d'asphyxie.

Dans la première, il y a accélération du cœur et élévation de la température, qui dépasse 40°. En même temps, diarrhée, douleurs lombaires et hypogastriques, mictions fréquentes, urines troubles, couleur malaga, et mélangées d'un peu de sang vermeil. Dans le cas précité, il y eut une douleur névralgique presque intolérable localisée dans le triangle de Scarpa. Faciès vultueux. Cette période dure de 6 à 7 heures.

Dans la deuxième, la température s'abaisse graduellement, le cœur se ralentit, la peau se couvre d'une sueur froide. Dyspnée, nausées, vomissements. Les douleurs névralgiques de l'aine persistent. Les téguments se cyanosent. Pendant toute cette période, qui a une durée de 13 à 14 heures, l'intelligence reste intacte.

Dans la troisième période, les phénomènes asphyxiques s'accentuent, le malade tombe dans le coma, et la mort survient 20 à 22 heures après le début de l'intoxication.

Des doses peu élevées de feuilles de Laurier-rose ingérées à 1/2 journée de distance ne produisent d'autres phénomènes d'empoisonnement que l'hyperthermie, ce qui semblerait indiquer que le principe actif ne s'accumule pas dans l'organisme.

Il n'est pas possible de formuler un traitement spécial à l'intoxication par le Laurier-rose. C'est à la médication symptômatique que le médecin devra recourir. Comme dans l'empoisonnement par le strophantus, les toniques du cœur sont indiqués.

ACCIDENTS D'INTOXICATION DÉTERMINÉS PAR LA QUININE

PAR LE Dr CLARAC

Nous ne nous arrêterons pas aux accidents d'intoxication que peuvent produire les sels de quinine absorbés à très fortes doses. Les seuls qui nous intéressent sont ceux, souvent assez graves, que l'on constate parfois après l'absorption des doses thérapeutiques élevées ou non.

Nous verrons que ces phénomènes d'intoxication, que l'on pourrait le plus souvent qualifier d'intolérance, sont dans la majeure partie des cas plutôt le fait de prédispositions individuelles que de l'action toxique du médicament lui-même.

En effet, à côté de sujets, à peine incommodés par des doses relativement élevées, on en rencontre qui peuvent à peine tolérer des doses réellement minimes. Nous connaissons une jeune fille qui ne peut absorber même vingt centigrammes d'un sel quelconque de quinine sans présenter des accidents gastro-intestinaux, des vertiges, de la surdité, etc... Ces faits ont été constatés alors même qu'elle ignorait avoir absorbé le médicament.

Merveilleux cite le cas d'une dame de la Guadeloupe chez laquelle vingt-cinq centigrammes de quinine provoquaient immédiatement un véritable empoisonnement. Un homme vigoureux observé par Floyer ne pouvait pas prendre même 25 centigr. de sulfate de quinine sans voir survenir une violente dyspepsie et même de l'urticaire (1).

Il s'agit donc, dans ces cas, d'accidents individuels qu'il importe de connaître, mais qu'il n'est pas toujours possible d'éviter, quelques précautions que l'on prenne.

SYMPTOMES. — Les phénomènes d'intolérance sont aussi nombreux que variés : tantôt il s'agit de troubles gastro-intestinaux, vomissements, diarrhées, ou même hémorragies intestinales (Pispiris). Tantôt ce sont des vertiges, des troubles cardiaques inquiétants. Dans nombre de cas ces phénomènes d'intoxication sont

(1) *Ann. d'hyg. et de méd. col.*, 1906.

bien localisés et caractérisés par des troubles spéciaux sur lesquels il convient d'insister.

La quinine a une action très nette sur le cœur, elle affaiblit le pouls et diminue la tension artérielle. On comprend alors que dans certains cas le médicament puisse être contre-indiqué, alors qu'il y a un grand intérêt à conserver au cœur toute sa vigueur. Si cependant la médication quinique s'imposait, en raison de l'intensité de l'empoisonnement paludéen, on devra en même temps agir sur la fibre cardiaque par des médicaments appropriés.

Troubles sensoriels. — Ouïe.— En ce qui touche le sens de l'ouïe, il ne saurait être question des troubles passagers qui accompagnent presque toujours l'ingestion de la quinine et qui du reste sont variables selon les individus ; mais des accidents graves, de nature à compromettre passagèrement et même irrémédiablement la fonction de l'organe.

On pourrait multiplier les observations de cette nature.

Dans nos vieilles colonies paludéennes, il n'est pas rare de rencontrer des sourds qui attribuent, presque toujours à tort du reste, leur infirmité à ce fait qu'ils ont absorbé pendant de longues années des doses souvent élevées et presque quotidiennes de quinine.

Castex (1) place la quinine au premier rang des poisons de l'oreille et il incrimine surtout le sulfate. Ce spécialiste a été souvent consulté par des coloniaux qui, après avoir ingéré de façon prolongée des doses élevées de quinine, présentaient des oreilles irrémédiablement atteintes par suite, le plus souvent, d'altération du labyrinthe.

Comme nous le verrons également pour la vue, l'action de la quinine sur le sens de l'ouïe semble être la conséquence de troubles circulatoires : anémie pour les uns, hyperhémie pour les autres.

Vue. — L'amblyopie quinique, incontestablement très rare, a cependant beaucoup préoccupé les auteurs, qui en ont publié un nombre très respectable de cas, passagers ou permanents, ne laissant aucune place au doute, en ce qui touche leur étiologie (Panas, Galezowski, Lucas-Championnière, etc.).

En 1887, à la Société d'ophtalmologie du Royaume-Uni, Browne cite un cas d'amaurose persistante, à la suite de l'administration de la quinine chez un sujet atteint de syphilis et ayant abusé du tabac!

En 1888, devant la même société, Nestleship cite deux cas d'amblyopie quinique. Chez un des sujets, il existait une idiosyncrasie telle que la plus légère dose de quinine provoquait des dérange-

(1) Castex, Maladies du larynx et des oreilles, 1907.

ments gastriques. L'année précédente, devant la Société d'ophtalmologie italienne, on présenta une femme de 28 ans ayant absorbé en six jours trois ou quatre grammes de sulfate de quinine. Elle accusait des phénomènes très graves d'intoxication quinique, surtout de la cécité et de la surdité. Ces accidents ne durèrent que quelques heures; mais, cinq jours après, on constata que la perception des couleurs était abolie et le champ visuel très notablement diminué. Il existait une ischémie complète du fond de l'œil et de la décoloration des papilles. L'amélioration survint, mais avec une excessive lenteur.

« L'ischémie des vaisseaux rétiniens, caractéristique de l'intoxication quinique, écrit Berger, provoque des phénomènes rappelant ceux de l'embolie de l'artère centrale de la rétine. On observe également de l'ischémie de la choroïde, et une tache rouge cerise, au centre de la rétine (1). » Lamotte émet la même opinion : pour lui l'amaurose est la conséquence d'un resserrement des vaisseaux rétiniens.

Cette question a été portée dans le domaine de l'expérimentation. Druault (2), qui poursuivit des expériences importantes chez le chien, en arriva à conclure que l'intoxication quinique s'accompagne toujours de troubles visuels qui sont dus à une dégénérescence du nerf optique et des cellules de la couche ganglionnaire de la rétine. Mais, pour arriver à déterminer ces accidents, il faut faire absorber à l'animal de très fortes doses de sels de quinine, 16 à 20 centigrammes par kilogramme de son poids. On conçoit que, pour amener des lésions analogues chez l'homme, il faille employer des doses énormes et longtemps continuées. Il est certain que le nerf optique est beaucoup plus résistant à l'action toxique que l'auditif puisqu'il n'est touché que par des doses très fortes, alors que l'auditif réagit presque toujours, par des bourdonnements d'oreilles, à quelques centigrammes (Milian) (3).

Les auteurs ont constaté que, d'une façon générale, les accidents oculaires débutent assez rapidement quand ils doivent se produire. C'est surtout en Europe qu'ils ont été signalés. Personnellement il ne nous a jamais été donné d'en observer. Il ne nous paraît pas inutile d'ajouter que le paludisme étant susceptible de déterminer des accidents oculaires, il est fort possible que l'on ait incriminé la quinine dans bien des cas, alors que seule l'intoxication paludéenne était en cause.

TRAITEMENT. — L'administration de la quinine devra être surveillée très attentivement chez les sujets présentant une cer-

(1) Encyclopédie française d'Ophtalmologie, 1905.
(2) Thèse de Paris, 1900.
(3) *Gazette des Hôpitaux*, 1895.

taine susceptibilité du côté de l'audition et plus particulièrement du côté de la vue.

En cas de surdité permanente il y aura lieu de lutter contre les phénomènes congestifs. Les spécialistes conseillent la médication vaso-constrictive. On se trouverait bien de l'emploi de l'ergot de seigle, de l'ergotine, de la strychnine à faible dose. Friedmann conseille l'ergotine comme moyen prophylactique chez les sujets trop susceptibles.

Si on soupçonne, au contraire, des phénomènes d'anémie labyrinthique, on aura recours aux vaso-dilatateurs, quelques gouttes de nitrite d'amyle en inhalations.

On s'inspirera des mêmes principes pour combattre les troubles visuels.

Duchenne de Boulogne (1) cite l'observation d'une paludéenne atteinte depuis quinze jours de surdité très prolongée, consécutivement à l'administration de la quinine. Une amélioration rapide se produisit à la suite de séances de faradisation. La malade fut complètement guérie.

QUININE ET AVORTEMENT

Les prétendues propriétés abortives de la quinine constituent un préjugé d'autant plus dangereux qu'il n'est pas sans impressionner un certain nombre de médecins coloniaux qui ne seraient pas éloignés de priver du bénéfice de cette médication les femmes enceintes atteintes de paludisme.

C'est Petitjean qui, croyons-nous, signala le premier les propriétés excito-motrices du sulfate de quinine sur les fibres de l'utérus (2). Il crut devoir conclure de quelques faits observés par lui que le sulfate de quinine, prescrit dans le traitement des fièvres intermittentes, provoque très souvent l'avortement.

Depuis, la question, agitée un peu de tous les côtés, a donné lieu à de nombreuses controverses. Les uns : Moteverdi de Cremone, Duboué (3), Wattelli, Caradec, Lewis, Delioux de Savignac..., etc., concluent dans le même sens que Petitjean. Les autres : Chiava, qui fit de sérieuses recherches en Italie, Bazin, en s'appuyant sur beaucoup d'observations..., ont émis une opinion complètement opposée. En ce qui touche notre expérience personnelle, disons tout de suite que nous estimons qu'en aucun cas la quinine ne saurait être considérée comme une substance abortive. Nous l'avons toujours prescrite, sans hésitation aucune, à toutes les époques de la grossesse ; jamais elle n'a eu une

(1) Electrisation localisée, 1861, p. 1005.
(2) *Gazette médicale*, t. III, 1845.
(3) *Union médicale*, 1871.

influence quelconque sur son évolution. Boissard a donné des doses massives de quinine sans jamais produire le moindre début de travail. Bien plus, Beigneux (1) a presque toujours vu disparaître les menaces d'avortement chez les femmes paludéennes, après l'administration de fortes doses de quinine.

Cependant, comme il semble démontré que les sels de quinine sont doués d'une action excito-motrice sur l'utérus et que, d'autre part, cette action ne se manifeste que quand la contraction utérine a été mise en jeu, on doit se montrer très prudent dans l'administration de la quinine chez les femmes menacées d'avortement, et cela malgré les observations très intéressantes de Beigneux.

Certains auteurs ont été amenés à utiliser l'action excito-motrice du médicament, soit pour lutter contre l'inertie utérine primitive ou secondaire, pendant la période de dilatation ou d'expulsion ; soit pour combattre l'inertie utérine, au moment de la délivrance, ou même pour hâter la sortie d'un placenta abortif (Demelin) (2).

Tout en admettant que le sulfate de quinine soit inoffensif pour la mère et l'enfant, Schwab prétend que ce sel détermine, pendant et après l'accouchement, une certaine tendance à la métrorragie. Cette assertion nous paraît contestable. Sans doute, il nous est bien arrivé de voir saigner plus qu'il ne conviendrait, les parturientes auxquelles nous avions été amené à prescrire de la quinine soit pour combattre un commencement d'infection, soit pour lutter contre une manifestation paludéenne, mais c'est à ces dernières causes qu'il faut, pensons-nous, attribuer les hémorragies constatées. Ces hémorragies sont du reste rarement inquiétantes. Nous ajouterons même que, d'après les observations de Beigneux cité plus haut, des métrorragies abondantes, chez des parturientes ou des femmes enceintes, n'ont cédé qu'à un traitement énergique par la quinine.

Encore une fois nous pensons, avec Cazeau (3) et tant d'autres, que les sels de quinine ne possèdent aucune action abortive et qu'ils ne méritent aucune confiance dans l'accouchement prématuré artificiel.

Dans l'espèce, ce qu'il ne faut pas perdre de vue, c'est l'influence pernicieuse du paludisme sur la marche de la grossesse ; c'est à cette intoxication qu'il faut attribuer nombre d'avortements constatés aux colonies. Si la quinine ne fait pas avorter, on peut affirmer qu'elle permet souvent d'éviter l'avortement chez les palu-

(1) Clarac, Rapport sur le fonctionnement de l'assistance médicale à Madagascar, 1901-1903 pp. 36 et 61.
(2) Tarnier et Budin, Traité de l'art des accouchements.
(3) *Traité des accouchements.*

déennes. Ce serait commettre une faute lourde que de priver une paludéenne enceinte des bienfaits du médicament qui nous occupe par crainte de provoquer l'avortement.

Avant d'abandonner cette question obstétricale, rappelons que quelques auteurs, notamment Burdel, ont signalé des accidents plus ou moins graves chez les nourrissons dont les mères paludéennes avaient dû absorber de fortes doses de sels de quinine. Burdel aurait même constaté des accidents mortels.

Il est certain que la quinine, passant dans le lait avec une très grande facilité, est susceptible d'influencer le nourrisson. Nous avons personnellement constaté des accidents gastro-intestinaux nettement attribuables à la quinine prise par les nourrices.

Dans ces cas, il conviendra, si les doses prescrites sont fortes et doivent être longtemps prolongées, de suspendre l'allaitement. S'il s'agit de doses moyennes et espacées on se contentera, avant les tétées, de vider les seins du lait quininisé que s'y trouve.

MANIFESTATIONS CUTANÉES ATTRIBUÉES A LA QUININE

Dans un mémoire présenté à l'Académie des sciences en 1850, Chevalier signala le premier des éruptions cutanées diverses chez les ouvriers occupés à la préparation du sulfate de quinine et à la manutention des écorces de quinquina.

Depuis que les sels de quinine sont entrés si largement dans la thérapeutique, les observations de faits similaires se sont multipliées ; à en croire certains auteurs, les éruptions déterminées par la quinine seraient aussi nombreuses que variées.

D'après Thibierge (1), la quinine provoque : « des éruptions qui présentent, le plus ordinairement, le type érythémateux fugace à caractère rubéoliforme. Elles peuvent quelquefois présenter la forme érythémateuse, analogue à celle déterminée par l'antipyrine, parfois encore eczématiforme, le type bulleux, des éruptions purpuriques, ou même des gangrènes cutanées. »

Voilà bien des méfaits mis sur le compte de la quinine ! Quoi qu'il en soit, certaines de ces manifestations ont été signalées, dans tous les pays à malaria, et toujours après l'administration de la quinine.

Laveran (2) cite, d'après Wilemson, un exemple remarquable d'érythème scarlatiniforme d'origine quinique : « Il s'agit d'une dame âgée d'une quarantaine d'années qui, 15 minutes environ après l'ingestion d'une dose de quinine, présenta les symptômes suivants : prurit intense et sensation de brûlure commençant par les extrémités et se généralisant rapidement à tout le corps ; puis

(1) Thibierge, *la Pratique dermatologique*.
(2) *Traité du paludisme*.

rougeur et tuméfaction de la peau, congestion de la conjonctive avec sécrétion lacrymale profuse, œdème de la face, bruits dans les oreilles, tuméfaction de la langue, rougeur scarlatiniforme du pharynx, céphalalgie, nausées, vomissements, urines rares et colorées. Au bout de quelques jours, desquamation de la peau; comme dans la scarlatine... »

Sans doute, on ne saurait attribuer ces accidents à d'autres causes qu'à la quinine, mais il est évident qu'il s'agit de faits exceptionnels résultant de prédispositions individuelles spéciales. Car les exanthèmes quiniques, généralement fugaces, sont en somme rares. L'éruption n'est pas toujours proportionnée à la dose de médicament absorbé. La dame qui fait l'objet de l'observation ci-dessus voyait ses accidents se reproduire, après l'absorption de doses même minimes de sels quiniques.

On a rapproché ces éruptions de celles causées par l'antipyrine; en tout cas elles sont moins fréquentes. Thibierge (1) cite à ce sujet un fait assez intéressant. Il s'agit d'une femme qui avait présenté autrefois des accidents remarquables à la suite de l'ingestion de l'antipyrine, et qui, au bout d'un temps fort long, vit ces accidents se renouveler après avoir ingéré cinq centigrammes de sulfate de quinine. Au bout de trois heures, elle éprouva, à la partie interne de la fesse droite, une sensation intense de chaleur et de démangeaison, et constata, presque aussitôt, la présence d'une infiltration dure et limitée.

Le lendemain, il existait dans la région un placard ovalaire mesurant 10 centimètres de diamètre, d'un rouge intense, faisant une saillie d'un demi-centimètre. Sur la plus grande partie de son étendue, l'épiderme était soulevé en phlyctènes aplaties, laissant écouler une grande quantité de sérosité.

En interprétant cette observation, Thibierge émet l'opinion que l'antipyrine a, du fait même qu'elle aurait provoqué auparavant des lésions d'une certaine forme, modifié la réaction de l'organisme, qu'elle a, par une sorte d'imprégnation, imposé son cachet propre aux éruptions causées ultérieurement par la quinine. A l'appui de cette explication, peut-être un peu forcée, l'auteur prétend avoir vu, chez des sujets atteints d'éruption érythémato-pigmentée due à l'antipyrine, l'administration de la quinine faire apparaître cette éruption, alors que cette dernière substance avait été sans effet sur eux avant toute éruption antipyrinique.

Quoi qu'il en soit, il nous paraît utile de retenir ces constatations en raison de l'emploi simultané ou successif qui est fait si fréquemment des deux médicaments en cause, dans le traitement des fièvres ressortissant à la pathologie exotique.

(1) *Société médicale des hôpitaux*, 1906.

Il serait peut-être prudent de ne pas associer les deux médicaments chez les sujets susceptibles de présenter des éruptions antipyriniques.

Velpeau (1) aurait constaté plusieurs fois du purpura après l'administration du sulfate de quinine. Gaucher (2) a observé un fait du même genre : taches pétéchiales, hémorragies gingivales. Ces accidents se reproduisaient après chaque administration du sel.

En parcourant les très nombreuses observations publiées sur cette question, nous nous sommes demandé si vraiment il ne conviendrait pas, dans nombre de cas, de faire une certaine part à la maladie elle-même qui a nécessité la médication.

Personnellement, nous n'avons eu l'occasion d'observer que des éruptions très fugaces, susceptibles d'être attribuées à la quinine, et nous pensons que c'est le cas pour beaucoup de nos camarades coloniaux pouvant faire état d'une longue pratique outre-mer.

Chez les sujets susceptibles de réagir ainsi, on pourrait atténuer les effets du médicament, en l'associant au bicarbonate de soude ou à l'eau de Vichy.

TÉTANOS ET INJECTIONS SOUS-CUTANÉES DE QUININE

Les nombreux cas de tétanos, signalés à Madagascar, et particulièrement à la côte pendant l'expédition de 1895, ont appelé, d'une façon plus particulière, l'attention sur le rôle des injections hypodermiques de quinine dans la détermination du tétanos. Antérieurement cette question avait déjà préoccupé quelques observateurs.

Dès 1871 (3), Odovaine rapporte trois cas de tétanos survenus après des injections de sulfate de quinine. Dans ces trois cas, les injections avaient provoqué des abcès. Il serait étrange, fait observer Odovaine, qu'il n'y ait dans ces faits que de simples coïncidences, alors qu'il n'a jamais vu la vaccination, ou les piqûres de sangsues, par exemple, provoquer le tétanos. Il en conclut que la quinine a une action spéciale sur les nerfs, ou bien que la cachexie paludéenne prédispose au tétanos.

Ségard (4) a rapporté un cas de tétanos survenu à la suite d'une injection de quinine, mais il ajoute « que beaucoup des malades injectés présentaient des escarres et que le malade qui eut le tétanos en présentait deux ». Il se trouvait dans un fort

(1) *Gazette médicale de Strasbourg*, 1867.
(2) *Bulletin de thérapeutique*, 1870. Thèse de GRISSOT, 1876.
(3) *Indian medical Gazette*, 1871, *Gazette médicale*, 1872.
(4) *Arch. de médecine navale*, t. XLVI, p. 886.

où il avait été constaté d'autres cas de cette même affection.

Dans un mémoire rapporté à l'Académie de médecine par Polaillon (1), Burot cite quatre cas de tétanos survenus dans les mêmes conditions. Deux de ces malades, dont l'un était gardien de bestiaux, ont été envoyés à bord du navire-hôpital Shamrock, alors qu'ils étaient déjà infectés. Les deux autres, qui étaient hospitalisés à bord, auraient été, vraisemblablement, contaminés par les deux premiers. Chez ces quatre malades les injections avaient provoqué des escarres et des plaies. Ajoutons qu'antérieurement à sa transformation en navire-hôpital le Shamrock avait servi à transporter des chevaux!

Dans son rapport, Polaillon fait remarquer que Burot, ayant pris dans la suite des précautions antiseptiques minutieuses, et ayant fait désinfecter les salles avec soin, ne constata plus aucun cas de tétanos.

Le Directeur du service de santé du corps expéditionnaire porta ces faits devant la Société de thérapeutique (2). Il s'agit de onze cas observés tant à bord du navire-hôpital qu'à terre, et tous constatés chez des hommes ayant reçu des injections de quinine. Emery des Brousses ajoute que tous les malades présentaient sur diverses parties du corps des plaies et des excoriations, sans cependant spécifier si ces plaies avaient été produites par des injections.

Il prescrivit de restreindre le plus possible les injections hypodermiques, de surveiller encore plus rigoureusement l'antisepsie et enfin de ne faire les injections reconnues indispensables que dans les parois abdominales, et non aux membres.

A partir de ce moment, il ne fut plus constaté aucun cas de tétanos.

Emery des Brousses en conclut que les cas de tétanos doivent être attribués aux injections de quinine faites aux membres; nous ajouterons probablement parce que ces parties sont plus facilement souillées par la terre et les poussières.

Le seul cas de tétanos que nous ayons eu l'occasion de constater, à la suite d'injections de quinine, l'a été après une injection de chlorhydrate mal faite, et ayant provoqué une escarre. Le malade avait pour voisin de lit un blessé qui mourut du tétanos.

Par contre, nous avons eu l'occasion de pratiquer ou de faire pratiquer, avec toutes les précautions antiseptiques désirables, des *milliers* d'injections de quinine sans avoir constaté aucun cas de tétanos. Nous pourrions en dire autant de beaucoup de nos camarades.

(1) *C. R. de l'Académie de médecine*, 1897.
(2) *Bulletin de thérapeutique*, 1901.

En résumé, il résulte de l'examen de tous les faits rapportés par les auteurs : 1° que le tétanos n'a été constaté que dans le cas où les injections avaient provoqué des escarres, des abcès, et ouvert ainsi une porte d'entrée au bacille de Nicolaïer ; 2° que des mesures antiseptiques rigoureusement appliquées avaient suffi pour faire disparaître le tétanos, attribué aux injections.

Voyons si, après la clinique, l'expérimentation permet de conclure que les sels de quinine en injection hypodermique ont une influence favorisante locale et peuvent provoquer l'éclosion du tétanos chez des sujets infectés.

La conclusion affirmative semble ressortir de très intéressantes expériences de Vincent (1).

La question est vraiment trop importante pour ne pas être examinée aussi complètement que possible.

Vincent a tout d'abord constaté que des cultures sporulées du bacille de Nicolaïer mélangées à des solutions de sel de quinine ont conservé toute leur vitalité et leur virulence après 15 ou 20 jours. Cependant, le chlorhydrate neutre semblerait avoir sur les spores tétaniques une action bactéricide assez énergique. La solution de ce sel à 50/000 mélangée à volume égal à une culture sporulée de tétanos détruit assez rapidement la vitalité du microbe.

C'est là un premier point à retenir.

Une solution titrée et stérilisée d'un sel de quinine a été mélangée à une petite quantité de culture sporulée de tétanos, préalablement chauffée à 80° pendant trois heures pour en détruire la toxine.

Ce mélange est injecté à un cobaye, alors qu'un cobaye témoin reçoit 1/5 de centimètre cube, la solution sans addition de sel quinique. Ce dernier reste absolument indemne, tandis que le premier présente au bout de trois jours les symptômes d'un tétanos rapidement mortel.

L'autopsie des cobayes ayant ainsi succombé permet de constater au foyer de l'inoculation un léger exsudat gris jaunâtre renfermant de nombreux bacilles.

L'expérience, répétée sur de nombreux animaux, cobayes, rats, souris, a constamment donné les mêmes résultats.

Si, après avoir introduit des spores tétaniques sous la peau du cobaye, on injecte, un ou plusieurs jours après, au même point, la solution favorisante, on voit également se produire le tétanos.

L'expérience suivante présente également un très grand intérêt. Vincent inocule, sous la peau du flanc droit d'un cobaye, cinq gouttes de culture sporulée privée de toxine. Deux jours après, il injecte, sous la peau de l'autre flanc, 1/10 de centimètre cube de

(1) Tétanos et quinine (*Annales de l'Institut Pasteur*, 1904).

solution stérilisée de chlorhydrate neutre de quinine à 1/2. Le tétanos se déclare trois jours après et la mort survient au bout de 24 ou 36 heures en moyenne.

Des témoins, ayant reçu l'un la même quantité de culture, l'autre la même dose de quinine, restent parfaitement indemnes.

Dans le foyer d'inoculation des spores tétaniques, il n'existe aucune lésion, alors qu'au point où la quinine a été injectée il existe un exsudat renfermant des bacilles parfois très nombreux et agglomérés. La culture donne du bacille de Nicolaïer à l'état pur.

Enfin Vincent a constaté que les sels de quinine absorbés par la voie stomacale ne possèdent aucune action favorisante.

Cet auteur conclut de ces expériences que « les sels de quinine injectés sous la peau exercent une double action favorisante, locale et générale sur l'infection tétanique. Par la nécrose partielle qu'ils déterminent dans le tissu cellulaire, ils permettent, ou même ils peuvent appeler loco-læso, la multiplication du bacille pathogène ».

D'autre part, tous les auteurs qui se sont occupés de la question ont constaté que la quinine, à dose faible, a une action paralysante sur les leucocytes, et est leucyticide à dose élevée, « ce qui permet d'expliquer l'action favorisante indiquée plus haut ».

Puisqu'il résulte des faits que nous avons rapportés que le tétanos a disparu avec l'adoption rigoureuse des règles de l'antisepsie, dans la pratique des injections hypodermiques de quinine, nous sommes forcé de reconnaître que l'expérimentation se trouve en contradiction au moins partielle avec la clinique. Il n'en est pas moins certain, d'autre part, que les résultats expérimentaux de Vincent sont singulièrement troublants.

Pratiquement il faut savoir faire son profit de ces deux ordres de faits. Ce serait, certes, compliquer outre mesure la thérapeutique du paludisme que de s'astreindre, comme le conseille Vincent, à injecter préventivement du sérum antitétanique en même temps que l'on fait l'injection de quinine à un paludéen ayant eu antérieurement des plaies mal soignées ou des excoriations. Mais chez cette catégorie de paludéens on ne devra faire des injections hypodermiques que si elles sont reconnues nécessaires, toujours, bien entendu, en s'astreignant aux règles de l'antisepsie la plus rigoureuse.

On conçoit combien les solutions de quinine préparées dans la brousse peuvent laisser à désirer, le médecin colonial n'ayant guère à sa disposition qu'un matériel de fortune. Dans ces conditions, il nous paraît utile de se munir, avant le départ, de solutions de quinine aseptisées et conservées dans des ampoules.

Il sera du reste toujours facile d'obtenir des solutions stérilisées en employant le procédé de stérilisation pratique indiqué par Rigollet et Ferraud (1) et qui consiste à plonger les flacons de la solution de quinine dans une solution saturée de sel marin et à les faire bouillir pendant quelques minutes.— On peut remplacer le sel marin par du bicarbonate de soude, la température atteint 108 degrés.

Les flacons, d'une contenance de 30 à 60 centilitres, doivent être bien bouchés, ficelés et enveloppés d'un linge pour éviter les chocs, — la marmite est retirée après 10 minutes d'ébullition et les flacons n'en sont sortis qu'au bout d'un certain temps afin d'éviter leur éclatement possible.

Le moyen le plus pratique pour obtenir l'asepsie de la peau consiste à la badigeonner au point d'injection avec de la teinture d'iode.

Pendant une grave épidémie de fièvre paludéenne à Madagascar, nous avons dû prescrire des injections préventives à toute la population des villages atteints. Il fallait pratiquer à la fois plusieurs centaines d'injections. La teinture d'iode ainsi employée a permis d'aller vite et a fourni les meilleurs résultats. On n'a constaté aucun cas d'infection.

Ajoutons enfin qu'il est toujours préférable de pratiquer les injections dans le tissu cellulaire de la paroi abdominale ou dans les muscles de la fesse.

On doit éviter de faire les injections aux membres, elles sont plus douloureuses et plus gênantes. De plus, il semble que les injections faites aux membres inférieurs sont plus souvent suivies d'escarres; comme nous l'avons dit, à Madagascar, on a constaté que le tétanos se produisait après les injections faites aux membres inférieurs.

HÉMOGLOBINURIE QUINIQUE

L'hémoglobinurie quinique représente pour le médecin colonial une des formes les plus intéressantes de l'intoxication par la quinine, et cela, surtout à cause du problème étiologique de la fièvre dite « bilieuse hémoglobinurique ».

A ce point de vue, il s'agit d'une question de doctrine exposée ailleurs (2) et en dehors de laquelle nous voulons rester, pour n'envisager que les accidents d'intoxication quinique, accidents dont la réalité ne saurait être discutée. Il est en effet admis par tous que, chez *certains sujets plus ou moins entachés de paludisme*, la

(1) *Annales d'hygiène et de médecine coloniales*, 1909, p. 670.
(2) Gouzien, Fièvre bilieuse hémoglobinurique. *Traité de pathologie exotique* de Grall et Clarac, fasc. II

quinine administrée, même à doses légères, est susceptible de déterminer de l'hémoglobinurie et même de l'hématurie.

C'est Duchassaing, de la Guadeloupe, qui, le premier, signala l'apparition des urines noires après l'administration de la quinine. Les médecins grecs et italiens, qui semblent du reste avoir ignoré les observations faites depuis longtemps à la Guadeloupe, s'occupèrent ensuite de la question. Varetas (cité par Laveran), en 1858, Savas (1) à la même époque, Barettas et de nombreux médecins après eux attribuèrent les urines noires à la quinine. Tous ces faits ont été mis au point et confirmés par Karamitsas d'Athènès (1879) qui, « tout en admettant qu'il existe des fièvres palustres accompagnées d'hématurie, a démontré que la quinine détermine des hématuries qui sont en réalité des hémoglobinuries, ou hémosphérinuries (2) ».

Thomaselli, en 1886, attribue la fièvre bilieuse hémoglobinurique au seul abus de la quinine. Cette doctrine a été, comme on l'a vu dans cet ouvrage, le point de départ de discussions aussi nombreuses que passionnées.

ÉTIOLOGIE. — La production de l'hémoglobinurie qui nous occupe est subordonnée à un certain nombre de causes prédisposantes parmi lesquelles il faut placer en première ligne l'intoxication paludéenne.

La plupart des auteurs considèrent cette cause comme indispensable et nécessaire. Tel n'est pas notre avis : la quinine possédant une action hémolysante certaine, l'hémolyse pourra se produire toutes les fois que le globule rouge présentera, pour une raison ou une autre, un certain degré de fragilité. Disons cependant que tous les cas d'hémoglobinurie quinique venus à notre connaissance ont été constatés chez des paludéens plus ou moins profondément atteints.

A côté de cette prédisposition pathologique acquise, il convient de faire intervenir une prédisposition individuelle en quelque sorte physiologique, assez mystérieuse comme toute idiosyncrasie. Seule elle permet d'expliquer la rareté relative de l'hémoglobinurie quinique, mise en regard de l'énorme consommation de quinine, parfois véritablement abusive, qui est faite dans les pays paludéens. Nombreux sont les médecins qui, malgré une longue pratique coloniale, n'ont jamais eu l'occasion d'observer un seul cas d'hémoglobinurie quinique, bien que leur attention ait été appelée sur ce point. En Algérie, elle est à peu près inconnue.

Cette prédisposition se constaterait même héréditairement dans certaines familles de la Guadeloupe, toutes entachées de

(1) *Semaine médicale*, 1886.
(2) CARREAU, la Méthémoglobinurie quinique, Pointe-à-Pitre, 1891.

paludisme. « Il est hors de doute, écrit Carreau, que les urines noires quiniques s'observent d'une façon toute particulière dans certaines familles. » Cette assertion, qui peut sembler un peu hasardée, ne répugne pas cependant aux données acquises, en matière d'hérédité pathologique. Il ne s'agit après tout que d'une prédisposition se manifestant par une fragilité toute spéciale des globules rouges, prédisposition crée par une impaludation permanente et continue.

« Je connais, dit Carreau, plusieurs survivants de ces familles qui, en m'apprenant que la fièvre à urines noires avait fait le vide autour d'eux, s'étonnaient qu'elle les eût épargnés, tout en reconnaissant qu'ils payaient leur tribut à l'hérédité, en urinant noir sous l'influence de faibles doses de quinine. »

Rappelons que ces faits ont été observés dans des milieux essentiellement paludéens et que les sujets étaient tous plus ou moins impaludés.

L'hémoglobinurie semble indépendante de la dose de quinine absorbée. Dans les observations publiées, il s'agit tantôt de doses très élevées, tantôt de doses infinitésimales, le plus souvent de doses moyennes. Un paludéen observé par Ziemann (1) voyait survenir de l'hémoglobinurie après l'administration de un centigramme de quinine et de l'albumine après quatre centigrammes.

Dans une observation de Tomaselli (2), l'hémoglobinurie serait apparue à la suite de simples frictions de pommade quininée ! C'est, pensons-nous, aller un peu loin.

Vincent aurait vu certains paludéens qui ne pouvaient prendre de la quinine en quantité très minime, sans présenter, quelques heures après, une crise d'hémoglobinurie.

Au Sénégal, nous avons constaté de l'hémoglobinurie chez une jeune fille impaludée qui, pendant 15 jours de suite, avait pris régulièrement 50 centigrammes de sulfate de quinine. La crise ne se produisit qu'au bout du quinzième jour. Il s'agissait bien d'un fait d'intoxication quinique, car chez cette malade il a été possible de reproduire à volonté de l'hémoglobinurie.

Pour Carreau, « l'attaque est d'autant plus violente chez le même individu que la quantité de sel absorbée est plus considérable. Le maximum de résistance varie suivant l'individu... il faut de 40 à 50 cent. dans la seconde enfance et de 0,75 à 1 gramme chez l'adulte pour entraîner une crise hémoglobinurique ».

Cet auteur signale des cas dans lesquels une dose très minime

(1) *Compte-rendu de la sous-section de médecine coloniale. Congr. internat. de med.*, 1900.

(2) La intoxicazione Chinica, l'infezione malarica, 1897.

a déterminé l'apparition des urines noires (prédispositions héréditaires).

Les doses massives, par la voie hypodermique surtout, produiraient les urines noires plus souvent que les doses fractionnées par la bouche. Cependant, Guillon n'aurait observé des urines noires qu'après l'administration par la voie stomacale. Chez un malade qui avait présenté des urines noires après avoir absorbé de la quinine *per os*, une injection de quinine n'a produit aucun accident. Ces faits contradictoires demandent à être vérifiés de nouveau.

Carreau ne serait jamais arrivé à provoquer la crise en administrant le médicament par la voie rectale.

Tous les sels de quinine semblent agir également. Carreau admet un certain nombre d'autres causes adjuvantes, parmi lesquelles « la fatigue musculaire, le froid et surtout la fièvre ». Une même dose de quinine produirait une crise hémoglobinurique beaucoup plus marquée et plus rapide quand elle est administrée pendant l'accès de fièvre qu'en état d'apyrexie. Ce fait, conforme à ce que nous savons de l'action hémolysante de la quinine et du paludisme, a été observé par les malades eux-mêmes : « Alors qu'ils peuvent absorber impunément la quinine à la fin ou au déclin de la fièvre, ils voient survenir des urines noires si la quinine est prise pendant son cours, toujours et à coup sûr à l'approche *d'un accès attendu* » (Carreau).

Les auteurs ont cherché à expliquer expérimentalement les intéressants phénomènes cliniques que nous venons de signaler. Vincent a démontré que la quinine possède *in vitro* une action hémolysante très persistante.

C'est à tort, pensons-nous, que Dikson (1) n'admet pas l'hémoglobinurie. Pour lui, sous l'influence d'une action vaso-motrice, les globules rouges pénètrent dans les voies urinaires, par diapédèse et par hémorragie glomérulaire. Ces globules, tombant au niveau de la cavité de Bowmann, y rencontrent un liquide aqueux, pauvre en sel, qui ne sera de l'urine qu'après avoir passé dans les canaux contournés. Le liquide, non conservateur, dissout les globules rouges, d'où une hémoglobinurie apparente qui n'est que de l'hématurie déguisée.

En fait, ce mécanisme possible n'est admissible qu'après l'absorption de doses massives de quinine capables de produire l'hémorragie glomérulaire. Mais il n'exclut point l'hémoglobinurie. Il expliquerait la présence, dans certains cas, de globules rouges intacts.

L'hémoglobinurie est et demeure le fait capital de l'intoxication, car l'examen du sang des intoxiqués permet de constater

(1) Thèse de Paris.

que le sérum laqué issu du caillot sanguin renferme toujours de la méthémoglobine et de l'hémoglobine réduite (Carreau-Hayem). Enfin, on constate toujours une diminution considérable des globules rouges. Cependant Dumas aurait, dans un cas, constaté une augmentation du nombre des globules. Ce fait n'infirme pas la règle. Les faits se passent bien dans l'organisme, comme l'a constaté Vincent *in vitro*.

La pathogénie de l'hémoglobinurie quinique peut donc se résumer ainsi : principalement, action hémolysante certaine des sels de quinine sur des globules rendus plus fragiles, surtout du fait de l'intoxication paludéenne, accessoirement, action vaso-dilatatrice susceptible, dans certains cas, de produire l'hématurie. Gubler avait admis depuis longtemps que les urines noires étaient une conséquence de la congestion rénale déterminée par la quinine. Nous ajouterons que Stéphen et Christofers ont émis l'hypothèse que la quinine, en tuant les parasites, mettait en liberté une quantité de toxines suffisante pour déterminer l'hémoglobinurie (Laveran). Cette conception, que rien ne justifie, nous ramène à l'unité de l'intoxication quinique et de la fièvre bilieuse hémoglobinurique.

SYMPTOMES. — L'attaque d'hémoglobinurie quinique débute quelques heures après l'administration du médicament; en général, d'autant plus rapidement que la dose a été plus considérable (Carreau).

Les accidents sont plus ou moins bruyants. Dans certains cas, ils revêtent tous les symptômes de la bilieuse hémoglobinurique. Ces symptômes sont cependant rarement aussi violents et aussi alarmants que dans cette dernière affection.

Le malade accuse des frissons plus ou moins intenses, des douleurs lombaires, de la céphalalgie, puis surviennent des vomissements bilieux.

La température s'élève brusquement et atteint parfois 39°5 et même 41°. Cette élévation est éphémère, elle dure une heure à peine. La chute se fait brusquement, en même temps se produisent des sueurs abondantes.

Le pouls devient fréquent, il est mou, petit. Il n'y a pas d'ictère proprement dit, les téguments sont plutôt pâles que jaunes. En même temps apparaissent les urines noires. Examinées à une certaine épaisseur, elles ressemblent à du jus de pruneaux ou à une infusion de café concentrée, avec des reflets rougeâtres qui ne laissent pas de doute sur la présence de la matière colorante du sang (Carreau). Leur densité est plus élevée que celle de l'urine normale ; examinées au spectroscope, immédiatement après l'émission, elles présentent toutes et toujours la bande de la méthémoglobine, acide dans le rouge, ainsi que les bandes d'hémoglobine, l'intervalle de celles-ci étant légèrement ombré, comme si les urines contenaient aussi une certaine quantité d'hémoglobine réduite (Carreau).

Après décantation, on trouve souvent au fond du verre des globules sanguins intacts, des cellules épithéliales et des cylindres. Les urines contiennent également des pigments biliaires, et de l'albumine qui disparaît complètement quand elles reviennent graduellement de franchement noires à la teinte normale.

Tous ces accidents à allures inquiétantes cessent au bout de quelques heures, ne laissant après eux qu'un peu de faiblesse et de la pâleur des téguments.

Les malades, surtout les enfants, se lèvent aussitôt après et peuvent reprendre rapidement leurs occupations.

Les accès ne se produisent pas toujours avec autant d'éclat. Nous avons vu un de nos malades continuer à vaquer à ses occupations et ne s'arrêter qu'après avoir constaté la couleur noire de ses urines. Chez lui les urines s'éclaircissaient très rapidement et redevenaient noires après chaque prise de quinine.

Fait assez intéressant, alors que pendant les premiers jours de petites doses de quinine déterminaient des urines noires, de la fièvre précédée de frissons, le médicament fut suspendu pendant deux jours, puis administré à fortes doses le troisième jour; les urines complètement normales redevinrent noires sans aucune manifestation fébrile. A partir de ce moment, l'hémoglobinurie disparut, le malade reprit rapidement ses forces et n'eut plus de fièvre.

Carreau a également constaté qu'après un ou plusieurs accès de méthémoglobinurie quinique, on voit parfois disparaître, et pour longtemps les accès de fièvre tenaces qui avaient nécessité l'administration de la quinine. Il semble qu'alors le globule devenu moins fragile résiste à toute influence hémolysante.

Carreau n'a jamais, contrairement à nos observations, observé d'urines noires sans fièvre.

DIAGNOSTIC. — De prime abord il semble assez difficile de formuler les principes d'un diagnostic ferme entre un accès complet d'hémoglobinurie quinique et un accès de fièvre bilieuse hémoglobinurique. Les symptômes de ces deux sortes d'accès, dont la victime est toujours un paludéen, sont cliniquement à peu près identiques. De plus, on se trouve presque toujours, pour ne pas dire toujours, en présence d'un malade ayant absorbé une dose plus ou moins forte de quinine. Entre les symptômes de l'une et de l'autre intoxication, il s'agit le plus souvent de nuances toujours difficiles à saisir, au lit du malade. Il faut savoir cependant que les symptômes de l'intoxication quinique ne sont, en général, jamais aussi alarmants que ceux de la bilieuse hémoglobinurique. On ne constate que très exceptionnellement ces vomissements porracés, incoercibles, si pénibles dans la dernière de ces affections.

L'intoxiqué par la quinine est moins déprimé, l'ictère est moins marqué ou pas du tout, alors qu'il est précoce et souvent intense dans la bilieuse hémoglobinurique. Les urines restent normales comme quantité; il n'y a presque jamais, pour ne pas dire jamais, d'anurie et très souvent les urines contiennent de nombreux globules sanguins intacts. Enfin, l'hémoglobinurie reparaît après chaque absorption de quinine. Très souvent l'entourage ou le malade, au courant de son idiosyncrasie, en avertit le médecin. Ajoutons que l'on ne doit pas oublier que le malade est de ce fait également prédisposé aux attaques de fièvre bilieuse hémoglobinurique.

L'hémoglobinurie cesse assez rapidement, dure à peine 24 heures, et la température revient vite à la normale. Alors que l'attaque de fièvre bilieuse hémoglobinurique laisse le malade profondément anémié, le sang, dans le cas d'hémoglobinurie quinique, se régénère rapidement, à moins d'un empoisonnement paludéen profond.

Dans la pratique coloniale on rencontre des malades qui déclarent avoir eu un très grand nombre d'accès de fièvre bilieuse hémoglobinurique, accès qui ne semblent pas les avoir trop déprimés, ni trop anémiés. Il est probable que, dans ces cas, il s'agit plutôt d'accès d'hémoglobinurie quinique. En effet, quand on a vu évoluer un accès de fièvre bilieuse hémoglobinurique, on a peine à comprendre comment un malade a pu faire les frais de plusieurs atteintes assez rapprochées d'une affection aussi grave, sans succomber ou sans, tout au moins, être profondément anémié et cachectisé. Il nous paraît également utile d'ajouter que les malades confondent souvent les urines très bilieuses avec les urines noires.

Il nous semble assez difficile, sinon impossible, de différencier la bilieuse hémoglobinurique de l'hémoglobinurie paroxystique, tant ces deux ordres de manifestations présentent entre elles des analogies étroites.

Le sujet atteint d'hémoglobinurie paroxystique peut ne pas être un paludéen, mais un syphilitique. Il s'agit, dans l'espèce, d'une manifestation encore plus rare que l'hémoglobinurie quinique. Du reste l'apparition de l'accès immédiatement après l'absorption de la quinine, les renseignements donnés par le malade serviront souvent à éclairer le diagnostic.

PRONOSTIC.—Nous avons dit que Tomaselli considérait comme très grave l'hémoglobinurie quinique, elle serait même parfois mortelle. A notre avis, cet auteur a eu affaire à des cas de fièvre bilieuse hémoglobinurique, car « l'attaque produite par une dose thérapeutique de quinine est de courte durée et sans gravité » (Carreau).

C'est un fait que les malades n'ignorent point. Nous avons pu toujours et pour l'instruction de nos camarades, avec le consentement du patient, reproduire impunément les accès en administrant des doses variables de quinine.

Il est évident qu'il n'en serait pas de même si l'on continuait à administrer le médicament à fortes doses. Cependant il n'est pas rare de voir les urines s'éclaircir, malgré l'administration répétée de la quinine. En dehors de ces faits exceptionnels, il n'est pas douteux que, chez les sujets prédisposés, les accès hémoglobinuriques se succédant à courts intervalles, finiront par déterminer un état d'anémie aiguë très grave. Carreau rapporte à ce sujet un fait intéressant : il s'agit d'une malade atteinte d'accès pernicieux à forme comateuse. Il fut prescrit trois grammes de quinine à prendre en trois doses, dans le courant de la nuit.

Bien que la famille eût fait observer que le médicament provoquait ordinairement des urines noires chez la malade, la prescription fut exécutée, en raison de l'extrême gravité du cas. Les urines noires apparurent trois heures après la première dose et la médication fut continuée quand même. « A la visite du lendemain, la malade est trouvée en proie à une crise hématurique intense avec ictère très foncé, elle n'est plus dans le coma, c'est l'accès hématurique qui domine la scène. La quinine ne fut plus prescrite et la malade guérit, après avoir présenté pendant deux ou trois jours un état alarmant. »

Ces faits démontrent que la quinine demande à être administrée avec prudence, chez les sujets en puissance de l'idiosyncrasie qui nous occupe. Mais il ne s'en suit pas que l'on doive refuser au paludéen le bénéfice de la médication quinique, sous prétexte que cette médication provoque chez lui des urines noires, le laisser succomber à un accès pernicieux, pour lui éviter des accidents qui, en somme, ne sont pas mortels.

Nous ne partageons donc nullement le pessimisme de certains auteurs touchant la gravité de l'hémoglobinurie quinique.

Il s'agit en somme d'une intoxication plutôt rare, se produisant presque toujours chez des sujets prédisposés, intoxication que, pour notre part, nous n'avons jamais vue entraîner la mort. Nous demeurons même convaincus que les cas de mort, mis sur le compte des sels de quinine, doivent être inscrits à l'actif de la bilieuse hémoglobinurique. Nous ne serions pas éloigné de dire que la crainte de la quinine a été plus souvent préjudiciable au malade que le médicament, si on avait su ou voulu l'administrer convenablement, en prenant les précautions nécessaires.

Nous n'avons pas plus de confiance dans les statistiques de ceux qui prétendent avoir guéri à peu près tous les cas de bilieuse hémoglobinurique sans quinine que dans celles où l'on affirme avoir obtenu les plus merveilleux résultats, en administrant le médicament à outrance.

Il faut savoir ne pas nuire au malade en se tenant sur le terrain de la clinique et surtout ne demander au précieux agent qui nous occupe que ce qu'il peut donner.

PROPHYLAXIE ET TRAITEMENT. — Il va de soi que la prophylaxie comprend la suppression de la quinine quand elle est possible sans compromettre les jours du paludéen. On devra alors remplacer les sels de quinine par les préparations de quinquina, encore que Tomaselli a accusé le quinquina des mêmes méfaits que la quinine.

Quand la suppression du médicament n'est pas possible, son emploi devra être surveillé avec le plus grand soin, chez les sujets susceptibles.

Carreau estime, et c'est aussi notre avis, que l'on peut, en général, arriver à faire absorber sans grand inconvénient des quantités relativement élevées du médicament dans les 24 heures, en ayant soin de l'administrer en plusieurs petites doses suffisamment espacées.

Dans les cas où il faut agir vite, par de fortes doses qui doivent être rapidement absorbées, doit-on passer outre à la menace des urines noires?

Nous n'hésitons pas à répondre par l'affirmative, car, nous l'avons déjà dit, il importe, avant tout, de ne pas laisser succomber le malade à un accès pernicieux. Comme, d'autre part, nous disposons de moyens susceptibles d'atténuer notablement l'action hémolysante de la quinine, il convient de ne pas les négliger.

Après avoir remarqué que le sang perd de son alcalinité dans le cours de l'hémoglobinurie quinique, Carreau a pensé qu'il suffirait de l'alcaliniser fortement pour s'opposer à l'attaque.

Il serait arrivé ainsi, chez des sujets prédisposés, à administrer en même temps que les sels de quinine de fortes doses de bicarbonate de soude (jusqu'à 10 grammes) sans voir survenir aucun accident.

Dans le même ordre d'idées, et sous l'inspiration de Le Dantec, Paucot, Boyé et Guillon ont employé, dans le traitement de la fièvre bilieuse hémoglobinurique, le sérum hypertonique, 20 à 25 cent. de chlorure de sodium par litre, dans le but de minéraliser le plasma sanguin.

Ces injections qui ne présentent aucun inconvénient pourraient être employées préventivement contre l'hémoglobinurie quinique.

Vincent a constaté expérimentalement que le chlorure de calcium possède également des propriétés antihémolysantes énergiques vis-à-vis de l'antipyrine et de la quinine ; ces propriétés seraient égales à l'action hémolysante de ces médicaments.

Dans le domaine clinique, cet auteur serait arrivé à des résultats très encourageants. Contre l'hémoglobinurie quinique, ces propriétés seraient aussi bien préventives que curatives.

A la dose de 4 à 6 gr. *per os*, ou de 1 à 2 gr. dissous dans le sérum physiologique, sous forme d'injection hypodermique, l'action du chlorure de calcium a été rapide et efficace chez des malades traités en pleine crise.

L'essence de térébenthine atténuerait dans une certaine mesure l'action de la quinine (Carreau). A la Guadeloupe, on associe la thridace à la quinine afin d'éviter les urines noires. Tomaselli conseille l'opium.

On devra, bien entendu, favoriser la sécrétion urinaire en prescrivant des tisanes abondantes, dans lesquelles il conviendrait d'ajouter du bicarbonate de soude.

Les vomissements, les douleurs lombaires sont justiciables des moyens ordinaires.

Après l'accès on poursuivra la réparation du globule sanguin par les préparations appropriées, fer, quinquina, arsenic, qui sont aussi parfaitement indiquées contre l'intoxication palustre.

En résumé, nous ne sommes pas absolument désarmé contre l'hémoglobinurie quinique et encore une fois rien ne justifierait l'abstention du clinicien qui, dans la crainte de cet accident, refuserait de prescrire, chez un paludéen gravement atteint, un médicament aussi précieux que la quinine.

VANILLISME PROFESSIONNEL

PAR LE Dr CLARAC

Parmi les intoxications professionnelles que le médecin est appelé à constater dans les pays exotiques, il en est une particulièrement intéressante, c'est le « vanillisme ». Cette intoxication a du reste été également constatée en Europe, dans les entrepôts et les fabriques où la vanille est manipulée en grande quantité.

La vanille est un produit beaucoup trop connu pour qu'il soit nécessaire d'en indiquer l'origine et d'en donner la description.

La vanille, employée comme condiment aromatique, aurait, paraît-il, déterminé comme tel des accidents d'intoxication. Dans les colonies, où on use et abuse de ce produit, nous n'avons jamais constaté d'accident, aussi nous estimons que ceux qui se sont produits, en Europe, doivent être attribués aux aliments : crèmes, glaces, gâteaux..., etc., à la confection desquels la vanille est employée, plutôt en petite quantité.

C'est Layet, de Bordeaux, qui le premier, croyons-nous, appela l'attention sur le vanillisme professionnel, le seul qui nous intéresse (1).

Ses premières observations portèrent sur des femmes employées dans les distilleries à couper la vanille, et sur des sujets manipulant la vanille dans les entrepôts. Depuis, des travaux nombreux ont paru sur cette question qui comporte une bibliographie assez riche.

ETIOLOGIE. — Les ouvriers de tout âge, de toutes races et des deux sexes semblent également prédisposés, les femmes peut-être un peu plus que les hommes, aux accidents du vanillisme.

Il y aurait cependant lieu de faire la part de certaines susceptibilités individuelles; on constate, en effet, dans les mêmes ateliers, des ouvriers qui sont plus ou moins sévèrement atteints, alors que d'autres restent absolument ou à peu près indemnes. Layet cite le cas d'une ouvrière qui, non seulement ne pouvait pas se livrer au travail de la vanille sans en être gravement

(1) *Revue d'hygiène et de police sanitaire*, 1883. « Accidents causés par la vanille. » — Article *Vanillisme* du Dictionnaire encyclopédique.

incommodée, mais encore voyait sa figure et ses mains s'enfler quand elle se trouvait dans le voisinage d'une personne occupée à couper de la vanille. Drevon (1) a pu vérifier maintes fois ce fait que certaines personnes présentent une telle susceptibilité qu'il leur suffit de séjourner quelques instants dans un local où se trouve entreposé ce produit, alors même qu'il est déjà emballé, pour être atteintes de poussées de migraines ou d'urticaire qui durent plusieurs jours.

Certains ouvriers finissent par s'accoutumer aux émanations de la vanille, alors que d'autres voient se reproduire les accidents, et cela souvent avec une gravité progressive, chaque fois qu'ils reprennent le travail; aussi le médecin se trouve-t-il dans bien des cas forcé de le leur interdire.

Les causes des accidents ont été diversement interprétées. On les a attribués à certains parasites de la vanille de l'ordre des acariens (Layet); à des champignons; aux substances employées à falsifier le produit, notamment à l'huile de noix d'acajou, le cardol (2) (Jam C. Wiht, M. D.). Mais, à notre avis, aucun de ces facteurs étiologiques ne saurait être invoqué parce que les accidents qui nous occupent s'observent alors que les vanilles n'ont subi aucune falsification ou qu'elles sont parfaitement indemnes de toute moisissure ou de parasites.

Les accidents locaux ou généraux dont nous allons parler doivent être attribués au contenu granuleux et huileux de la gousse fraîche, ou déjà traitée, les autres au principe volatil odorant de la denrée que Layet et Guérin (3) assimilent à un hydrocarbure. Dans ces conditions les accidents devraient être classés dans les hydrocarburismes professionnels.

SYMPTOMES. — Ces accidents sont excessivement variés et intéressent de nombreux organes : les plus apparents, ceux qui attirent tout d'abord l'attention, intéressent la peau et se manifestent par des éruptions aussi nombreuses que variées.

Ces éruptions présentent surtout la forme papulo-érythémateuse. Les auteurs parlent d'urticaire, d'eczéma vanillique (4), de papules lichénoïdes (5), de vésicules (6). Guérin a constaté les mêmes manifestations, produites par une huile corrosive que contient la gousse au moment même de la cueillette. Les lésions d'abord localisées, peuvent se généraliser, d'où une forme localisée et une forme généralisée (Claverie) (7).

(1) Vanillisme (*Ann. d'hygiène et de méd. colon.*, 1899).
(2) *Com. à la Société méd. district. in Boston med. and surg. Journal*, 1893.
(3) Guérin, Vanillisme (*Arch. de méd. navale et coloniale*, 1892, t. LXII).
(4) Vanille Ekzema (*Berlin klin. Wonchens*, 1897).
(5) An. erup. consid. by Vanille (*Arch. surg. of London*, 1892-1893.
(6) Withe, *Boston med. and surg. Journal*.
(7) Note sur le vanillisme professionnel (*Rev. méd. de la Suisse romande*, oct. 1899).

L'observation suivante, rapportée par Brocq et par Fage (1), est un cas assez typique de la forme généralisée : il s'agit d'une jeune femme de 23 ans assez bien portante, mais douée d'une certaine susceptibilité cutanée (éruptions d'urticaire). Elle travaillait depuis une quinzaine de jours à la manipulation de la vanille, quand elle vit survenir, sur les mains, les avant-bras, le cou et la face, une éruption de papules rouges accompagnée d'un prurit intense.

Rapidement l'éruption a augmenté d'intensité ; la face s'est tuméfiée et bientôt les paupières ont été tellement gonflées que la malade se trouvait dans l'impossibilité d'ouvrir les yeux.

Au moment où elle a été vue par Brocq, la figure est rouge, très enflée, donnant de loin l'impression de l'érysipèle, sans peau luisante ni bourrelet d'extension. L'éruption du front et des joues est manifestement grenue, à la fois érythémateuse et finement papuleuse. Les paupières et les oreilles sont œdématiées et tuméfiées. L'éruption s'étend au cou et au thorax, aux mains, aux avant-bras, sur la face dorsale desquels les papules semblent vouloir se grouper en placards irréguliers, à bords diffus. A la face antérieure des avant-bras, les papules sont isolées, moins congestives, avec une teinte un peu bistre. Elles sont isolées sur le thorax, à l'abdomen, aux cuisses et aux jambes.

Au bout d'un certain temps, alors que l'éruption tendait à disparaître, la teinte généralisée de la figure devient un peu bistre et il se produisit une alopécie sourcilière complète. Enfin, l'éruption prit fin par une desquamation furfuracée, et la malade pouvait être considérée comme guérie, quinze jours après le début. Ayant repris son travail, elle eut une récidive qui la mit dans l'obligation de renoncer définitivement à la manipulation de la vanille. L'éruption avait évolué sans aucune élévation thermique.

Dans les formes intenses, on constate une infiltration du tissu cellulaire sous-cutanée, caractérisée par un œdème plus ou moins marqué.

Parfois les muqueuses palpébrale, nasale, buccale et génitale sont également le siège d'éruptions papulo-vésiculeuses. De là des conjonctivites accompagnées ou non de chémosis et même de suintement muco-purulent, des blépharites, des rhinites et des inflammations de la muqueuse vaginale fort désagréables (Guérin). On constate, dans certains cas graves, de la salivation, de l'hyperhémie de la muqueuse de la bouche s'étendant jusqu'au pharynx et déterminant même une gêne plus ou moins marquée de la déglutition.

(1) *Société française de dermatologie. Bull.*, 1896, n° 8. — Fage, Thèse de Paris. Vanillisme professionnel, 1907.

On conçoit qu'entre la forme généralisée et la forme légère fugace il puisse se présenter des formes intermédiaires nombreuses sur lesquelles il est inutile d'insister.

Troubles nerveux. — Les accidents cutanés s'accompagnent de céphalalgie d'intensité variable. Cette céphalalgie constitue dans certains cas la seule manifestation de l'intoxication. Parfois elle est tellement atroce qu'elle arrache des cris au patient (Drevon). Très persistante, elle résiste à tous les traitements ; il est rare que les ouvriers d'un atelier y échappent. Souvent on constate, surtout chez les femmes, des vertiges passagers ou qui persistent tant qu'elles continuent à travailler. Guérin a constaté chez elles des hallucinations, de l'insomnie.

Troubles gastriques. — Ils sont fréquents. Quelques malades de Drevon ont été atteints de coliques, suivies de diarrhée ou même de symptômes dysentériques accusés : selles sanguinolentes, exfoliation de la muqueuse, ténesme..., etc.

Troubles génitaux. — L'appareil génital est très touché par l'intoxication. La vanille agit comme emménagogue puissant ; elle serait même aphrodisiaque.

A la Guadeloupe et dans les entrepôts de la métropole, on a souvent constaté le retour des règles chez les femmes qui avaient déjà cessé d'être réglées. Aux colonies, on conseille le séjour des ateliers de vanille aux jeunes filles mal réglées. Les époques mensuelles se prolongent, se confondent et prennent le caractère d'une hémorrhagie. Les ouvrières sont, dit Guérin, toujours dans le sang. Il n'est pas rare de constater chez elles des congestions intenses de l'appareil utéro-ovarien se soldant par des métrites plus ou moins graves. Il s'agit bien de métrites déterminées par le vanillisme, car elles sont rebelles à tous les traitements et ne cessent que si la malade, à bout de forces, se décide à abandonner son métier.

Troubles visuels. — Guérin met également sur le compte du vanillisme de très graves accidents constatés par lui du côté de *la vue* : « C'est d'abord une tension du globe oculaire, un sentiment de pesanteur bientôt suivi de douleurs profondes avec irradiations circumorbitaires. Le globe oculaire est sensible à la pression, la pupille est dilatée et l'on se trouve en présence d'un véritable état subglocomateux, qui prend fin sous l'influence d'un traitement approprié ; surtout quand la cause du mal est supprimée. » Guérin aurait constaté un très grand affaiblissement de la vue. La papille serait congestionnée, et il se produirait même de la rétinite et de la chorio-rétinite.

Les ouvriers s'anémient rapidement, accusent des palpitations, des angoisses et un sentiment de plénitude de la région cardiaque ; il semble aux patients que leur cœur va se rompre. Ils présentent les symptômes d'une cardiopathie grave, sans aucune lésion organique à l'auscultation. Le rythme des mouvements du cœur est seul altéré : rapides et violents, ils deviennent parfois lents et imperceptibles (Guérin). Les accidents aigus s'amendent quelquefois, mais, dans certains cas, les organes atteints conservent une telle sensibilité que leur fonctionnement est troublé par la moindre cause occasionnelle. Guérin parle d'une véritable cachexie vanillique qui, une fois établie, devient à peu près incurable.

PROPHYLAXIE ET TRAITEMENT. — On conçoit qu'une industrie aussi dangereuse mériterait d'être réglementée. Nous ne pensons pas que les pouvoirs publics se soient, jusqu'à présent, préoccupés de le faire.

On devra, autant que possible, s'abstenir d'installer les ateliers au centre des agglomérations et encore moins dans les maisons habitées, comme cela se pratique dans les colonies où il n'existe que de petites exploitations.

Les ateliers et locaux divers où se pratique la manipulation de la vanille devront être spacieux, très largement aérés, non seulement par des ouvertures nombreuses, mais encore au moyen d'une ventilation mécanique.

La durée du travail ne devra pas dépasser cinq heures, et encore ce laps de temps devra-t-il être entrecoupé par des séances de repos en plein air.

Le personnel sera choisi avec soin : les jeunes filles touchant à la puberté, ainsi que les femmes en état de grossesse devront être exclues des ateliers. Il serait même préférable de n'employer que des hommes.

Il y aurait un très grand avantage pour les ouvriers à se servir de gants et de bonnes lunettes abritant complètement les yeux.

Ils devront se laver les mains après le travail et surtout s'abstenir de prendre leurs repas dans les ateliers, comme cela se pratique le plus souvent. Drevon prétend que les ouvrières arrivent à combattre ou tout au moins à atténuer, les effets de l'intoxication en consommant une grande quantité de lait pendant le travail.

Il est bien entendu que les établissements coloniaux où se manipule la vanille seront classés comme insalubres et que l'industrie devra être soumise au contrôle des inspecteurs du travail.

Quant au traitement des accidents, il ne présente aucune indication spéciale, et est dominé par la cessation du travail pour les sujets atteints, car ces accidents récidivent généralement et, quoi qu'on en dise, l'accoutumance se produit assez rarement.

INTOXICATIONS DÉTERMINÉES PAR LES ANIMAUX TOXICOPHORES

PAR LE Dr BOYÉ

I. — POISSONS VÉNÉNEUX

Par poissons vénéneux ou toxicophores, il faut entendre ceux dont la chair ingérée *fraîche* est susceptible de causer des intoxications, à l'exclusion des accidents qui peuvent se produire à la suite de l'ingestion de poissons en état de *décomposition* plus ou moins avancée qui deviennent toxiques par altération de leur chair. Celle-ci, comme toutes les matières organiques, élabore des toxines de putréfaction ou ptomaïnes, dont l'ingestion produit des accidents comparables à ceux qui résultent de l'ingestion de viandes avariées ou *botulisme*.

Chez les poissons vénéneux, la toxicité est due à la production, par l'organisme à l'état de vie, de toxalbumines ou d'alcaloïdes, en un mot de leucomaïnes plus ou moins toxiques. Aux accidents qu'ils provoquent, on réserve le nom de *ciguatera* (1) qu'on leur donnait dans les Antilles espagnoles, et que l'usage à consacré. Quant aux accidents dus à la putréfaction et correspondant au *botulisme*, l'usage s'est établi de leur donner le nom d'*ichtyosisme*, proposé il y a dix ans par Pellegrin.

Dans l'étude individuelle des accidents provoqués par les diverses espèces vénéneuses, souvent la part n'est pas facile à faire entre les accidents de la ciguatera et ceux de l'ichtyosisme. Des causes encore peu connues interviennent qui rendent un certain nombre d'espèces accidentellement vénéneuses et compliquent la question. Le genre de nourriture, les maladies microbiennes, la nature des fonds ont été tour à tour invoqués pour expliquer pourquoi telle espèce, vénéneuse ici, ne l'est pas ailleurs ou ne l'est que par intermittences.

(1) Ce mot vient de *cigua*, qui est le nom d'un petit mollusque de la Havane dont l'ingestion occasionne parfois des troubles gastro-intestinaux assez graves. Par extension, on a donné le nom de *ciguatera*, dans le langage populaire, à tous les accidents toxiques déterminés par les animaux marins. Etymologiquement, fait remarquer Pœy, le mot s'orthographie donc par un *c* et non une *s*, comme le font la plupart des auteurs.

Aussi, les limites entre ces différentes catégories de poissons vénéneux sont-elles mal définies et difficiles à préciser. Dans chaque espèce nous aurons soin d'indiquer les particularités toxicologiques qui lui sont propres.

La connaissance des poissons vénéneux est très importante pour le médecin de la marine, et aussi pour le médecin colonial, au double point de vue de la clinique et de la médecine légale. Combien d'empoisonnements aux colonies ont été étiquetés crimes domestiques ou autres qni n'étaient que de la « ciguatera ». Il est indispensable que le médecin colonial, souvent livré à lui-même, sache non seulement reconnaître les espèces toxiques ou suspectes, mais encore, dans un cas d'empoisonnement attribuable à un poisson, faire les recherches expérimentales touchant la toxicité de l'animal incriminé.

La détermination exacte des espèces a ici une très grande importance, car parfois deux espèces très voisines fournissent l'une une chair savoureuse, l'autre une chair toxique. Aussi nous paraît-il nécessaire de donner une description très précise des divers poissons ; nous la compléterons souvent par l'indication de sa *formule*, c'est-à-dire du nombre des rayons des nageoires (1). Ces nombres sont à peu près constants et diffèrent fort peu chez les individus d'une même espèce. Pour les caractères zoologiques, nous avons eu souvent recours à l'excellent catalogue dressé par Pellegrin, préparateur de la section d'ichtyologie au Muséum d'histoire naturelle (2).

La vénénosité est surtout l'apanage des espèc es tropicales don quelques-unes sont également venimeuses.

A. — PLECTOGNATES-SCLÉRODERMES

Les sclérodermes sont des poissons osseux à maxillaire supérieur et à intermaxillaire soudés, mais à *dents séparées*, ce qui les distingue des gymnodontes, qui ont les dents réunies et formant une sorte de bec.

(1) Dans ces formules,
D est l'abréviation de nombre de rayon de la nageoire dorsale.
A — — — anale.
C — — — caudale.
P — — — pectorale.
V — — — ventrale.
Les rayons mous sont représentés en chiffres arabes, les rayons durs en chiffres romains.
En outre, les lettres suivantes, qui se rencontrent parfois dans ces formules, signifient :
B — Nombre de rayons branchiostèges.
L-l — Nombres d'écailles de la ligne latérale.
L. tr. — — — transversale.

(2) PELLEGRIN, les Poissons vénéneux, Th. Paris, 1899.

1° FAMILLE DES BALISTIDÉS.

Genre Baliste. — *Les Balistes* ont le corps comprimé latéralement; deux dorsales : la première épineuse et munie de trois épines de longueur décroissante d'avant en arrière. Une espèce, la *Balistes vitula* (Lin.) (fig. 40), nommée à la Guadeloupe *grosse vieille* et *cochino* à Cuba, se trouve aux Antilles, dans l'Atlantique et parfois dans l'Océan Indien. D'après Janière (1) elle aurait provoqué un empoisonnement de vingt personnes à la Guadeloupe, et des accidents au Sénégal, d'après Gmellin.

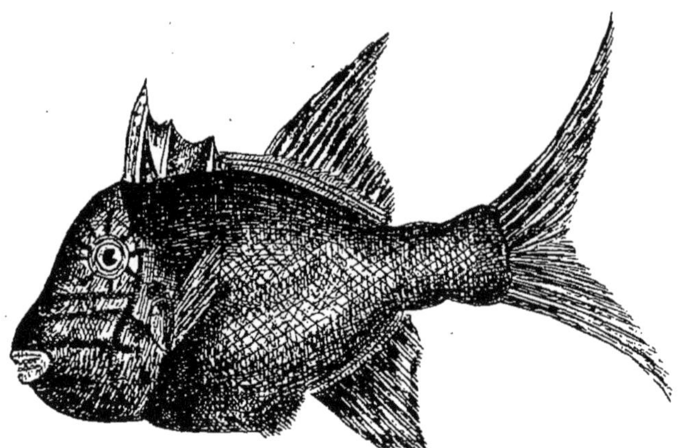

Fig. 40. — *Balistes vitula*.

Cette espèce a les caractéristiques suivantes : queue comprimée sans épines, ni tubercules; larges boucliers osseux en arrière des branchies. Premiers rayons de la dorsale et lobes de la caudale prolongés en longs filaments; trois bandes bleues bordées de noir assez larges recourbées sur les côtés de la tête, et passant la première au-dessus de la bouche, la deuxième un peu au-dessus de la première.

La troisième s'arrête à l'origine de la pectorale. Plusieurs lignes rayonnent autour de l'œil.

D : III — 30 à 32 A : 29 — L lat 63.

Pour Lacépède et Cuvier ce poisson ne serait vénéneux qu'à l'époque où il se nourrit de polypes toxiques, à la « floraison des coraux ». Pellegrin fait remarquer que cette floraison coïncide avec l'époque du frai.

Sa dimension moyenne est de 30-35 centimètres.

(1) Janière, les Poissons vénéneux de la Guadeloupe 1832.

B. — GYMNODONTES

2° *FAMILLE DES TÉTRODENTIDÉS.*

Genre Diodon. — Répandus dans toutes les mers tropicales, ces poissons sont facilement reconnaissables à leur corps en forme de boule couvert de fortes épines mobiles comme celles d'un hérisson, et que l'animal peut redresser à volonté, et à leurs mâchoires non divisées. Avec leurs dents soudées, ils paraissent n'en avoir que deux très larges, une en haut. une en bas.

Une espèce, le *Diodon hystrix* (Lin.) (*Diodon Hérissé*), a été signalée comme très vénéneuse et a déterminé des accidents mortels. Ce poisson se trouve dans toutes les mers tropicales. De Rochas, à la Nouvelle-Calédonie, a reconnu que son foie était toxique.

Ce Diodon est de coloration brun clair, ses épines sont acérées, dilatées à la base et s'attachent à la peau par deux racines. Dans la région postérieure de l'animal, elles sont courtes et larges, longues et effilées au contraire sur le côté. Tout le corps, sauf le ventre, est ponctué de brun.

Sous-genre Chylomicterus. — Ce sous-genre, très voisin du Diodon, ne s'en distingue que par la rigidité de ses épines, qui ont trois racines.

Les quelques représentants du genre sont tous toxiques. *Chylomicterus orbicularis* (Bloch) (fig. 41) (*Diodon orbiculaire*) a des

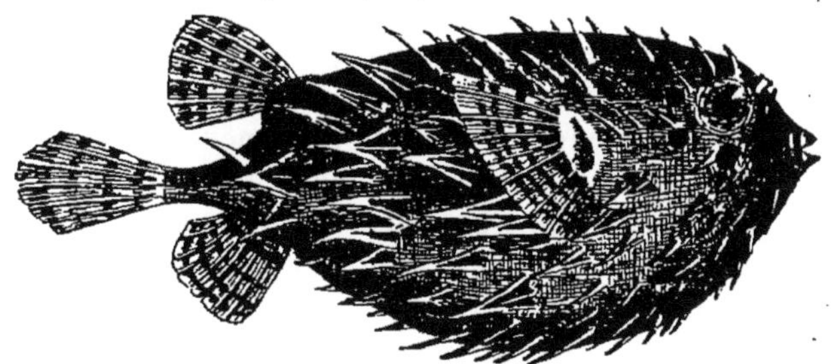

Fig. 41. — *Chylomicterus orbicularis.*

épines très grosses, courtes et acérées, disposées sur neuf rangées transversales du museau à la dorsale. Queue nue, coloration brun veiné de noir. Sur les côtés quelques taches noires arrondies (1).

Le *Chylomicterus tigrinus* (Cuv.) (fig. 42) a des épines très courtes, aplaties ; le front est concave et sans épines. Les narines sont placées en avant des yeux.

D : 13 P : 21 — A : 13 — C. 10.

(1) Aux Antilles, et particulièrement à la Martinique, on consomme, sans aucun inconvénient, un Diodon dont la chair est très recherchée. Il est désigné vulgairement sous le nom de « poisson armé » (Clarac).

Tous les autres poissons des genres *Diodon* et *Chylomicterus* sont susceptibles d'être toxiques à l'époque du frai.

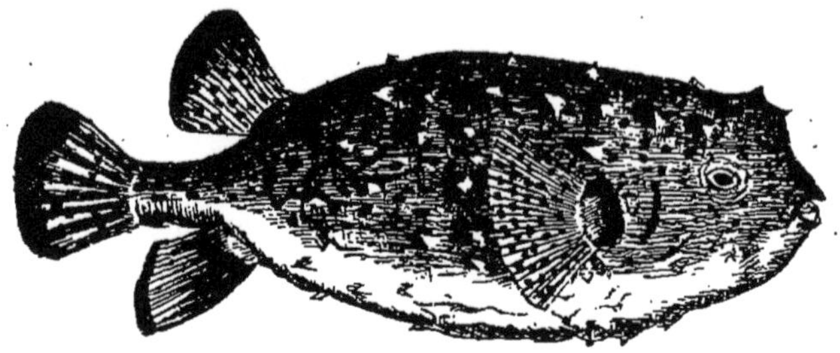

Fig. 42. — *Chylomicterus tigrinus.*

Genre Tétrodon. — C'est dans ce genre que se trouvent les poissons les plus dangereux, pouvant amener la mort quelques instants après leur ingestion. Ces espèces toxiques, désignées au Japon sous le nom générique de *fougous*, ont causé souvent en ce pays de terribles accidents.

Les propriétés vénéneuses de la chair des tétrodons sont connues depuis fort longtemps. D'après Tiraut, pour obéir aux sages prescriptions d'un vieux traité populaire d'ichtyologie annamite, au Tonkin on ne porterait ces poissons au marché que décapités et vidés. Les Malais regardent les Tétrodons comme impurs. En Océanie, ils sont déclarés Tabou. Comme moyen de suicide, ils remplacent au Japon, dans les classes pauvres, le boisseau de charbon de nos pays.

Ils sont d'autant plus dangereux que certaines espèces, à chair réputée comestible, diffèrent très peu d'autres espèces très toxiques. Aussi, nous étendrons-nous longuement sur ce genre.

Ce sont des poissons arrondis qui ont la propriété de déglutir de l'air ; gonflés comme des outres, ils peuvent flotter (le ventre en l'air en vertu des lois d'équilibre des corps flottants), parcourant ainsi de longues distances au gré des courants.

Cet air s'accumule dans leur œsophage, qui est élargi en une sorte de jabot occupant tout l'abdomen; lorsqu'on les retire de l'eau, ils se gonflent, et la sortie de l'air détermine un bruit intense que l'on peut comparer au son produit par la prononciation des syllabes *crô-crô*. L'animal se gonfle aussi quand il est menacé, ce qui constitue pour lui un vrai moyen de défense, car il devient alors très gros, et un énorme poisson pourrait seul parvenir à l'avaler.

La mâchoire supérieure et la mâchoire inférieure sont divisées par une suture médiane, aussi les tétrodons ont-ils l'air d'avoir quatre dents, deux en haut, deux en bas. Les masses dentaires, très coupantes sont plus épaisses en avant que latéralement, ce qui donne à la bouche l'aspect d'un bec d'oiseau. Les nageoires ventrales manquent, les dorsales et anales sont de très petite taille.

Le dos est large, non comprimé, et les narines très apparentes dans toutes les espèces, sauf dans celle que nous étudierons en dernier lieu, le *Tetrodon rivulatus*.

Les Tétrodons habitent surtout les mers tropicales; on ne les rencontre qu'exceptionnellement en Europe.

Le *Tétrodon lævigatus* (Lin.) (fig. 43), auquel on doit rapporter

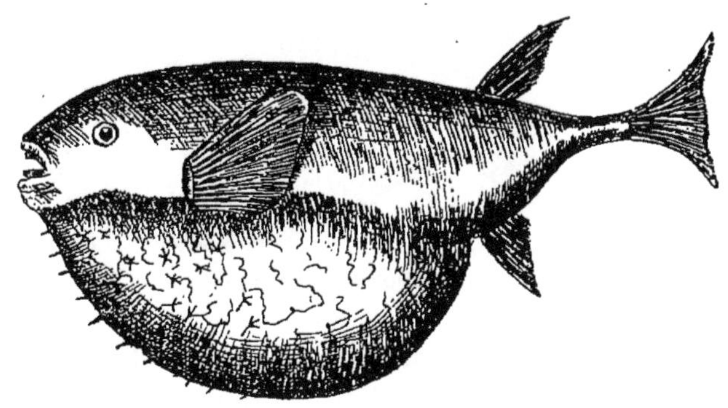

Fig. 43. — *Tetrodon Lævigatus.*

le *Tétrodon inermis* de Schlegel, est connu au Japon sous le nom de *Kanabuku*. L'abdomen est muni de rares petites épines à trois racines. Il est séparé des flancs par un bourrelet cutané se prolongeant dans l'appendice caudal.

Quatre narines; le dos est vert brunâtre, l'abdomen blanc, les flancs argentés. Toutes les nageoires, excepté les pectorales, se terminent en pointe.

D : 14 — P : 16 — A : 13 — C : 10.

Le *Tetrodon inermis* ne se distingue du *Tetrodon levigatus* que par des épines abdominales un peu plus courtes que les autres.

Ces poissons ont causé au Japon des accidents mortels. Savtschenko a vu des cas dans lesquels la mort est survenue en 20 à 25 minutes.

Le *Tetrodon Honckengi* (Bloch.) (fig. 44) est très connu sous le nom de Tetrodon du Cap de Bonne-Espérance. Son dos est recouvert de petites épines depuis les yeux jusqu'à la dorsale. Le ventre est garni d'épines cachées dans une sorte de gaine papilliforme. Une rangée d'épines en arrière de la pectorale.

La bouche est dirigée en haut; la mâchoire inférieure, très proéminente, a la forme d'un menton. Les dents inférieures sont beaucoup plus grandes que les supérieures. Le dos est brun foncé, moucheté de blanc sale; l'abdomen est blanc.

D : 9 — P : 14 — A : 9 — C. 10

Bibron nomme ce poisson *Geneion maculatum*, à cause, de la forme de sa mâchoire inférieure (γένειον, menton).

Il a une taille de 0 m. 16 environ. Ce poisson est très commun au Cap de Bonne-Espérance. On le rencontre aussi à la Nouvelle-

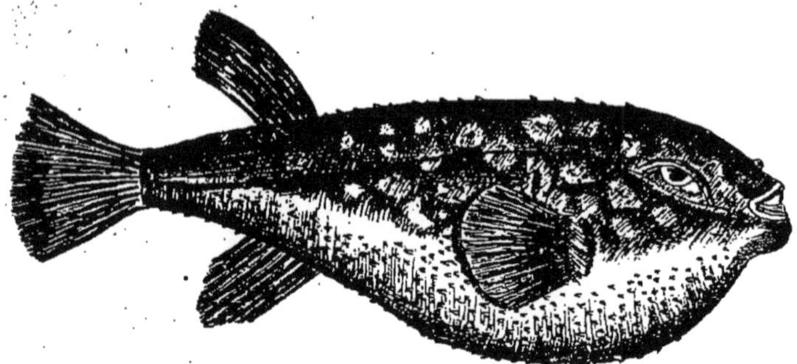

Fig. 44. — *Tetrodon Honckengi.*

Calédonie, où il est improprement appelé *Coffre*. Le *Tétrodon du Cap* et le *Tétrodon de la Nouvelle-Calédonie* sont identiques.

Les observations d'accidents mortels par ces poissons sont nombreuses. Ils ont provoqué tant d'accidents au Cap que les navires qui mouillent en rade sont prévenus, par les soins des autorités du port, des dangers que cet aliment peut faire courir à leurs équipages (1).

Le *Tetrodon ocellatus* (Lin.) (fig. 45) est plus trapu que le précédent ; il est épineux sur l'abdomen et le dos, les faces latérales

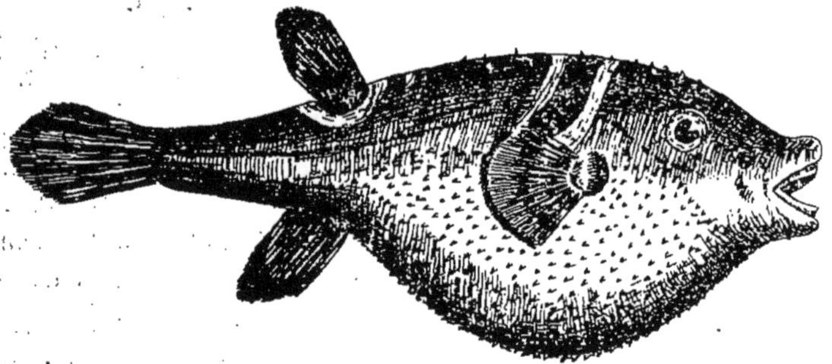

Fig. 45. — *Tetrodon ocellatus.*

sont complètement nues. Une bande brune bordée de blanc va d'une pectorale à l'autre en croisant le dos. La base de la dorsale porte un ocelle noir bordé de blanc. Il est parfois strié sur la

(1) Voici la traduction de l'avis remis aux navires : « Il y a dans Simon's bay un isson communément appelé *toad fish* (poisson crapaud) ; il a environ 2 pouces de ng, il est brun foncé, etc... (suit la description). Il nage près de la surface, attendant nstamment les lignes employées pour la pêche ; quand on le retire de l'eau, il se le considérablement. Aucune portion de cet animal ne peut être consommée, la s'ensuivrait en quelques minutes.

tête et le dos de bandes brunes et blanches. D : 15 — P : 15 — A : 12 — C : 10.

Cet animal a été rencontré plusieurs fois dans le Yang-Tsé-Kiang ; il se trouverait aussi dans le Nil.

Sa toxicité est variable. Sa chair est, paraît-il, excellente, mais il faut avoir soin de le manger en dehors des périodes de frai, et de le vider soigneusement.

Le *Tetrodon rubripes* (Schleg.) (fig. 46) a le dos et l'abdomen

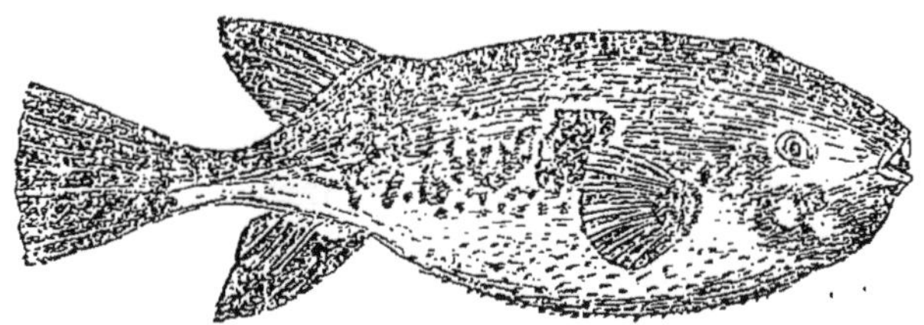

Fig. 46. — *Tetrodon rubripes.*

couverts de petites épines, les flancs restant nus. La couleur est bleu sale, maculée de noir, sauf l'abdomen, qui est blanc. Une tache noire se trouve à la base de la dorsale, une autre sous la pointe de la pectorale.

Chez les jeunes sujets, il existe des bandes claires transversales à la partie antérieure, se réunissant pour devenir longitudinales en arrière.

D : 16 — P : 17 — A : 14 — C : 10.

Ce poisson est très commun en Chine et au Japon, où l'on s'abstient de le manger en toute saison. C'est à lui qu'il faut rattacher le plus grand nombre des accidents mortels qui ont été relatés à la suite de l'ingestion de « fougous ».

Le *Tetrodon vermicularis* (Schleg) n'a que des épines atrophiées et réduites à quelques élevures à peine sensibles sur la peau du dos. Le ventre et les flancs sont nus. Le dos est gris bleuâtre, strié de lignes brunes irrégulières à la base de la dorsale, et derrière les pectorales se trouve une large tache foncée.

D : 11 — P : 15 — A : 10 — C : 10.

Cet animal est très toxique et redouté au Japon, où il se nomme *Mobaku*.

Le *Tetrodon Pardalis* (Schleg) porte sur la ligne de séparation des flancs et de l'abdomen une rainure peu apparente et non un bourrelet, comme les espèces précédentes. La peau est lisse, parsemée partout, sauf sur les flancs, de petits tubercules mous. Le dos est brun, maculé de taches noires disposées en cercle et isolées les unes des autres. Les pectorales et anale sont sang, la caudale brunâtre, le ventre blanc, les flancs jaune

D : 12 — P : 15 — A : 10 — C : 10.

Cette espèce, très toxique, est commune au Japon et sur le littoral chinois.

Le *Tetrodon Heraldi* (Gunth) (*Tetrodon geometricus* de Richardson) a le dos couvert de petites épines, depuis l'espace inter-orbitaire jusqu'à la dorsale. L'abdomen est épineux, les flancs le sont également, en arrière des pectorales seulement. Les côtés sont mouchetés de noir. L'abdomen est orangé ; les nageoires ne portent pas de taches, sauf la moitié postérieure de la caudale, qui est noire. Des lignes blanches géométriques circonscrivent sur le dos un certain nombre de taches polygonales.

Cette espèce se rencontre sur les côtes de la Californie. Elle entrait dans la composition de boulettes servant à empoisonner les chiens errants dans les villes de ce pays (Clavijiero) (1).

Le *Tetrodon Spengleri* (Bloch) (fig. 47) ne porte ni repli ni sillon

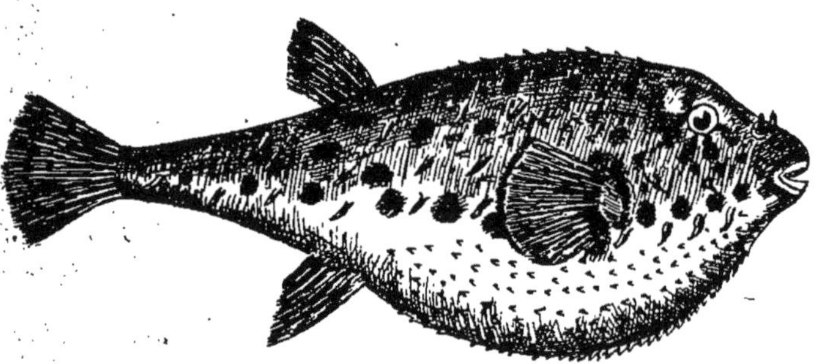

Fig. 47. — *Tetrodon Spengleri.*

séparant les flancs de l'abdomen. De petites épines se trouvent sur la partie antérieure du dos, plus nombreuses sur l'abdomen. Le museau est un peu allongé. Dos brun rougeâtre, abdomen clair. Quelques taches noires volumineuses et arrondies et quelques excroissances cutanées sur les flancs.

D : 8 — P 14 — A : 6 — C : 10.

Ce poisson habite les deux rivages de l'Atlantique tropical ; il est très redouté des nègres en Sénégambie, à cause de sa vénénosité (De Rochebrune).

Le *Tetrodon porphyreus* (Schl.) est également dépourvu de repli ou de sillon sur les flancs. Sa peau est entièrement [illegible] épines ni tubercules. Sa couleur est brun pourpre; [illegible] flanc il y a de larges taches foncées recouvertes à [illegible] pectorales. L'abdomen est blanc rougeâtre :

(1) [illegible] Histoire de la Californie, 1852, Mexico.

D : 14 — P : 16 — A : 12 — C : 10.

Au Japon, on nomme *Namurabaku* cette espèce, dont la vénénosité ne paraît pas constante.

Le *Tetrodon stellatus* (Bleeker) (fig. 48), entièrement recouvert de petites épines manquant seulement aux lèvres et à la base de la caudale. Son museau est court et obtus. Deux solides tentacules nasaux sans ouverture, de chaque côté de la ligne médiane, au-dessus de la bouche. Sa couleur est brunâtre ponctué de

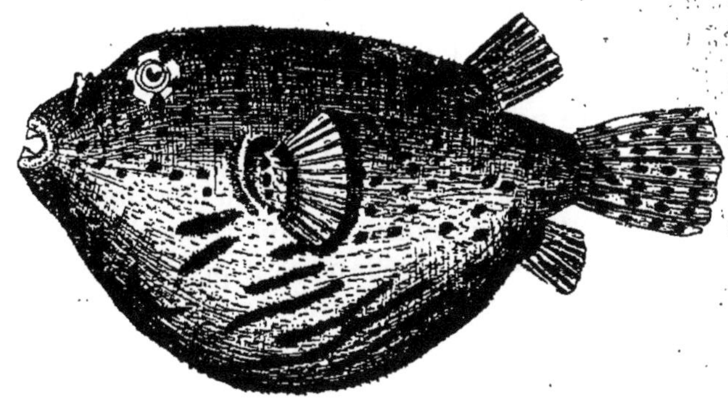

Fig. 48. — *Tetrodon stellatus*.

point noirs sur le dos, les flancs et la caudale. Le ventre est blanc, strié de bandes noires obliques ascendantes en arrière.

Ce poisson se rencontre souvent en Malaisie et est très toxique. A Batavia, il est interdit de l'apporter sur le marché; on le rencontre aussi dans la mer Rouge, au Japon et dans presque tout le Pacifique.

Le *Tetrodon rivulatus* (Schleg.) se distingue de toutes les espèces précédentes, par son dos déprimé, étroit, en carène et ses organes olfactifs pour ainsi dire invisibles. Il porte sur le dos et le ventre des épines rares, clairsemées. La dorsale s'insère en avant de l'anale. Sa coloration est jaune brunâtre, plus claire sur les côtés et le ventre. Sur le dos et la tête, de nombreuses lignes flexueuses bleu de ciel sont entrelacées diversement. Les flancs et l'abdomen sont ponctués d'orangé; la caudale est coupée de lignes bleues, obliques et irrégulières.

Au Japon, il est interdit de vendre au marché ce poisson, qui est nommé *Kitamakura*, car sa chair est réputée très vénéneuse.

On le voit, nombreuses sont les espèces de Tétrodons toxiques à des degrés divers, et presque toutes les autres que nous n'avons pas décrites, mais qui sont reconnaissables aux caractéristiques générales du genre, sont au moins suspectes, surtout à l'époque du frai.

On a la relation d'un grand nombre d'accidents mortels survenus au Cap, au Japon, à la Nouvelle-Calédonie, au Sénégal, à la suite de l'ingestion de Tétrodons.

On a observé, très peu de temps après le repas, des malaises, des sueurs froides, de la contracture du pharynx, de la salivation. Puis se produit de la paralysie des membres ; le regard est fixe, les pupilles dilatées, la respiration est difficile. Il y a de la cyanose, des mouvements convulsifs espacés, la langue livide est projetée entre les lèvres, la mort survient en cet état.

A l'autopsie, on trouve de l'injection du cerveau et des méninges, de la congestion du poumon et du foie, et une forte inflammation de la muqueuse de tout le tube digestif.

La mort arrive parfois très vite : Wilson, à Singapore, a vu mourir en moins de vingt minutes deux matelots qui avaient voulu expérimenter sur eux la toxicité du foie d'un tétrodon qui ne pesait que 16 grammes ! Ordinairement, la mort survient en quelques heures. On a noté des cas où elle ne s'est produite qu'après deux jours, avec des phénomènes de paralysie motrice et de perte de la sensibilité, l'intelligence restant intacte.

Des troubles sérieux pourraient même survenir par simple manipulation de ces poissons. Heckel, à la Nouvelle-Calédonie, ayant disséqué pendant plusieurs heures un Tetrodon Honckengi, eut des éruptions à la main et au front, et des troubles gastro-intestinaux assez intenses.

Remy (1) a fait au Japon des recherches sur les *fougous*. Il a constaté que le principe toxique est localisé dans les organes génitaux, testicules et surtout ovaires. Il injecta (2) à des chiens des bouillies d'organes génitaux triturés dans un mortier, et vit se produire les accidents suivants : malaises, inquiétude, salivation vomissements répétés contenant des mucosités abondantes — contractions violentes de l'abdomen, et enfin paralysie du train postérieur, relâchement des sphincters, dyspnée excessive, cyanose, dilatation des pupilles et mort par dyspnée deux heures après le début des accidents.

A l'autopsie, les glandes salivaires, l'estomac, le pancréas, l'intestin étaient très congestionnés, ainsi que les reins et le foie.

Les organes autres que les organes génitaux se sont montrés inactifs. Déjà, Savtschenko (3) avait montré que la toxicité de la chair des Tetrodons diminuait rapidement à mesure qu'on s'éloignait des organes génitaux, et qu'elle devenait nulle à la nuque.

(1) Remy, *Comptes rendus et Mémoires de la Soc. de Biologie*, 1883. — Notes et mémoires sur le Japon, 1889.

(2) En procédant par ingestion, les chiens vomissent peu après et éliminent ainsi la majeure partie du poison. Ils ne succombent que très rarement.

(3) Savtschenko, *Journal de la marine militaire russe*, supplément médical, septembre 1882.

Chez l'homme, d'après Remy on peut distinguer trois degrés dans l'intoxication par les « fougous » :

Dans la forme légère, il y a de la faiblesse musculaire, des défaillances, des troubles de la sensibilité générale et spéciale, de la vue, du toucher, du sens musculaire.

Dans les cas plus graves, ces symptômes sont plus accusés. Il y a de la céphalalgie, de la salivation, des troubles de la motilité, des vomissements parfois striés de sang, de la titubation, des vertiges, des convulsions spasmodiques. Surviennent ensuite des troubles gastro-intestinaux plus intenses, de la constriction de la gorge, une soif vive, de la salivation abondante ; les contractions cardiaques s'affaiblissent, les pupilles se dilatent, il y a de la perte de connaissance, de la cyanose, et la mort survient par arrêt du diaphragme et du cœur.

Enfin, dans des cas foudroyants, les vomissements n'ont pas le temps de se produire, et l'asphyxie survient très rapidement.

On doit donc tenir pour suspectes, d'une façon générale, toutes les espèces de Tetrodons, rejeter formellement toutes celles dont la toxicité est établie, et ne consommer les autres qu'avec une extrême prudence, en dehors de la période du frai et après les avoir soigneusement éviscérées.

Les espèces fluviales *Tetr. fluviatilis* (Cochinchine et Cambodge) ; *Tetr. psittacus* (Amazone), *Tetr. lineatus* (1) (Nil et fleuves de l'Afrique orientale) ne sont pas exceptées de cette prohibition. Au Cambodge et au Siam, lorsque les pêcheurs trouvent un tétrodon dans leurs filets, ils le tuent et le rejettent dans l'eau. On ne les consomme jamais.

C. — MALACOPTÉRYGIENS ABDOMINAUX

3° *FAMILLE DES CLUPÉIDÉS*

Genre engraulis. — Ce sont les Anchois, facilement reconnaissables à leur museau avancé et pointu, leur bouche largement fendue et leur corps allongé. Leur ventre est dentelé ; les mâchoires, les intermaxillaires, les palatins et les ptérygoïdes sont munis de dents.

D'après Dussumier, une seule espèce est suspecte, c'est l'*Engrauolis bœlama* (Fors). Elle est caractérisée par les nombres suivants :

D : 15 — B : 11 — A : 29 à 32 — L Lat : 42.

(1) Selon une légende accréditée en Egypte, cette qualité vénéneuse de la chair de ce Tetrodon se perpétue de génération en génération parce que des individus de cette espèce ont mangé autrefois le cadavre de Pharaon.

hauteur du corps est le quart de la longueur totale, sous la caudale. Les yeux sont volumineux, leur diamètre est d'un quart de celui de la tête. Le maxillaire est obliquement coupé en arrière. La couleur est bleuâtre sur le dos, argentée sur les côtés et le ventre; la tête est dorée (fig. 49).

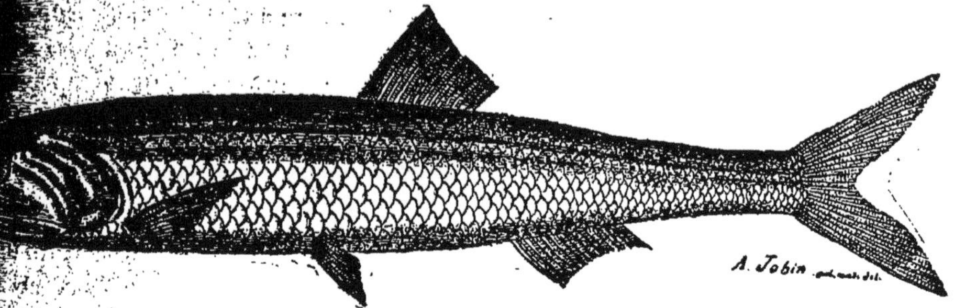

Fig. 49. — Anchois.

Ce poisson se rencontre dans la mer Rouge et dans l'Océan Indien; à Massaouah, on le nomme *Bara ;* il vit par bancs et souvent mélangé à d'autres espèces comestibles.

Genre Clupea (Harengs). — Les Harengs ont le corps allongé comprimé latéralement, le ventre est mince et denté. La dorsale est opposée aux ventrales, la caudale est fourchue. La mâchoire inférieure est plus longue que la supérieure. Les dents, quand elles existent, sont peu développées.

Le *Clupea Humeralis* (C. et V.) ou *Harengule à épaulettes*, *Sardine des Antilles* (fig. 50), a des dents sur les mâchoires, les palatins et les ptérygoïdiens, mais pas sur le vomer. La mâchoire inférieure proémine : le maxillaire s'étend plus en arrière que le bord antérieur de l'orbite. Les ventrales sont insérées au-dessous

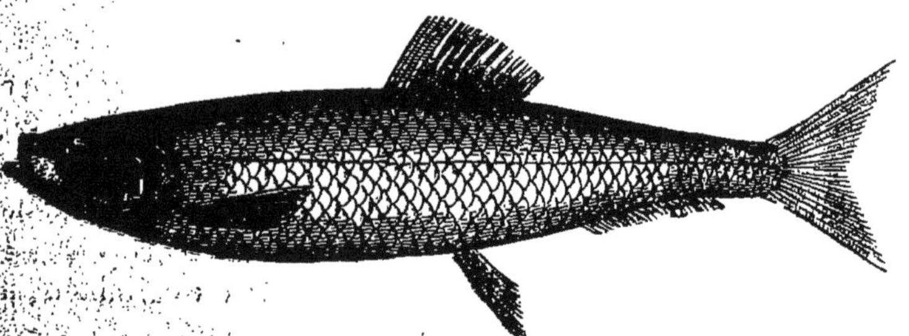

Fig. 50. — Hareng.

du milieu de la dorsale, qui elle-même est au milieu du corps (longueur prise de l'extrémité du museau à la racine de la caudale). Sa couleur est dorée, striée longitudinalement. Le dos est bleuâtre. La partie supérieure de l'opercule porte un point

B : 6 — D : 18 — A : 17 — V : 8 — L. Lat : 42 — L. tr : 11.

Le poisson se trouve assez abondamment aux Antilles, où sa chair est considérée comme vénéneuse (L'Herminier-Marestang). Sa toxicité serait attribuée aux physales dont cet animal fait sa nourriture.

Il faut le tenir pour très suspect(1). Une autre espèce, *Clupea perforata* (Cantor), aurait causé parfois des accidents mortels. Sa toxicité serait très peu constante. Pour Cantor, elle proviendrait d'une substance gélatineuse couvrant les coraux rouges de la Malaisie où on la rencontre fréquemment et dont elle se nourrit.

Dans cette espèce, les palatins et la langue seuls ont des dents. Le vomer, les ptérygoïdiens et les maxillaires n'en ont pas. Le museau est court, et les nageoires ont la même disposition que chez Clupea Humeralis. Dos bleuâtre portant des lignes longitudinales sombres. Flancs argentés. Le haut de la dorsale est noir ; il y a un point à la base du premier rayon de cette nageoire.

D : 19 — A : 19 — P : 15 — V : 8 — L. Lat : 43 — L. tr. : 13.

Le *Clupea thrissa* (fig. 51) (Osbeck.), ou *Meletta thrissa* (C et V), *Hareng de la Martinique*, *Cailleu-Tassard*, *Sardine dorée*, est un poisson qui mesure 0 m. 34 environ ; il vit dans l'Atlantique tropical et est très commun aux Antilles.

Il est très facilement reconnaissable à sa nageoire dorsale, dont le dernier rayon est très allongé, et atteint une longueur d'environ la moitié de la longueur totale de l'animal. La mâchoire inférieure proémine légèrement ; la supérieure se prolonge en arrière du bord antérieur au rebord orbitaire. La langue seule est généralement dentée.

Les écailles sont lisses, finement striées ; celles du dos ponctuées de noir, ces ponctuations formant des lignes longitudinales. Ce poisson peut atteindre 30 à 36 centimètres.

B : 16 — D : 19 — V : 8A : 23 ou 24 — L. Lat : 50 — L. tr : 16.

La toxicité de ce poisson semble varier selon les régions. C'est ainsi qu'à la Havane, où il est connu sous le nom de *Machuelo*, il serait comestible (Pœy). Aux Antilles, pour Chisholm, Thomas, Fergusson, il serait très toxique ; surtout, dit ce dernier, à l'époque de « la floraison des coraux ». Il cite un certain nombre de cas où l'ingestion de ce poisson amena la mort.

A l'île des Pins, Coutaud a vu un surveillant militaire très gravement malade après avoir mangé un de ces poissons capturé en un endroit où ils passent pour vénéneux ; peu après, au même endroit, sept personnes furent victimes des mêmes accidents, et

(1) Il s'en faut de beaucoup que toutes les sardines que l'on trouve dans la mer des Antilles soient vénéneuses. Seule « la sardine dorée » est considérée comme telle. (N. de la D.)

un porc succomba après avoir mangé les intestins de ces poissons.

Il semble donc que le Cailleu-Tassard ait une toxicité essentiellement variable; remarquons que, comme pour les Balistes, la période du frai coïncide précisément avec celle où se produisent les larves coralliaires. La *Clupea Venenosa*, *Meletta Venenosa* (fig. 52) (C et V) a conquis dans l'histoire des poissons vénéneux une célébrité aussi grande que celle des tétrodons.

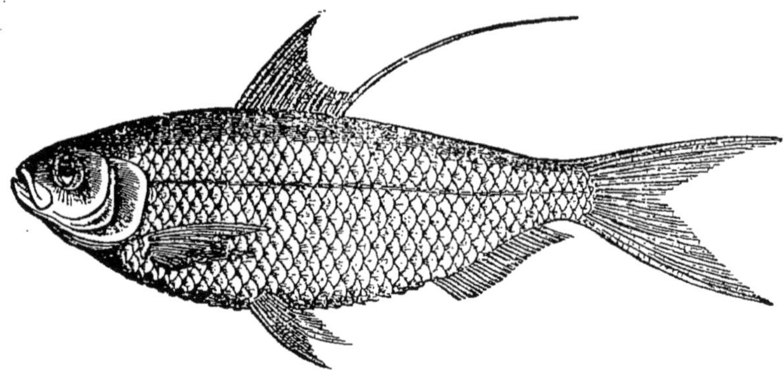

Fig. 51. — Cailleu-Tassard.

La Melette vénéneuse a une longueur maxima de quinze à dix-huit centimètres; son corps est trapu, les flancs sont assez arrondis; sa hauteur est à peine supérieure à la longueur de la tête, qui elle-même est environ le quart de la longueur totale (sans la caudale). Il n'y a pas de dents sur les palatins ; la langue seule est garnie d'une bandelette de petites aspérités.

Le bord supérieur de la dorsale est un peu concave, l'anale peu

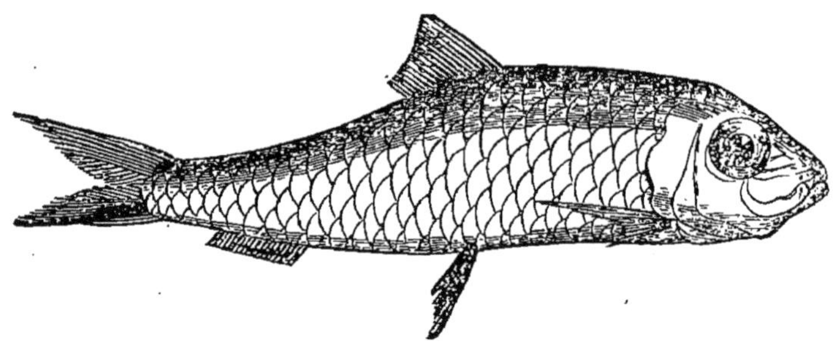

Fig. 52. — Melette vénéneuse.

développée. Le museau est obtus, gros ; la mâchoire supérieure un peu relevée et proéminente. Les écailles sont petites.

Coloration bleu verdâtre sur le dos, avec quelques traces de lignes longitudinales plus ou moins effacées.

Les flancs sont argentés, l'extrémité du museau noire. Il y a aussi une petite tache noire à l'extrémité supérieure des premiers rayons de la dorsale. La caudale est jaunâtre, les autres nageoires sont incolores.

B : 15 — D : 16 à 18 — P : 16 — V : 8 — A : 17 ou 18 — L. lat : 42 à 44 — L. tr : 11.

Cette espèce se rencontre dans tout l'Océan Indien et le Pacifique.

Lacroix (1), dans son rapport sur la campagne du *Catinat* dans le Pacifique, relate un grave empoisonnement qui eut lieu à bord en 1853. En rade Balade (N[lle] Calédonie), 50 hommes de l'équipage mangèrent d'un plat de poisson qui venait d'être pêché. La saveur âcre et métallique de cet aliment frappa tout le monde et fut comparée à celle de l'iodure de potassium. Trente hommes présentèrent des symptômes d'intoxication, dont dix cas très graves et cinq mortels.

Les accidents se succédèrent dans l'ordre suivant : Crampes aux membres inférieurs, aux bras et aux avant-bras, à la région lombaire et aux articulations. Douleurs atroces à la nuque, prostration, dyspnée, salivation abondante, nausées, vomissements, selles abondantes, séreuses, infectes. Borborygmes et ténesme douloureux. Le corps est inondé d'une sueur froide, la peau est cyanosée. Agitation extrême, facies grippé, pupilles dilatées, le pouls s'affaiblit, les extrémités se refroidissent, coma et mort. Un des décès eut lieu 3 h. 1/4 après les premiers accidents.

Chez d'autres malades, après que les phénomènes de dépression avaient duré un certain temps, le pouls se relevait, mais il se manifestait bientôt des symptômes de congestion cérébrale, de l'agitation, du délire, auquel succédait un coma profond ; tous les membres étaient en résolution. Un malade succomba en cet état au bout de dix-sept heures, un autre après cinquante-quatre.

A l'autopsie, on trouva la muqueuse de tout le tube digestif enflammée, mais sans lésion caractéristique.

Les malades qui se rétablirent restèrent très affaiblis pendant plusieurs jours. Lacroix, qui fut lui-même atteint, ressentait encore, le sixième jour après l'accident, de la courbature généralisée et des douleurs articulaires.

Chose singulière, les matelots du *Catinat* avaient plusieurs fois déjà absorbé impunément du même poisson que l'on pêchait en abondance dans la rade, et pendant que les empoisonnements que nous venons de décrire se déroulaient à bord, les matelots du *Phoque* et du *Prony*, ancrés au même mouillage, consommaient ce même poisson, provenant de la même pêche, et n'avaient que des accidents peu sérieux n'affectant que de rares matelots.

(1) Lacroix, *Revue coloniale*, 1857.

Lacroix rapporta en Europe des échantillons des poissons qui avaient provoqué cette grave intoxication; quelques-uns furent adressés à Valenciennes, qui les identifia à la Melette vénéneuse. Il donna en même temps l'explication suivante de l'inconstance de la toxicité : la melette vénéneuse voyage souvent mélangée à des bancs d'une autre Clupée, la *Dussumiera acuta*, qui lui ressemble beaucoup, mais qui est aussi savoureuse et aussi inoffen-

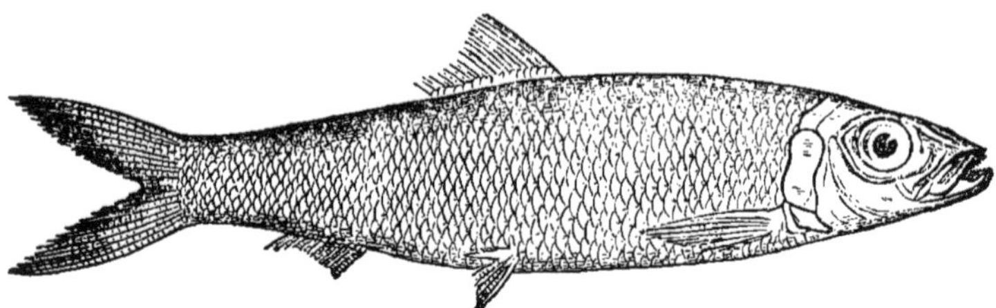

Fig. 53. — *Dussumiera acuta.*

sive que la sardine d'Europe (1). Cela expliquerait qu'au hasard de la distribution du poisson certains matelots aient pu manger plus ou moins de *Melette vénéneuse*, d'autres n'en point ingérer du tout; n'ayant vraisemblablement consommé que des *Dussumiera acuta*, ils sont restés indemnes (2). Pour prémunir contre toute confusion, voici les caractères distinctifs de ce dernier poisson : corps oblong, assez épais, sa hauteur est un peu plus courte que la tête; elle est contenue cinq fois 1/2 dans la largeur totale, la tête n'y étant pas comprise cinq fois. L'œil est recouvert d'une paupière

(1) La toxicité de ce poisson a peut-être été exagérée : c'est ainsi que Chisholm, parlant d'un nègre qui en avait mangé, dit : « Le pauvre garçon eut à peine mangé de ce poisson qu'il fut atteint des convulsions les plus horribles, et mourut en une demi-heure : l'œsophage et l'estomac étaient dans un état d'inflammation violente et avaient toutes les apparences produites par les poisons métalliques les plus actifs ; et cependant, j'ai appris qu'à Porto Rico la sardine dorée n'est pas vénéneuse et qu'on la mange impunément. »

Fergusson (On the poisonous fisches of Carrible Islands, Trans Roy. Soc. Edinburgh, 1821) dit : « A Christianstaedt, une personne mangeait du « *yellow bill'd* (cailleu-tassard), mais, avertie à temps, *elle le crache avant de l'avaler ;* on lui administre des vomitifs ; bientôt apparaissent des taches sur la peau, puis des ulcères allant jusqu'aux os, le marasme et la mort. »

Orfila, se faisant dans sa Toxicologie l'écho de cette observation vraiment extraordinaire, dit que l'action de ce poisson est si rapide que l'on a souvent vu à Saint-Eustache des individus qui expiraient pendant qu'ils en mangeaient encore !!

Ces faits auraient besoin de confirmation.

(2) Bien que les termes employés par Valenciennes ne donnent lieu à aucune ambiguïté, il est singulier de voir un certain nombre d'auteurs, notamment Blanchard dans sa Zoologie médicale, attribuer à Valenciennes une opinion exactement contraire d'après laquelle ce serait *Dussumiera acuta* qui, mélangée aux bancs de Melettes, causerait les intoxications.

Nous donnons deux gravures sensiblement différentes de la *Melette venéneuse* (fig. 52 et 53) : l'une qui se retrouve dans Fonssagrives, Blanchard, Brehm, l'autre dessinée *d'après nature* par Pellegrin. C'est cette dernière qui se rapproche le plus de la description de ce poisson par Valenciennes et c'est celle que nous tenons pour exacte. Nielly a donné de ce poisson un dessin assez confus, mais qui paraît se rapprocher plutôt de celui de Pellegrin. — Si le dessin de Fonssagrives, Blanchard et Brehm était exact, on comprendrait mal la confusion faite entre *Dussumiera acuta* et *Melette venenosa*, qui seraient des poissons très différents et comme forme et comme grandeur des écailles.

adipeuse très épaisse, il est assez grand, son diamètre mesure 1/3 de la longueur de la tête. La mâchoire inférieure dépasse à peine la supérieure, elle est garnie de petites dents aiguës. On trouve également des dents sur les palatins, les ptérygoïdiens et la langue. La dorsale est au milieu du corps, l'anale est courte, petite : les ventrales correspondent au milieu de la dorsale ; elles sont petites, triangulaires, et ont entre elles une écaille assez large qui dépasse les rayons. La pectorale a aussi une large écaille dans son aisselle. La *caudale est si profondément fourchue que les deux lobes ont l'air d'être séparés.* Le museau est aigu.

Ce qui donne toute apparence d'exactitude à l'interprétation de Valenciennes, c'est que, dans le lot de poissons rapporté par Lacroix, il y en avait qui présentaient précisément à la caudale une profonde échancrure, et dont le dessin avait été conservé.

La Melette vénéneuse est donc un poisson extrêmement dangereux. D'après Montrouzier, sa toxicité serait due aux larves de polypes coralliaires dont elle se nourrirait et qui couvre la mer à certaines époques de l'année ; la Melette ne serait vénéneuse qu'à ces époques. Pour vérifier ce fait, Heckel, qui nota la même coïncidence, administra de ces larves à des chats qui en moururent. Il en donna comme nourriture à des rougets contenus dans un aquarium. Aucun des chats qui mangèrent ensuite ces rougets ne succomba.

Pellegrin, bien que ne rejetant pas absolument cette cause de toxicité, estime qu'il y a lieu de suspecter chez la Melette, comme chez les autres espèces vénéneuses, l'activité de la sécrétion de leucomaïnes toxiques au moment du frai. Les poissons du *Catinat* étaient en effet remplis d'œufs. Pour nous, l'explication de Valenciennes touchant l'inconstance apparente de la toxicité est la plus plausible

4° *FAMILLE DES SCOMBRESOCIDÉS*

Genre Belone. — Ce genre est voisin du brochet, dont il a l'aspect. Son museau est allongé en forme de bec. On trouve quelques représentants du genre dans la Méditerranée et dans l'Océan où on les nomme *Orphie*. Les os sont de coloration verte. On a prétendu que certaines espèces étaient toxicophores ; Corre (1) cite comme espèce vénéneuse à la Martinique la *Belone Caribœa* (Lesueur), que l'on y nomme *Orphie des bancs;* mais Pœy, qui a dressé un catalogue très complet des poissons vénéneux des Antilles, ne la cite pas. Pellegrin croit qu'il s'agit probablement d'accidents d'ichthyosisme.

(1) Corre, *Arch. de méd. nav.*, 1865.

Quoi qu'il en soit, voici les caractères de cette espèce : dessus du corps bleu foncé, flancs et abdomen argentés avec une bande noire longitudinale le long des flancs (fig. 54).

Longueur de la tête 1/3 de la longueur totale (sans la caudale). La mâchoire inférieure est proéminente. Les pectorales courtes et pointues. La dorsale et l'anale sont coupées en lames de faux. Les rayons moyens et postérieurs de la dorsale forment un lobe étendu presque jusqu'à

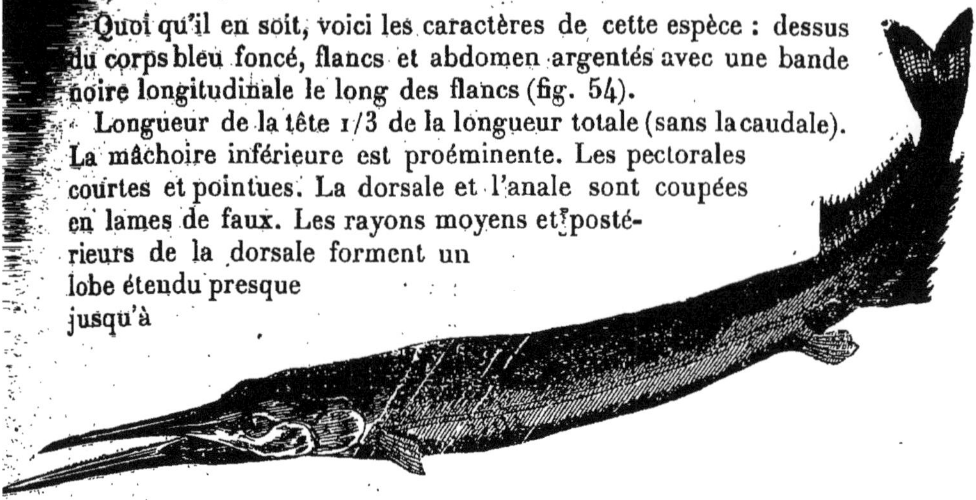

Fig. 54. — Orphie commune.

l'origine de la caudale, qui est fourchue. Ecailles petites, lisses et adhérentes.

5° *FAMILLE DES CYPRINIDÉS*

Ce sont des poissons d'eaux douces ; tout le monde connaît les barbeaux et la toxicité relative de leurs œufs en Europe, où ils ont parfois provoqué des empoisonnements.

Un autre cyprin exotique, le *Pro-lung* ou *Ca-thiai*, aurait

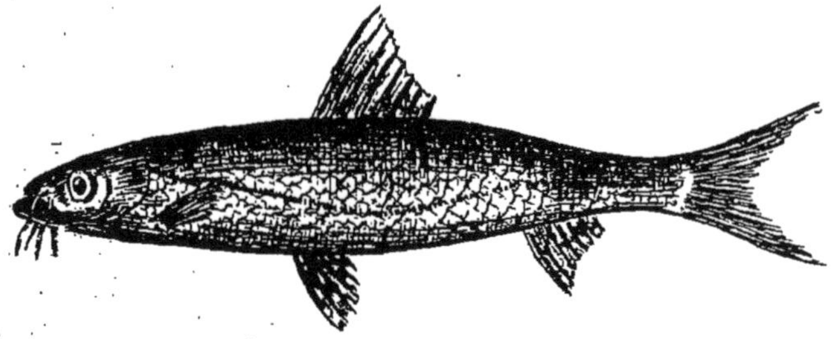

Fig. 55. — Prolung ou Ca-thiai.

causé des accidents analogues en Cochinchine. Il porte quatre barbillons à la mâchoire supérieure. — Ligne latérale s'infléchissant vers l'abdomen au milieu du corps.

D.— PHARYNGOGNATHES

6° *FAMILLE DES LABRIDÉS*

Les Labridés ont les os pharyngiens soudés ; leur nourriture consiste en mollusques et crustacés qu'ils broient avec leurs puissantes plaques pharyngiennes. Pellegrin croit que c'est à ce genre d'alimentation spécial qu'ils doivent leurs propriétés vénéneuses, car il existe un certain nombre de mollusques, de crustacés ou de rayonnés toxiques.

Leurs mâchoires convexes sont garnies de dents disposées comme des écailles. Les lèvres sont charnues, la ligne latérale interrompue.

Genre pseudoscarus. — Dents lamelleuses tranchantes formant une sorte de bec osseux. Joues écailleuses. Epines antérieures de la nageoire dorsale plus ou moins flexibles.

La formule ordinaire est :

D : IX, 10 — A : II, 8 ; — L. Lut : 23 à 25

Le *Pseudoscarus viridis* (Blecker) (fig. 56) a des mâchoires rosées avec une dent pointue aux angles de chacune d'elles. Epines de la nageoire dorsale à peu près égales en longueur. Couleur verte avec le bord des écailles rouge. Une ligne verte rayonne autour de l'œil et des lèvres. Dorsale et anale rosées, encerclées de vert à la base et sur les bords. Caudale verte.

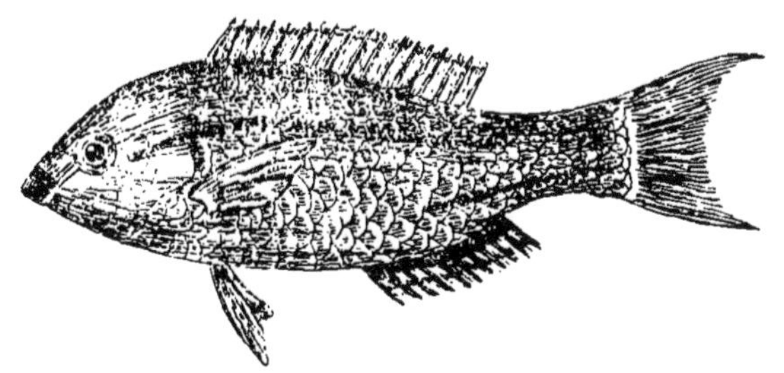

Fig. 56. — *Pseudoscarus viridis.*

Ce poisson se rencontre en Malaisie; Studer (1) rapporte qu'au cours du voyage d'exploration de *la Gazelle* il survint des accidents subits d'empoisonnement. Après examen attentif des poissons servis au repas, et expériences sur les animaux, on attribua l'intoxication à ce poisson, qui n'était pourtant représenté que par un seul exemplaire.

Le *Pseudoscarus capitaneus* (C. et V) ou *Scarre Catan bleue*, de Maurice, se rencontre dans le canal de Mozambique. A la Réunion et à Maurice on le considère comme suspect.

Lèvre supérieure large ; l'épine dorsale antérieure est la plus courte. 15 rayons à la pectorale. Coloration générale bleue.

Le *Pseudoscarus psittacus* (Lin.), *Scarus vetula* de Bloch, ou *Scare à raies vertes*, se rencontre aux Antilles ; on le nomme à

(1) STUDER. Eine vergift durch See-fische von Neu-Mecklenburg Forschungreise S.M. S. *Gazelle* 1889.

Cuba *Vieja*. On le considère comme toxique. Sa teinte générale est verte. La nuque et la partie supérieure de la tête sont rougeâtres.

Tous ces poissons ont des couleurs très vives et variées, aussi les nomme-t-on des Perroquets de mer.

Il est indiqué, pour le cas possible où ces poissons tireraient leur vénénosité de leur nourriture particulière, de les vider soigneusement avant de les consommer.

E. — ACANTHOPTÉRINIENS

7° *FAMILLE DES PERCIDÉS*

Cette famille est caractérisée par un corps couvert d'écailles rudes, dentées sur les bords; un préopercule fortement crénelé; des dents en velours sur les maxillaires, le vomer et le palais. La première nageoire dorsale est armée de fortes épines au nombre de 13 à 14; l'anale en a deux; leur corps est généralement ovale.

Elle contient un assez grand nombre de poissons vénéneux que l'on rencontre principalement aux Antilles.

Genre Mesoprion (fig. 57). — Ces poissons tirent leur nom des dentelures en forme de scie qu'ils portent sur le bord de leur

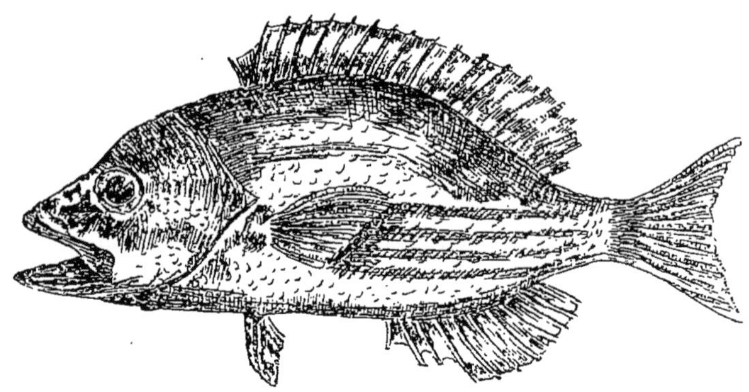

Fig. 57. — Type du genre Mésoprion.

préopercule, de chaque côté du milieu de la tête (μέσον milieu, πριών scie). On les désigne aux Antilles sous les noms de *Vivaneau*, *Vivanet* et *Sardes*.

Le *Mesoprion yocu* (1) (C et V) se reconnaît à une série de points argentés bordés de brun sur la joue et sur l'œil. Ils sont

(1) On dénomme souvent *Sarde à dents de chien* le Mésoprion yocu. Ce nom lui est commun avec une autre espèce non toxique, qui lui ressemble beaucoup, le *Mesoprion synodon*. Aussi la confusion est-elle fréquente entre les deux espèces.

assez allongés, la hauteur du corps est contenue près de quatre fois dans la longueur totale. Le corps est de couleur rosée ainsi que les pectorales. Les autres nageoires sont jaunâtres. Le préopercule denté se termine en pointe aplatie, obtuse. Il y a une tache d'un gris pâle à la joue.

D : X, 14 — A III, 8 — L. Lat : 40 à 45.

Ce poisson, qui peut acquérir une grande taille (il pèse jusqu'à sept et huit kilogr.), est considéré comme toxique à la Havane depuis un temps immémorial.

Habitat : les Antilles.

Genre Epinephelus. — Ce genre se confond avec le genre *Serranus*. Il est caractérisé par 9 à 11 épines à la dorsale. Les palatins sont garnis de dents. Les ventrales s'insèrent sous les pectorales.

Le *Serranus ouatalibi* (C et V) (fig. 58) ou *Merou ouatalibi* est rouge, moucheté de taches bleues encerclées de noir. Deux

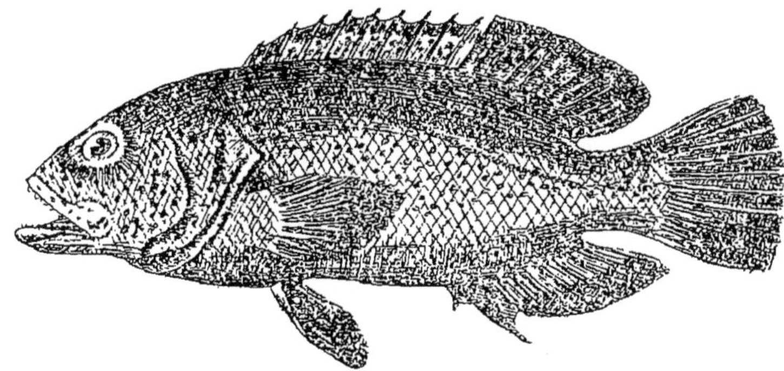

Fig. 58. — *Serranus*.

taches foncées se trouvent sur la mâchoire inférieure, et deux autres entre la queue et la dorsale.

D : IX, 15 — A : III, 9 — L. Lat : 85.

Corre cite ce poisson comme déterminant parfois aux Antilles, où il est commun, des accidents de ciguatera chez les enfants.

D'après Parra, le *Serranus arara* produirait parfois des accidents. Ressemblant beaucoup à une Perche, d'où son nom de *perche de mer*, il en diffère par sa taille, beaucoup plus grande, et de très petites écailles à la mâchoire inférieure seulement. Il est appelé aux Antilles : *Merou arara*. Sa couleur est brun clair et parsemée de taches jaunes. Ses nageoires sont d'un noir bleuâtre avec bordure noire, sauf aux ventrales et aux pectorales. Les pupilles sont noires.

D : XI, 16 à 17 — A : III, 8.

Le *Serranus nigriculus* (C. et V.), *Merou petit Nègre*, *Grande-*

gueule, Vieille des Antilles est caractérisé par une grande taille, des yeux saillants, des taches nombreuses et serrées de couleur pâle couvrant le corps et les mâchoires ; il paraît n'être qu'une variété de l'espèce précédente, qui se confondrait elle-même avec l'*Epinephelus latus* (C. et V.).

Les auteurs ne sont pas d'accord sur la toxicité de ces espèces : à la Martinique, *Serranus arara* serait consommé sans inconvénients ; dans d'autres îles des Antilles, il aurait causé des empoisonnements.

Corre désigne le *Serranus nigriculus* comme un des poissons les plus dangereux des Antilles. Cette opinion paraît très exagérée à l'heure actuelle.

Le *Serranus cardinalis* (C. et V.), *Epinephelus venenosus* (Lin.) est caractérisé par trois épines operculaires, la deuxième épine anale plus courte que la troisième. Les dents latérales sont disposées sur deux rangées. Teinte olivâtre maculée de rouge et de noir.

D : XI, 16 — A : III, 10 ou 11.

Ce poisson se rencontre aux Antilles et dans tout le golfe du Mexique. Il ne serait toxique qu'adulte. Thanas rapporte que, dans un empoisonnement par ce poisson, dont il fut victime, tous ses téguments se colorèrent en jaune, comme dans l'ictère. Il semblerait que la toxicité est liée au développement des organes génitaux, puisque les jeunes ne sont pas vénéneux.

L'*Epinephelus louté* (Bloch) est une espèce de l'Océanie et de l'Océan Indien. Il se nomme *Haamea* aux îles Pomotou et serait très vénéneux. Il est d'un beau rouge sombre maculé de taches plus foncées. Le ventre est argenté.

D : IX, 14 — A : III, 8 — L. Lat. 76 à 100.

8° *FAMILLE DES SPHYRENIDÉS*

Ces poissons ont tous les types généraux des Percidés ; ils en diffèrent par l'existence des dents canines, et l'insertion des ventrales, qui se fait en arrière des pectorales.

Genre Sphyraena. — Les Sphyrènes ou Bécunes ont le corps très allongé et un museau pointu (σφῦρα, trait, dard). La mâchoire inférieure est plus longue que la supérieure et forme, quand la gueule est fermée, comme la pointe d'un cône ; dents du maxillaire supérieur coniques, les deux antérieures plus fortes. Les joues et les opercules sont écailleux, mais sans épines ni dentelures. Deux dorsales, situées la première au niveau des ventrales, la deuxième au niveau de l'anale.

La *Sphyræna barracuda* (C. et V.) (fig. 59) ou grosse sphyrène atteint une taille énorme et devient alors très redoutable par ses morsures. La mâchoire inférieure a 16 à 20 dents ; la première dorsale et les ventrales s'insèrent très en avant du milieu du corps. Le dos est de couleur verdâtre. La partie inférieure du corps est argentée et quelquefois maculée sur les côtés.

D : V — I, 9 A : I, 9 — L. Lat 83 — L. Tr. 9 15.

La *Sphyræna vulgaris* ou bécune proprement dite a une couleur gris violacé sur le dos, argentée sur le reste du corps.

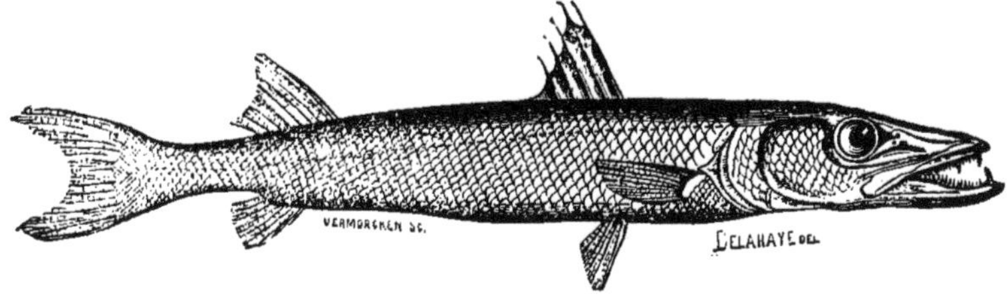

Fig. 59.— *Syphræna Carracuda.*

Les sphyrènes vivent en troupe et sont carnassières. On les rencontre dans la Méditerranée, l'Atlantique, la mer des Indes et le Pacifique.

La grosse sphyrène est surtout répandue dans la mer des Antilles, le golfe du Mexique et les côtes du Brésil.

Une autre espèce, la *Sphyræna yello* (C. et V.) se rencontre en Malaisie, en Chine et dans l'Inde. Son dos est verdâtre, et cette teinte se termine en une ligne festonnée recoupant à chaque feston la ligne latérale. Le ventre est argenté, les nageoires jaunâtres.

D : V — I, 9 — A : I, 9 — L. Lat. 125.

Cette espèce est de plus petite taille que la Bécune, et sa toxicité n'est pas certaine.

Il existe dans la littérature médicale de nombreux cas d'empoisonnements par les Sphyrènes (1). Tous les auteurs s'accordent à reconnaître la toxicité de la Grosse Bécune. Les symptômes d'empoisonnements sont : vomissements, crampes, coliques douloureuses, et souvent desquamation totale de l'épiderme, chute des cheveux et des ongles.

(1) « A bord de la frégate *la Pallas,* en rade de Rio, huit personnes dînaient à la table de l'amiral : on servit un beau poisson bouilli acheté sur le marché. Ce poisson, nommé en portugais *Cacao*, n'était autre qu'une *Sphyrène*. Sur 13 personnes, 4 furent très malades, 3 indisposées, et 5 ne ressentirent rien. Le commandant, le chef d'état-major, l'aumônier et le domestique de l'amiral furent violemment atteints. L'amiral, le chirurgien et un élève le furent, légèrement. Chez ces derniers, tout se borna à des selles diarrhéiques très fétides, accompagnées de coliques. Chez les quatre personnes précitées, il y eut des nausées, de la faiblesse générale, rapidement suivie de vomissements et des selles jaunâtres si irrésistibles qu'elles étaient presque involontaires. Douleurs épigastriques ou abdominales, sueurs froides, syncopes, pouls petit, serré, soif vive, les dernières évacuations étaient sanglantes. Chez un des malades, les accidents débutèrent deux heures après le repas, six et huit heures après chez les autres. Les plus gravement atteints conservèrent pendant plusieurs jours de la faiblesse et de l'inappétence » (*Arch. de méd. nav.*, 1864, Gautier).

A bord du *Marceau* à *Kanala* (Nouvelle-Calédonie) en 1866 douze personnes furent empoisonnées par une bécune de 1 m. 50 qui venait d'être pêchée le long du bord et avait été soigneusement vidée. On avait antérieurement pêché au même endroit et mangé sans accident d'autres bécunes.

Pour expliquer la toxicité irrégulière de ce poisson, Dutertre incrimine les fruits de mancenillier dont il se nourrissait, mais on n'a jamais retrouvé trace de débris de ces fruits dans l'estomac de ce poisson, qui est d'ailleurs carnassier. On a mis en cause également les Mollusques et Rayonnés toxiques, dont elle ferait parfois sa nourriture.

L'explication de Plée paraît la plus vraisemblable : ne seraient toxiques que les Bécunes atteintes d'une maladie spéciale. Il a remarqué qu'une Bécune vénéneuse est souvent amaigrie et laisse s'écouler lorsqu'on la coupe en tronçons « une eau blanche ou plutôt une sorte de sanie ». Aux Antilles, on considère comme signe de toxicité une couleur noire des dents et une certaine amertume du foie cru. Pour avoir une certitude, il suffirait, d'après les croyances populaires, d'introduire le doigt dans l'anus du poisson et de le passer ensuite sur ses lèvres ; si l'on éprouve un goût d'âcreté l'animal est vénéneux.

« Quand la bécune est maigre, celui qui la mange perd ses cheveux », dit un proverbe espagnol de la Havane.

Par la généralisation de cette hypothèse à diverses espèces de poissons toxicophores, on pourrait expliquer bien des obscurités sur la nature et les variations de leur toxicité.

9° *FAMILLE DES TRIGLIDÉS*

On trouvera au chapitre des poissons venimeux les caractéristiques zoologiques de diverses espèces de cette famille (*Scorpènes*, *Pterois*, *Pelors*) qui passent pour toxiques, en outre de leurs propriétés venimeuses.

Cependant, on les consomme partout, et les Marseillais font une grande consommation de la *Scorpène Rascasse*, cet élément indispensable de leur bouillabaisse, sans que jamais, à notre connaissance, on ait pu lui reprocher autre chose que quelques cas d'ichtyosisme.

Il est probable que les auteurs qui ont inscrit ces trois genres dans leur catalogue des espèces toxicophores ont été abusés par les croyances populaires portées à confondre vénénosité et venimosité.

10° *FAMILLE DES SPARIDÉS*

Les Poissons de cette famille ont les dents latérales arrondies en forme de molaires, et les dents antérieures tranchantes. Leur corps est oblong, les ouïes largement fendues, les pièces operculaires écailleuses sans épines; une seule nageoire dorsale. Les nageoires ont des rayons durs et des rayons mous.

Genre Pagrus. — Un certain nombre d'espèces de ce genre ont été incriminées. Corre leur attribue des accidents de ciguatera. Il est caractérisé par un corps couvert d'écailles ciliées, des mâchoires portant en avant 4 à 6 dents coniques, sortes de canines derrière lesquelles se trouvent des dents en carde. Ils ont des joues écailleuses.

Forster relate les accidents que causa l'ingestion du *Pagrus Vulgaris* (C. et V.) (*Sparus Pagrus de Forster*) au cours du voyage de Cook aux Nouvelles Hébrides. Pellegrin croit qu'il y a eu une erreur de détermination ; le *Pagrus vulgaris* est commun en Méditerranée et aux îles Canaries, où il est mangé sans accidents, tandis qu'on ne le rencontre pas aux Nouvelles-Hébrides. Il suppose qu'il s'agit d'une espèce du genre *Lethrinus*, très voisin. On doit cependant tenir le *Pagrus vulgaris* pour suspect sous les tropiques, car on sait que la vénénosité varie sous une certaine mesure avec la latitude géographique.

Genre Lethrinus. — Pas d'écailles sur les joues. Il existe des canines; dents en forme de carde en avant des mâchoires.

Le *Lethrinus manbo* (fig. 60) (Montranyier) a un préopercule

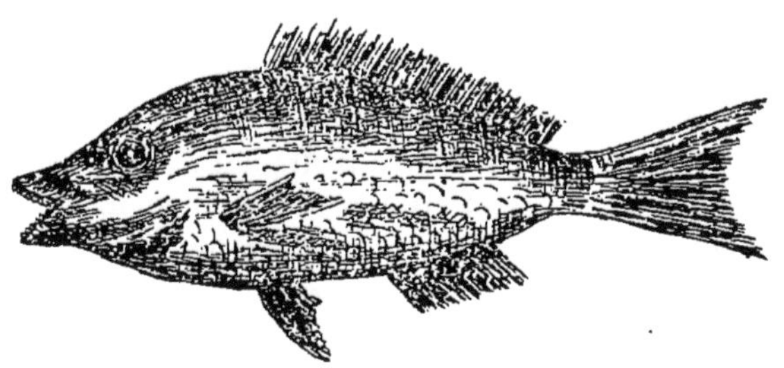

Fig. 60.— *Lethrinus manbo.*

arrondi non denté bordé de bleu et de jaune. Les dents latérales sont coniques, les mâchoires sont rosées et l'inférieure tachée de rouge à son extrémité. Ventre argenté, dos bleu violacé, plus clair sur les flancs. Bandes longitudinales alternativement plus claires et plus foncées.

Ce poisson, très abondant à la Nouvelle-Calédonie, y porte le nom de *Manbo*. Tous les auteurs s'accordent à le considérer comme très toxique. D'après de Rochas, les jeunes individus de la taille de 0 m. 13 à 0 m. 14 peuvent être ingérés impunément; quand ce poisson atteint la taille de 0 m. 70 à 0 m. 80, il devient très dangereux.

Sept hommes de l'équipage de *l'Infernet*, à l'île des Pins, furent très gravement malades après un repas où l'on servit ce poisson. La convalescence ne s'établit qu'au bout de huit jours. Encore à la Nouvelle-Calédonie, Guégan observa sur les officiers du *Lamotte-Piquet* et sur lui-même des symptômes d'empoisonnement qui n'eurent d'ailleurs pas de gravité.

Genre Chrysophrys (Dorades). — Opercule écailleux; les grosses molaires de la mâchoire supérieure sont disposées sur plus de deux rangées. Il existe des canines.

Le *Chrysophys Sarba* (Forskal), *Sparus psittacus* de Lacépède, figure dans la liste des espèces toxiques de Corre. On le nomme *Gueule Pavée* à l'Ile de France.

Il se rencontre dans tout l'Océan Indien, où il est très estimé; on le nomme dans l'Inde *Kaloury*: il est consommé frais et salé. L'ingestion de Dorades salées amena une épidémie d'hématurie à bord d'un navire de l'Etat (Fonssagrives). L'épidémie disparut avec l'interdiction de ce poisson salé, et le poisson frais n'amena aucun accident.

Il semble donc qu'il s'agit ici d'accidents d'ichtyosisme. Cet animal doit toujours être mangé très frais, car il se décompose avec une grande rapidité. On a cité des cas d'ichtyosisme survenus par l'ingestion de *Kaloury s* qui étaient restés une seule nuit pendus à la vergue d'un navire. Au point que certains auteurs avaient émis l'idée que l'exposition aux rayons lunaires suffisait à les rendre toxiques!

Voici les caractéristiques de cette espèce : incisives larges et obtuses; molaires disposées aux deux mâchoires sur quatre rangées, avec une grosse molaire ovale à l'extrémité postérieure de chacune des mâchoires. Petite protubérance au coin antérieur de l'œil. La nageoire dorsale a sa 4e épine plus longue que les autres. Corps de couleur argentée avec quatorze rayures longitudinales.

D : XI, 12 — A. III, 11 — L. Lat : 55 — L. tr. 7/14.

11° *FAMILLE DES SCOMBRIDÉS*

Les poissons de cette famille, à laquelle appartient le genre bien connu des *Scomber* (maquereaux) et des *Thynnus* (Thons), présentent cette particularité physiologique d'entrer en décomposition avec la plus grande facilité (1). La plupart des naturalistes l'ont constaté, et cela explique que, malgré la consommation énorme qui se fait en Europe de ces poissons, les accidents y sont

(1) Briéger a démontré que, dans les produits de putréfaction de la chair des poissons, les alcaloïdes (tels que la putrescine, la cadavérine, la neuridine, les méthyl et éthylamines) sont d'autant plus toxiques que la décomposition est à son début et leur constitution chimique plus complexe.

rares, tandis qu'aux colonies, à cause de la température élevée, ils provoquent souvent des accidents graves.

Aussi les empoisonnements par les poissons de ces espèces doivent-ils être rangés dans l'ichtyosisme plutôt que dans la ciguatera.

Pour obvier à cet inconvénient de la décomposition rapide, qui n'est pas toujours au début perceptible au goût et à l'odorat, et qui ne laisse pas que d'être très gênante pour la fabrication de bonnes conserves de ces animaux, Gréhant recommande de jeter les poissons à peine pêchés, et encore vivants, dans de l'eau en ébullition. La putréfaction serait ainsi très retardée.

Comme il s'agit ici d'ichtyosisme nous ne nous arrêterons sur ces deux genres que pour mettre en garde aux colonies contre la fraîcheur qui n'est souvent qu'apparente de ces poissons, et conseiller de ne les consommer qu'avec prudence et peu après leur capture (1).

Genre Cybium (Tassards) (fig. 61).— Mery, à bord de l'Acheron, à Fort-de-France, a vu quinze hommes présenter les plus

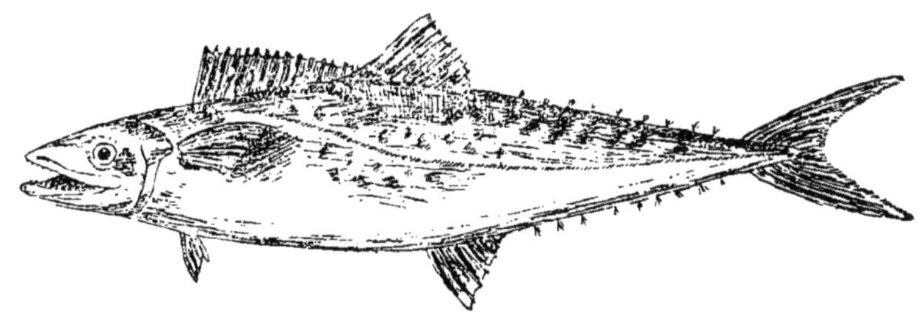

Fig. 61. — Type du genre Tassard.

graves symptômes d'empoisonnement à la suite de l'absorption d'un Tassard, *Cybium Caballa*, pêché quelques heures avant, le long du navire, dans le bassin de carénage. Cette espèce a le corps allongé, sans corselet, les dents aplaties, tranchantes, en forme de lancette.

Très communs dans la mer des Antilles, les Tassards seraient très recherchés par les noirs. On les nomme *Sierra*, à la Havane.

(1) L'observation qui suit et que nous empruntons à Morvan est typique à cet égard. « A bord de la corvette *la Cornaline*, des bonites furent achetées toutes fraîches à des pêcheurs. Un premier repas eut lieu le jour même sans accident, mais le lendemain, à peine le déjeuner fini, les convives furent en proie à une congestion, à une turgescence de la face qui s'étendit à presque tout le reste du corps : la peau était écarlate. En même temps, il se déclara un énervement fébrile des plus marqués : 125 à 130 pulsations par minute. Ils avaient besoin d'air, et il leur semblait qu'ils étouffaient. Aucun symptôme bien tranché du côté du ventre : pesanteur à l'épigastre, soif assez vive : ces accidents se dissipèrent assez rapidement au bout d'une heure ou deux. Le poste des officiers et le commandant qui avaient aussi mangé de ces bonites n'avaient rien éprouvé, mais ils avaient mangé le poisson *le jour même*. » (*Moniteur des Hôpitaux*, 1857.)

Genre Trachynotus. — Ecailles très petites, arrondies, opercule non denticulé. Deux dorsales, la première composée de quelques épines distinctes. Dents caduques sur les mâchoires, les vomers et les palatins.

Le « *Quatre* », *Trachinotus glaucus* (C. et V.) est tenu pour suspect à la Guadeloupe (L'Herminier), les premiers rayons mous de la dorsale et de l'anale sont très longs, d'où la dénomination de *Carangue à plume*, qui lui est donnée à Haïti. On donne à la Martinique le nom de *Quatre* à ce poisson, à cause des quatre raies verticales qu'il porte sur les côtés du dos.

La rareté des accidents qui lui sont imputables permet de les mettre sur le compte de manifestations d'ichtyosisme plutôt que du ciguatera.

12º *FAMILLE DES CARANGIDES*

Genre Caraux. — Dans ce genre, la ligne latérale est recourbée et nue à la partie antérieure ; droite et formée de boucliers à la partie postérieure. Le préopercule n'est pas dentelé ; les deux épines de l'anale sont séparées des parties membraneuses. Les écailles sont extrêmement petites. Le *Caraux Plumieri* (C. et V.),

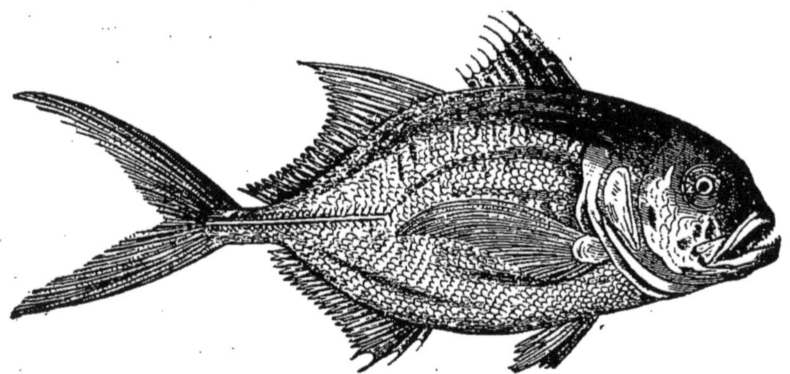

Fig. 62. — *Caraux Fallax*, fausse Carangue.

nommé à la Guadeloupe *Coulirou*, à la Havane *Chicharro*, n'est toxique que très accidentellement. Les os deviennent alors rouges, et sa vénénosité peut être telle qu'on s'en servirait pour empoisonner les rats (L'Herminier).

Dans cette espèce, la mâchoire inférieure proémine, l'extrémité de la supérieure dépasse l'aplomb de l'œil.

Tous les auteurs s'accordent à reconnaître la toxicité de la *fausse Carangue* [*Caraux fallax* (1)] (C. et V.) (fig. 62) ; elle est

(1) SCOMBER, Cordila de Linné.

très redoutée à la Havane (1), où l'on défend la vente des individus pesant plus de 1 kilogr., ce qui laisserait à supposer que les jeunes ne sont pas toxiques. Ce poisson peut atteindre le poids de 10 à 12 kilogr.

Janière, Moreau de Jonnès, Fergusson ont attribué à la Carangue proprement dite (*Caraux Carangus* C. et V.) des accidents de ciguatera. Il est très vraisemblable, cette dernière espèce étant regardée par la plupart des auteurs comme excellente et très saine, que l'on a fait parfois une erreur de détermination en mettant sur le compte de la vraie Carangue ce qui était imputable à la fausse. Nous donnons ci-dessous les caractères distinctifs de ces deux espèces, qui se ressemblent tellement qu'elles ont été longtemps confondues à la Havane sous la dénomination commune de *Jurel*.

Caraux Carangus (Carangue proprement dite)	*Caraux Fallax.* (Fausse Carangue)
Poitrine nue.	Poitrine écailleuse.
Tache noire foncée à l'échancrure de l'opercule.	Pas de tache à l'opercule.
Ligne latérale pourvue d'une trentaine de boucliers ; arquée dans sa partie antérieure et devenant rectiligne par degrés.	Ligne latérale pourvue d'environ 35 boucliers ; arquée dans sa partie antérieure, et prenant brusquement la direction droite au niveau du tiers postérieur.
Nageoires d'un beau jaune.	Nageoires d'un jaune terne.
1re D : VII à VIII.	1re D : VII à VIII.
2e D : 19 à 21	2e D : 21.
Pectorales falciformes souvent tachées de noir.	Pectorales toujours dépourvues de taches noires.
V : I, 5.	
A : II, 17.	
Caudale fourchue.	

(D'après Valenciennes)

Duméril (2) rapporte un empoisonnement qui eut lieu aux îles Fernandez, à bord d'un navire, à la suite de l'ingestion de divers poissons vénéneux, notamment de Carangues, 42 hommes sur 57

(1) Fergusson relate ainsi qu'il suit un empoisonnement constaté à la suite d'ingestion de *Fausse Carangue*, par une famille tout entière aux Antilles :

« Les symptômes furent divers : chez les uns l'empoisonnement s'annonçait par le choléra morbus avec des taches vermeilles à la peau assez semblables à celles qu'on voit dans la fièvre scarlatine. Tous éprouvaient de grandes douleurs dans les os sous-cutanés, particulièrement dans les os du visage, la fièvre était violente et accompagnée d'un engourdissement douloureux de la plante des pieds, de tremblements spasmodiques et de tiraillements. Tous les domestiques nègres furent plus incommodés que les blancs Un domestique nègre mourut des effets du poison » (*Bulletin des sciences médicales*, tome IV.)

(2) Duméril, Des poissons vénéneux (*Annales de la Soc. Linnéenne de Maine-et-Loire*, 1886).

furent très gravement atteints, et 34 moururent en une demi journée. Les survivants ne se rétablirent que très lentement.

13° FAMILLE DES GOBIIDÉS

Les poissons de cette famille se reconnaissent facilement à leurs ventrales, qui sont unies en une seule nageoire n'adhérant pas au corps et formant ainsi une sorte de ventouse. Le corps est écailleux; les dents sont coniques et disposées en haut sur plusieurs rangées.

Le *Gobius criniger* (fig.63) seul paraît, dans cette famille, doué de propriétés toxiques. Il compte neuf rangées d'écailles entre la

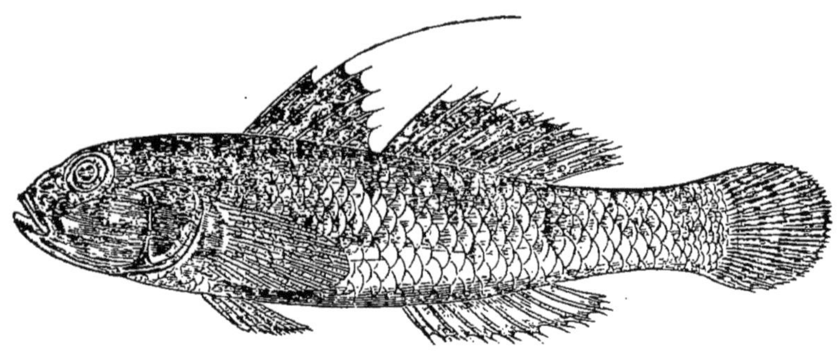

Fig. 63. — *Gobius criniger.*

2e dorsale et l'anale. Le museau est court, les dents sont petites, la tête nue. Les dorsales sont développées et la 2e épine de la première dorsale est prolongée en rayon filiforme. La mâchoire inférieure dépasse la supérieure.

Couleur jaune d'ocre irrégulièrement maculée de noir, ventre argenté. Cercles concentriques noirs à la caudale. Lignes de même couleur aux dorsales et à l'anale. Ce poisson, qui est de petite taille (sept centimètres 1/2 de long environ), a les nombres suivants:

B : 5 — D : VI-I, 9 — A : I, 9 — L Lat : 34.

Il est commun dans l'Inde et la Malaisie.

Collas observa un empoisonnement grave à Pondichéry chez des Indigènes qui avaient mangé un kari fait avec de petits poissons qu'il identifia au *Gobius criniger*. Pour en éprouver la toxicité, il fit absorber à une poule trois têtes de ces poissons et quatre à une autre. Peu après, elles donnèrent des signes d'inquiétudes; selles fréquentes, paralysie, et mort en cinq heures.

Dix foies de ces mêmes poissons donnés à une poule la tuèrent en deux heures. Mêmes résultats avec les intestins.

La chair seule, dépourvue de la tête et des viscères, donna lieu à des accidents moins graves qui furent suivis de guérison.

Des chiens furent fortement indisposés, mais, ayant dès le début de l'intoxication vomi les poissons qu'ils avaient absorbés, ils échappèrent à la mort.

D'après Collas, on doit attribuer la rareté des accidents produits par le *Gobius criniger*, qui se vend beaucoup à Pondichéry, à la précaution que l'on prend d'enlever la tête et les viscères.

Dans l'Inde, la dénomination de *Calon-Delouvé* (poisson vénéneux en langue tamoul) s'applique aussi bien au *Gobius criniger* qu'au *Gobius setorus*, autre espèce que l'on mange en abondance (Leschenault).

14° *FAMILLE DES PÉDICULÉS*

Genre Lophius (Baudroie). — Les poissons de ce genre, gros, trapus, en forme de raquette, portent sur le dos des piquants, et une sorte d'appendice tactile allongé, à lambeau cutané flottant qui sert d'appât aux petits poissons dont il fait sa nourriture. Dès que cet appendice, doué d'une grande sensibilité, est frôlé par l'un d'eux, la Baudroie se redresse comme mue par un ressort et l'engloutit.

La bouche est très large, la denture très forte et tout le corps est entouré d'appendices cutanés.

Ce poisson vit enfoui dans le sable. Le *Lophius setigerus*

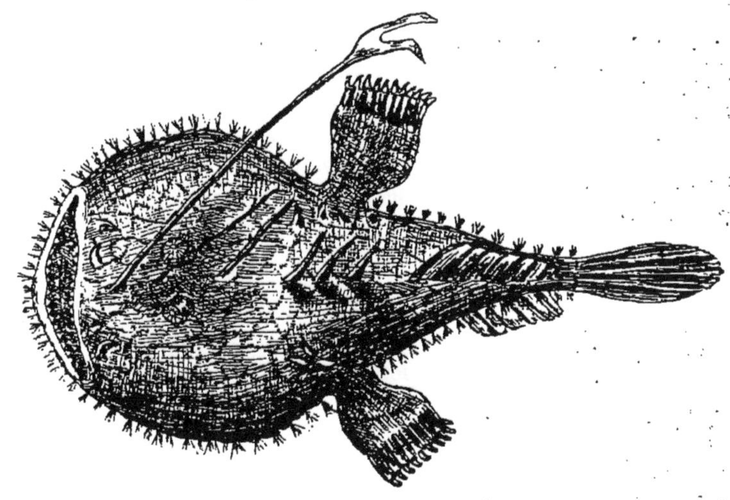

Fig. 64. — *Lophius Setigerus Baudroie.*

(fig. 64), qui se trouve en Chine, au Japon et dans le Pacifique, serait toxique (Clouet).

Une autre Baudroie, l'*Antennarius marmoratus* (Lerson), serait considérée comme toxique au Japon où on la nomme *Hanaoogose*

(Schlegel). Au Brésil et aux Antilles, le *Malthe vespentilio* (Lin.) serait également toxique (Poey).

F. — PLAGIOSTOMES — PLEUROTRÈMES

15° *FAMILLE DES SQUALIDÉS*

Le foie de tous les Squales est en général regardé comme toxique. Couteaud (1) a donné l'observation détaillée de sept cas d'empoisonnement. Les symptômes se déclarèrent 1/2 heure à trois quarts d'heures après un repas de foie de requin. Nausées, vomissements, coliques violentes, céphalalgie, crampes, fourmillements dans les membres, sensation de brûlure dans le nez, la langue, le pharynx ; dyspnée, pouls petit, refroidissement des extrémités, vertiges, dilatation pupillaire, hoquet, délire, selles involontaires, et le malade meurt dans le coma.

A l'autopsie, hyperémie des méninges et sérosité sanguinolente dans les ventricules, congestion des poumons et de l'intestin.

Il n'y eut qu'un décès ; deux malades atteints presque aussi gravement ne se rétablirent qu'au bout d'un mois. Les autres guérirent en quelques jours.

Un assez grand nombre d'empoisonnements causés soit par la chair, soit par le foie des requins sont rapportés par les auteurs. C'est surtout la chair des gros animaux qui peut causer des accidents.

Il paraît que les Esquimaux nourrissent parfois leurs chiens de chair de requin ; il leur arrive souvent des accidents tels qu'ils doivent les ramener dans leurs traîneaux.

ÉTUDE PHYSIOLOGIQUE DE LA TOXICITÉ DES POISSONS VÉNÉNEUX

Les auteurs du siècle dernier ont invoqué diverses causes pour expliquer la toxicité des poissons.

Pour Chisholm (2), cette propriété serait due à une imprégnation des poissons par des schistes cuivreux sous-marins : le cuivre se dissoudrait dans l'eau de mer sous l'action de l'acide chlorhydrique émané des volcans sous-marins ! Il a dressé à l'appui de cette opinion une carte de la répartition d'un banc sous-marin de ces schistes cuivreux aux Antilles, et il constate

(1) Couteaud, Empoisonnement par le foie de requins, Thèse de Montpellier, 1873.
(2) Chisholm, On the poison by fish (*Edinburgh med. surgeon Journal*. 1808).

que c'est dans les parages de ce banc que le genre Sphyrène est surtout toxique.

Moreau de Jonnès (1) a démontré par l'analyse chimique, que ces prétendus schistes cuivreux étaient simplement des jaspes verts colorés par des oxydes de fer.

Dutertre et Desportes ont mis en cause le mancenillier qui pousse abondamment le long de certains cours d'eau des Antilles, et dont les fruits très toxiques sont entraînés par le courant vers la mer. On n'a jamais retrouvé dans l'intestin des poissons des nucules de ces fruits que leur dureté aurait protégés contre l'action dissolvante de sucs digestifs. Il y a d'ailleurs des poissons toxiques dans bien des pays où l'on n'a jamais vu de mancenilliers.

L'Herminier incrimine l'iode des plantes marines, et considère la ciguatera comme un empoisonnement par ce métalloïde. Cette opinion n'est pas soutenable.

Une autre explication mérite de nous retenir plus longtemps. Les poissons vénéneux devraient leurs propriétés aux animaux toxiques (Mollusques ou Rayonnés) dont ils font parfois leur nourriture. Nous avons vu que Montrouzier invoquait cette cause pour expliquer la toxicité de la Melette, et elle a été admise par de nombreux auteurs. Cuvier et Valenciennes ont reproduit cette explication.

L'apparition de la vénénosité chez des poissons qui jusqu'alors en étaient dépourvus coïncide en effet avec la montée des larves de coralliaires à la surface de la mer, mais elle coïncide aussi avec la période du frai, ce qui enlève une grande valeur à cette concordance.

Heckel a bien constaté la vénénosité de ces larves qui amenaient la mort chez le chat; mais, introduites en grande quantité dans l'eau d'un aquarium, elles ne provoquèrent aucun trouble chez les poissons qui le peuplaient et dont l'ingestion n'eut pas d'effets sur un chat. Dans le tube digestif de ces poissons, pas plus que chez tous les autres poissons qu'il examina, Heckel ne put jamais découvrir trace de ces larves.

Moreau de Jonnès avait fait la même expérience. Les poissons ne voulurent point tout d'abord toucher aux larves des polypes et il les leur fit absorber mélangées à de la farine, sans d'ailleurs qu'ils en aient été malades; les personnes qui mangèrent de ces poissons n'eurent aucun accident. Même résultat avec des *Physales* substituées aux larves de polypes coralliaires.

Malgré le caractère négatif de ces expériences, nous croyons qu'il n'est pas impossible que la nourriture puisse, jusqu'à un cer-

(1) MOREAU DE JONNÈS, Recherches sur les poissons toxicophores (*Nouveau Journal de médecine*, 1821).

tain point, influer sur la toxicité des poissons. Quelques observations ont été faites, quoique rares d'ailleurs, où les poissons ont acquis des propriétés vénéneuses du fait des végétaux toxiques employés parfois à leur pêche. Caruccio (1) a constaté des symptômes graves d'empoisonnement chez trois personnes qui avaient mangé des poissons pêchés au moyen de graines d'une Euphorbe. Au moment des noyades de Carrier, pendant la Terreur, on avait dû prohiber la pêche dans la Loire, à Nantes, à cause des nombreux accidents que l'ingestion du poisson provoquait.

De nouvelles recherches seraient nécessaires pour apporter une preuve positive de cette cause de toxicité pour certaines espèces, vénéneuses par intermittences.

Un fait frappant, dans l'étude des poissons toxicophores, c'est que l'apparition ou le maximum de la toxicité chez la plupart d'entre eux correspond à l'époque du frai, à cette époque de leur vie physiologique, les poissons présentent des troubles généraux profonds. Leurs couleurs se fanent, ils maigrissent, des éruptions variées se montrent parfois sur leur corps, et il y a une exaltation de la virulence de leurs propriétés aussi bien venimeuses que vénéneuses. La piqûre des poissons venimeux entraîne des accidents beaucoup plus graves à cette période.

Nous avons vu que, chez les Tétrodons (et ce sont les poissons qui ont été les mieux étudiés au point de vue de la vénénosité), le principe toxique avait son siège dans les organes génitaux, le frai et la laitance, et que celui des ovaires était plus actif que celui des testicules.

Les travaux de Savstchenko, de Remy, de Miura, de Takesaki (2) et de Takashashi et Inoko (3) viennent à l'appui de cette constatation.

Trente années auparavant, de Rochas, en Nouvelle-Calédonie, avait constaté les effets toxiques du frai de Tétrodon, et l'atténuation notable de la toxicité qu'amène la cuisson.

Remy démontra que la période de moindre vénénosité correspond aux mois les plus froids de l'année, époque à laquelle les glandes génitales sont atrophiées.

Miura et Takesaki ont fait des extraits alcooliques de glandes génitales, du foie, du rein, du cerveau, d'os, de muscles et de

(1) Caruccio, Sull'awenalemento par ingestione di pesci (*Boll. R. Acad. de med. di Roma*, 1887).

(2) Miura et Takesaki, Zur local des Tetrodongift (*Zeitschr. des Tokiser med. gesellsch'*, 1889).

(3) Takahashi et Inoko, Exp. unters über Fugugift (*Arch. für exp. Pathologie*, 1889).

peau de Tétrodons. Ils ont constaté que, chez le *Tetrodon rubripes*, qui passe au Japon pour le plus toxique de ces poissons, le premier extrait seul était actif.

Il est donc indéniable qu'à mesure que se développe la période sexuelle de la vie des poissons les leucomaïnes toxiques que certains secrètent normalement deviennent plus actives. Chez certains, même, elles n'apparaissent qu'à ce moment-là. On conçoit alors comment des individus n'ayant pas acquis leur complet développement peuvent être consommés sans inconvénients, tandis qu'à l'état adulte, quand ils sont ouverts à la vie sexuelle, ils deviennent toxiques.

Mais si la relation entre le frai et la toxicité, irréfutablement établie, explique comment certains poissons, consommés impunément en hiver, ne peuvent l'être sans danger au printemps et en été, et comment on peut se mettre, dans une certaine mesure, à l'abri d'accidents en les éviscérant soigneusement, elle demeure impuissante à nous montrer pourquoi des espèces de telle ou telle rade sont toujours vénéneuses, alors qu'à quelques milles de là elles ne le sont pas; pourquoi une espèce qui ne cause jamais d'accidents à la Havane ou à la Guadeloupe est justement redoutée à la Martinique ou ailleurs; ni pourquoi, enfin, tel poisson qui, pendant de longues années, est resté inoffensif deviendra brusquement toxique et produira pendant une période variable de graves accidents.

En faisant, comme il est légitime, la part très large aux erreurs de détermination des espèces incriminées, ces faits, qui ont été établis par tant d'observateurs, sont indéniables.

Nous avons dit les remarques faites par Poey sur l'amaigrissement, les dents noires et le liquide sanieux qui s'écoulait de la grosse Bécune quand elle était toxique. N'y a-t-il pas là des signes faisant immédiatement songer à une maladie infectieuse?

Les maladies infectieuses constatées chez les poissons sont nombreuses : déjà, en 1803, Benecke observait une grave épidémie ayant sévi sur le Barbeau, et les accidents qui en résultèrent chez ceux qui en mangèrent.

Des microorganismes variés : protozoaires, champignons, bactéries, ont été trouvés dans le corps des poissons. Fishel et Enoch (1) ont vu dans le sang d'une carpe, présentant sous la peau de vastes extravasations sanguines, un bacille (*B. piscidus*) pathogène pour les vertébrés à sang chaud. Ils purent cultiver ce bacille, et extraire des cultures une toxine paralysant les cen-

(1) Fishel et Enoch, Ein Beitrag zu der Lehre von der Fischgiften (*Fortschritte der Medizin*, n° 8, 1892.)

tres respiratoires des animaux et donnant lieu à une série de symptômes rappelant ceux de la ciguatera (1).

Mme Sieber-Schoumow (2) a isolé un autre bacille (*B. piscidus agilis*) qui infectait les poissons par inoculation, et aussi par contamination directe de l'eau et de la nourriture. A l'autopsie, l'intestin était rempli d'un mucus rougeâtre et tous les organes paraissaient congestionnés.

Elle a cultivé ce microbe et retiré des cultures, ainsi que de la chair des poissons morts, un extrait toxique cristallisé. La cuisson détruit le microbe lui-même, mais la toxine qu'il secrète persiste encore avec toutes ces propriétés après une demi-heure d'ébullition.

En Russie, où il se fait une énorme consommation d'esturgeons, chaque année on constate quelques accidents d'intoxication parfois suivis de mort: les recherches d'Aurep (3), d'Antenrieth (4), d'Aroustamow (5), qui ont porté sur des accidents d'empoisonnements par Esturgeons et Saumons, ont établi de façon irréfutable que les propriétés vénéneuses de certains de ces poissons, frais ou salés, étaient dues, indépendamment de toute altération post mortem, à des toxines provenant de bacilles qui infectaient ces poissons de leur vivant. On a parfois constaté pour les viandes de bœuf et de veau des conditions analogues où la toxicité de ces aliments était due notoirement à des micro-organismes pathogènes développés chez l'animal de son vivant.

Il est donc infiniment probable qu'un certain nombre de cas de ciguatera proviennent d'états morbides des poissons consommés. Avec ce mode d'infection, bien des points restés obscurs s'éclairent, et on s'explique comment dans telle rade certains poissons sont toxiques par l'infection permanente des eaux, vrai foyer de maladie endémique pour eux, tandis qu'ils ne le sont pas dans d'autres (6); comment certaines espèces, par une aptitude particulière à contracter telle ou telle maladie infectieuse, doivent être ordinairement tenues pour suspectes; comment, enfin, pendant des périodes plus ou moins longues, ces espèces cessent ou non d'être toxiques.

(1) Lastig et Mac Weevey ont trouvé dans les moules toxiques des bacilles pathogènes qui pourraient être incriminés dans certains accidents de mytilisme.

(2) Sieber-Schoumow, Sur le *B. piscidus agilis*. (*Arch. des Sc. biologiques de l'Institut de médecine expérimentale de Saint-Pétersbourg*, 1897.)

(3) Aurep, Empoisonnements par le poisson et poissons toxiques (en russe) (*Wratch*, 1885).

(4) Autenrieth, *Preuss-medic-Urug-Zeitung*, 1888.

(5) Aroustamow, Sur la nature du venin des poissons (en russe) (*Wratch*. 1898).

(6) Cette influence a reçu il y a quelques années une démonstration expérimentale à Wilhemshaven : les moules recueillies dans un bassin de radoub étaient toxiques : ces mêmes moules transportées dans un autre milieu, redevenaient saines, et inversement, après un retour de quelques semaines dans le bassin de radoub, des moules saines devenaient toxiques.

La même transformation s'opérait pour des astéries (Wolf et Schmidtmann).

C'est dans ce sens de l'infection microbienne, pensons-nous, que doivent être dirigées les recherches touchant l'étiologie des accidents de ciguatera occasionnés par certains poissons à toxicité variable.

En concluant, nous ramènerons à trois les causes probables de la vénénosité des poissons : Pour ceux qui sont constamment vénéneux, sécrétion de leucomaïnes toxiques par l'organisme vivant ; sécrétion permanente et considérablement exaltée au moment du frai. Chez certaines espèces, les leucomaïnes ne semblent être sécrétées qu'au moment du frai.

Pour ceux qui ne le sont qu'accidentellement, infection microbienne et peut-être influence de la nourriture.

Si l'on comprend facilement l'utilité de la vénimosité, au point de vue de la protection de l'espèce, on peut se demander quelle est pour le même but l'utilité de la vénénosité. A première vue, on est tenté de croire qu'elle n'en a aucune, puisque cette propriété ne peut se manifester qu'après la disparition, en tant qu'être vivant, de l'individu qui la possède. Mais si l'on songe que c'est au moment du frai que la vénénosité est la plus grande, que les œufs sont toujours toxiques chez les poissons toxicophores, et que les poissons sont sensibles à ce poison, on conçoit que ceux-ci, guidés par une sorte d'instinct, doivent les respecter, et ne pas en faire leur nourriture (Raspail).

Takahashi et Inoko ont constaté que le poison des glandes génitales des fougous (leurs expériences ont surtout porté sur *Tetrodon rubripes*) est soluble dans l'eau, et à un degré moindre dans l'alcool; il est insoluble dans l'éther. Des ovaires traités par l'éther donnent un liquide qui n'est pas toxique; traités par l'alcool absolu, ils lui abandonnent un principe qui est toxique pour le pigeon, mais pas pour le lapin.

Des ovaires déjà traités par l'éther et l'alcool, et mis à macérer soit dans de l'eau acidulée par l'acide chlorhydrique, soit dans de l'eau distillée, abandonnent à ces deux liquides une substance très toxique qui n'est pas modifiée dans ses propriétés physiologiques par précipitation avec l'acétate de plomb, ou traitement par l'hydrogène sulfuré.

La liqueur filtrée après précipitation par les réactifs des alcaloïdes conserve encore ses propriétés toxiques.

Par évaporation dans le vide et purification par lavages successifs à l'alcool absolu, Takahashi et Inoko ont obtenu un résidu amorphe, difficilement dialysable et dont la toxicité est très grande. Après ébullition très prolongée en milieu neutre, cette toxicité disparaît; si le liquide est alcalin ou acide, elle disparaît plus rapidement.

Pour les auteurs japonais, le poison des fougous ne serait

pas de nature alcaloïdique, mais serait soit une toxalbumine, soit un ferment.

Gautier (1), qui reçut du Japon des organes génitaux de fougous conservés dans de la glycérine alcoolisée et à l'abri de la putréfaction, constata que leurs propriétés toxiques avaient disparu à l'arrivée en France. Il conclut lui aussi qu'il s'agit d'une toxalbumine.

De nombreux poissons sécrètent normalement des toxalbumines : les frères Mosso (de Turin) en ont découvert une dans le sang des Murénides (l'ichtyotoxine); Springfield et Maracée en ont trouvé dans celui de l'anguille et du thon. Plus récemment, Benech (1) a retiré des chairs de l'anguille commune, après élimination du sang, de la peau et des viscères, une toxalbumine très toxique se présentant sous une forme analogue à celle des Tétrodons ; mais cette dernière résiste beaucoup mieux à l'action de la chaleur puisqu'il suffit de 15 heures à l'étuve à 40° pour détruire la toxalbumine de l'anguille.

Takahashi et Inoko ont expérimenté sur divers animaux (chiens, chats, lapins) l'effet du poison qu'ils ont isolé : à faibles doses, il amène de la paralysie des membres et des vomissements, le cœur et la respiration restant normaux ; à doses plus élevées, il produit de la cyanose, de l'hypothermie, le réflexe cornéen disparaît, de la dilatation de la pupille, et de l'arrêt de la respiration précédant celui du cœur.

Au point de vue de son action spéciale sur le système respiratoire, le poison produit une diminution rapide du nombre des mouvements.

Dans le système circulatoire, il y a abaissement de la pression sanguine sans modifications du rythme cardiaque, diminution due non à un amoindrissement de la force du muscle cardiaque, mais à la paralysie des centres vaso-moteurs.

Quant aux nerfs moteurs périphériques, ils deviennent de moins en moins excitables sous l'influence du poison, mais ils le sont encore après l'arrêt total des mouvements respiratoires. Cet arrêt est donc dû à la paralysie des centres respiratoires (2).

Les auteurs japonais ont constaté que, par analogie avec ce que l'on observe chez les serpents qui jouissent d'une immunité partielle contre leur venin propre ou celui des autres serpents, les diverses espèces du genre Tetrodon, toxiques ou non, supportent sans inconvénients une dose de poison sextuple de celle

(1) Gautier, les Toxines microbiennes, 1897. — Benech, Sur une toxalbumine de la chair de l'anguille (*C.R. Ac. Sc.*, 1899).
(2) Coutière, Th. agrégation Paris, 1829.

qui tuerait un même poids de chien, tandis que les poissons des autres familles (cyprinus, carax, anguilles, etc.) succombent très rapidement.

Il serait intéressant de reprendre ces expériences sur l'immunité avec les espèces des Antilles à toxicité variable, en inoculant des poissons de même espèce et de même genre. Les résultats seraient susceptibles d'éclairer la question des maladies microbiennes, cause probable de leur toxicité.

SYMPTOMES CLINIQUES DE LA CIGUATERA

En ce qui touche les symptômes qui caractérisent la ciguatera, nous serons brefs, ayant décrit en leur temps la plupart des accidents qui suivent l'ingestion des diverses espèces toxicophores.

Fonssagrives et Le Roy de Méricourt (1) ont tracé un tableau très précis de ces manifestations.

Ils divisent les accidents en deux groupes bien tranchés :

1° Accidents d'indigestion graves ou d'empoisonnement gastro-intestinal ;

2° Accidents d'algidité, de dépression et d'ataxie nerveuse, chaque sujet pouvant présenter dans une proportion variable le mélange des deux ordres de phénomènes.

L'empoisonnement débute par des accidents gastro-intestinaux qui, dans les cas légers, constituent à eux seuls toute la scène et ressemblent à une indigestion grave : gastralgie, nausées, vomissements alimentaires et glaireux ; selles abondantes et fétides, hypothermie, dépression du pouls, crampes, douleurs articulaires. Dans cette forme, on constate souvent des poussées éruptives du côté de la peau.

« Quant aux symptômes nerveux, ils forment un ensemble qu'on ne retrouve dans aucun empoisonnement métallique et qui semble constitué par un mélange des accidents produits par divers poisons végétaux ; ainsi, la dysphagie rappelle l'action strangulante de la Veratrine ; le refroidissement des extrêmités inférieures, avec perte de conscience musculaire, se retrouve dans l'empoisonnement par la ciguë ; les alternatives de paralysie et de convulsions sont communes à cet empoisonnement et à celui déterminé par le camphre, la picrotoxine, etc. ; les troubles visuels avec mydriase rapprochent ces accidents de ceux des

(1) Fonssagrives et Le Roy de Méricourt, *Annales d'hygiène et médecine légale*, 1861.

solanées vireuses ; enfin, les poissons toxicophores provoquent également des symptômes dont on retrouve l'analogue dans certains empoisonnements par les champignons. »

Dans la première forme, le rétablissement est généralement assez prompt; au bout de deux ou trois jours, tout est rentré dans l'ordre. Il n'en est pas de même quand des symptômes nerveux se sont manifestés : les accidents d'ataxie, de paralysie, les courbatures, les douleurs musculaires et articulaires persistent pendant une semaine et parfois davantage ; dans cette période se produit assez souvent de la chute des poils et des ongles.

Le diagnostic se fera le plus souvent sans difficultés par les commémoratifs. La simultanéité d'explosions de troubles identiques chez des individus ayant participé à un même repas comportant du poisson, le tableau des symptômes, l'examen et la détermination de l'espèce du poisson suspecté lèveront tous les doutes.

Mais le diagnostic différentiel entre la forme gastro-intestinale et l'empoisonnement par le cuivre ou l'arsenic, celui de la forme nerveuse ou algide avec les champignons ou un des végétaux cités par Fonssagrives sera plus difficile. Les commémoratifs seuls permettront de se prononcer.

Le diagnostic différentiel entre les accidents de ciguatera et ceux de l'ichtyosisme sera souvent très difficile, surtout si l'on n'a pas eu affaire à une espèce franchement toxique telle que les Tetrodons ou la Melette. Les accidents de ciguatera se montrent en général peu après l'ingestion, et font penser à une substance toxique préexistante ; pour ceux de l'ichtyosisme, au contraire, il semble y avoir une sorte d'incubation très variable cependant comme durée. L'état de fraîcheur du poisson fournira des indications utiles.

Il y a d'ailleurs entre la production des toxines telles que celles des tétrodons par l'animal vivant, et les ptomaïnes de la putréfaction une chaîne ininterrompue dont les poissons des familles des Scombéridés et des Sparidés nous fournissent les éléments :

Nous avons vu que chez eux la chair devient toxique peu après la mort, et avant toute putréfaction, comme s'il s'agissait d'une leucomaïne prenant naissance dans la profondeur des tissus, et dont l'action réductrice devient très puissante aussitôt après la mort (Coutière).

Prennent place également entre la ciguatera et l'ichtyosisme, les accidents ayant leur origine dans les toxines produites chez l'animal vivant, par une infection microbienne ; aussi, on conçoit que souvent la clinique restera impuissante à discerner nettement les uns des autres, ces différents accidents ainsi que leurs causes réelles.

TRAITEMENT

Le Dantec (1), rapprochant les symptômes de la ciguatera de ceux qu'il a décrits sous le nom de *syndrome muscarinien* dans l'empoisonnement par la fausse oronge (2), fait remarquer l'analogie des deux intoxications, aussi, propose-t-il d'appliquer à l'empoisonnement par les poissons toxicophores le traitement qu'il a reconnu efficace dans l'intoxication expérimentale des animaux par la fausse oronge, et qu'il formule ainsi :

1° Evacuer le contenu de l'estomac au moyen de la sonde, s'il en est encore temps;

2° Immuniser les personnes en période d'incubation, c'est-à-dire celles qui ne présentent encore aucun phénomène morbide, en leur injectant sous la peau 1/2 à 1 milligramme de sulfate d'atropine (Le Dantec a reconnu que, dans l'empoisonnement par la fausse oronge, la sulfate d'atropine jouissait de propriétés immunisantes, antitoxiques et thérapeutiques très nettes, analogues à celles des sérums antitoxiques);

3° Traiter les malades après la période d'incubation :

a) En injectant lentement dans une veine du bras, 500 gr. d'une solution stérilisée d'eau salée à 7/1.000.

b) En injectant sous la peau 1 milligramme de sulfate neutre d'atropine. Renouveler cette injection si les accidents ne s'amendent pas.

Ce traitement n'a pas encore été, à notre connaissance, expérimenté ; il semble rationnel dans une certaine mesure : il y a analogie entre la muscarine et certains produits de la putréfaction de la chair des poissons. Brieger (3) a extrait de la morue salée une base organique particulière, la muscarine animale, ou ptomatomuscarine ($C^4H^{13}AzO^2$), identique chimiquement et physiologiquement à la muscarine de la fausse oronge.

Nos connaissances sur la nature intime de la substance toxique de certains poissons, quoique encore restreintes, sont cependant suffisantes pour admettre une analogie chimique entre les toxines sécrétées par les poissons vivants, et celles des poissons ayant subi un commencement d'altération ; il semblerait donc tout indiqué de recourir au traitement préconisé par Le Dantec.

Mais il faut remarquer que, d'un autre côté, Aurep a isolé dans la chair d'esturgeons et de saumons salés une autre base organique, la ptomatoatropine ayant les effets physiologiques de l'atropine et qu'il a retrouvée dans les viscères des victimes.

(1) Le Dantec, Précis de pathologie exotique.

(2) Ce syndrome est le suivant : rougeur des conjonctives ou larmoiement, salivation, vomissements, diarrhée, faiblesse du cœur et du pouls, hypothermie.

(3) Brieger, Untersuch. über Ptomaïne, Berlin, 1885-1886.

Dans la plupart des accidents de ciguatera, les auteurs notent la dilatation des pupilles; la muscarine, au contraire, en amène la contraction; cette dernière provoque la mort par arrêt du cœur en diastole après de courtes convulsions, tandis que le poison des fougous, par exemple, semble être surtout un poison des centres respiratoires.

Il serait donc nécessaire, avant tout, de procéder à des expériences sur les animaux, afin de savoir dans quels cas on pourrait employer le traitement à l'atropine, sans risquer d'ajouter une nouvelle intoxication à l'intoxication primitive.

A défaut d'un traitement spécifique, la thérapeutique des accidents de ciguatera consistera d'abord à éliminer le poison susceptible de l'être, par la pompe stomacale ou les vomitifs (apomorphine, ipéca ; le tartre stibié sera évité à cause de son action déprimante) et les purgatifs.

On se bornera ensuite au traitement symptomatique : frictions excitantes, bouteilles d'eau chaude, sudation ; les stimulants diffusibles, éther, acétate d'ammoniaque, seront utiles. Les mouvements respiratoires pourront être rétablis par des pulvérisations froides de l'épigastre, l'emploi de l'électricité, la respiration artificielle, les tractions rythmées de la langue.

Quand l'estomac et l'intestin auront été complètement débarrassés par les vomitifs et les purgatifs, et que tous les symptômes inquiétants auront disparu, on pourra recourir à l'opium pour calmer les douleurs articulaires et musculaires; les médecins qui ont eu l'occasion de l'employer sur eux-mêmes à ce moment l'ont reconnu très efficace.

La prophylaxie publique et privée a une grande importance dans la préservation des accidents de ciguatera. Au Japon, une amende est infligée à ceux qui achètent ou qui vendent un fougous vénéneux ; autrefois, même, ce délit comportait la peine de mort. Aux Antilles espagnoles, dès 1816 on proscrivait la vente de certaines espèces ; on était allé en 1855 à la Havane jusqu'à prohiber soixante espèces diverses, ce qui, d'après Poey, était exagéré, le plus grand nombre d'entre elles n'ayant causé que des accidents rares d'ichtyosisme.

En ce qui touche la prophylaxie individuelle, on laissera naturellement de côté toutes les espèces ordinairement vénéneuses, et on aura soin de ne consommer qu'en dehors de la période du frai les poissons que nous avons indiqués comme suspects au cours de cette étude ; on ne les préparera qu'après les avoir vidés et longuement bouillis dans une eau renouvelée, et de préférence alcalinisée ou acidulée, mettant ainsi à profit les constatations de Takahashi et Inoko sur la résistance de toxines des Tétrodons. Enfin, dans les cas douteux, il sera bon de se renseigner auprès des gens du pays et surtout des pêcheurs. Leur expérience, acquise par de longues années d'observations, donnera des indications précieuses et le plus souvent exactes.

En cas de doute, le chat, friand de poisson, sera le plus parfait des animaux d'expérience.

II. — AUTRES ANIMAUX VÉNÉNEUX

A. — CRUSTACÉS

Certains crustacés comestibles, crabes, crevettes, langoustes, provoquent parfois aux colonies des accidents qui semblent relever surtout du peu de fraîcheur de ces animaux, quand ils sont consommés.

Cependant, un crabe abondant sur les plages des Antilles et de la côte occidentale d'Afrique, le *Cancer ruricola* ou *Tourlourou*, a causé parfois des accidents toxiques, et l'on a accusé les fruits du mancenillier de rendre sa chair vénéneuse. Aux Antilles on ne les consommerait qu'après les avoir gardés quelque temps en captivité. Ces propriétés vénéneuses n'ayant pas été scientifiquement constatées ni étudiées, nous n'insisterons pas.

B. — MOLLUSQUES

D'une manière générale, aux colonies on doit s'abstenir de manger des escargots à moins qu'il ne s'agisse d'espèces qui ont vraiment la réputation d'être comestibles dans le pays ; ils peuvent causer en effet des empoisonnements tenant à la nature des végétaux toxiques dont ils se nourrissent.

C'est ainsi que l'on a constaté des cas d'empoisonnement par des escargots trouvés sur des feuilles de *Coriaria myrtifolia* (Redoul).

Dans les pays tropicaux, où ces mollusques sont le plus souvent de grande taille et peu appétissants, on les consomme d'ailleurs très rarement.

Nous avons indiqué la toxicité éventuelle des moules qui peuvent provoquer des accidents de mytilisme sous l'influence, soit de bacilles pathogènes pour les animaux vertébrés qu'on a trouvés dans leur corps, soit d'une substance cristalline, la nytilotoxine isolée par Brieger.

Les huîtres peuvent aussi devenir toxiques ; du reste ces coquillages sont d'un usage peu courant aux colonies. Leur toxicité ne présente d'ailleurs sous les tropiques aucun caractère particulier, aussi cette étude ne rentre-t-elle pas dans le cadre spécial de cet ouvrage.

Au sujet des huîtres, nous ferons cependant une incursion dans le domaine de l'hygiène générale pour signaler en passant le danger que peuvent créer aux colonies (où la surveillance de la salubrité publique est trop souvent absolument négligée) les parcs à huîtres installés dans des conditions défectueuses. Nous en avons eu un exemple frappant il y a quelques années au Tonkin, où pendant l'hiver on consomme quelquefois des huîtres dans les villes de la côte.

A Port-Vallut, des Annamites qui avaient organisé un commerce de ces Mollusques les pêchaient sur les rochers de la Baie d'Along et de la baie de Faï-tsi-long, et les transportaient ensuite, pour les avoir sous la main selon les besoins, dans un parc rudimentaire installé à côté du village et en un endroit recevant toutes les déjections de l'agglomération indigène.

A Moncay, vers le milieu de janvier 1906, un certain nombre de cas de fièvre typhoïde éclatèrent parmi la population européenne. Ne furent atteintes que des personnes ayant mangé le 24 décembre précédent, à l'occasion du réveillon de la Noël, des huîtres provenant de ce parc nouvellement installé ; à défaut d'autres origines manifestes de la maladie, on incrimina ces huîtres (1).

Ayant nous-même eu plus tard à constater assez souvent des troubles gastro-intestinaux graves dans le même poste à la suite de l'ingestion d'huîtres de la même provenance, et nous étant rendu compte de la facilité avec laquelle les huîtres pouvaient s'infecter dans le parc, sur notre intervention, l'autorité administrative de la province le fit déplacer et transporter loin de la côte, sur les rochers d'un îlot désert. Dès cet instant, les accidents qui se manifestaient si souvent après l'ingestion des huîtres de Port-Vallut disparurent.

C. — CŒLENTÉRÉS (2)

Dans l'embranchement des Cnidaires, les physales ou physalies [Physalia pelagica (Lesson), Physalia utriculus (Lamarck)] sont considérés comme ayant des propriétés toxiques.

Ces animaux sont constitués par une sorte de vessie (φυσα, vessie) de dimensions souvent considérables et qui sert de flotteur. Elle est surmontée à la partie supérieure d'une membrane assez épaisse, plus ou moins plissée et dentelée, qui fait l'office de voile, lorsque l'animal flotte à la surface de la mer.

A la partie inférieure et sur les côtés, sont fixés : d'une part

(1) Des échantillons envoyés au laboratoire d'Hanoï étant arrivés en complet état de putréfaction, l'examen bactériologique n'en put être fait.

(2) Cet embranchement comprend des animaux urticants grâce à la présence de *cnidoblastes*, d'où leur nom. Voir l'article *Envenimation et animaux venimeux*.

des polypoïdes tentaculifères portant des grappes de bourgeons sexuels, d'autre part de nombreux polypes nourriciers, dont les filaments préhensibles ou fils pêcheurs sont très larges et garnis de nombreuses capsules urticantes (cnidoblastes ou nématocystes).

Ces animaux se rencontrent en pleine mer, où ils voguent au gré des flots. Ils sont parfois jetés à la côte pendant les tempêtes ou quand le vent souffle longtemps du large.

Les marins les nomment : « *vessie de mer* », « *galère* », « *frégate* », « *vaisseau Portugais* » ; aux Antilles, on les appelle « *brûlant* » à cause de leurs propriétés urticantes.

Depuis longtemps, les auteurs qui ont écrit sur les Antilles, Dutertre, Rochefort, le P. Labat, etc., avaient mentionné la toxicité de la physale ; la croyance populaire lui a attribué des quantités innombrables d'empoisonnements commis par les noirs tant sur les hommes que sur les animaux domestiques.

Les Espagnols des Antilles, dit Chisholm, empoisonnaient leurs ennemis avec des galères pulvérisées et administrées dans du chocolat. « *Il a pris sa galère* », disait-on de quelqu'un dont la mort paraissait avoir été opportune.

Pour vérifier cette toxicité, Ricord-Madiana (1) se livra à une série d'expériences qui lui permirent de conclure que les propriétés vénéneuses attribuées à la chair de la physale étaient inexistantes. Il fit absorber à un jeune poulet de la galère coupée en morceaux sans qu'il en fût incommodé, et il en absorba lui-même impunément sous forme de poudre.

A la suite d'expériences faites à la Guadeloupe en 1823, Lesson (2) conclut également à l'innocuité de l'ingestion de cet animal comme aliment.

Rufz (3) fit sur des animaux domestiques des essais qui restèrent négatifs avec de la galère crue, et de la galère desséchée à l'étuve, puis pulvérisée.

La question en était là, quand, en 1900, Guérin, peu convaincu, et estimant que l'universelle croyance que l'on avait aux Antilles de la toxicité des physales devait reposer sur des réalités, reprit ces expériences et arriva à un résultat opposé.

Il réussit à empoisonner des chiens, des lapins et des rats avec de la poudre de galère et trouva à l'autopsie des lésions identiques à celles qu'il avait déjà observées chez un cheval et un chien qu'on lui avait dit avoir été empoisonnés par ce moyen.

Voici les passages essentiels du travail de Guérin (4).

« Après un raz de marée, ou lorsque les vents soufflent du

(1) Ricord Madiana, Hist. nat. et toxique de la Physalie Pelargienne (*Journal de Pharmacie*, 1829).
(2) Lesson, Histoire des zoophytes acalèphes (Paris, 1843).
(3) Rufz, Empoisonnements pratiqués par les nègres (*Annales hyg. et méd. lég.*, 1844).
(4) Toxicité des physalies (*Ann. d'hyg. et de médecine coloniales*, t. III, 1900).

large, les physalies sont jetées à la côte ; elles sont ramassées avec précautions, lavées à l'eau douce et séchées au soleil. Il ne faut pas que l'action solaire soit trop forte ni trop prolongée ; cette exposition se fait pendant plusieurs jours, et chaque fois durant

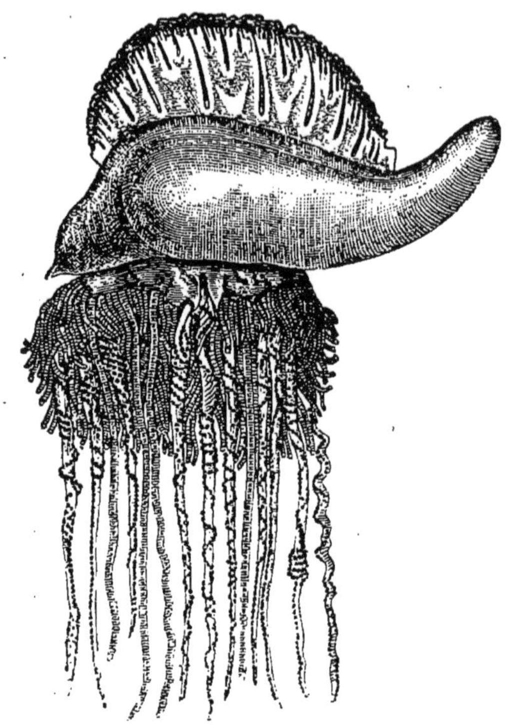

Fig. 65. — *Physalia pelagica.*

un temps très court. Lorsque la dessiccation est complète, la matière est finement pulvérisée et apte à être employée. On la mélange à la nourriture habituelle de la victime ; on se contente, pour les herbivores, d'en saupoudrer le fourrage : la dose dépend de la taille de l'animal.

« Les effets du poison se manifestent presque aussitôt après l'ingestion ; l'animal devient inquiet, donne des signes de souffrance, se couche sur le ventre, bave, fait des efforts pour vomir. La mort survient le plus souvent dans des convulsions, au bout d'un laps de temps qui oscille entre douze et quarante-huit heures.

« A l'autopsie, on trouve une vive inflammation du tube digestif, presque toujours des ecchymoses sous-muqueuses, quelquefois de véritables ulcérations. Dans deux cas, chez un cheval et chez un chien qui avaient résisté un peu plus longtemps que les autres, le foie présentait une infiltration graisseuse. Les poumons, dans tous les cas, étaient porteurs de foyers apoplectiques.

« Il m'a semblé assister, tant au point de vue des symptômes que des lésions anatomiques, à un empoisonnement par un acide corrosif. Cette analogie n'avait pas échappé à Ricord-Madiana, qui en a tiré un argument pour étayer son scepticisme. A propos d'un empoisonnement survenu à la Guadeloupe, et où l'autopsie avait révélé des lésions d'irritation et d'inflammation de l'intestin, malgré les aveux du coupable qui reconnaissait avoir employé une galère pulvérisée, Ricord-Madiana, sans avoir assisté à l'expertise médico-légale, ne craint pas d'affirmer que la substance toxique n'est autre chose que de l'arsenic, supposant gratuitement que le malfaiteur qu'on allait brûler vif avait encore intérêt à ne point faire connaître le poison dont il s'était servi.

« Ce n'est pas sans avoir longtemps hésité que je me suis décidé à reprendre ce débat; il m'en coûtait de jeter un nouveau doute dans la question déjà si ténébreuse de la toxicologie tropicale, mais les faits que j'ai observés m'ont paru probants. D'autre part, j'ai assisté comme beaucoup d'entre nous aux résultats négatifs au point de vue chimique d'un grand nombre d'expertises médico-légales conduites cependant avec la plus haute compétence. L'autopsie révélait d'une façon patente que la mort devait être attribuée à l'action d'un agent corrosif; or, contrairement à toutes les prévisions, l'analyse chimique ne donnait pas la réaction caractéristique. »

Il est possible, et cela expliquerait la différence de constatation de Ricard, Madiana et Rufz d'une part, de Guérin, d'autre part, que la galère fraîche ne soit pas toxique et que cette propriété se développe ultérieurement chez l'animal mort par production de toxines de putréfaction (1).

Les cultivateurs de la Guadeloupe se servent pour empoisonner les rats et autres animaux nuisibles de poudre de physale, mais ils emploient aussi un poisson, le *Carax plumieri*, qui, d'une vénénosité douteuse à l'état frais, peut acquérir, par la putréfaction et la dessiccation, une grande toxicité.

Nous ne pouvons admettre sans preuves l'explication que donne Guérin de la toxicité de la Physalie : « Il est tout à fait rationnel, dit-il, d'admettre que la Physalie, même desséchée, conserve la propriété de nuire ; il a été en effet prouvé que les cellules urticantes gardent tous leurs moyens d'action, alors même qu'elles sont en voie de décomposition. »

Si la toxicité était due à cette cause, les autres Cnidaires (Me-

(1) La poudre dont s'est servi Rufz ayant été préparée après dessiccation à l'étuve (il ne dit pas à quelle température), la putréfaction n'avait peut-être pas pu se produire.

duses et Actinies) seraient également vénéneuses ; et cependant il y a certaines actinies que l'on consomme sans inconvénients, cuites, il est vrai, et nous ne croyons pas que l'on ait constaté que la chair des Méduses fût toxique.

D'autre part, il nous semble douteux que, quoi qu'en dise Guérin (sans indiquer les sources), il soit prouvé que les nématocystes conservent leurs propriétés chez l'animal en voie de décomposition : qu'ils ne meurent que longtemps après qu'un Cnidaire ait été retiré de l'eau, c'est possible, avec un organisme aussi inférieur que celui de ces animaux, mais qui de nous n'a manipulé sans éprouver de l'urtication des Méduses mortes, échouées sur une plage.

La question serait intéressante à étudier au point de vue de la médecine légale aux Antilles et nécessiterait de nouvelles recherches.

D'après Skevos-Zervos, l'actinie vésicante, qui produit la maladie des pêcheurs d'éponge serait toxique également par ingestion :

« Ingéré, l'actinium est toxique : les pêcheurs transportent ce parasite à l'état sec des Côtes d'Afrique où ils travaillent beaucoup, et l'incorporent coupé en petits morceaux au pain ou à la viande qu'on donne à manger aux animaux que l'on veut détruire. La mort survient en quelques minutes au milieu de phénomènes convulsifs (1). »

Skevos-Zervos semble plutôt rapporter une croyance populaire qu'un fait expérimentalement acquis.

A part la Physale, on ne trouve, parmi les Cœlentérés, aucune espèce toxique dont la connaissance soit utile pour le médecin.

En parlant des poissons vénéneux, nous avons indiqué la toxicité des larves de polypes coralliaires.

Les animaux de cette classe ne sont guères utilisés pour l'alimentation. La mollesse de leur tissu, leur goût fade et nauséeux les font rejeter. Quelques rares espèces d'Actinies et d'Holothuries font seules exception.

(1) *Semaine médicale*, 1903.

ENVENIMATION ET ANIMAUX VENIMEUX

PAR LE Dr L. BOYE

Par envenimation on entend les troubles physiologiques produits chez un animal à la suite de l'inoculation de substances toxiques nommées venins, sécrétées par certains êtres vivants. Ceux-ci sont soit des Reptiles (Ophidiens, Sauriens, Batraciens), des Poissons et même des Mammifères (Ornithorynque) parmi les vertébrés, soit des Arthropodes (Araignées, Scorpions, Scolopendres, et divers Hyménoptères), soit enfin des animaux inférieurs (Mollusques, Echynodermes, Cœlentérés). L'appellation d'animaux venimeux doit être réservée à ceux qui sont capables d'inoculer leur venin. L'inoculation se fait au moyen soit de dents, soit d'aiguillons spécialement disposés à cet usage. Tantôt elle est soumise à la volonté de l'animal, tantôt elle est passive.

Les animaux les mieux doués sous le rapport de la virulence du venin et de la perfection de l'appareil d'inoculation sont les serpents; nous les étudierons en premier lieu (1).

I. — SERPENTS VENIMEUX ET VENIN DE SERPENTS

GÉNÉRALITÉS ET CLASSIFICATION DES SERPENTS VENIMEUX

Chez les serpents venimeux, la sécrétion venimeuse a un double but : elle sert à la fois de moyen d'attaque ou de défense et de suc digestif.

On rencontre des serpents venimeux dans toutes les parties du monde. Ils diminuent rapidement en nombre et en espèces à mesure que l'on s'élève en latitude. Les plus dangereux habitent les régions tropicales et constituent pour quelques pays un véri-

(1) MM. le Médecin-Inspecteur CALMETTE (des troupes coloniales), directeur de l'Institut Pasteur de Lille, VITAL BRAZIL, directeur de l'Institut sérothérapique de Sao-Paulo (Brésil), le lieut.-colonel SEMPLE (du R. A. M. C.), directeur de l'Institut de Kasauli (Indes anglaises), FRANCK TEDSWELL, directeur du laboratoire de bactériologie de Sydney, ont bien voulu nous donner des renseignements ou nous envoyer des documents touchant leurs plus récents travaux sur les venins. Nous les prions de recevoir nos plus vifs remercîments.

table fléau. Fayrer a cherché à établir dans l'Inde une statistique des accidents mortels par morsures de serpents. Il n'arriva pas à obtenir des renseignements complets de tous les cercles administratifs, mais put néanmoins fixer à un chiffre supérieur à 20.000 victimes la mortalité moyenne annuelle dans l'Inde Anglaise seulement. En 1889, on a compté plus de 22.000 décès. La mortalité parmi les mordus étant de 35 à 45 o/o, on voit le chiffre formidable des accidents annuels. Les chiffres ci-après donneront d'ailleurs une idée du nombre vraiment prodigieux de serpents venimeux qui infestent ce pays : en deux mois, dans un seul cercle, on a constaté officiellement la capture et la destruction de 26.029 serpents dangereux (1).

Dans les régions tropicales de l'Amérique, les serpents venimeux, sont également très abondants.

Avant d'aborder l'étude des diverses espèces de serpents venimeux, nous devons donner sommairement les quelques notions anatomiques indispensables à la compréhension de leur classification naturelle et à la détermination des espèces.

Le crâne et la face sont constitués par un certain nombre d'os homologues de ceux des autres vertébrés, mais les os de la face sont très mobiles les uns sur les autres et sur ceux du crâne, surtout chez les serpents venimeux. Les os maxillaires supérieurs et inférieurs sont fixés par des ligaments très extensibles, ce qui permet aux serpents d'avaler des proies égales à plusieurs fois leur diamètre et hors de proportion avec l'ouverture normale de leur bouche. Les *mandibules* ou *inter-mâchoires* sont séparées et reliées seulement sur la partie médiane par des ligaments très lâches, elles sont susceptibles de supporter un grand écartement. Dès que l'animal a saisi sa proie, une des branches de la mâchoire supérieure avance et la prend avec les dents, puis l'autre branche s'avance à son tour, et ainsi de suite alternativement pour l'une et l'autre, en sorte que ce n'est pas la proie qui progresse vers l'intérieur du corps, mais la bouche du serpent qui progresse sur elle. Pendant cette opération, la tête paraît distordue et informe, mais dès que l'animal a complètement dégluti, les os reprennent rapidement leur position première. Dans l'œsophage, la progression se fait par contraction des fibres lisses de cet organe.

La denture varie selon que les serpents sont venimeux ou non. Chez ces derniers, elle est plus développée, il y a deux rangées de dents crochues sur la mâchoire supérieure : la rangée portée par les os maxillaires (externe) et la rangée portée par les palatins (interne). C'est ainsi que le python (serpent non venimeux) a 100

(1) Ramon Ureta, Rech. anat. path. sur l'action du venin des serpents. Paris, 1884.

dents réparties sur les maxillaires supérieurs, les mandibules, l'intermaxillaire, les palatins et les ptérygoïdiens. Ces animaux saisissent leur proie vivante et l'avalent en cet état, ou la maintiennent jusqu'à ce qu'elle soit étouffée.

Les serpents venimeux tuent au préalable leur proie par l'action de leur venin dont l'effet chez les petits animaux est presque instantané, aussi sont-ils munis d'un nombre de dents beaucoup plus restreint ; l'intermaxillaire est très réduit et ne porte pas de dents. Les maxillaires supérieurs sont très courts, très mobiles, ils portent chacun un crochet cannelé ou canaliculé, qui est l'organe d'inoculation du venin (fig. 66). En arrière de ce crochet, et

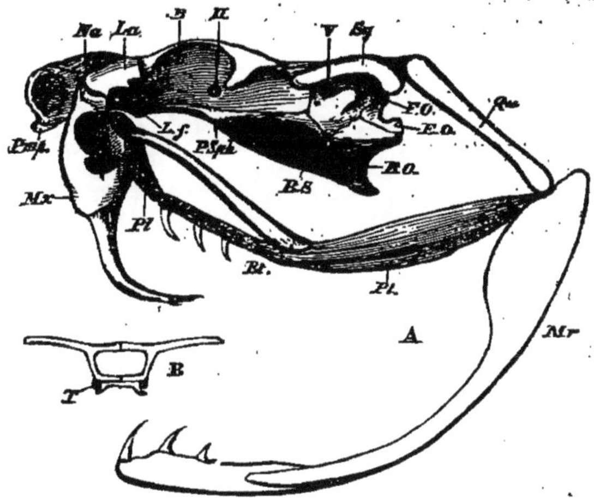

Fig. 66. — Crâne du Crotale.

Ma, Maxillaire inférieur; *Mx*, maxillaire supérieur ; *Pmp*, prémaxillaire; *Na* nasal; *La*, lacrymal; *lf*, fossette lacrymale; B, sus-orbitaire; PS*ph*, presphénoïde ; AS, basisphenoïde ; BO, basoccipital; EO, exoccipital; sq, squamosal; FO, fenêtre ovale; H, ouverture pour le passage du nerf optique; V, ouverture pour le passage du nerf de la cinquième paire ; Pl. palatin ; Pl, ptérygoïdien ; BT, portion du ptérygoïdien qui est antérieure à l'articulation principale de cet os avec le transverse et qui porte des dents; QU, os carré.

couchés dans un repli de la muqueuse, sont des crochets de remplacement qui viendront se souder à l'os maxillaire pour remplacer le crochet en service lorsque celui-ci tombera à l'époque de la mue ou sera accidentellement cassé. Par suite de l'articulation spéciale et très mobile du maxillaire supérieur, les crochets qui y sont fixés sont couchés horizontalement à l'état de repos, mais se redressent lorsque le serpent ouvre la gueule pour mordre, prenant ainsi, la pointe en avant, une position merveilleusement disposée pour la pénétration.

Chez certains serpents venimeux, les crochets, au lieu d'être placés à la partie antérieure du maxillaire supérieur, se trouvent à sa partie postérieure. Ils sont destinés à immobiliser défini-

... en empoisonnant la proie déjà saisie par les dents anté... La disposition reculée des crochets chez ces serpents ... leurs morsures rarement dangereuses pour l'homme.

... *glandes sécrétoires du venin* sont doubles et symétrique... placées en arrière et au-dessous des yeux. Analogues par ... structure aux glandes salivaires des mammifères, elles sont ... ou moins volumineuses, selon les espèces. Chez les Najas, ... Crotales, elles atteignent le volume d'une grosse amande. ... hez les Doliophis, elles ont des dimensions énormes et se pro... longent jusqu'au tiers antérieur du corps.

Chaque glande est en relation, par un canal excréteur qui longe le bord externe de la mâchoire supérieure, avec la gaine muqueuse

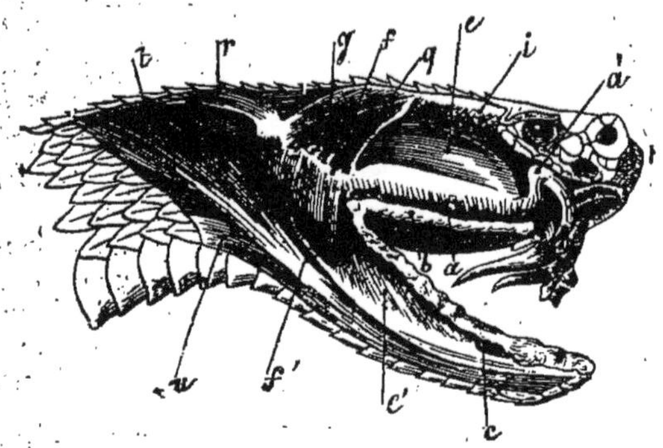

Fig. 67. — Appareil venimeux du crotale.
a, glande venimeuse ; *a'* son canal excréteur aboutissant aux crochets ; *b*, glande salivaire sus-maxillaire ; *c*, glande salivaire sous-maxillaire ; *e*, muscle temporal antérieur ; *c'*, sa portion mandibulaire ; *ff'*, muscle temporal postérieur ; *g*, muscle digastrique ; *i*, muscle temporal moyen ; *q*, ligament articulo-maxillaire ; *mr*, muscle cervico-angulaire ; *t*, muscle vertébro-mandibulaire ; *u*, muscle costo-mandibulaire (d'après Gervais et Van Beneden).

du crochet à venin, de manière que le produit de sécrétion puisse s'écouler dans le canal ou la rainure ; lorsque l'animal, se préparant à mordre, le crochet se relève. Un fascia musculaire entoure la glande et concourt, avec le masséter, le temporal et le ptérygoïdien, à la comprimer, de manière à expulser le venin. Lorsque l'animal est au repos et que les crochets sont couchés dans leur gaine, la sécrétion venimeuse indispensable à la digestion peut s'écouler librement dans la bouche (1).

(1) Pour récolter le venin d'un serpent, un aide saisit l'animal au cou, très près de la ... le tient suspendu en ayant soin qu'il n'ait pas à proximité un point d'appui sur ... il pourrait enrouler sa queue et se dégager. L'opérateur introduit dans la gueule ... un verre de montre sur lequel il fait reposer l'extrémité des crochets. Avec le ... l'index de l'autre main, il exerce une pression d'arrière en avant sur les glan... manière à en exprimer le contenu qui s'écoule dans le verre. Le venin est ... rapidement et autant que possible à l'abri de la lumière. On racle ensuite le ... resté sur le verre et on le place dans des flacons bien bouchés. Il garde ainsi ... de longues années toute son activité.

... les accidents, on peut, comme le faisait Gouzien dans l'Inde, tuer au préa... en l'exposant dans un bocal aux vapeurs de chloroforme.

... recueillir un produit pur et éviter son mélange avec les germes microbiens

Les caractères que nous venons d'exposer suffisent pour fixer les grandes lignes de la classification générale des serpents venimeux (1).

Serpents venimeux.

Deux familles.

Famille	Groupe	Sous-familles
1° *Colubridæ*. — Dents venimeuses *cannelées*. Tête généralement peu distincte du cou. Corps allongé.	1er groupe : *Opisthoglyphes*. — Dents venimeuses en arrière des autres (οπισθεν arrière γλυφῆ sillon.) Serpents à morsures peu dangereuses.	Trois sous-familles : 1° *Homalopsinæ*. — Aquatiques, denture médiocre, narines au-dessus du museau. 2° *Dipsadomorphinæ*. — Denture très développée, narines latérales. 3° *Elachistodontinæ*. — Dents peu développées se trouvant seulement à la partie postérieure de la bouche.
	2e groupe : *Proteroglyphes*. — Dents venimeuses en avant des autres (προτερον en avant) suivies ou non de dents simples.	Deux sous-familles : 1° *Hydrophilinæ*. — (Serpents de mer) ou platycerques de Duméril et Bibron. Corps comprimé latéralement, queue en forme de rame. 2° *Elapinæ*. — Conocerques de Duméril et Bibron. Queue et corps cylindriques. Presque tous ovipares et à pupille ronde. Animaux surtout terrestres : aquatiques accidentellement.
2° *Viperidæ*, forment le groupe des *Solenoglyphes* (σωλην, tuyau). Dents venimeuses *canaliculées*. Tête triangulaire élargie à sa partie postérieure. Corps généralement trapu, queue courte. Crochets à venin suivis de crochets de remplacement. Tous ovo-vivipares, sauf *Atractaspis*. Tous à pupille verticalement elliptique, sauf *Atractaspis* et *Causus*.		Deux sous-familles : 1° *Viperinæ*. — Pas de fossette entre les narines et les yeux. 2° *Crotalinæ*. — Fossette profonde de chaque côté entre le nez et les yeux.

Des caractères distinctifs très importants sont tirés de la forme et de la disposition des plaques et écailles céphaliques; il est donc

qui se trouvent en abondance dans la bouche des serpents, Tidswell se sert d'un verre de montre dont il recouvre la face concave par une mince membrane de caoutchouc tendue. Les crochets la perforent sans difficultés et elle arrête au passage les mucosités de la bouche qui se déposent à sa surface.

(1) La classification que nous donnons et qui est généralement adoptée aujourd'hui est celle employée par Calmette dans son ouvrage : *les Venins, les Animaux venimeux et la Sérothérapie anti-venimeuse*. Paris, 1907. Dans le cours de cet article, nous aurons souvent à citer ce livre, c'est dire les nombreux emprunts que nous lui avons faits. Cet ouvrage, qui contient la description de la plupart des espèces exotiques, sera très utile à ceux qui voudraient aux colonies se livrer à l'étude des serpents venimeux. Toutes les citations de cet auteur qui ne sont pas accompagnées d'une référence spéciale se rapportent à cet ouvrage.

nécessaire de les connaître par leur nom (fig. 68). Les écailles du

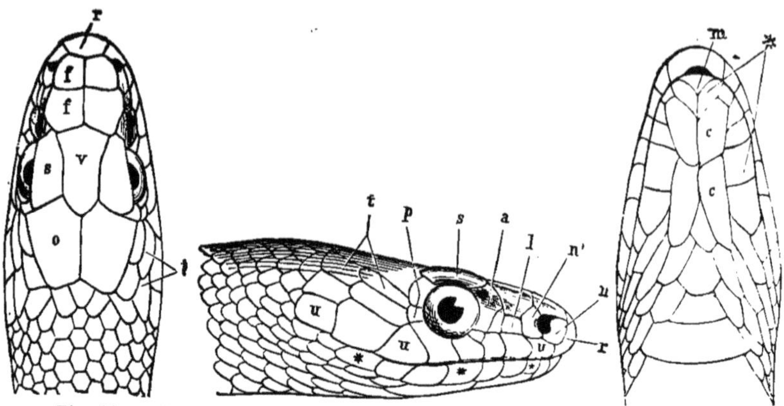

Fig. 68. — Tête de couleuvre vue en dessus, en dessous et latéralement. *r*, rotule; *n' n'*, nasales; *l*, frénale; *a*, préoculaire; *s*, susoculaire; *p*, postoculaire; *t*, temporale; *u*, labiales supérieures; *, labiales inférieures; *x*, internasale; *f*, préfontales; *v*, frontale; *o*, pariétales; *m*, mentonnière; *c*, inter-sous-maxillaires.

corps sont disposées en séries, dont le nombre est à peu près constant selon les espèces; celles de la face inférieure du corps sont dispersées en larges lames transversales et se nomment : *ventrales* ou *gastrostèges*, *sous-caudales* ou *urostèges*.

Les caractères distinctifs extérieurs entre les serpents venimeux et non venimeux ne sont pas toujours très apparents : Duméril, l'illustre erpétologiste, fut mordu à l'âge de 73 ans par une vipère qu'il avait imprudemment saisie, croyant avoir affaire à une couleuvre vipérine; toute sa vie avait été cependant consacrée à l'étude des serpents! Certains ophidiens venimeux, tels que les Crotaliæ, les Hydrophiinæ et la plupart des Viperinæ, ont des caractères qui les font facilement reconnaître, mais il n'en est pas de même de la plupart des Colubridæ protéroglyphes, qui ressemblent tout à fait comme aspect à d'inoffensives couleuvres. La coloration, étroitement soumise aux lois du mimétisme, ne peut servir que dans ses grandes lignes comme moyen de détermination.

Nous indiquerons dans le chapitre suivant les genres les plus importants des serpents venimeux (1).

(1) Nous avons donné à cette partie un important développement, car nous avons constaté combien aux colonies (même chez les gens les plus cultivés) sont rudimentaires les connaissances en la matière. Elles se résument fidèlement à ceci : tout serpenteau nouveau-né est décoré du nom de *serpent minute*, animal redoutable, dont la morsure entraîne la mort en quelques secondes. On ajoute comme rassurant correctif que sa bouche est tellement petite, qu'il ne peut mordre que dans un pli interdigital. Tout serpent de couleur verte est le *serpent bananier*, non moins terrible, et enfin en Afrique, tous les serpents à tête un peu triangulaire deviennent des *trigonocéphales*, bien qu'il n'y en ait jamais eu dans cette partie du monde. Quant aux appellations *couleuvres-vipères*, elles sont distribuées au petit bonheur.

Le médecin consulté à ce sujet n'en sait parfois pas davantage et ne peut tirer aucun

I. — DESCRIPTION DES PRINCIPALES ESPÈCES EXOTIQUES LEUR RÉPARTITION GÉOGRAPHIQUE

A. — COLUBRIDÆ

I. — Groupe des Opisthoglyphes. — Les *Homalopsinæ* et les *Elachistodontinæ* n'ont aucune importance venimeuse ; les derniers ne comprennent que deux espèces de petite taille qui se trouvent au Bengale.

La sous-famille des *Dipsadomorphinæ* comprend une espèce du genre *Cœlopeltis* que l'on rencontre en France aux environs de Montpellier et de Nice, dans toute l'Asie Mineure et l'Afrique septentrionale. C'est la *Cœlopeltis Monspessulana* (couleuvre maillée ou de Montpellier). D'autres représentants de cette sous-famille se trouvent à Madagascar, mais l'emplacement reculé des crochets chez ces serpents les rend à peu près inoffensifs.

II. — Groupe des Protéroglyphes. — A. Sous-famille des Hydrophiinæ (Serpents de mer). — Ces serpents se rencontrent sur les côtes de l'Océan Indien, dans la zone tropicale des mers de Chine et du Pacifique. Il est très fréquent d'en rencontrer sur les côtes d'Annam, pendant la traversée Saïgon-Haïphong. Ils manquent complètement sur les deux rivages de l'Atlantique. Ils se distinguent facilement des Colubridæ : le milieu auquel ils sont adaptés leur a imprimé un cachet très spécial, ils ressemblent au premier abord plus à des anguilles qu'à des serpents. La tête est petite, à peine distincte du cou, recouverte ordinairement de neuf grandes plaques ; il y a parfois quelques écailles au sommet de la tête. Le tronc est court, cylindrique en avant, latéralement comprimé en arrière ; la queue aplatie latéralement est comparable à une rame. Les orifices des narines s'ouvrent sur la face supérieure du museau. Les yeux sont petits, la pupille ronde.

Ces serpents sont d'un naturel très féroce quand ils se trouvent dans leur élément ; ils vivent le plus souvent en bandes au voisinage des côtes, fendant les flots avec rapidité ou se laissant bercer au gré des vagues sans que le passage, à les frôler, d'un bateau semble les émouvoir. Quand on les sort de l'eau, ils sont presque aveugles, tant est grande la contraction de la pupille qui devient

parti des renseignements, si concis, qu'ils sont inutilisables, qu'il trouve dans les traités classiques de pathologie exotique ; aussi, pensons nous faire œuvre utile en comblant cette lacune et en donnant des éléments suffisants à la détermination des principales espèces qui habitent les régions tropicales.

L'abréviation : E : 10-12 veut dire écailles du corps en 10 à 12 rangées. V : 30 signifie 30 écailles ventrales. Sc : 20-30 20 à 30 écailles sous-caudales. L'abréviation *Ls* veut dire écailles labiales supérieures et *Li*, labiales inférieures.

punctiforme. Leur ventre carèné les rend inaptes à se mouvoir rapidement sur le sol. Russel et Cantor n'ont jamais pu les garder vivants en captivité plus de deux ou trois jours, même dans de l'eau de mer. Cependant Cloitre (1) aurait pu en conserver un certain temps (il n'en dit pas la durée) dans une bouteille. Leurs poumons très spacieux peuvent emmagasiner une provision d'air considérable leur permettant de rester longtemps sous l'eau. Grâce à leur pupille très dilatable, ils peuvent voir à des profondeurs très diverses. Leur queue est un organe de préhension et sert d'ancre à ces serpents pour se fixer au milieu des polypiers.

A la Nouvelle-Calédonie, où ils abondent, on les désigne sous le nom de *serpent de corail*. On les rencontre parfois en bandes rampant sur la grève. Ils fuient à l'approche de l'homme, et leur progression est lente et maladroite. Ils s'aventurent parfois à quelque distance du rivage (Cloitre). Ils sont tellement abondants que fréquemment à Nouméa on fait exploser des pétards de dynamite dans un espace clos délimité sur la plage pour la baignade des troupes, afin d'y tuer tous les animaux nuisibles, et plus particulièrement les serpents.

Les serpents de mer sont (croit-on) ovovivipares.

Les pêcheurs redoutent fort la morsure des serpents de mer, qu'ils ramènent parfois dans leurs filets. Les observations d'accidents mortels abondent, car bien que les crochets de ces serpents soient faibles, comparativement à leur taille, et leur bouche petite, leur venin est très actif. En 1837, en rade de Madras, à bord de l'*Algérine*, on pêche un serpent de mer de deux mètres de long ; il mord à la main un homme de l'équipage qui, une demi-heure plus tard, est pris de vomissements avec faiblesse du pouls, sueurs froides, œdème se généralisant à tout le corps, dyspnée ; il meurt en 4 heures. La même année, sur les côtes de Birmanie, le capitaine d'un navire est mordu à la jambe en se baignant ; la blessure était si peu douloureuse qu'il crut avoir été pincé par un crabe. Trois heures après la piqûre, début des accidents analogues aux précédents : mort en soixante et onze heures.

Kermorgant (2) rapporte, d'après Forné, l'observation d'un cas mortel en douze heures survenu à Nouméa chez un transporté. Nous la résumons plus loin.

Il a vu également un chien qui, mordu par un serpent de mer, mourut en 5 minutes. Cantor, qui a observé au Japon l'effet de ce venin sur les animaux, a vu des oiseaux succomber en 4 à 8 minutes au milieu de violentes convulsions. Le début des accidents

(1) Cloitre, Note sur le serpent de corail en Nouvelle-Calédonie (*Annales d'hyg. et de méd. coloniales*, janv.-fév.-mars 1905). — H. W. Peal a pu aussi en conserver (*Indian Med. Gaz.*, juillet 1903).

(2) Kermorgant, les Serpents de mer et leur venin (*Annales d'hygiène et de méd. coloniales*, juillet-août-septembre 1902).

est très rapide : l'animal tombait immédiatement et faisait d'inutiles efforts pour se relever. Des tortues de mer moururent en 45 minutes; des couleuvres en une demi-heure. Quant aux poissons, un gros tétrodon piqué à la lèvre succombe en 10 minutes. Ces expériences furent faites avec des serpents du genre Hydrophis.

Les espèces d'Hydrophiinæ actuellement connues se répartissent en dix genres :

1° Genre Hydrus. — Crochets venimeux, courts, séparés des dents suivantes par un espace vide. Celles-ci sont au nombre de 7 à 8. Plaques de la tête larges, les narines s'ouvrent dans une seule plaque. Crâne plat. Pas de gastrostèges distincts, toutes les écailles étant semblables les unes aux autres; elles sont petites et de forme hexagonale.

H. platurus ou **Pelamys bicolor** (fig. 69). — Atteint une lon-

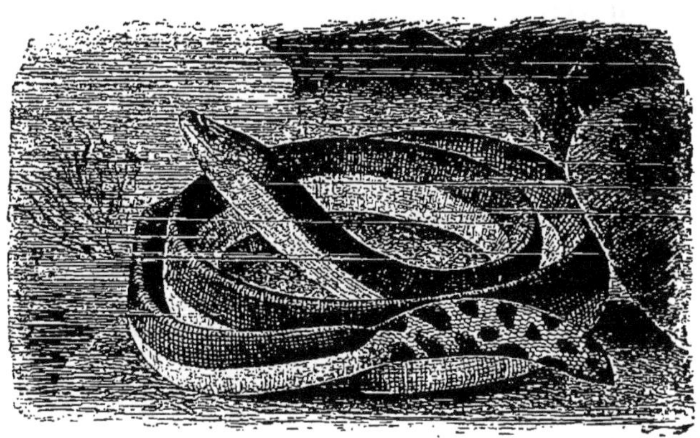

Fig. 69. — *Pelamys bicolor.*

gueur de 0,70 environ. Corps noir en dessus, jaune d'ocre ou blanchâtre en dessous, les deux colorations tranchant nettement l'une sur l'autre. La queue porte des taches noires flexueuses et arrondies. Le dessus du corps porte parfois des demi-anneaux noirs, les flancs sont chez certains sujets irrégulièrement tachetés de brun.

Habitat : Océan Indien et Océanie. Aux îles de la Société on le considère comme comestible (Duméril et Bibron) (1).

2° Genre Thalassophis. — Cinq petites dents non cannelées après les crochets venimeux. Narines entre deux plaques nasales et une inter-nasale. Plaques frontales et pariétales déve-

(1) DUMÉRIL et BIBRON, Erpétologie générale.

loppées. Une plaque préoculaire. Ecailles hexagonales juxtaposées. Pas d'écailles ventrales distinctes. Long. : 0,80.

T. anomatus. — Dos couvert d'anneaux noirâtres. Habitat : Java.

3° Genre Hydrelaps. — Larges plaques frontales et pariétales. Narines dans une seule plaque. Corps peu carèné, écailles imbriquées; museau court. Six dents en arrière des crochets venimeux; écailles ventrales distinctes.

H. Darwiniensis. — Tête vert foncé mouchetée de taches noires. Anneaux jaunâtres et noirs sur le corps. Long. : 0,45. Habitat : Australie.

4° Genre Hydrophis. — Corps très comprimé en lame de couteau dans sa partie moyenne. Queue de même grosseur que le cou. Ecailles disposées en pavé, carènées ou tuberculeuses, très petites sur le ventre. Corps allongé, arrondi et mince à sa partie antérieure. Narines dans une seule plaque nasale, 7-8 dents fortes en arrière des crochets venimeux, qui sont volumineux. Voici les principales espèces :

H. Striatus (fig. 70). — Vert olivâtre sur le dos, jaune verdâtre sur le ventre. Sur le dos, 15 à 20 taches rhomboïdales noires. Ecailles faiblement carènées. Long. : 2 m.

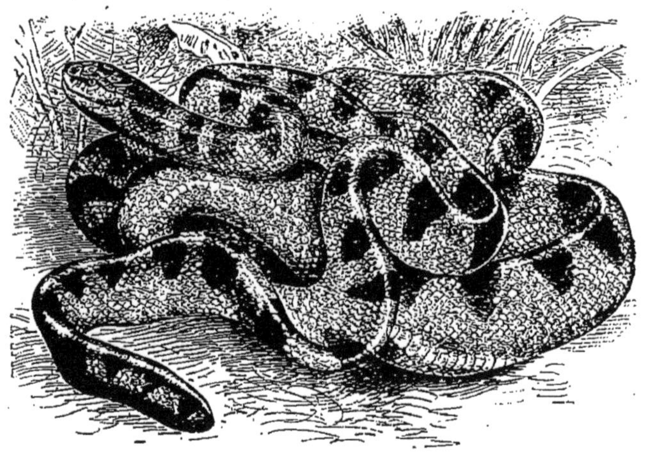

Fig. 70.— *Hydrophus striatus.*

Habitat : depuis Ceylan jusque sur les côtes du Japon. Très fréquent sur la côte occidentale de la Péninsule Indienne.

H. Gracilis. — A peu près analogue, mais plus petit. Long. : 1 mètre. Habitat : golfe Persique, Indes, Malaisie.

H. Nigrocintus. — Dos olive pâle, ventre jaunâtre, cerclé d'anneaux noirs. Long. : 1 mètre.

Habitat : golfe du Bengale, détroit de Malacca.

H. Spiralis. — Même coloration, mêmes anneaux, tête noire avec taches jaunes en fer à cheval dont la convexité repose sur les écailles préfrontales. Long. : 1 mètre 40. Même habitat.

H. Cœrulescens. — Couleur grise avec bandes noires formant des anneaux complets ou non. Tête noire. Même habitat. Long. : 0 m. 65.

H. Elégans. — Jaune, taches rhomboïdales noires transversales, séparées par un pointillé noir. Tête noirâtre. Ligne claire transversale au-dessus des narines. Long. : 0 m. 70.

Habitat : Archipel malais.

H. Stricticollis. — Vert sombre rayé et annelé de jaune. Tache jaune sur le museau et raie jaune de chaque côté du crâne. Long. : 1 m.

Habitat : Golfe du Bengale, Malaisie.

H. Leptodira. — Noir, avec 77 stries ou anneaux jaunes. Long. : 0 m. 50.

Habitat : Delta du Gange.

5° **Genre Platurus.**— Corps presque cylindrique très effilé, légèrement convexe ; sur le dos, écailles lisses et imbriquées. Ventrales lisses arrondies, nombreuses, étroites, rapprochées. Narines latérales, plaques inter-nasales séparant les plaques nasales. Os maxillaires inférieurs courts, bombés, deux volumineux crochets à venin peu courbés et une ou deux petites dents solides à l'extrémité postérieure du maxillaire.

P. Fasciatus (fig. 71). — 25 à 50 anneaux noirs se détachant

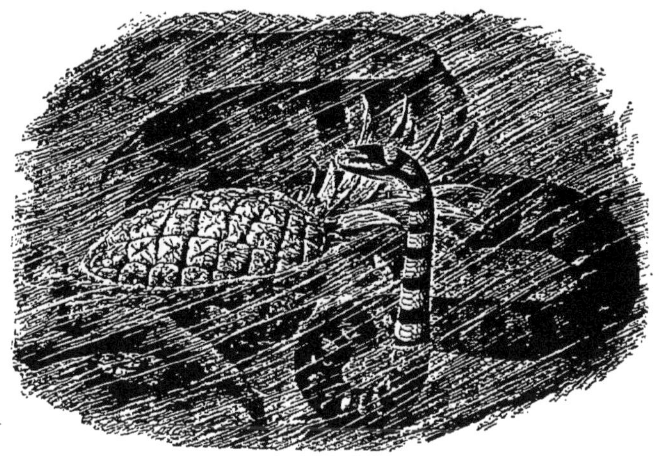

Fig. 71.— *Platurus fasciatus.*

sur la couleur fondamentale gris verdâtre. La coloration du ventre varie du blanc au jaunâtre, au jaune gomme-gutte. Sur chaque tempe, tache noire allant rejoindre une autre tache placée sur l'occiput; une bande noire passe sous le menton. Ces bandes tranchent nettement sur la coloration jaune vif de la tête. Long. : 1 mètre. E. : 23-25.

Habitat : Mers de Chine, Nouvelle-Zélande, Golfe du Bengale, Pacifique.

P. Fischeri ou **Laticatus**. — Très voisin du précédent, s'en distingue par la présence de deux préfrontales seulement au lieu de trois. E. : 19.

Habitat : Particulièrement abondant en Nouvelle-Calédonie.

P. Colubrinus. — 28 à 54 anneaux.

P. Muelleri. — Localisé au Pacifique méridional, 62 anneaux.

6° Genre Enhydrina. — 4 fortes dents cannelées en arrière des crochets venimeux. Ecailles imbriquées sur le dos, petites et peu distinctes sur le ventre.

E. Bengalensis ou **Valakadiensis**. — Couleur olive ou grise ; chevrons noirs transversaux sur le dos, confluents sur la ligne médiane et délimitant latéralement des espaces plus clairs.

Habitat : Golfe Persique, mer des Indes et de Chine, Archipel Malais, Papouasie.

7° Genre Enhydris. — 2 à 4 dents cannelées en arrière de volumineux crochets à venin. Ecailles imbriquées sur le dos, peu distinctes et petites sur le ventre.

E. Curtus. — Couleur claire, bandes transversales jaunes sur le corps, queue noire. Long. : 0m.75.

Habitat : Mer des Indes.

8° Genre Aipysurus. — 8 à 10 dents cannelées en arrière des crochets. Ventrales larges, carénées au milieu.

A. Australis. — Couleur fondamentale sombre striée de taches brunes réparties en barres transversales. Long. : 1 mètre.

Habitat : Australie, Nouvelle-Guinée. D'autres espèces se rencontrent en Malaisie, aux îles Philippines et Loyalty.

9° Genre Distira. — 4 à 10 dents cannelées en arrière des crochets à venin, qui sont volumineux. Tête assez volumineuse, corps effilé, écailles imbriquées sur le dos, peu distinctes sur le ventre où elles sont très petites. Le genre comprend 18 espèces disséminées dans l'Océan Indien et le Pacifique. Les plus fréquemment rencontrées sont :

D. Ornata. — Vert olive sur le dos, blanchâtre sur le ventre. Long. : 1 m.20.

Habitat : Océan Indien, Malaisie, Australie.

D. Cyanocincta. — Même teinte, mais cerclé de noir. Long. : 2 m. 50.

Habitat : Océan Indien, Mer de Chine, Papouasie.

Une autre espèce se rencontre dans les eaux douces d'un lac

de l'île de Luçon aux Philippines, c'est la seule espèce non marine des Hydrophiinæ.

10° Genre Acalyptophis.— Plaques frontales et pariétales divisées en écailles. Ecailles du corps un peu imbriquées.

A. Peronii. — Couleur fondamentale gris ou vert pâle striée de de bandes plus foncées; ventre blanc. Long. : 0 m. 90. Habitat : Hong-Kong et côtes de Chine.

B. **Sous-Famille des Elapinæ.** — C'est à la sous-famille des Elapinæ qu'appartiennent les plus redoutables des serpents venimeux. On en trouve des représentants dans toutes les parties du monde, sauf en Europe.

Pour faciliter l'étude des genres des Elapinæ, nous les classerons par groupes ayant des affinités zoologiques communes.

Premier groupe : Genre Naja (Asie-Afrique). — Tête à peine distincte du cou ; pupille arrondie ; narines comprises entre deux plaques nasales et une inter-nasale. Corps allongé un peu plus gros vers le milieu du ventre. Queue conique et pointue. E. : 15-7. Elles sont inégales, lisses et disposées obliquement. Les écailles ventrales sont rondes, les urostèges en deux rangées. L'ouverture de la bouche est large, le maxillaire supporte une paire de dents venimeuses, cannelées, très développées et en arrière 1, 2, ou 3 petits crochets lisses. Au repos, le cou de ces serpents est de même grosseur que la tête, mais dès qu'ils sont effrayés ou excités, ils redressent et maintiennent droite toute la partie antérieure de leur corps, et dilatent plus ou moins le cou par le jeu de leurs côtes antérieures de manière à former un disque plat arrondi sur les bords qui semble recouvrir complètement la tête comme un capuchon. Par ce mouvement les écailles cervicales s'étalent et s'écartent les unes des autres, formant ainsi comme les mailles d'un réseau. Le serpent peut ramper ainsi tenant une partie du corps érigée, la tête horizontale sur le cou. Les najas sont ovipares.

Trois espèces sont asiatiques : *N. Tripudians ; N. Sanarensis ; N. Bungarus.*

Six sont africaines ; *N. Haje ; N. Flava ; N. Melanoleuca ; N. Nigricollis ; N. Anchietæ ; N. Goldii.*

N. Tripudians. — Aussi nommé : *Cobra Capel* (ou simplement *cobra*) (fig. 72). — *Serpent à lunettes.* — Il se trouve dans les parties les plus chaudes de l'Asie méridionale et de la Malaisie. Sa tête est petite, couverte de larges plaques ; 2-3 ou 3-3 temporales. Ls : 7. — Li : 4. Une frontale aussi longue que large, une supra et une préoculaire ; 3 post-oculaires. E : 21-35 au cou ; 17-35 au corps. Long. : de 1 m. 50 à 1 m. 80. Cou très dilatable. Sa coloration va du bleu d'acier au gris cendré. La teinte du ventre est plus claire. Il y a certaines différences de coloration qui permettent d'en distinguer plusieurs variétés.

a) Variété *Typica* décrite par Russel sous le nom de *chinta nagoo*. Elle porte une empreinte en forme de lunette à la partie dorsale du capuchon. C'est la variété la plus fréquente. On la rencontre en abondance aux Indes, dans le Bengale, à Ceylan.

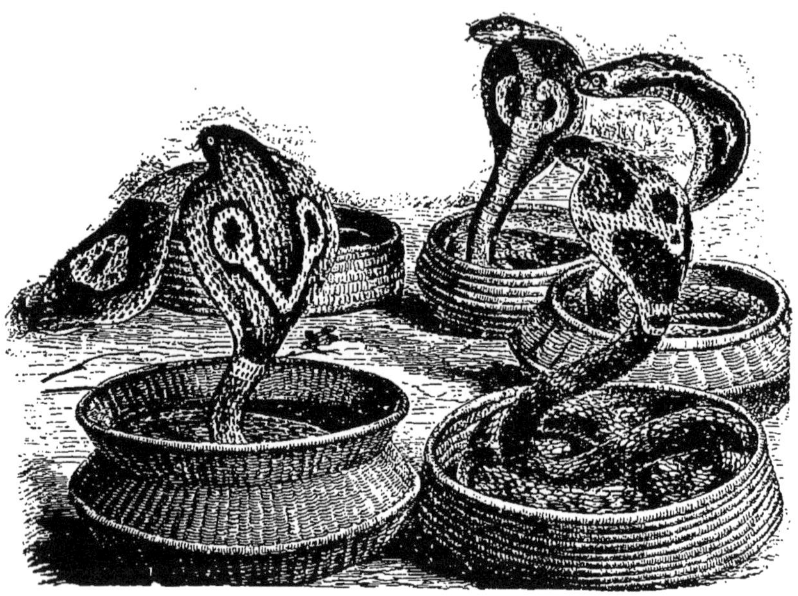

Fig. 72. — Les serpents à lunettes.

b) Variété *cæca* (*nalle nagoo*, sans lunettes), couleur gris foncé uniforme; bandes sombres transversales sur le ventre. Habitat: Indes, Bengale, Java, régions transcaspiennes.

c) Variété *fasciata* (*coodum nagoo*), tache blanche bordée de noir en forme d'U ou de V sur le cou, en arrière.

Habitat : mêmes régions et Indo-Chine et Chine méridionale, Siam, Péninsule malaise (1).

N. Sanarensis. — Ce serpent ne diffère du précédent que par les plaques internasales, qui sont plus courtes que les préfrontales et en contact avec les préoculaires. Il a une à trois larges plaques occipitales en arrière des pariétales. Long. 1 mètre environ (Philippines).

N. Bungarus ou *Trimeresurus bungarus*, *Opiophagus elaps*, *Hamadryas opiophagus*, *Serpentivore*, *King colva*, est le géant des serpents venimeux; il peut atteindre une longueur de

(1) Deux autres variétés, *sputatrix* et *leucodira*, se rencontrent : la première dans le Sud de la Chine, la Birmanie, Sumatra et la Péninsule Malaise, la seconde dans ces deux derniers endroits seulement. Elles sont d'une couleur brune, avec quelques taches plus claires diversement placées.

4 mètres. Deux larges plaques occipitales entourées de trois paires de très grandes plaques dont les deux antérieures constituent des temporales. Ls : 7 ; Li : 4. E : 19-21 (au cou) ; 15 (au corps). La coloration, très variable, va du vert olivâtre au noir. Les écailles du cou et de la queue sont ordinairement bordées de noir. Le dessus du corps est rayé de larges taches blanches (fig. 73). Ce serpent se trouve dans toute l'étendue de l'Océan

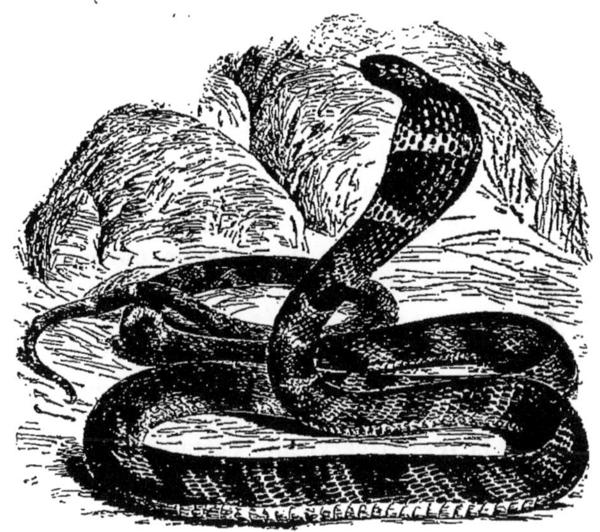

Fig. 73. — *Naja Bungarus.*

Indien, en Indo-Chine, en Malaisie et dans la Chine méridionale. On le trouve jusqu'à l'altitude de 2.000 mètres. Il aime le voisinage des rivières et les lieux humides, et grimpe facilement aux arbres. On l'aurait également rencontré au nord de la Nouvelle-Guinée. Au Bengale, on le nomme *Sunkechor*, ce qui veut dire « casse-tête » ; il est très agressif et se meut avec une rapidité inouïe. Le naturaliste anglais Cantor rapporte qu'un officier fut longtemps poursuivi par un Opiophage qui traversa à sa suite un cours d'eau à la nage, et il ne put lui échapper qu'en jetant à terre son turban sur lequel le serpent s'acharna. Cet animal se nourrit de préférence de reptiles, d'où son nom d'Opiophage. Fayrer et Cantor ont constaté ce fait chez des animaux en captivité. Les Hindous prétendent que lorsque ce serpent pousse un sifflement particulier, les reptiles qui l'entourent accourent vers lui, et qu'il en profite pour les dévorer (Torrens).

Le venin des Najas asiatiques est extrêmement actif : Russel, Johnson, Breton, Fayrer, Cantor, qui ont expérimenté le venin du Cobra capel chez les animaux, ont vu le pigeon mourir en 3 à 4 minutes, la poule en 5 à 6 minutes. Les chiens résistent de

20 minutes à plusieurs heures. Cantor a vu un chien mordu par un Hamadryas mourir en 1/4 d'heure ; un éléphant en 3 heures. Chez l'homme, la mort survient entre 2 et 12 heures après la morsure (1).

Tous ceux qui ont séjourné dans l'Inde ou à Ceylan ont pu voir le spectacle devenu banal dans les escales de la côte indienne des charmeurs de serpents ou psylles faisant exécuter à des cobras divers exercices en jouant sur une petite clarinette nasillarde un air lent et monotone (2). Beaucoup de ces charmeurs exhibent certainement des Najas auxquels ils ont arraché les crochets en leur présentant à mordre un lambeau d'étoffe qu'ils retirent vivement ensuite, mais d'autres opèrent avec des serpents en possession de leurs armes venimeuses et semblent avoir acquis une certaine immunité. Tous les ans cependant quelques-uns de ces psylles succombent aux suites de morsures.

N. hage ou Aspic d'Egypte. — Ce serpent a le cou moins dilatable que le cobra à cause de la plus grande courbure des côtes qui relèvent les téguments. Il atteint la taille de deux mètres (fig. 74).

Ls : 6-7. Les yeux sont séparés des plaques labiales par des plaques suboculaires. E : 19-35 sur le cou. V : 191-294. Sc : 53-64. Coloration généralement jaune paille, la face inférieure étant moins foncée. Bandes de couleur sombre, parfois rayées ou brunâtres dans la région cervicale. Certains individus sont presque uniformément noirs ; d'autres noirs et entremêlés de jaune. Ce serpent se rencontre dans toute l'Afrique au-dessous du Sahara. Il est surtout commun dans le bassin du Nil, vit dans les endroits déserts, loin des habitations, dans les tas de pierre, entre les racines des arbres. Il est très redouté en Afrique, bien qu'il prenne ordinairement la fuite devant l'homme ; il n'hésite pas cependant à attaquer s'il se sent en danger.

« Une jeune fille, dit Valler, marchait à la suite de porteurs dans un étroit sentier lorsque tout à coup un aspic sortit d'un buisson, se jeta sur elle et la mordit à la cuisse. Elle expira en moins de dix minutes » (Brehm) (3).

Les indigènes assurent qu'un naja adulte poursuit toujours l'homme ou l'animal, quelle que soit sa taille, lorsqu'ils viennent à passer à sa portée.

Ce serpent est parfois désigné par les colons du Cap sous le nom de *cracheur* et pourrait d'après eux lancer son venin à une distance de plus d'un mètre. Gordon Cumming assure avoir été victime d'une aggression semblable. Si quelqu'un passe près d'eux,

(1) Le lecteur trouvera plus loin tout ce qui a trait à l'étude clinique de l'envenimation par morsure des divers serpents.

(2) Les psylles n'enroulent autour de leur corps que des najas démunis de leurs crochets.

(3) Brehm, les Merveilles de la nature, *Reptiles*, édition française par Sauvage, tome V. Toutes les citations de cet auteur que nous ferons dans le cours de cet article se rapportent à cette édition, et non à l'édition originale du naturaliste allemand.

écrit Reichenow, ils se redressent, sifflent, gonflent leur cou et lancent à près d'un mètre dans la direction des yeux un liquide principalement composé de salive; d'après les assertions des missionnaires de la région (Côte d'Or anglaise) et le dire des indigènes, cette bave produit la cécité si elle arrive jusqu'aux yeux.

Falkenstein rapporte les mêmes faits (Brehm). Il est probable qu'il y a confusion entre ce serpent et le *Sepedon* ou *serpent cracheur* de l'Afrique occidentale. Calmette, qui a eu longtemps des naja-haje en captivité dans son laboratoire, dit qu'il n'a jamais constaté la projection de venin. Nous avons fait au Soudan la

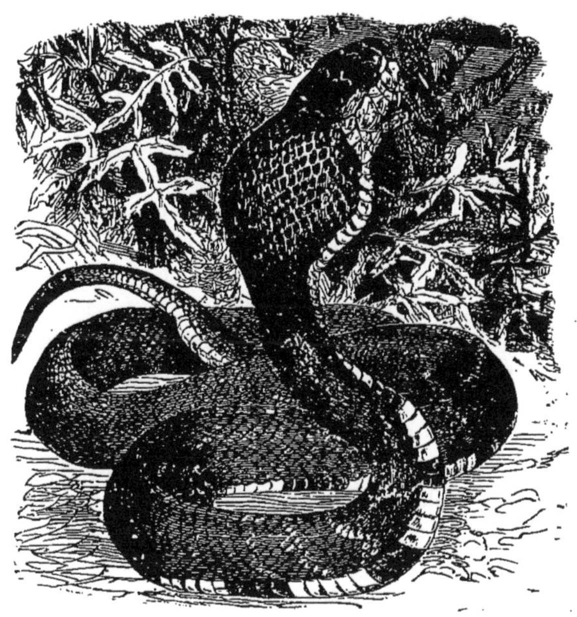

Fig. 74. — Naja-Haje.

même constatation sur un exemplaire conservé quelques jours en cage; cet animal sifflait fortement en projetant en avant sa tête pour mordre, mais une glace placée à peu de distance de sa gueule restait vierge de toute éclaboussure.

N. flava. — Habite l'Afrique du Sud. Couleur jaune rougeâtre, brune ou noire tachée de clair. Long. : 1 mètre 50. V : 220-227. C. : 50-67.

N. melanoleuca. — Habitat : Afrique centrale. Long. : 2 m. 40. Côtés de la tête jaunes ou blanc. Labiales supérieures teintées de noir sur le bord postérieur.

N. nigricollis. — La troisième plaque supra-labiale est plus longue, la sixième et la septième ne touchent pas les postoculaires. V : 183-228. Sc : 52-62. Face inférieure du cou barrée de noir. Long. : 2 m. Habitat : Afrique australe et méridionale.

N. anchietae. — E : 15-17 sur le cou. V : 181-192. Sc : 52-62. Noir sur le dos ; ventre, museau et joues jaunes. Long. : 1 m.80. Habitat : Angola.

N. goldii. — V : 194-195. Sc : 88. E : 15, sur le cou et sur le corps. Dos noir strié de taches blanches en séries transversales. Ventre blanc en avant, noir en arrière. Sous-caudales noires. Joues et museau blanc avec plaques bordées de noir. Long. : 1 mètre 75. Habitat : Bas-Niger.

Deuxième groupe. — Voici ses caractéristiques :

Os maxillaires *de même longueur que les palatins*, et portant en arrière des crochets à venin un nombre variable de dents. Pupilles rondes.	*Deux genres :* *a*) Boulengerina *b*) Elapechis.

1° Genre Boulengerina (Afrique centrale). — Ce genre ne comprend qu'une seule espèce de petite taille (0 m. 25), c'est le *Boulengerina stormsi*. Ses crochets sont volumineux ; il porte en arrière de ceux-ci trois ou quatre petites dents. Tête peu distincte du cou. Narines entre deux plaques nasales. E : 21, molles. Sous-caudales en deux rangs. Dos brun et raies transversales noires sur le cou. Ventre blanc en avant, brun en arrière. Queue noire de longueur moyenne.

2° Genre Elapechis. Afrique centrale et méridionale. Mêmes caractéristiques mais queue très courte : 1/10 environ de la longueur totale du corps. E : 13-15, obliquement disposées. Ventrales arrondies.

E. Guntheri. — Dos blanc ou gris avec bandes transversales noires liserées de blanc. Ventre blanc sale, brunâtre ou gris. Long. : 0 m. 50. E : 13. Habitat : Afrique centrale ou occidentale.

E. Niger. — Uniformément noir (Zanzibar).

E. Hersii. — Gris et bandes transversales noires séparés sur les côtés par des points noirs. Tache noire sur le cou en arrière. Ventre blanc. Long. : 0 m. 16 (Congo).

Trois autres espèces habitent l'Afrique du Sud (Calmette).

Troisième groupe. — Voici ses caractéristiques :

Os maxillaires dépassant les palatins, et ne portant chacun que le ou les crochets venimeux.	pupille toujours ronde	Sepedon. — Callophis Doliophis Elapognatus Dendraspis Walterinesia
	pupille toujours elliptique verticalement.	Elaps.
	pupille tantôt ronde, tantôt elliptique	Aspidelaps

1° Genre Sepedon. (Afrique occidentale). — S. Hoemachates ou Serpent cracheur. — C'est la seule espèce du genre. Elle est bien connue dans nos colonies de la Côte occidentale d'Afrique. On rencontre ce serpent dans toute l'Afrique équatoriale jusqu'au Cap. Sa longueur peut atteindre 1 m. Tête non distincte du cou. E : 19, carènées, entuilées et disposées en lignes obliques. Ventrales arrondies. Sous-caudales en deux rangées. Narines grandes entre deux plaques nasales et une internasale. Corps cylindrique.

D'après Smith, la tête est bordée latéralement par une certaine quantité de peau qui produit de chaque côté un pli lorsque l'animal est au repos. Quant il est excité, ce pli s'étend latéralement de manière à constituer à droite et à gauche un large bord analogue à la coiffe des Najas. De là vient probablement la confusion faite au Cap entre le Naja haje et le Sepedon, confusion faite également par Bavay (1) d'après une tête de serpent cracheur qui lui avait été envoyée du Dahomey.

Le fond de la couleur du dos et des flancs est d'un bleu d'acier foncé orné d'un grand nombre de bandes transversales ondulées et dentelées dont la teinte varie du jaune d'ocre au jaune clair. Gorge noire ou rouge brun foncé. Ventre noir grisâtre, comme plombé taché de blanc sur les parties latérales. Queue noire maculée de jaune en dessous. Beaucoup d'individus sont d'une couleur brun d'acier presque uniforme.

Ce serpent est d'un naturel très aggressif, et toujours en défense; il fait tête à l'ennemi. Il ouvre la bouche comme pour saisir l'objet qui s'approche de lui, il gonfle le cou, se dresse verticalement comme les najas, la tête haute, la gueule entrouverte, les crochets saillants; pour mordre, il allonge vivement la tête et le cou se remet tout aussitôt après dans l'attitude de défense.

Durant cette période de colère, dit Smith, il rejette souvent hors de la bouche un liquide qu'il lance à une distance de plus d'un mètre dans la direction des yeux de son agresseur. Sauvage (2), au Muséum de Paris, Maclaud (3), à Konakry, ont fait des constatations analogues.

Les conjonctivites qui résultent de l'action de ce venin sur le globe oculaire sont parfois très intenses mais n'ont généralement pas de suites fâcheuses. Bavay en relate, d'après Le Naour qui la lui communiqua du Dahomey, une observation sur une chienne de chasse qui fut gravement atteinte à deux reprises différentes. Trois ans plus tard, cette chienne que j'avais emmenée avec moi au Soudan se trouva à la chasse de nouveau en présence d'un

(1) Bavay, le Serpent cracheur de la côte occidentale d'Afrique (*Soc. Zool. de France*, 1895).
(2) Sauvage, édit. franç. de Brehm, *loc. cit.*
(3) Maclaud, *Archives de méd. nav.*, tome LXVI.

Serpent cracheur qui, avant que j'aie pu intervenir et avec une rapidité inouïe, l'aveuglait de son liquide et la mordait au museau. Je l'abattis d'un coup de fusil à bout portant au moment où il se préparait à mordre une seconde fois. La morsure n'eut aucune suite grave, grâce au traitement immédiat par les injections d'hypochlorite de soude et le serum de Calmette, dont j'étais toujours muni à la chasse; quant à la conjonctivite, au bout d'une heure l'irritation était considérable, les paupières boursouflées et l'occlusion complète. Ce n'est que le troisième jour que l'animal recouvra partiellement la vue. Guérison le 6e jour. Malgré ces trois atteintes, en moins de quatre ans, il n'en résulta aucune suite fâcheuse pour la vision.

Maclaud, Pinard (1), Peyrot (2) ont observé chez l'homme des conjonctivites de cette nature qui toutes furent légères. Au dire des nègres du Soudan, cet accident pourrait entraîner la perte de la vision, mais il y a probablement exagération de leur part.

2° Genre Callophis (Inde, Indo-Chine, Chine méridionale). — Ainsi nommé à cause de la belle coloration de la peau de ces espèces de serpents. Ils habitent le Sud de l'Asie. Leur

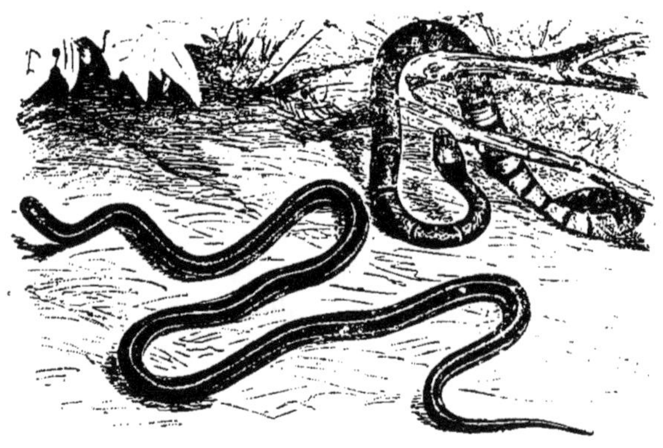

Fig. 75. — *Callophis Maccellandii* et *Allophis annulaire*.

corps est allongé, la tête à peine distincte du cou, la bouche très petite, l'orifice nasal entre deux plaques. E : 15 imbriquées. Ventrales arrondies. Sous-caudales en deux rangs. Queue courte, leur pupille est très étroite, leur vue paraît faible. Ils sont surtout crépusculaires. Ils sont peu dangereux en tant qu'animaux venimeux, car ils cherchent rarement à mordre et même à se défendre. Leur bouche étroite diminue encore le danger. Leur venin est néanmoins très actif pour les animaux.

C. Maccellandii (1er plan de la fig. 75). — Tête et cou noirs

(1) PINARD, *Arch. hyg., et méd. coloniale*, 1899.
(2) PEYROT, *Ibid.*

et une bande transversale jaune en arrière des yeux. Corps et queue rougeâtres et parcourus par une ligne noire partant de la nuque. Ventre jaune taché ou barré de noir. Habitat : Népaul-Dardjilling Assam, Birmanie, Chine méridionale. Long. : 0,70.

C. **Annularis** (2e plan de la fig. 75). — Bande transversale jaune en arrière des yeux. Corps brun rougeâtre orné d'une quarantaine d'anneaux noirs équidistants bordés de blanc, chacun de la largeur d'une plaque abdominale. Ventre jaune. (Même habitat.) Long. : 0 m. 60.

C. **Bibroni**. — Peu différent du précédent, mais anneaux inéquidistants ; tête noire en avant, rouge cerise sur l'occiput.

Habitat : Malabar.

C. **Gracilis**. — Rouge pâle, avec trois lignes longitudinales noires enserrant des taches brunes ou noires. Bandes noires et jaunes sous la queue et le ventre. Long. : 0 m. 75. Habitat : Péninsule malaise, Sumatra.

C. **Trimaculatus**. — Tête noire avec deux taches occipitales jaunes. Ventre rouge, queue portant deux anneaux noirs. Long. : 0 m. 35. Habitat : Inde, Birmanie.

C. **Maculiceps**. — Très voisin du précédent, se trouve dans les mêmes régions et en Indo-Chine.

3° Genre Doliophis (Asie). — Ce genre se distingue du précédent par les dimensions des glandes à venin qui s'étendent très loin de la région temporale, jusqu'au tiers antérieur du corps et refoulent parfois le cœur en arrière.

D. **Bilineatus**. — Noir à deux raies blanches sur le dos. Museau blanc, ventre strié de bandes noires et blanches. Queue orange avec 2 ou 3 anneaux mouchetés de noir. Long. : 0 m. 70. Habitat : Philippines.

D. **Philippinus**. — Deux bandes longitudinales brunes sur le dos. Sur le ventre, raies transversales noires. Tête brune tachetée de jaune. Long. : 0 m. 40. Habitat : Philippines.

D. **Intestinalis** et D. **Bivirgatus**. — Rouge pourpre avec des raies transversales et longitudinales noires ; se trouvent en Indo-Chine, dans l'Inde et en Malaisie.

4° Genre Elapognatus (Australie). — Aucune espèce importante.

5° Genre Dendraspis (Afrique). — Caractérisé par des crochets venimeux non fissurés et une forte dent crochue qui termine le maxillaire inférieur. Corps légèrement comprimé. E. : 13-23, lisses, étroites, obliquement disposées. Sous-caudales en deux rangs, queue longue.

D. **Viridis**. — Couleur vert foncé. Ventre et queue jaunes. Urostèges, gastrostèges, écailles du ventre et de la queue et plaques céphaliques bordées de noir. V. : 211-225. Sc. : 107-119. Long. : 1 m. 85 (Bassin du Sénégal et du Niger).

D. Jamessonii. — Identique comme coloration, mais plus long : 2 m. 10. Quelquefois uniformément noir. Habitat : Afrique centrale et australe.

D. Anguticeps. — Même couleur que D. viridis, mais sans liseré noir aux plaques céphaliques et aux plaques et écailles caudales et ventrales. Long. : 2 m. Habitat : Afrique occidentale et centrale, Transvaal, Natal.

D. Antinori. — E. : 21-23. V. : 248. Sc. : 117. Dos de couleur olive, ventre jaunâtre. Long. : 2 m. 70. Habitat : Abyssinie.

6° Genre Walterinesia (Egypte). — Tête distincte du cou, narines entre deux plaques (ou trois), nasales et internasales. E. : 23, lisses, un peu carénées. Sous-caudales en 2 rangs. Long. : 1 m. 20. Une seule espèce : *W. Egyptia*. Coloration brun noirâtre, ventre plus clair.

7° Genre Elaps (Amérique tropicale). — Très voisin des Callophis, auquel il ressemble par la richesse de la coloration, ce genre s'en distingue par ses yeux à pupille verticalement elliptique ou sub-elliptiques. Les caractéristiques générales sont les mêmes. E. : 13-15, lisses. Le corps est cylindrique et à peu près de même grosseur jusqu'à la queue. Sous-caudales en deux rangs ou partie en un rang, partie en deux. Les dents du maxillaire inférieur sont toutes de longueur égale. La bouche est petite, peu fendue, aussi la morsure est-elle généralement peu dangereuse, bien que le venin soit très actif. Serpents peu aggressifs et essentiellement terrestres.

Le genre comprend de très nombreuses espèces (1). Nous devons nous borner à décrire les plus communes dans nos colonies d'Amérique.

E. Corallinus ou Fulvius (Serpent corail, Arlequin snake). — A le corps d'un rouge cinabre éclatant, et orné de 25-27 anneaux noirs, bordés d'une étroite ligne d'un blanc bleuâtre. La queue, le plus souvent noirâtre, porte 8 anneaux blanc jaunâtre, et son extrémité est blanche. A l'occiput, bande d'un beau bleu verdâtre qui commence en arrière de l'œil et couvre la mâchoire inférieure. Long. : 0 m. 80. E. : 15. V. : 179-231. Sc. : 30-47 (fig. 76). La coloration de ce serpent paraît très constante. Il habite les buissons touffus au fond des forêts. D'après de Neuwied il n'y a aucun danger à le manier, et, si on s'en empare, il ne cherche pas à mordre. Cependant, le naturaliste autrichien Wertheimer fut mordu au dos de la main par un serpent corail et mourut en 12

(1) Calmette en décrit vingt-sept.

heures (Lacerda) (Brésil, Guyanes, Saint-Vincent, Saint-Thomas).

E. Surinamensis. — Rouge et anneaux noirs disposés en 7-8 séries de trois, séparées par des espaces jaunes étroits. Tête rouge, barrée transversalement de noir. Ls. : 7, dont 4 empiètent sur l'œil. V. : 167-182. Habitat : Guyanes, Brésil, Pérou, Vénézuela.

E. Hemprichii. — Noir et annelé de rouge et de jaune. Anneaux larges et étroits alternant. Occiput, lèvre sup. et tempes jaunes. Long. : o m. 75. E. : 15. V. : 168-181. Sc. : 22-29. Habitat. : Guyanes, Colombie, Pérou.

E. Psyches. — Anneaux noirs et bruns alternant avec 48-52

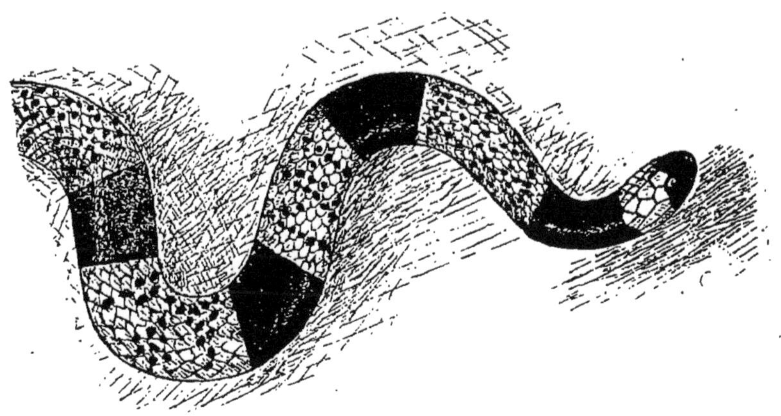

Fig. 76. — *Elaps Corallinus.*

anneaux jaunes, étroits. Tête noire mouchetée de jaune. V. : 188-214. Sc. : 32-47. Long. : o m. 50. Habitat : Guyanes.

E. Lemniscatus. — 11-14 séries d'anneaux noirs se détachant sur fond rouge et jaune. Tête jaune transversalement barrée de noir au niveau des yeux. Nez noir. V. : 241-262. Sc. : 30-39. Long. : 1 m. Habitat : Guyanes, Brésil.

8° Genre Aspidelaps (Afrique du Sud). — Mêmes caractéristiques, mais pupilles tantôt rondes, tantôt elliptiques. Plaque rostrale très large, libre sur les côtés. Corps cylindrique, écailles lisses ou carènées en 19-23 rangs. Sc. : deux rangs.

Deux espèces de petite taille, *A. Lubricus* et *A. Scutatus*, se rencontrent au Cap, au Natal et dans les parages du Mozambique.

Quatrième groupe. — Il comprend *quinze genres*.

Os maxillaires dépassant les palatins, comme dans le genre précédent, mais maxillaire supérieur portant en arrière des crochets un nombre variable de dents. Dents antérieures du maxillaire inférieur plus développées que les suivantes.	Pupille toujours ronde.	Diemenia. — Pseudechis. — Hoplocephalus.— Tropidechis. — Notechi. — Rinhoplocephalus. — Micropechis. = Ogmodon. — Glyphodon.
	Pupille toujours elliptique verticalement.	Achantopis.— Rhynchelaps. Pseudelaps. — Brachiaspis.
	Pupille tantôt ronde, tantôt elliptique.	Bungarus. Denissonia.

1° Genre Diemenia (Australie et Nouvelle-Guinée). — 7 à 15 petites dents *à rainure* en arrière des crochets. Dents ant. du maxillaire inf. très développées et recourbées en arrière. Tête peu distincte du corps. E. : 15-19. Sous-caudales en deux rangs. Frontale très allongée. Plaques céphaliques larges.

P. Textilis (Brow-Snake des Australiens). —E. : 17 à 19 rangs. V. : 190-232. Long. : 1 m. Coloration allant du jaune olivâtre au rouge brun (Australie). Cinq autres espèces se différencient par le nombre des ventrales et la longueur des internasales. Mortalité 18,7 0/0, d'après la statistique de Tidswell (1).

2° Genre Pseudechis (Australie, Nouvelle-Guinée). — Mêmes caractéristiques générales et 2 à 5 dents en arrière des crochets venimeux. E. : 15-17. Sous-caudales en double rangée à la base de la queue, puis simples et de nouveau double. Narines entre deux plaques.

P. Porphyriacus ou **Trimesurus Porphyreus** (Black-Snake des Australiens). — C'est un gros serpent pouvant atteindre une longueur de 2 m. 50. E. : 17 ; lisses, quadrangulaires. Dessus du corps d'un beau noir violacé à reflets bleuâtres. Ventre rouge pâle, flancs rouge carmin, gastrostèges bordés de noir sur leur portion libre. En quelque endroit que l'on se trouve en Australie, dit Buchmann, on peut être certain de trouver la vipère noire. Cet animal aborrhé pénètre sous la tente ou dans la case du colon, il s'enroule dans sa couchette, nulle part on n'est à l'abri de sa présence (Brehm). Si ce serpent est poursuivi, il charge son ennemi en se redressant à moitié, puis, se détendant brusquement, il se projette en avant de toute sa longueur. D'où son nom de « serpent sauteur ». Sa morsure serait rarement mortelle chez l'homme, d'après Tidswell ; Bennet a vu plusieurs cas dans lesquels

(1) Tidswell, Researches on Australian Venonis (Sydney, 1906.

la guérison survint après une torpeur de plusieurs heures. Cependant, les animaux mordus succombent rapidement.

Calmette donne la description de sept autres espèces de Pseudechis.

3° Genre Notechis (Australie, Tasmanie). — Mêmes caractéristiques. E. : 15-19, rangées obliques. Elles sont lisses, les latérales plus courtes que les dorsales. Sc. : en 1 rang. Tête peu distincte.

N. Scutatus ou Hoplocephalus curtus (1) (Tiger Snake des Australiens). — C'est un des serpents les plus dangereux de l'Australie. La mortalité à la suite de sa morsure est de 45,4 o/o, d'après Tidswall.

Couleur vert foncé, écailles bordées de vert plus foncé, ventre jaune ou vert. Longueur : 1 m. 30.

4° Genre Micropechis (Australie, Nouvelle-Guinée, îles Salomon). — **5° Genre Tropidechis (Nouvelle-Galles du Sud, Queensland).** — **6° Genre Hoplocephalus (Australie).** — **7° Genre Rhinoplocephalus (Australie).** — **8° Genre Ogmodon (Iles Fidjii).** — **9° Genre Glyphodon (Australie, Nouvelle-Guinée).** — Aucune espèce dangereuse.

10° Genre Brachyaspis (Australie). — Mêmes caractéristiques que le précédent, mais ce genre, ainsi que les suivants, a la tête distincte du cou et une pupille elliptique verticale. Le corps est trapu, cylindrique, narines entre deux plaques. E.: 19, lisses, obliquement disposées. Queue courte et épaisse. Sous-caudales en un seul rang. Tête en forme de quadrilatère, aplatie. L'aspect extérieur est celui d'une vipère (fig. 77, 2e plan).

B. Curta. — Très commun en Australie. Bennet relate un cas dans lequel la mort survint en 8 heures. Coloration brun grisâtre, uniforme en dessus, jaune tacheté de noir en dessous. Ecailles plus grandes sur les flancs. Long. : de 0 m. 60 à 1 m. 20.

11° Genre Acanthopis (Australie, Nouvelle-Guinée). — Ressemble beaucoup comme aspect au précédent; s'en distingue par ses écailles carénées en 21 à 23 rangs. La queue, comprimée à son extrémité est couverte d'écailles hérissées, entaillées, épineuses et terminée par une épine cornée recourbée en haut. Sous-caudales d'abord en un rang, puis en deux (fig. 77, 1er plan).

A. Antarcticus (Death adder, cracheur de mort), encore nommé *Erastinus*, à cause de ses plaques supra-oculaires dressées, et anguleuses, affectant la forme de petites cornes. Les sous-caudales des rangs 5 à 27 sont divisées. Dessus du corps générale-

(1) D'après la classification de E.-R. Waite, de l'Australian Museum. Australian Snakes (Sydney, 1898).

ment jaunâtre avec des taches noires principalement sous la mâchoire inférieure, la gorge et les côtés de la tête. Le dos est gris sale avec des bandes transversales d'un rouge terne ou brique (Duméril et Bibron) (1).

Les colons d'Australie appellent ce serpent « vipère de la mort ou vipère épineuse ». Elle est très commune, rapporte Bennet,

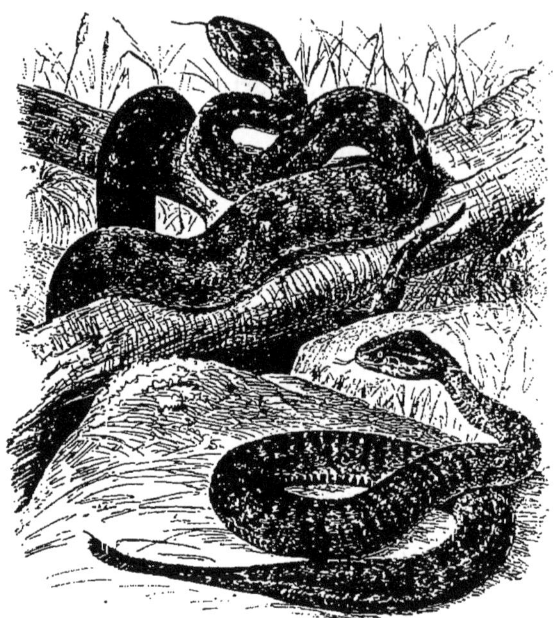

Fig. 77. — *Achantopis antarcticus* et *Brachyaspis curta*.

dans les environs de Sydney. On la trouve dans les endroits secs et sablonneux, souvent le long des routes et des sentiers, où elle reste enroulée durant tout le jour, ce qui la rend d'autant plus dangereuse. Tidswall indique pour la morsure de ce serpent une mortalité de 50 o/o.

12° Genre Rynchelaps. — 13° Genre Pseudelaps. — 14° Genre Denissonnia. — Espèces australiennes dont aucune n'est dangereuse.

15° Genre Bungarus (Asie). — Ce genre est caractérisé par une tête à peine distincte du cou, des yeux petits, une pupille ronde et parfois sub-elliptique. Museau court et obtus, narines entre deux plaques nasales et une inter-nasale, leurs orifices sont larges et dirigés en arrière. Deux crochets à venin larges et courts, suivis d'une ou de deux petites dents légèrement cannelées; la 3e dent du maxillaire inférieur est plus développée que les autres; dos comprimé en carène, saillant et couvert de plaques

(1) Duméril et Bibron, Erpétologie générale, *loc. cit.*

hexagonales plus grandes que les autres (1). E : 13-17. S.-C. en un seul rang (Brehm) ou en deux rangs (Fayrer).

B. Fasciatus (Bungarum, Pamah, Raisomp, Sankri, kokliakrait des Hindous) (fig. 78). — Ce serpent atteint parfois une longueur de 2 mètres; les échantillons de cette taille sont cepen-

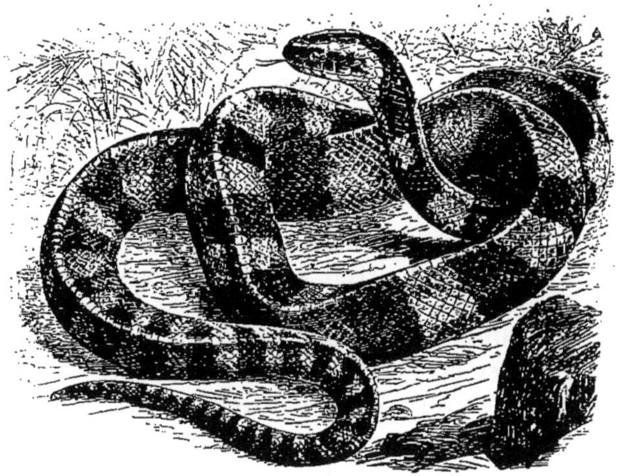

Fig. 78. — *Bungarus Fasciatus.*

dant assez rares. Le corps est orné de larges plaques alternativement jaune d'ocre brillant et brun violacé très foncé. Les divers auteurs donnent de la coloration de ce serpent une description assez confuse (Brehm, Fayrer). Après examen d'un assez grand nombre d'individus, nous en donnons la description suivante appropriée à la plupart des cas : tête jaune d'ocre, couverte d'une tache noire découpée en forme de fer de lance, à pointe sur la rostrale, et dont la hampe s'élargit sur la tête et le cou. Les bords des deux barbelures qui s'étendent en arrière des yeux sont plus ou moins effrangées. Les pupilles sont presque toujours rondes, parfois faiblement elliptiques. Ce serpent est surtout crépusculaire et nocturne; dans le jour, il vit dans des endroits sombres, entre les racines des arbres, la tête ordinairement dissimulée sous les anneaux. Assez fréquemment il pénètre dans les maisons.

Cette espèce habite les Indes orientales et certaines îles de la Sonde; on la rencontre à Java, à Sumatra, et dans toute l'Indo-Chine. Nous l'avons souvent rencontré à Monçay (Tonkin); il semble également être très commun aux environs de Lang-Son et probablement aussi dans toute la haute région tonkinoise. La

(1) La brillante coloration des anneaux de certains Bungares et une grande analogie de caractères pourraient les faire prendre pour des *Elaps*; chez ces derniers, toutes les écailles sont de mêmes dimensions.

rareté en Indo-Chine des accidents par ce serpent doit être attribuée, selon nous, à son extrême placidité. Il a des mouvements très lents et est facile à capturer. Un de ces reptiles, que nous avions en cage avec deux *trimesesurus gramineus*, avait dès le premier jour mangé un de ses compagnons de captivité et tué l'autre. Mais, par la suite, il montra la plus grande indifférence aux tentatives faites pour l'irriter.

Leur venin est très actif; un chien succombe en 1 heure à leur morsure. La blessure s'accompagne d'une hémorragie persistante.

B. Candidus. — Brun noir ou bleuâtre; anneaux alternativement bleu foncé et jaunes, ou raies transversales blanches; ventre blanc. Ne dépasse pas la longueur de 1 mètre; dans l'Inde, où il est très commun, on le nomme « *krait* »; sa morsure, de même que celle d'une variété **B. Cœruleus**, provoque de nombreux accidents. Le *Krait* pourrait être facilement confondu avec un serpent inoffensif, le *Lycodon aulicus*, l'examen de la bouche permet de le différencier facilement (Calmette) (1).

D'après Fayrer, au Bengale, en 1869, sur 10.810 décès par morsures de serpents, 369 étaient attribuables aux « *kraits* » qui, dans les Indes, sont les serpents les plus redoutables après les Najas. Ces animaux pénètrent fréquemment dans les habitations, s'installent dans les meubles, se pelotonnent dans les lits.

B. — VIPERIDÆ

I. — SOUS-FAMILLE DES VIPERINÆ. — Cette sous-famille est caractérisée par l'absence de fossette entre le nez et les yeux.

1° Genre Vipera (Europe, Asie, Afrique). — Tête nettement distincte du cou, couverte de petites écailles avec ou sans plaque frontale et pariétale. *Pupille verticalement elliptique.* Narines latéralement placées. Ecailles carénées avec une fossette au sommet. Queue courte, trapue. Gastrostèges arrondies. Sous-caudales en deux rangs.

V. berus ou Péliade. — Museau arrondi, court, plaques frontales et pariétales distinctes, une seule rangée d'écailles entre l'œil et les lèvres; narines dans une seule plaque nasale. E : 22, très carénées. Couleur très variable selon l'habitat : grise, olive, brune ou rougeâtre. Tache noire en V ou X sur la tête; ligne noire et flexueuse sur le dos (caractère très constant). Elle abonde en France (Jura, Isère, Ardèche, Auvergne, Vendée,

(1) Le *Lycodon aulicus* a les dents antérieures du maxillaire supérieur beaucoup plus grandes et plus fortes que les autres, et un examen superficiel pourrait les faire prendre pour des crochets. Chez ce serpent, l'extrémité de la mâchoire supérieure est en forme de voûte.

forêt de Fontainebleau). On la trouve aussi dans l'Europe centrale, la Sibérie, la Mongolie, le Turkestan. Long. : de 0,35 à 0,70.

V. Aspis. — Museau plus retroussé que chez la précédente, dont la différencient deux séries d'écailles au lieu d'une séparant l'œil des plaques labiales supérieures. Coloration extrêmement variable et complexe où le roux prédomine. Ordinairement, marque en U ou V sur la tête. Se trouve en France (Vendée, Fontainebleau), dans presque toute l'Europe et en Algérie. Long. : 0,70.

V. ammodytes. — Museau relevé en une pointe molle couverte de petites écailles. Ecailles céphaliques carénées ; deux séries entre les yeux et les lèvres. Habitat : Sud-Ouest de l'Europe, Tur-

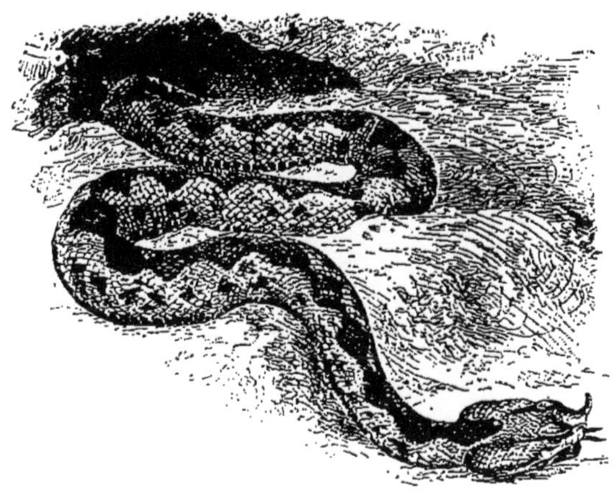

Fig. 79. — *Vipera Ammodytes.*

quie, Syrie, Nord de l'Algérie. Cette espèce n'existe pas en France. Bande en zigzag de la nuque à la queue, formée de losanges très allongés. Coloration très variable. Long. : 0,55. (fig. 79).

V. latastii. — Intermédiaire entre les deux précédents, museau moins fortement relevé que chez l'espèce précédente, 2 à 3 séries entre les yeux et les lèvres. Habitat : Espagne, Portugal, Nord de l'Algérie. Long. : 0,55.

V. Russellii. — Vipère élégante, *Tinok-polga* des Singalais, *Oulou-bora* des Bengalais, *Daboïa* des Hindous, est un superbe serpent qui peut atteindre 2 m. 10 de long. (fig. 80). Narines larges et latéralement placées; tête longue et très haute, peu élargie en arrière. Museau épais en avant et arrondi. Plaque rostrale haute, étroite, hexagonale. Tête couverte de petites écailles carénées. Dos jaune brun, sur lequel se détachent de grandes taches ovalaires régulières d'un brun noir bordé d'un liseré jaune ou blanchâtre. A la partie médiane, les taches forment trois séries longitudinales, les latérales se trouvant dans l'intervalle des médianes. Sous le ventre, bandes transversales formées de petites taches triangulaires du plus beau noir cerclé de blanc. Cette espèce se trouve dans les Indes anglaises, depuis Bombay jusqu'au Bengale, y compris Ceylan ; dans la Malaisie, au Siam. Dans les massifs de l'Hymalaya, on l'a trouvée jusqu'à 1.600 mètres d'altitude. Elle pénètre fréquemment dans les endroits habités ; elle a été plusieurs fois trouvée au jardin des plantes de Calcutta. Comme toutes les vipè-

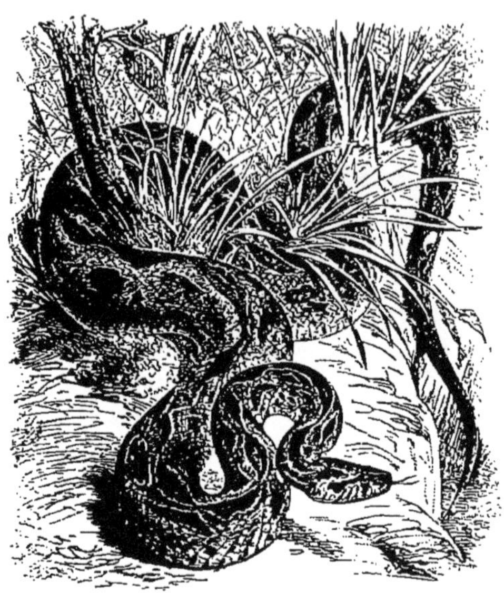

Fig. 80. — *Vipera elegans.*

res, elle sort surtout pendant la nuit, le feu des campements l'attire ; elle n'attaque pas l'homme et ne mord que pour se défendre. Elle a un sifflement particulier très intense.

De toutes les vipères, la *Vipera Russellii* est la plus redoutable. Les petites vipères de nos pays n'excrètent guère plus de 0 gr. 10 de venin à chaque morsure, aussi la mortalité par ces animaux est-elle faible : Viaud-Grandmarais a relevé en Vendée 62 cas de mort sur 321 morsures ; en Auvergne, Fredet (1), 6 cas sur 14. La terminaison fatale est à craindre surtout chez les enfants.

Une poule mordue sous l'aile par la *Viperà Russelii* meurt en moins de 1/2 minute ; un chien de forte taille fut en partie paralysé au bout de 5 minutes et mourut en une demi-heure (Russel). Fayrer a vu un cheval mourir en une demi-heure, un autre après 11 heures. Dans l'Inde, la morsure de la Vipère élégante figure pour une large part dans la mortalité.

(1) Fredet, *Bulletin Acad. de Médecine*, 1889.

2° Genre Echis (Asie, Afrique).—Ce genre a tous les caractères du précédent, il s'en distingue par les urostèges en une seule rangée.

E. carinata ou arenicola. —*Efa* des Egyptiens, *Vipère des pyramides* (fig. 81). Elle a environ 0,60 de longueur; ses écailles sont fortement carènées et leurs plis se correspondent longitudinalement, dessinant ainsi des lignes saillantes longitudinales. Couleur de sable plus ou moins jaunâtre. Ligne ondulée claire et bordée

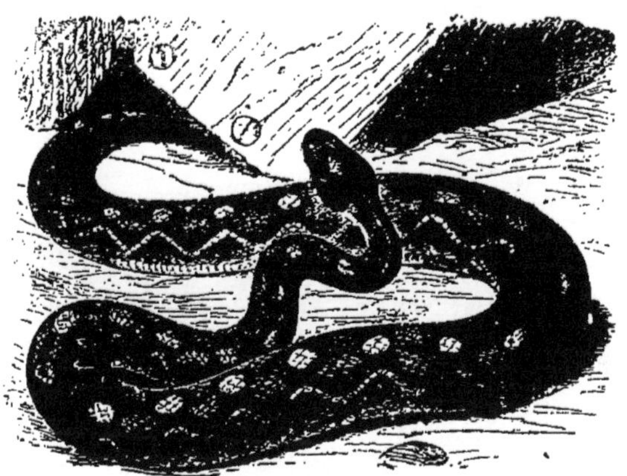

Fig. 81. — *Echis carinata.*

de noir sur les flancs, entre elles taches ovalaires de couleur claire également bordées de noir. Sur la tête, une tache jaunâtre entourée de brun sombre figurant une croix. Ce serpent, que l'on rencontre dans l'Inde, la Perse, le Belouchistan, l'Arabie, la Palestine est surtout commun en Egypte et en Abyssinie. Une espèce très voisine à tête dépourvue de croix se rencontre en Arabie et en Palestine (E. colorata).

L'*éfa* est très commun en Egypte; il pénètre dans les villes et les habitations. Il n'est pas rare, rapporte Brehm, que des personnes soient mordues dans les rues du Caire. Il a trouvé à Karthoum plusieurs fois de ces serpents dans sa case et même sous sa couverture. Malgré sa petite taille, cette espèce de vipère est très agressive : toujours disposée à mordre, elle se tient dans la position d'attaque non pas levée sur elle-même, mais le corps recourbé deux fois en croissant au milieu duquel elle place sa tête prête à mordre; cette position est assez caractéristique. Pendant ce temps, l'animal ne reste pas un seul instant en repos, et par le frottement des écailles fait entendre un bruit sec et strident. Tant qu'un homme ou un animal se tient dans le voisinage, l'*éfa* garde son attitude agressive, mord tout ce qu'on lui présente, et peut se projeter à une distance à peu près égale à sa longueur (Brehm). Son venin est très actif.

3° **Genre Bitis** (**Afrique, Arabie d'Asie**). — Tête très distincte du cou et très large en arrière, couverte de petites écailles imbriquées; narines dans une seule plaque nasale, et en arrière fossette profonde formée par une plaque valvulaire supra-nasale. E : 22-41, carénées, à fossettes. Sous-caudales en deux rangs, ventrales arrondies.

B. arietans ou Vipera Bitis ou Vipera arietans (fig. 82). — La vipère heurtante est ainsi nommée parce qu'avant de mordre elle donne comme un coup de bélier avec sa tête. Narines au-dessus du

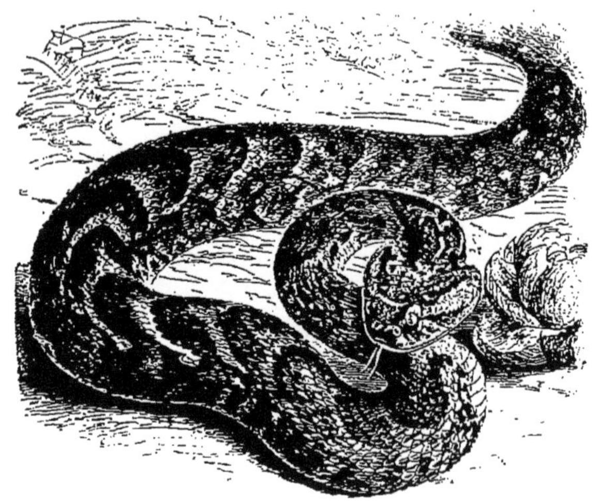

Fig. 82. — Vipère heurtante.

museau, bordées d'une peau lisse; elles sont très rapprochées et séparées l'une de l'autre par deux paires d'écailles ou de plaques carénées. E : 31-33, fortement carénées. Deux séries entre les supra-nasales. A partir du cou, le corps augmente très rapidement de circonférence, sa section représente un large triangle arrondi vers les angles, le sommet correspondant au dos. Couleur jaune de sable; bande jaunâtre bordée de noir entre les yeux. Entre ceux-ci et la partie postérieure de la tête, trait noir de chaque côté. Dos orné de chevrons grisâtres ou jaune clair. Ventre jaune sale. Long. : de 1 m. à 1 m. 40. Ce serpent se rencontre dans toute l'Afrique, du sud du Maroc au Cap de Bonne-Espérance, et en Asie, au sud de l'Arabie. Nous avons dit dans un article précédent l'emploi que faisaient les Hottentots du venin de ce serpent comme poison des flèches. La vipère heurtante est très indolente; pendant le jour, elle se dissimule dans l'herbe.

Les indigènes du Cap prétendent qu'elle est très vive quand elle est excitée et peut sauter assez haut pour atteindre un cavalier sur son cheval.

Ramon Ureta (1) a constaté que le venin de ce serpent était très actif : un chien vigoureux, mordu par une vipère heurtante, depuis longtemps en captivité, était agonisant dix minutes après la morsure, et mourut en cinquante minutes.

B. peringueyi. — Plus petite, 0 m. 30 environ. E : 25-27, carénées. Couleur gris olive avec trois séries longitudinales de taches gris foncé. Parfois taches figurant sur la tête un trident suivi d'une croix. 11 écailles autour des yeux. Habitat : Angola.

B. atropos. — Même taille. E. : 29 à 31 carénées. 16 écailles autour des yeux. Couleur gris-brun avec taches en 4 séries longitudinales. Deux larges taches noires sur la tête. Habitat : Cap de Bonne-Espérance.

B. cornuta. — 2-5 écailles en forme de cornes dressées sur l'œil de chaque côté. Long. : 0,50. Habitat : Afrique du Sud.

B. caudalis. — Une seule écaille dressée au-dessus de chaque œil. Long. : 0,35. Habitat : Afrique du Sud.

B. gabonica. Vipère du Gabon ou rhinocéros. — Tête volumineuse, déprimée, fort large en arrière, museau élargi, obtus, coupé presque carrément. Narines très rapprochées ; près d'elles, deux grandes écailles érectiles, triangulaires, comme épineuses. Derrière l'œil, enfoncement considérable qui se prolonge jusque vers les plaques supra-nasales. E. : 41 fortement carénées, les latérales légèrement obliques. 15-16 écailles autour des yeux. Couleur brun-rougeâtre avec taches losangiques jaunâtres ou brun brillant. Très grande richesse de coloration quand l'animal vient de muer (Duméril et Bibron). Long. : 1 m. 20. Habitat : Gabon, Ogoué, Afrique tropicale, Mozambique.

Paresseuse en plein jour, cette vipère ne sort que la nuit ; son venin est très actif et ses glandes ont la dimension de grosses amandes. Elle vit dans les forêts. Calmette l'a rencontrée plusieurs fois au Gabon, dans les plantations de manioc sur la lisière des forêts.

B. nasicornis. — Deux ou trois paires de cornes comprimées et érectiles entre les supra-nasales. Dos pourpre ou rouge brun. Taches rhomboïdales brunes à liseré noir sur la colonne vertébrale. Long. : 1 m. 20. Habitat : Afrique Occidentale.

4° Genre Ceraste (Afrique, Asie). — *Cerastes Cornutus* (fig. 83) (*Vipères à cornes*). — Deux cornes triangulaires au-dessus des yeux. Museau court, large, 14-17 écailles autour des yeux. Tête couverte de petites écailles arrondies, comme tuberculeuses. Narines ouvertes en haut et en dehors. F : 27-35.

Couleur jaune plus ou moins sale ; taches plus sombres que le fonds, disposées en six séries longitudinales. Long. : 0 m. 70.

(1) *Loc. cit.*

La vipère à cornes se trouve au nord du Sahara, en Egypte, où on la nomme *Phi*, en Nubie, Arabie, Palestine, Soudan. Le jour, elle vit cachée dans le sable, d'où sa tête et parfois ses yeux et ses cornes seules émergent. Grâce à sa couleur, s'harmonisant si bien avec le sable du désert, elle est presque invisible; la nuit, attirée par les feux des campements, elle est la terreur des caravanes.

5° Genre Atheris (Afrique). — Tête très distincte du cou,

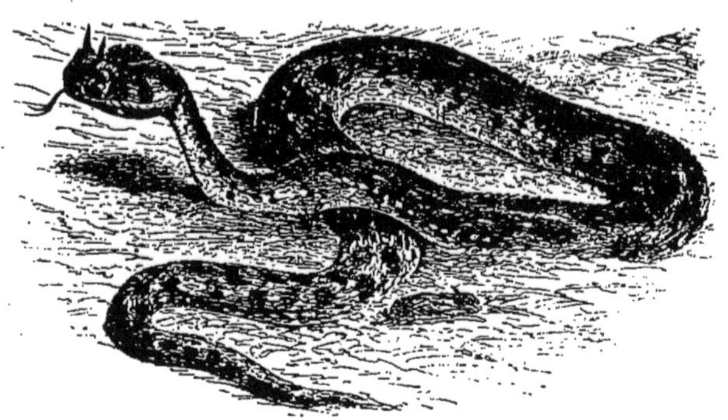

Fig. 83. — Ceraste.

couverte d'écailles imbriquées. Narines latérales, écailles carénées à fossettes. Sous-caudales en un seul rang. Queue préhensile.

A. ceratophorus. — Plusieurs écailles érectiles en arrière de l'œil. E : 25. Couleur vert foncé et points noirs en croix. Long. : 0,80. Habitat : Afrique orientale.

A. squamiger. — Pas d'écailles érectiles sur les yeux. E : 15-25. Couleur vert sale avec bandes ou points jaunes en croix. Ventre marbré de noir ou de jaune. Long. : 0,50. Habitat : Afrique occidentale.

6° Genre Atractaspis (Afrique). — Ce genre et celui qui le suit sont les seuls Viperidæ à pupilles rondes et non verticalement elliptiques.

Les Atractaspis ont de volumineux crochets, pas de dents sur les ptérygoïdes, et de rares dents sur les palatins. Le maxillaire inférieur n'a que deux ou trois petites dents en son milieu. La tête est faiblement distincte du cou et couverte de plaques symétriques. Narines entre deux plaques, écailles lisses en 17 à 37 rangs. Sc. en 1-2 rangs. Queue courte. Ce sont des serpents de petite taille, 0 m. 30 à 0 m. 60, de couleur uniforme, noire ou brune, répandus en Afrique orientale, occidentale et centrale. Calmette en décrit 11 espèces se distinguant par le nombre d'écailles.

7° Genre Causus (Afrique). — Pupille ronde, tête distincte du cou et couverte de plaques; narines entre deux plaques; corps cylindrique, écailles lisses et carénées en 15-22 rangs obliques latéralement. Sc. en 1 à 2 rangs.

C. rhombeatus. — Olive ou brun pâle, avec taches en V brunes bordées de blanc et tache en accent circonflexe derrière la tête. E: 17-21. Long.: 0. 70. Habitat: Afrique tropicale et méridionale.

II. — SOUS-FAMILLE DES CROTALINÆ. — Cette sous-famille, caractérisée par la présence d'une fossette entre le nez et les yeux, comprend quatre genres que l'on peut rattacher à deux groupes: le premier comprend les serpents ayant un appendice caudal à sonnettes (Crotalus, Sistrurus); le second, les serpents dépourvus de cet appendice (Ancistrodon, Lachesis). Leurs formes sont généralement plus sveltes que celles des Viperinæ.

1° Genre Crotalus (Amérique du Nord). — Les crotales atteignent parfois plus de 2 mètres de long. Tête plate, large en arrière, couvertes de petites écailles ou de petites plaques. Crochets venimeux très longs et très aigus; le canal qui les perfore a un assez grand diamètre. La glande venimeuse, très volumineuse, occupe toute l'étendue de la lèvre supérieure. La queue porte à son extrémité une série de cônes emboîtés les uns dans les autres par des articulations lâches. Quand l'animal agite sa queue, ils produisent un bruit de crécelle caractéristique qui leur a valu le nom de *serpents à sonnettes*. Les écailles du corps sont carénées

C. durissus (fig. 84). — Tête couverte d'écailles carénées sans

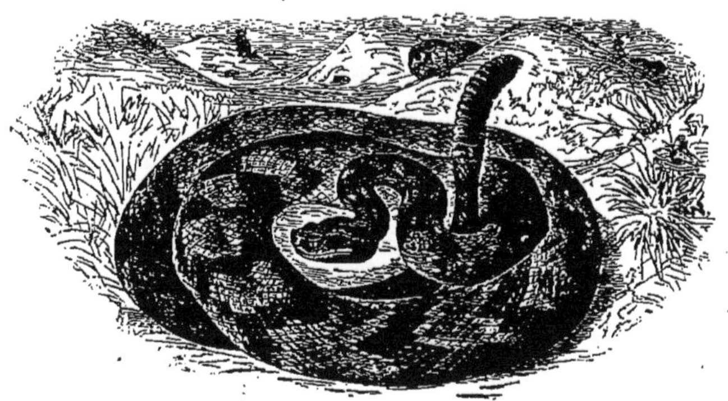

Fig. 84. — *Crotalus durissus.*

écusson central. Une seule paire de lames supra-labiales sur le devant du museau; 3 à 4 séries entre les yeux et les lèvres; E.: 25 à 29 fortement carénées. Coloration très variable: couleur fondamentale gris terreux avec bandes transversales irrégulières, jaunâtres ou brunes, se réunissant sur le dos en forme de chevrons. Queue noirâtre. Une bande noire va de l'angle de l'œil au côté du cou. Extrémité de la queue noire. Long. varie de 1 m. 20 à 1 m. 80 (sud-est des Etats-Unis, Caroline, Mississipi).

C. adamanteus ou rhombiferus. — Peut atteindre une longueur de 2 m. 30. Tête plus grande et plus allongée que le précédent, et trois rangées de plaques au lieu de deux sur le museau. Couleur vert brunâtre ou dorée sur laquelle se détachent une série de losanges sombres bordés de jaune se reliant entre eux de manière à former une ligne continue; bande de la même couleur allant du museau à l'angle de la mâchoire (sud-est des Etats-Unis, Floride-Mexique) (1).

C. terrificus. — *Cascavel* des Brésiliens (fig. 85). — Museau court. E. : 23-31 ; les dorsales sont fortement carénées, V. : 169-199. Sc. : 18-30. Couleur brune avec taches rhomboïdales sombres, plus claires au centre, liserées de teinte plus pâle; ligne sombre de l'œil à la mâchoire. Ventre jaunâtre, queue noirâtre ou brune. Long. 1 m. 30 environ. Habitat : Mexique, Texas, Brésil, Argentine.

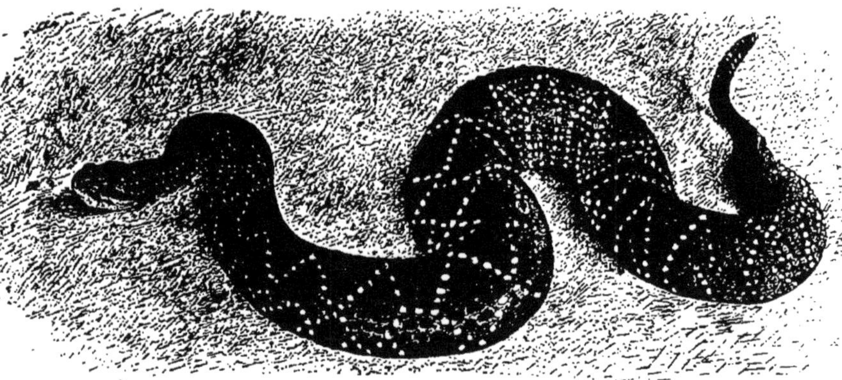

Fig. 85. — *Crotalus terrificus* (2).

Plusieurs autres espèces de serpents à sonnettes de petite taille (0,40 à 0,80) se rencontrent au Mexique et dans le Sud des Etats-Unis. Les Crotales habitent de préférence les endroits incultes et bien exposés au soleil au voisinage des rivières ; ils sont

(1) Jan rapporte à cette espèce les *C. atrox*, *C. lucifer*, *C. sonoriensis* et *C. confluentus*; on les trouve décrites par certains auteurs comme espèces distinctes.

(2) Duméril et Bibron donnent du Cascavel, dans leur Erpétologie générale une description qui ne semble pas s'appliquer à ce serpent. Les dessins qu'en donne Calmette (d'après Stejnéger et Brehm) sont très différents l'un de l'autre et diffèrent notablement aussi d'une photogravure obligeamment communiquée par Vital Brazil. C'est cette dernière que nous reproduisons, la tenant comme exacte, à cause de la compétence spéciale de cet auteur pour ce qui regarde les serpents brésiliens. Elle a été dessinée par le médecin aide-major Gayrard.

très sensibles au froid; très irritables, dès qu'ils aperçoivent un ennemi, ils se lovent, tiennent la queue toute droite au milieu du cône ainsi formé et l'agitent frénétiquement; ils n'attaquent que lorsqu'ils sont dans cette position. Ces serpents ne montent pas aux arbres, mais vont volontiers à l'eau. Au commencement du printemps, au moment du rut, ils se réunissent par vingt, trente et davantage en une hideuse pelote; à l'approche d'un danger, ils se détachent rapidement les uns des autres et se mettent en défense (Audubon).

Le venin des serpents à sonnettes est très actif, et leurs crochets longs et acérés peuvent percer un épais vêtement. Halm fit mordre successivement trois chiens qui moururent le 1er en 15 minutes, le second en 2 heures, le 3e en 3 heures. Après trois jours

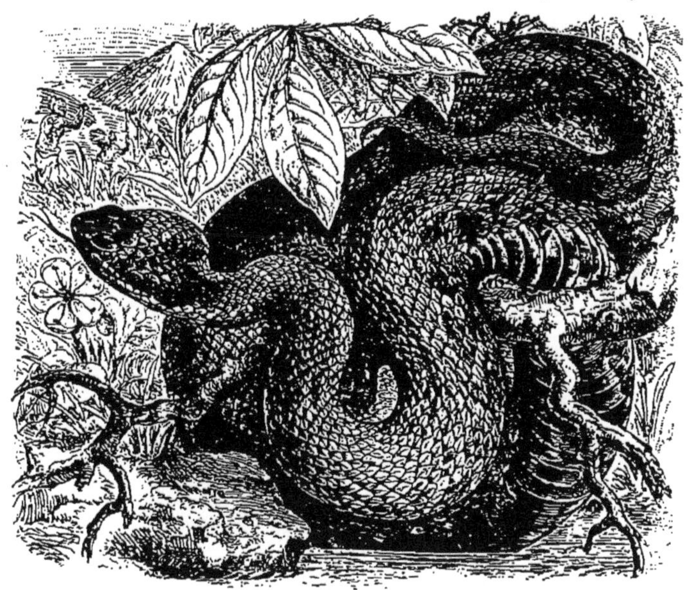

Fig. 86. — *Ancistrodon piscivorus.*

de repos, le même serpent mordit successivement un chien qui ne vécut que 30 secondes, un autre qui mourut en 4 minutes, et une grenouille en 2 secondes. Trois jours plus tard, il mordit un poulet qui ne vécut que 8 minutes (Brehm).

En Amérique, les porcs font une guerre acharnée aux serpents à sonnettes, qu'ils dévorent; avant de défricher un terrain inculte, on a soin d'y lâcher pendant quelques semaines un troupeau de ces animaux qui font place nette. On a constaté que le porc jouissait d'une certaine immunité vis-à-vis du venin; nous verrons plus loin quelle en est la cause probable.

2° Genre Sistrurus (Amérique). — Peu différent du genre Crotalus. Animaux de petite taille ; larges plaques symétriques sur la tête. S-C en un seul rang dans la plupart des espèces.

3° Genre Ancistrodon (Asie, Amérique). — Neuf plaques entières sur la tête, ou internasales et préfrontales, brisées en écailles. Corps cylindrique ; écailles lisses ou carénées à fossettes ; S-C en 1 ou deux rangs.

A. piscivorus ou Trigonocephalus piscivorus (fig. 86) (*Mocassin d'eau*). — Il atteint 1 m. 50 de longueur ; ses formes sont trapues. La plaque oculaire forme une forte saillie au-dessus de l'œil. Tête plane, couverte de 11 plaques. La plaque rostrale est verticale et ne se replie pas sur le museau. Couleur gris verdâtre brillant avec bandes sombres plus ou moins régulières et effacées (Caroline, Floride, Texas).

Ce serpent se trouve dans les endroits marécageux, les rizières ; il ne s'éloigne jamais de l'eau. Quand il fait chaud, on en voit souvent plusieurs entortillés sur des racines au-dessus de l'eau ; ils plongent au moindre bruit. Ils se nourrissent de poissons, de batraciens et aussi de petits rongeurs. Leur morsure tue le rat en 2 à 10 minutes (Effeld). Ils attaquent volontiers l'homme et sont la terreur des travailleurs des rizières.

A. contortrix ou Trigonocephalus contortrix (fig. 87) (*Mocassin*). — 1 m. de longueur environ ; queue terminée par une

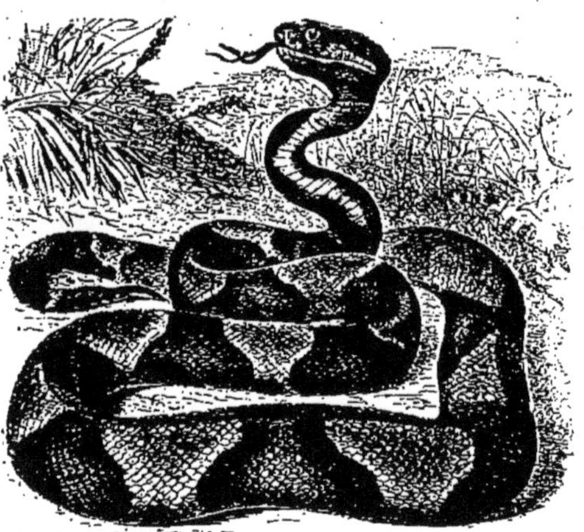

Fig. 87. — *Ancistrodon contortrix.*

plaque cornée en forme d'ongle. La tête a la forme d'un triangle allongé et porte neuf plaques. La fossette caractéristique des *Crotalinæ* est peu profonde ; E : 21-23 nettement carénées. Couleur d'un beau rouge cuivré sur laquelle se détachent de grandes taches brunes disposées en bandes transversales, d'où le nom de *mocassin*, par analogie avec l'aspect de la chaussure de cuir des Indiens. Bande claire sur les côtés de la tête, qui elle-même est plus claire que le reste du corps. Habitat : Amérique du Nord depuis les Massachussets jusqu'à la Floride et au Texas.

Ce serpent vit dans les endroits marécageux et ombragés; il est très redouté, car il est à la fois beaucoup plus agressif et beaucoup plus agile que le serpent à sonnettes.

A. halys (fig. 88). — Il ne dépasse guère o m. 70 de longueur. Neuf plaques céphaliques se recouvrant. Museau bombé en forme de bourrelet ou de selle. Cou mince, corps plus épais vers la queue qui est courte et terminée par une plaque cornée. Ecailles en 23 rangs, celles du dos carénées. Coloration jaunâtre, grise ou

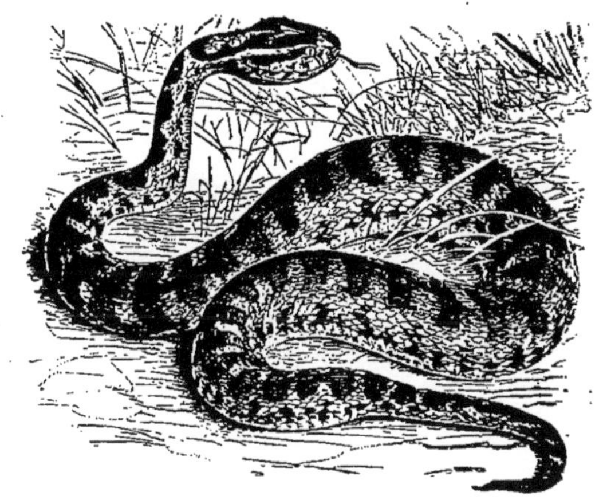

Fig. 88. — *Ancistrodon halys.*

brun rouge. Grande tache quadrangulaire bordée de jaune sur le sommet de la tête. Large bande de même aspect allant de l'œil aux côtés du cou. Bandes jaunes bordées de noir et dentelées sur le dos. Tache en fer à cheval sur la nuque. Habitat : Caspienne, Oural, Turkestan (très commun dans les steppes du Kirkghle).

A. blomhoffii. — Espèce très voisine du précédent, mais dont le museau n'est pas recourbé. E. : 21 rangs. Habitat : Chine, Japon, Siam.

A. acutus. — Museau prolongé en appendice. Plaques céphaliques finement granulées. E. : 17 rangs. Coloration brune avec taches noires en X sur le dos. Bande noire de l'œil à la partie postérieure de la mâchoire, ventre jaune tacheté de noir. Long. : 1 m. 50. Habitat : Bassin du Yang-Tsé supérieur.

A. hypnale. — Connu à Ceylan sous le nom de ***Carawalla.*** E. : 17. Museau recourbé ; long. o m. 50. Habitat : Indes occidentales et Ceylan.

D'autres espèces d'Ancistrodon à museau plat ou moins recourbé habitent l'Inde et la Malaisie.

4° Genre Lachesis (Trigonocephalus ou Bothrops) (Amérique, Asie). — Ce genre compte plus de trente espèces réparties en Asie et en Amérique. Chez certaines espèces, il y a un rudiment de sonnette caudale représenté par quelques rangs d'écailles épineuses recourbées en crochet. La tête est couverte de plaques ou de petites écailles lisses ou carénées; l'os ptérygoïdien externe est très développé, et les maxillaires supérieurs très petits. Les plaques ventrales sont en partie disposées en un seul rang; chez certaines espèces arboricoles, la queue est plus ou moins préhensile.

L. mutus (*Surucucù des Brésiliens*) (1). — Il dépasse souvent 2 m. de long, on en aurait même vu de 3 m. de longueur (Spix). Les glandes à venin sont très développées et les crochets mesurent 1 cent. de longueur. E.: 35-37 carénées et tuberculeu-

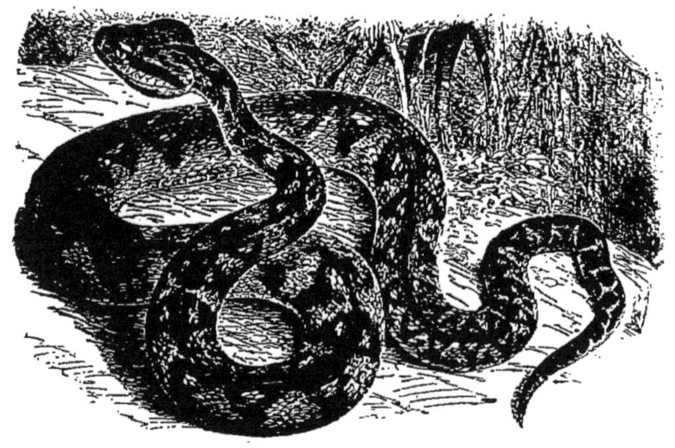

Fig. 89. — *Lachesis mutus.*

ses, légèrement imbriquées. Le corps est d'un beau jaune rougeâtre et orné de grands losanges d'un brun noirâtre chevauchant sur le dos. Tête irrégulièrement tachée. Bande brune en arrière de l'œil; sorte d'épine terminale à l'extrémité de la queue. Ce serpent se trouve dans l'Amérique centrale et tropicale; il vit dans les forêts et ne monte pas aux arbres. Il ne fuit pas devant l'homme: enroulé sur lui-même, il attend que l'ennemi passe à sa portée. Sa morsure, très dangereuse, est capable d'amener en 2 heures la mort d'un bœuf. Elle est le siège d'hémorragies importantes.

L. lanceolatus. Bothrops lanceolatus. *Trigonocéphale. Fer de lance de la Martinique. Jararaca* ou *Jararacucù des Brésiliens.*

(1) Encore nommé « Surŭcucù pico de Jaca », — « Surucutinga » au Brésil.

(fig. 90) (1). — Ce serpent, si justement redouté à la Martinique, peut atteindre 2 mètres de long. Sa tête est large, aplatie, triangulaire; le museau est coupé carrément et légèrement relevé, les yeux sont latéralement placés. Les écailles du sommet de la tête sont petites, imbriquées, carénées. E : 32-33, très carénées. Coloration variable, ordinairement jaune, avec des taches, triangles ou bandes transversales foncées sur le corps. S-C. en 2 séries.

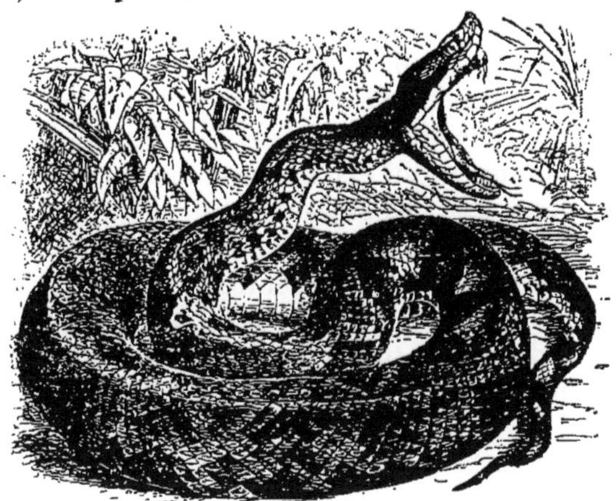

Fig. 90. — *Lachesis lanceolatus.*

Très abondant à la Martinique, aux îles Béquia et Sainte-Lucie, ce serpent est un véritable fléau pour ces pays; toutes les tentatives faites pour détruire l'espèce sont restées infructueuses. Il infeste les plantations, pénètre dans les poulaillers et même les habitations, il s'installe dans les toits de chaume. On le trouve à toutes les altitudes; il est toujours prêt à se jeter sur le passant. Sauvage (2), au Museum, a observé les mœurs de ce serpent: lorsqu'il s'élance pour mordre, il renverse sa tête en arrière, ouvre largement la gueule, les crochets dressés; il les enfonce comme s'il frappait avec un marteau et se retire vivement; lorsqu'il est très excité, il lui arrive de revenir sur lui-même et de frapper de nouveau. On cherche vainement à le tourner, car il ne perd de vue aucun des mouvements de l'observateur et lui présente toujours ses redoutables crochets. Ceux-ci sont très développés et peuvent atteindre jusqu'à 1 cent. 1/2 de longueur.

Ce serpent n'existe pas à la Guadeloupe; on ne le trouve pas non plus dans certaines îles et îlots très rapprochées de la Marti-

(1) Certains auteurs (Brehm, Sauvage) décrivent à part le Jararaca (sous le nom de Jararacussa) comme étant une espèce distincte, le *Bothrops brasiliensis*. Il y a entre ces deux reptiles de telles analogies qu'on peut les considérer comme de simples variétés d'une même espèce. Par contre, le L. Jararacuçu que Boulenger, décrit comme une simple variété du *Lanceolatus*, est considéré par Vital Brazil comme une espèce absolument distincte (Urutù dourado surucucu tapete des Brésiliens).

(2) Sauvage, Edit. française de Brehm, *loc. cit.*

nique, de Bequia et de Sainte-Lucie; il nage cependant avec la plus grande facilité et il est singulier qu'il ne se soit pas transporté dans ces îles. « Nous-mêmes, disent Rufz et Lavison, avons jeté un Fer de Lance dans la mer, hors de notre bateau, à une distance d'environ une portée de carabine de la rive. Le serpent nageait rapidement vers la terre; sitôt que nous fûmes près de lui, il s'arrêta, s'enroula au milieu des flots aussi facilement qu'il aurait pu le faire sur la terre ferme et souleva sa tête contre nous. »

Le Fer de Lance monte aux arbres avec la plus grande facilité. Il est très prolifique, ce qui explique comment les efforts faits à la Martinique pour s'en débarrasser sont restés infructueux; la femelle porterait 50 à 60 œufs (Moreau et Jonnes).

Roques, qui a expérimenté ce venin, a vu quatre rats jetés successivement à un de ces animaux mourir presque instantanément. Une vache mordue à la patte mourut 13 heures plus tard (Guyon). Des chevaux mordus à la tête succombèrent en 24 heures (Rufz et Paulet).

Chaque année, à la Martinique, le Fer de Lance cause la mort d'une centaine de personnes et d'un grand nombre d'animaux domestiques.

L. atrox. — Il ressemble beaucoup au précédent, et a d'ailleurs au Brésil les mêmes noms vulgaires, mais son corps est plus volumineux et la ligne du vertex très saillante, alors qu'elle l'est modérément chez *L. Lanceolatus*.

L'atrox semble surtout terrestre. Schomburg assure cependant qu'il en a vu aller à l'eau et qu'il a trouvé des poissons dans l'estomac de l'un de ces animaux. On ne croit pas qu'il grimpe aux arbres. Coloration brune avec taches triangulaires ou bandes transversales. On le rencontre au Brésil et dans les Guyanes. E. : 25-29 fortement carénées. Long. : 1 m. 10.

L. Neuwiildi (*Jarara unitu des Brésiliens*). — Couleur jaunâtre ou brun clair avec taches brunes bordées d'un liseré plus clair, délimitant entre elles des espaces contenant des taches plus petites et analogues. Une tache noire sur le museau, deux au-dessus des yeux; tache en fer à cheval à convexité antérieure sur la nuque. Une bande noire va de chaque œil à l'angle de la mâchoire. E. : 21-27, fortement carénées. Long. : 0,80 (Brésil, Paraguay, Guyanes).

Dix-neuf autres espèces de Lachésis sont américaines; nous avons décrit les plus importantes et les plus communes dans nos possessions (1). Dix-huit autres espèces de Lachésis sont asiati-

(1) Les créoles de la Guyane nomment *grage*, à cause de la rugosité de sa peau comparable à celle du grage ou rape à manioc, un serpent qui serait un Lachésis d'après Calmette, et, d'après Le Dantec, un serpent à sonnettes.
Un autre Lachésis, *L. alternatus*, très fréquent au Brésil, se rencontre également dans

ques ; la plupart sont arboricoles et ont une couleur adéquate à leur genre de vie : leur corps est mince, effilé et atteint rarement 1 mètre de long. Leur queue est le plus souvent préhensile. Les espèces se distinguent les unes des autres par le nombre des écailles du corps ou des plaques céphaliques ; toutes ont les sous-caudales en deux rangs.

L. gramineus (fig. 91). — *Trimeresurus*, *Bothrops viridis*

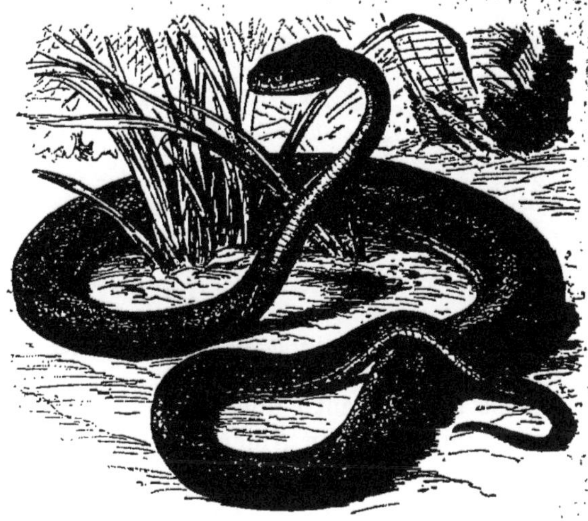

Fig. 91. — *Lachesis gramineus.*

(greenpit viper). — Superbe serpent de 0,85 de long qui habite l'Inde, l'Indo-Chine et le Sud de la Chine. Belle coloration vert brillant, queue préhensile. E. : 21. V. : 145-175. S.-C. 53-82. Bien que causant parfois la mort (Kansel), la morsure de ce serpent est en général peu dangereuse pour l'homme (Russell, Cantor). J'ai injecté à quatre cobayes le venin contenu dans les glandes de deux de ces serpents, et n'ai observé que des désordres locaux intenses, et quelques troubles généraux rapidement dissipés ; ces reptiles étaient cependant à jeun depuis un mois.

Les Lachésis asiatiques sont infiniment moins redoutables que leurs congénères américains, aussi nous bornons-nous à la description de ce dernier, qui est le plus commun (1).

Répartition géographique. — Si nous jetons un coup d'œil d'ensemble sur la répartition géographique des serpents venimeux, nous voyons que l'habitat des divers genres est bien tranché : les serpents de mer sont cantonnés à l'Océan indien, à la

les Guyanes ; E. : 29-35, fortement carénées. Larges taches brunes bordées de noir et de jaune de la forme d'un C couché latéralement, placées sur les flancs et alternant d'un côté à l'autre. Sur la tête, tache en Y de couleur claire.

(1) Pour ce qui concerne la description des espèces de Lachésis que nous ne mentionnons pas, voir le Catalogue of snakes de G.-A. Boulenger, vol. III, Brit. Museum de Londres, I, 1896.

Mer de Chine et aux golfes qui en dépendent d'une part, d'autre part au Pacifique équatorial et sub-tropical. Ils font complètement défaut dans les autres mers.

Tous les serpents venimeux australiens sont des *Colubridæ* de la sous-famille des *Elapinæ*. Les *Viperinæ* y font défaut.

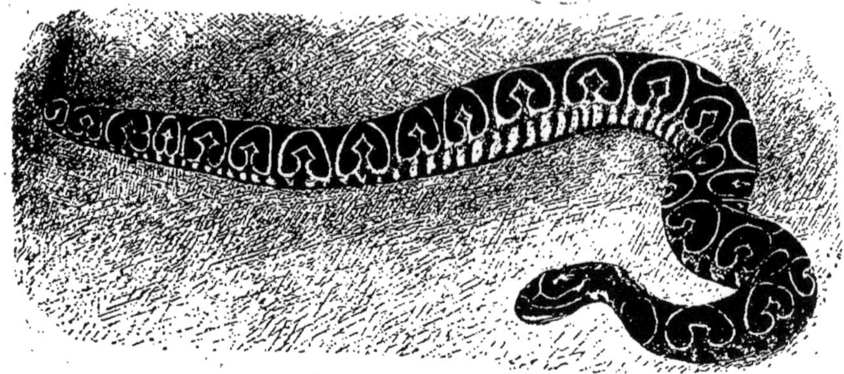

Fig. 92. — *Lachesis alternatus*, d'après Vital Brazil.

Les *Elapinæ* se rencontrent également en Asie et en Afrique, mais ils ne sont représentés en Amérique que par un seul genre peu dangereux : le genre Elaps.

Les *Viperidæ* se rencontrent dans toutes les parties du monde, sauf l'Australie, mais les *Crotalinæ* sont des espèces exclusivement américaines, tandis que les *Viperinæ* sont africaines, asiatiques et européennes.

La Nouvelle Zélande est dépourvue de serpents venimeux; la Nouvelle-Calédonie n'a aucune espèce terrestre, mais ses rivages sont infestés de serpents de mer. L'île de Madagascar, celle de la Guadeloupe n'ont aucune espèce dangereuse (1).

Les serpents dont la morsure passe pour être des plus redoutable sont :

Afrique : les Najas, la Vipère heurtante; les Cérastes; l'Echis carinata.

Asie : les Najas; les Bungares, la Vipera russellii; l'Echis carinata.

(1) On ne trouve dans le Catalogue of Snakes de G.-A. Boulenger la description d'aucun type pourvu d'appareil à venin habitant l'île de Madagascar. Les voyageurs et les naturalistes (Mocquard, Gunther, Bottger, Peters) ne font pas davantage mention d'espèces dangereuses. Nous trouvons dans Brehm la description de trois espèces appartenant à la sous-famille des *Dipsadomorphinæ* (Opisthoglyphes), mais dont la morsure est inoffensive pour l'homme et les animaux domestiques à cause de l'emplacement reculé des dents venimeuses.

Il est extraordinaire, dit Jourdran, qu'avec les relations et les affinités de la faune malgache et de la faune de l'Inde, de la Malaisie et des îles de la Sonde, on ne trouve point dans la grande île de l'Océan Indien un spécimen de serpent venimeux alors qu'il y en a tant dans les contrées que nous venons de nommer (*Ann. hyg. et méd. coloniales*, 1898) (Thèse pour le doctorat ès-sciences).

Amérique. — Tous les serpents à sonnettes de grande taille; *Ancistrodon piscivorus*, *contortrix* et *halys*; *Lachesis mutus*, *lanceolatus* et *atrox*.

Australie. — *Acanthopis antarticus* (death adder); *Diemenia textilis* (brown snake); *Psedechis porphyriacus* (black snake) et *Notechis scutatus* (Tiger snake).

C'est dans l'Inde, à cause de la densité relative de la population et de l'abondance des serpents venimeux, que l'on constate le plus d'accidents d'envenimation. Dans tous les pays, on poursuit la destruction de ces redoutables animaux; le procédé qui semble le plus efficace autour des agglomérations humaines est le système des primes allouées par tête de serpent venimeux tué. « Dans les provinces du Nord-Ouest et de l'Ouest de l'Inde, dit Ramon Ureta (1), les autorités ont encouragé la formation d'un corps de *kanjars* qui se livrent exclusivement à la chasse aux serpents et reçoivent par mois une paie fixe, plus une gratification par tête de serpent. Dans certains districts, où la prime est variable selon l'espèce plus ou moins dangereuse, des lithographies coloriées représentant les diverses espèces de serpents sont remises aux services de police et de santé qui peuvent ainsi facilement reconnaître le serpent présenté et savoir la prime à payer. »

Dans l'Amérique du Nord, outre le système de la prime autour des grands centres, les colons utilisent dans leurs exploitations l'heureuse antipathie du porc pour les serpents, et le procédé de destruction est très efficace.

En Europe, le système des primes est appliqué dans bien des pays, notamment dans ceux des départements français où les vipères abondent.

« En Australie, dit Calmette, les autorités sanitaires ont pris la sage précaution de répandre largement dans le public des affiches en couleurs représentant les quatre espèces les plus dangereuses avec la description des détails anatomiques essentiels qui les caractérisent. Des affiches semblables sont exposées dans toutes les écoles et on distribue généreusement des instructions imprimées sur toile de mouchoirs pour apprendre la manière de soigner efficacement les morsures venimeuses. »

Au Brésil, des cartes postales en couleurs, éditées par l'Institut Pasteur de Sao Paulo et que Vital Brazil nous a communiquées, vulgarisent l'aspect des serpents venimeux qu'il faut détruire, et celui des serpents inoffensifs tels que le *Rachidelus* (*Mussurana*) qu'il faut s'abstenir de tuer, car ils dévorent les autres.

(1) Ramon Ureta, *loc. cit.*

II. — CARACTÈRES PHYSIQUES ET CHIMIQUES DU VENIN DES SERPENTS

Le venin recueilli sur l'animal vivant est un liquide transparent ou translucide, analogue à la salive, parfois incolore, parfois jaune clair ou verdâtre. Recueilli sur l'animal mort, il est trouble. Sa saveur est très amère, et certains venins donnent à la langue une sensation brûlante; la densité varie de 1030 à 1050. Sa réaction est acide lorsqu'il est fraîchement extrait des glandes, mais cette acidité disparaît assez rapidement. Il est miscible à l'eau, avec laquelle il donne un précipité opalescent dont l'abondance varie selon le venin. Certains sont faiblement solubles dans l'eau distillée, d'autres solubles dans la solution de NaCl à 15 p. 100; d'autres dans le sérum artificiel à 7 p. 100.

Après dessiccation, les venins se présentent sous forme de lamelles extrêmement petites, brillantes, de couleur jaune d'or rappelant l'aspect de l'iodoforme pour le venin de cobra recueilli chez un animal mort; en lamelles plus volumineuses, brun ambré, translucides, ressemblant à de la gomme arabique, si le venin a été extrait d'un cobra vivant. Parfois l'aspect est noirâtre à cause du mélange d'un peu de sang au moment de la récolte (Gouzien) (1).

Les venins contiennent 65 à 80 p. 100 d'eau; des matières albuminoïdes, et des sels, en quantités variables pour chaque espèce de venin.

A. Gautier (2) a réussi à extraire du venin de cobra des alcaloïdes peu toxiques avec lesquels il a pu former des sels ; d'autres expérimentateurs n'ont pas réussi après lui à les isoler. Il est d'ailleurs manifeste que c'est aux matières albuminoïdes qui entrent dans leur composition que les venins doivent leur toxicité.

Dès 1843, Lucien Bonaparte avait retiré du venin de la Vipère de France une substance protéique qu'il nomma *vipérine* ou *Echidnine*. De nombreuses recherches ont été faites depuis cette époque à ce sujet, et elles ont montré l'extrême complexité de la composition des venins.

C.-J. Martin et Mac Garvie Smith ont isolé du venin des *Colubridæ* australiens deux albumoses primaires : l'une proto-albumose, l'autre hetero-albumose, qui seules ont des propriétés toxiques à l'exclusion des albumines.

D'après Calmette, les venins se comportent différemment au

(1) GOUZIEN, Note sur la récolte du venin dans l'Inde (in CALMETTE, les Venins et les Animaux venimeux).

(2) GAUTIER, *Bulletin Acad. de Méd.*, 1883.

point de vue de la *dialyse*, selon qu'ils ont été fournis par des *Colubridæ* ou par des *Viperidæ* : les premiers dialysant lentement, les seconds ne dialysant pas. Des recherches récentes de Vital Brazil (1), qui ont surtout porté sur des *Viperidæ* du Brésil, ne permettraient pas de considérer ces propriétés comme caractéristiques des deux espèces de venins. « La dialyse à travers une membrane végétale, dit ce dernier, sépare l'albumine des autres substances contenues dans le venin. L'albumine fixe ne dialyse pas, tandis que les albumoses et autres substances dialysent avec facilité ; la proportion des albumines et des albumoses est variable dans les venins que nous avons étudiés. D'une manière générale, nous pouvons affirmer que dans tous nous avons trouvé une proportion plus grande d'albumoses que d'albumine ; dans tous, par conséquent, il existe une plus grande quantité de substances dialysables que de substances non dialysables. Nous avons constaté que les venins du *Crotalus terrificus* et du *Lachesis itapetinigæ* (*Viperidæ*) sont, comme celui du *Naja tripudians* et de l'*Elaps frontalis* (*Colubridæ*), très pauvres en albumine, et par conséquent très dialysables. »

La filtration modifie la composition et la toxicité des venins. La bougie B de Chamberland retient l'albumine et les albumoses primaires ; elle laisse passer les albumoses secondaires et les peptones. La bougie F laisse passer, outre ces substances, une partie des proto-albumoses. Aussi la toxicité d'un venin est-elle d'autant plus atténuée par la filtration que sa richesse est plus grande en albumine et en albumoses primaires (Vital Brazil). Le venin de Naja est pauvre en albumine, mais il est très riche en proto-albumoses et en albumoses secondaires, aussi sa toxicité est-elle, comme l'a constaté Calmette, assez peu modifiée par la filtration, tandis que celle du venin des *Viperidæ* est au contraire, d'après le même auteur, diminuée de près de moitié. Vital Brazil dit avoir constaté pour les divers venins qu'il a examinés, même ceux de *Colubridæ*, une modification très sensible du pouvoir toxique.

La chaleur provoque dans les solutions de venins des coagulations et des modifications dans la composition chimique, et par conséquent dans le pouvoir toxique.

Les venins des *Hydrophiidæ* et des *Colubridæ*, dit Calmette (*Naja*, *Bungarus*, *Hoplocephalus*, *Pseudechis*), supportent sans perdre leur toxicité des températures voisines de 100° et même une ébullition de courte durée. Une ébullition prolongée la détruit graduellement de même que le chauffage au-dessus de 100°. A 120° elle est complètement détruite. Les venins des *Viperidæ*

(1) Vital Brazil, Serum-therapia anti-ophidica. Memoria aprésentado ao 4o congresso latino-américano (*Revista méd. de Sao-Paulo*, 15 août 1909).

seraient beaucoup plus fragiles ; leur toxicité disparaît entre 80 et 85°, et même 65° pour les Lachesis.

Les expériences de Vital Brazil qui ont porté sur d'autres *Viperidæ* n'ont pas confirmé cette fragilité considérée comme caractère commun à tous les venins des serpents de cette famille. Voici les résultats qu'il donne (solution de venin à 1°/00 dans le sérum artificiel).

	Temps de la coagulation	Temps de disparition de la toxicité.
	—	—
Lachesis mutus	65°	120°
— *atrox*	75°	70°
Crotalus terrificus	80°	110°
Lachesis neuwiedii	95°	80°
— *lanceolatus*	100°	70°
— *jararocucu*	110°	110°
— *alternatus*	ne coagulent pas, même après chauffage à 134°	65°
— *itapetinigæ*		110°

On voit d'après ce tableau que la température de coagulation et celle où disparaît la toxicité varient pour chaque venin dans des proportions considérables.

Calmette a vu, avec les venins des *Viperidæ* qu'il a examinés, que la coagulation à 72° des albumines coagulables donne après filtration un liquide à peu près inactif. Avec le venin des *Colubridæ*, au contraire, la substance toxique passait tout entière dans le liquide filtré qui précipitait par l'addition d'alcool absolu ; le précipité redissous dans de l'eau avait les mêmes propriétés que la solution originelle. Le précipité albumineux obtenu par l'action de la chaleur n'était pas toxique (1).

Par contre, le froid ne semble exercer aucune action sur les venins : A. Lumière et J. Nicolas (2) ont maintenu pendant 9 jours à une température de — 191°, du venin de cobra (température obtenue par détente d'air liquide). Les propriétés toxiques n'ont pas été diminuées.

La plupart des réactions chimiques qui caractérisent les matières protéïques se rencontrent dans les venins. Réaction du biuret, réaction de Millon, réaction xantho-protéïque, etc. L'alcool absolu ajouté à une solution de venin précipite toutes les substances toxiques ; le précipité repris par la solution salée physiologique se redissout et n'a rien perdu de sa toxicité.

(1) Comme le fait remarquer avec juste raison Vital Brazil, on ne peut généraliser les résultats obtenus avec le venin de quelques espèces déterminées de serpents, aux venins de tous les serpents de la même famille, puisque des espèces très voisines d'un même genre donnent parfois des différences énormes au point de vue de la coagulation et de la résistance à la chaleur.

(2) A. Lumière et J. Nicolas, *Province médic.*, septembre 1901.

Un certain nombre de sels sont susceptibles par les actions chimiques qu'ils exercent sur les venins de les modifier au point de détruire leur toxicité : ce sont le permanganate de potasse (Lacerda), le chlorure d'or, l'hypochlorite de calcium, de soude, de potasse, l'eau bromée saturée, le trichlorure d'iode (Calmette), l'acide chromique (Kauffmann). Toutes ces substances sont des oxydants énergiques; nous nous étendrons plus longuement sur ces modificateurs chimiques du venin en parlant du traitement de l'envenimation.

L'électrolyse d'une solution de venin détruit sa toxicité probablement par formation d'ozone dont l'action oxydante est très énergique,et aussi par formation de produits chlorés aux dépens des sels que contiennent les venins (Calmette). Le radium détruit également la toxicité des solutions de venin (Physalix).

La ptyaline, le suc pancréatique et la bile détruisent in vitro le venin après un contact prolongé. La papaïne le détruit également, le suc gastrique est très peu actif; les microbes intestinaux ne jouent aucun rôle dans la destruction du venin ingéré. C'est à cette action destructive exercée par les ferments digestifs sur les venins qu'est due l'innocuité du venin qui pénètre dans l'organisme par la voie gastro-intestinale, même à doses considérables [Wehrmann (1), Carrière (2)].

Fraser(3) avait constaté l'action énergiquement destructive de la bile sur le venin de cobra, mais, contrairement à ce qu'il croyait, la bile ne possède aucune action préventive ou curative, son pouvoir neutralisant ne s'exerce que par mélange in vitro.

Les venins ont des propriétés kinasiques très marquées : le suc pancréatique est incapable de digérer par lui-même l'albumine cuite, mais l'addition d'une trace infinitésimale de venin suffit à lui conférer cette propriété (4). Ce pouvoir kinasique disparaît par l'ébullition pendant 15 minutes.

Aussi, ne doit-on pas considérer simplement le venin comme une sécrétion défensive ou offensive, mais aussi comme un suc digestif indispensable à l'assimilation des aliments, au même titre que la sécrétion intestinale ou pancréatique.

C'est pour cela que des serpents non venimeux (c'est-à-dire dépourvus de moyens d'inoculation) sont néanmoins pourvus de glandes parotides ou supra-labiales sécrétant de la salive venimeuse, comme l'ont montré de nombreuses recherches (5).

(1) Wehrmann, *Annales Inst. Pasteur*, 1897-1898.
(2) Carrière, *Annales Inst. Pasteur*, 1898.
(3) Fraser, *Edimb. med. journal* et *Brit. med. journal*, 1895 et 1897.
(4) Delezenne, *C. R. Ac. Sc.*, août 1102.
(5) Leydig, *Arch. fur mikr. Anat.*, IX, 1873.— Reichel, *Morphologische Jahrbuch*,

III. — PROPRIETÉS PHYSIOLOGIQUES DU VENIN DES SERPENTS

Les venins des Colubridæ et ceux de la plupart des Viperidæ se différencient mieux par leurs propriétés physiologiques.

Action sur le sang (1) **(coagulante, anti-coagulante, protéolytique)**. — A l'autopsie faite immédiatement après la mort d'un animal qui a succombé rapidement à une inoculation du venin de Viperidæ, on constate que le sang est coagulé en masse, tandis qu'il est presque toujours liquide si la mort a été lente. Il est toujours liquide si la mort a été provoquée par un venin de *Colubridæ*.

Noc (2), sous la direction de Calmette, a étudié l'action exercée sur le sang in vitro par un certain nombre de venins. Le mélange de 1 mgr. de venin de *Lachesis lanceolatus* à 1 cent. cube de sang de cheval ou de lapin (citraté ou oxalaté à 1 o/o, chloruré à 4 o/o ou rendu incoagulable par l'addition d'extrait de tête de sangsues) amène la coagulation en peu de temps; mais, chose singulière, des doses supérieures à 4 mgr. par cent. cube, empêchent la coagulation du sang, alors même qu'on y ajoute des doses de chlorure de calcium pour le sang citraté ou oxalaté, d'eau distillée pour le sang chloruré, de fibrine ferment pour le sang à l'extrait de sangsues, suffisantes pour coaguler en quelques minutes le sang contenu dans des tubes témoins.

Calmette explique ces résultats en apparence contradictoires, par l'action dissolvante exercée à dose élevée par les venins sur la fibrine (*Action protéolytique*).

La plupart des venins de *Viperidæ* possèdent ce pouvoir coagulant qui disparaît après chauffage à 75°. On doit en excepter les venins de l'*Ancistrodon contortrix* et *A. Piscivorus*, qui rendent au contraire le sang incoagulable (3).

Tous les venins des *Colubridæ* exercent in vitro, comme ces deux derniers, une action anticoagulante sur le sang. A la dose de 1 mgr. de venin (*Cobra*, *Bungare*, *Pseudechis*) par centimètre cube de plasma citraté, oxalaté ou chloruré ou de sang recueilli directement à sa sortie d'un vaisseau, ils empêchent la coagulation par addition de chlorure de calcium ou d'eau distillée. A doses

VIII, 1883. — Blanchard, *C. R. Soc. biol.*, janv. 1894. — Physalix et Bertrand, *Archives de Physiologie*, 1894. — Jourdain, *C. R. Ac. Sc.*, janv. 1894.

(1) Halford, *Medical Times and Gazette*, 1873. — C.-J. Martin, On the Phys. act. of the enom of the Black snake (*Bulletin of the Roy. Soc. of New South Wales*, juillet 1895). — Delezenne, *Arch. Biol.*, 1897-1899. *C. R. Soc. Biol.*, oct. 1899. — G. Lamb, *Ind. méd. Gazette*, déc. 1901. — Physalix, *C. R. Soc. Biol.*, oct.-nov. 1899, juillet 1902.

(2) Noc, *Annales Inst. Pasteur*, juin 1904.

(3) D'après Vital Brazil (*loc. cit.*), le venin de Lachesis mutus ne serait pas coagulant pour le sang citraté et le rendrait au contraire incoagulable. Calmette, au contraire, range ce venin parmi les coagulants.

plus faibles ils ne provoquent jamais la coagulation, ils sont donc exclusivement anti-coagulants. Cette propriété disparaît après chauffage à 70° pendant une heure (Cobra, Bungare) et la toxicité du venin n'est nullement modifiée par ce chauffage.

Ces deux propriétés contraires du venin des *Colubridæ* et de celui de la plupart des *Viperidæ* sont susceptibles de s'annihiler réciproquement in vitro. Du sang citraté ou oxalaté, qui reçoit 1 mgr. par centimètre cube de venin coagulant et 1 mgr. de venin anti-coagulant, reste liquide, mais se coagule par addition de chlorure de calcium comme un tube témoin qui n'a reçu aucun venin.

Les divers venins exercent sur la gélatine, l'albumine et la fibrine une action dissolvante (*action protéolytique*) (1) plus ou moins intense, selon leur origine. Cette action est très marquée pour les venins des *Viperidæ*, notamment ceux de certains Lachésis (2) et celui d'Ancistrodon. Elle est moins intense pour les venins du genre *Vipera*, et enfin les venins des *Colubridæ* protéolysent très lentement.

L'existence dans certains venins de *Viperidæ* d'une substance coagulante et d'une substance protéolytique explique comment, après avoir été coagulé, le sang redevient liquide par dissolution du coagulum fibrineux.

Cette propriété disparaît par chauffage à 70° (chez les Lachésis).

Tous les venins, qu'ils proviennent des *Colubridæ* ou des *Viperidæ*, ont la propriété de dissoudre les globules rouges (*pouvoir hémolytique*) (3). L'hémolyse se produit plus ou moins rapidement, selon l'origine des venins.

Si l'on fait agir le venin sur des hématies préalablement lavées par centrifugation dans de l'eau salée physiologique, on constate que cette hémolyse ne se produit pas, et qu'il faut, pour qu'elle s'exerce, introduire dans le tube à essai soit du sérum normal de cheval (chauffé de préférence à 58° et par suite privé d'alexine) (Calmette) (4), soit 1 demi-cent. cube d'une solution de lécithine à 1 p. 10.000 dans la solution physiologique (Kyes) (5).

Ce dernier a montré que, dans les deux cas, c'est par la lécithine qu'est activé le venin, car le sérum contient de la lécithine libre qui, par combinaison chimique stable avec les matières pro-

(1) Flexner et Noguchi, The constitution of snake venom and snake sera (*Univ. Pennsylvania Bull. méd.*, nov. 1902). — Lannoy, Action protéolytique des venins. Thèse de Paris, 1903. — Noc., *loc. cit.*

(2) D'après Vital Brazil, les venins du *Crotalus terrificus* et du *Lachesis itapetinigæ* n'auraient aucune action protéolytique.

(3) W. Stephens, *Journ. of path. and bact.* 1899-1900. — Physalix, *C. R. Soc. Biol.*, 1902. — Flexner et Noguchi, *Jour. of. exp. méd.*, mars 1902. *Méd. Bull. Univ. Pennsylv.*, nov. 1902. — Noc., *Ann. Inst. Pasteur*, 1904.

(4) Calmette, *C. R. Ac. Sc.*, juin 1902.

(5) Kyes et Hans Sachs, *Berlin. klin. Woch.*, 1902.

téiques du venin, forme un lécithide hémolysant. La lécithine jouerait donc le rôle de complément d'après la théorie d'Ehrlich, ou d'alexine, d'après la théorie de Bordet, le venin lui-même étant un ambocepteur ou une sensibilisatrice (Calmette) (1).

Toutes les substances renfermant de la lécithine : bile, lait chauffé, etc. (2), exercent vis-à-vis de l'hémolyse le même pouvoir activant. La cholestérine au contraire empêche l'hémolyse. Kyes a pu préparer des lécithides avec tous les venins qu'il a étudiés : *Naja haje*, *Cobra*, *Lachesis lanceolatus* et *L. flavoviridis*, *Crotalus*.

La sensibilité des globules rouges à l'hémolyse varie selon l'animal : ceux du rat, de l'homme et du cobaye sont les plus sensibles pour un même venin; viennent ensuite ceux du cheval, qui ont une sensibilité moyenne, puis ceux du bœuf, de la chèvre, du mouton et du lapin.

L'action hémolytique est plus ou moins intense selon les venins : les plus actifs sont ceux de *Naja* et de *Bungarus*; parmi les *Viperidæ*, ceux qui hémolysent le plus rapidement sont ceux des *Lachesis mutus* et *L. jararacuçu* (Vital Brazil).

Par chauffage à 100° pendant une demi-heure, le pouvoir hémolytique du venin est seul détruit. Il est donc très résistant à la chaleur.

Sous l'action du venin, les globules blancs subissent également in vitro la leucocytolyse (3). Sont d'abord dissous les gros mononucléaires, puis les polynucléaires et enfin les lymphocytes.

In vivo, après l'inoculation d'une faible dose, il se produit de l'hyperleucocytose, réaction de défense de l'organisme. A dose mortelle, au contraire, il se produit de l'hypoleucocytose, et les leucocytes émigrent de la grande circulation dans les organes; le serum sanguin perd par suite la plus grande partie de ses propriétés bactéricides. Ainsi s'expliquent la putréfaction rapide des animaux ayant succombé à l'envenimation, et les accidents septiques fréquents observés à la suite des morsures de serpents venimeux par pullulation locale des microbes inoculés par les crochets.

(1) Calmette, les Venins et les Animaux venimeux, *loc. cit.*

(2) Calmette a récemment proposé une curieuse application clinique du pouvoir hémolytique des venins : il a établi que les sérums d'hommes et d'animaux *tuberculeux*, mais non cachectiques, chauffés une demi-heure à 56 degrés, renferment une substance lipoïde probablement analogue à la lécithine et susceptible de rendre hémolytique le venin de Cobra pour les globules rouges lavés de cheval, tandis que le sérum d'hommes, de bœufs ou de porcs *sains* chauffés dans les mêmes conditions est inactif. Or, le lait de femme et de vache tuberculeuses donna les mêmes résultats. Il serait donc possible par ce procédé de déceler l'existence de lésions tuberculeuses chez une nourrice (*C. R. Acad. Sc.*, 30 mars et 25 mai 1908). — Calmette, Massol et Breton, *C. R. Soc. Biol.*, 19 déc. 1908.

(3) Chatenay, la Réaction leucocytaire vis-à-vis de certaines toxines, Th. Paris, 1894. — Flexner et Noguchi, Path. lab. Univ. (*Journ. of exp. méd.*, mars 1902).

Action cytolytique et bactériolytique des venins. — Flexner et Noguchi ont établi que le venin des serpents contient de nombreuses cytolysines qui agglutinent d'abord, dissolvent ensuite plus ou moins rapidement les cellules des divers organes (foie, rein, testicules, spermatozoïdes, etc., en émulsion dans l'eau salée physiologique). Après avoir épuisé le pouvoir cytolytique d'une solution de venin sur les cellules du rein, par exemple, on peut successivement épuiser la cytolysine hépatique, nerveuse, etc. La dissolution est plus ou moins rapide selon la provenance des venins et la nature des cellules (1).

Ces cytolysines résistent à 30 minutes de chauffage à 85° en milieu humide, et au chauffage à sec à 100° pendant 50 minutes. Elles sont donc bien distinctes de la protéolysine, et aussi des substances coagulantes et anti-coagulantes des venins.

Une action analogue s'exerce vis-à-vis des bactéries, et même d'hématozoaires résistants, les trypanosomes par exemple (Noc, Goebel) (2). Mais elle est une pour toutes les espèces microbiennes en bloc. Un venin saturé de vibrions cholériques par exemple est incapable de dissoudre une autre espèce microbienne. Le bacille de Koch ne subit pas la bactériolyse.

La bactériolysine ne disparaît que par un chauffage à 85° pendant une demi-heure. Elle est donc indépendante de la protéolysine et de la cytolysine. Elle est également indépendante de l'hémolysine, car une solution de venin saturée de bacilles conserve intégralement son pouvoir hémolytique.

Action des venins sur le parenchyme des divers organes. — Les lésions histologiques que l'on trouve dans les divers organes à l'autopsie d'animaux ayant succombé à l'envenimation diffèrent peu, qu'il s'agisse de venin de *Viperidæ* ou de *Colubridæ*.

La cellule hépatique subit la dégénérescence graisseuse et la nécrose; il y a parfois dans le parenchyme de petits îlots dans lesquels le tissu a perdu sa structure, et est transformé en une boue de cellules flottant dans le sang extravasé. Les canaux biliaires sont infiltrés de cellules lymphatiques.

Dans le rein, lésions analogues; la lumière des tubuli contorti est obstruée par des cellules nécrosées; dans l'épaisseur du parenchyme il y a des foyers d'hémorragie interstitielle.

Dans le poumon, on trouve des infarctus.

Le tissu musculaire n'est guère atteint que dans la région avoisinant immédiatement le point d'inoculation. Les fibres musculaires se nécrosent, se dissocient, et baignent dans une sérosité sanguinolente.

(1) Flexner et Noguchi, On the plurality of cytolynsins insnake venom. (*Univ. of Pennsylvania med. bullet.*, juillet-août 1903).

(2) Noc, *Ann. Inst. Pasteur*, avril 1905. — Goebel, *Soc. méd. de Gand*, 1905.

Les épithéliums de revêtement des muqueuses subissent une inflammation par le simple contact des venins. Cette action est surtout marquée avec le venin des *Viperidæ*. Le venin de certains *Colubridæ* est cependant susceptible, comme nous l'avons vu, à propos du Serpent cracheur de l'Afrique, de causer des conjonctivites intenses. C'est à cette action sur les muqueuses que l'on doit attribuer l'inflammation du tube digestif et les hémorragies intestinales graves qui suivent l'ingestion de doses un peu élevées de venin de *Viperidæ ;* elles sont parfois suffisantes pour amener la mort, tandis que le venin des *Colubridæ* reste inoffensif.

Les lésions histologiques de la cellule nerveuse sont peu connues.

Substances toxiques principales des venins. — Le mécanisme physiologique de la mort par envenimation varie selon qu'il s'agit d'un venin de *Colubridæ* ou de la plupart des *Viperidæ*.

Les venins de *Colubridæ* portent leur action sur le bulbe et particulièrement sur les noyaux d'origine du pneumogastrique ; surviennent ensuite la suppression des fonctions nerveuses du nerf vague, du spinal et de l'hypoglosse, et enfin la disparition de l'excitabilité des plaques nerveuses terminales dans le muscle. Cette action est très comparable à celle de l'intoxication par le curare. Ces venins agissent donc comme poison nerveux grâce à une neurotoxine dont l'action s'exerce surtout sur les centres respiratoires; chez un animal atteint d'une morsure de *Colubridæ*, la respiration est depuis longtemps arrêtée que le cœur bat encore. Flexner et Noguchi (1), comparant la toxicité des venins de *Colubridæ* et de *Viperidæ* (Cobra et Crotale), par injections intra-cérébrales chez des cobayes, ont vu que le premier, chauffé à 75° pendant 1/2 heure, donnait lieu, à la dose de 1/10 de mgr., à des phénomènes convulsifs et paralytiques. Ces phénomènes sont analogues à ceux que produisait l'injection sous-cutanée ou péritonéale, mais ils sont beaucoup plus précoces. La dose mortelle était sensiblement la même dans les deux cas.

L'injection intra-cérébrale du venin de Crotale, à la dose de 5/10 de mgr. (dose 20 fois plus faible que la dose mortelle par injection sous-cutanée), entraîne la mort au bout de 3 heures avec des lésions hémorragiques intenses. Mais si la même dose est préalablement chauffée à 75° pendant une demi-heure pour débarrasser le venin de ses substances coagulantes et protéolytiques, elle ne provoque plus que des accidents passagers. Il est donc manifeste que la substance qui cause l'intoxication mortelle de l'organisme n'est pas la même chez l'un et l'autre

(1) Fexner et Noguchi, The const. of snake venom and snake sera (*Univ. of Pennsylv.*, nov. 1902).

serpent : chez le premier, ce poison résiste au chauffage à 75°, chez le second, il n'y résiste pas. Chez le premier, c'est un poison des centres nerveux, une neurotoxine; chez le Crotale, c'est une autre substance à laquelle Flexner et Noguchi ont donné le nom d'hémorragine parce qu'elle exerce ses effets sur le sang et les endothéliums vasculaires qu'elle dissout. Cette hémorragine, qui provoque des effets simplement locaux si le venin pénètre dans le tissu cellulaire, provoque la coagulation du sang, puis sa redissolution et des lésions vasculaires si elle pénètre directement dans un vaisseau.

Calmette a établi que tous les venins, quelle que soit leur origine, renferment à la fois de la neurotoxine et de l'hémorragine, mais dans des proportions variables : chez les *Colubridæ*, il y a prédominance de neurotoxine, de même que chez les *Hydrophiidæ* (1) (Rogers). Aussi dans l'envenimation par ces serpents, les symptômes locaux sont-ils à peu près nuls.

Chez la plupart des *Viperidæ*, au contraire, l'hémorragine prédomine : par conséquent, action locale intense ; mais après chauffage à 75°, qui détruit l'hémorragine, la toxicité persiste plus ou moins atténuée selon la plus ou moins grande quantité de neurotoxine que contient le venin, puisque le chauffage à cette température est sans action sur elle.

Ces proportions de neurotoxine et d'hémorragine sont très variables selon la provenance du venin. Les venins des *Colubridæ* australiens contiennent, semble-t-il, plus d'hémorragine que ceux des *Colubridæ* asiatiques (Calmette). Parmi ceux-ci, celui des Bungarus cœruleus en contient beaucoup plus que celui de cobra, qui n'en renferme qu'une quantité minime. Parmi les Viperidæ, ceux d'Europe contiennent, à côté de l'hémorragine, une proportion notable de neurotoxine (2).

Calmette a constaté que le sérum purement neurotoxique (obtenu avec le venin de cobra chauffé à 75°) est très actif sur le venin de cobra et d'autant moins actif sur les autres venins que ceux-ci contiennent moins d'hémorragine et plus de neurotoxine. En outre, ce même sérum neutralise complètement in vitro ce venin de vipère chauffé à 75° et par conséquent privé d'hémorragine, mais encore toxique par sa neurotoxine. Il conclut de ses expériences que « chez toutes les espèces de reptiles, et peut-être aussi chez d'autres animaux venimeux, tels que les scorpions, il semble que la substance neurotoxique soit une et toujours neu-

(1) ROGERS, Procd. of the Roy. Soc. Vol. 71 et 72, 1903 et 1904 (*The Lancet*, févr. 1904).

(2) C.-J. MARTIN, *Intercol. méd. Journ. of Australasia*, août 1897 et 98. — F. TIDSWELL, *Australian med. Gazette*, avril 1902. — G. BILL, *Intercol. méd. Journ. of Australasia*, juill. 1902. — HUNTER, *The Lancet*, janv. 1904. — CALMETTE, *C. R. Ac. Sc.*, mai 1904. — VITAL BRAZIL, Etude de l'intoxication ophidienne, Paris, 1905.

tralisable par un sérum neurotoxique, comme l'est celui des animaux vaccinés contre le venin de cobra ».

D'autres expérimentateurs n'admettent pas cette identité : neurotoxine et hémorragine, dit Vital Brazil (1), sont des dénominations purement théoriques et ne correspondant pas à des substances isolées et chimiquement définies. C'est ainsi que le venin du *Crotalus terrificus*, qui semble surtout neurotoxique et tue par une action directe sur les centres nerveux, analogue à celle du venin de cobra, contient cependant un poison neurotoxique différent de celui de ce dernier, puisque son injection à des animaux donne lieu à la production d'une anti-toxine différente : le sérum obtenu par le venin du *Crotalus terrificus* n'a en effet aucune action sur l'envenimation par le venin de cobra. Une quantité de serum de *Crotalus terrificus*, suffisante pour neutraliser in vitro 600 doses de ce venin mortel pour un animal donné, ne neutralise même pas une seule dose de venin de cobra mortelle pour le même animal.

Nous aurons l'occasion de revenir sur les expériences de Vital Brazil et d'autres analogues en parlant de la spécificité des sérums anti-venimeux.

En résumé, au point de vue physiologique, les venins contiennent :

1° Un ou des poisons *neurotoxiques* et des poisons *hémorragiques* (coagulants et protéolytiques), qui sont les plus importants et amènent parfois la mort en quelques minutes ;

2° Diverses substances ayant des effets *hémolytiques*, *cytolytiques* et *bactériolytiques* à des degrés divers.

Il était indispensable de donner ces notions avant d'aborder l'étude clinique de l'envenimation.

IV. — ÉTUDE CLINIQUE DE L'ENVENIMATION

Dans la plupart des cas, l'envenimation par morsure d'un *Colubridæ* peut se différencier cliniquement de celle d'un *Viperidæ*. La différence est moins sensible avec les venins de *Viperadæ* peu riches en hémorragine, et les venins de *Colubridæ* qui en contiennent une proportion notable.

SYMPTOMES.— Envenimation par morsure de Colubridæ. — La morsure d'un *Colubridæ* tel que le cobra ou le bungare ne donne lieu à aucune réaction locale intense ; la douleur est assez modérée ; il y a sensation d'engourdissement, de coup violent plutôt que de douleur. Un de mes malades qui avait été mordu anté-

(1) *Revista medica de Saõ Paulo*, 1907, p. 462. — *Ibid.*, août 1909.

rieurement par un Serpent cracheur à la malléole, et auquel je faisais quelques mois plus tard des injections de biiodure de mercure en solution aqueuse, me disait que les deux sensations étaient identiques. L'œdème de la région mordue est modéré et tardif.

La première manifestation du venin sur les centres nerveux est une sensation de lassitude. Puis surviennent des nausées, des vomissements et de la dyspnée ; sensation de sécheresse à la gorge, tendance invincible au sommeil. La dyspnée s'accentue ; le pouls, d'abord plus rapide, se ralentit et s'affaiblit, la respiration prend peu à peu le type diaphragmatique, la bouche devient baveuse, les paupières tombent ; quelques mouvements de hoquet suivis parfois de vomissements et d'issue d'urine et de matières fécales. Le coma survient, puis la mort, le cœur continuant assez longtemps à battre après que les mouvements de la respiration ne sont plus perceptibles. Il s'arrête en diastole.

A l'autopsie, on trouve un peu d'œdème sanguinolent autour de la blessure, de la congestion des viscères, et parfois, à leur surface, ainsi que dans l'intestin et sur toutes les séreuses, des taches ecchymotiques d'autant plus nombreuses que la mort a été plus tardive. La rigidité cadavérique est très précoce et persiste après le début de la putréfaction ; le sang reste fluide et laqué.

Nous empruntons à Gouzien (1) une très intéressante observation de morsure de cobra. Il s'agissait d'un charmeur hindou qui s'était fait mordre volontairement en sa présence pour prouver l'efficacité d'un remède secret.

« Coupin (le charmeur) est mordu à 4 h. 40 du soir sur le dos de la main droite. Quelque temps après, léger gonflement autour des piqûres. Le blessé semble souffrir un peu, mais la douleur reste localisée au-dessous du poignet ; le bras est agité d'une faible trémulation, le corps se couvre d'une perspiration légère. Pouls régulier à 92°, vingt minutes après la morsure. Une heure plus tard, l'œdème a augmenté sur le dos de la main et Coupin accuse une soif vive et une certaine gêne de la déglutition. Etat général excellent ; le blessé reste fort calme. Nous le laissons sous la surveillance de l'élève de garde.

« A 6 h 3/4, l'état s'aggrave, vomissement, pouls petit, collapsus ; l'élève de garde fait une injection hypodermique de 10 cc. de sérum de Calmette, d'éther et de caféine, et nous fait prévenir. A notre arrivée, le regard est fixe, un peu d'écume s'échappe de la bouche du blessé, mais la respiration est régulière. Le pouls, sous l'influence de ce traitement, est redevenu bien rythmé, à 96°. Quelques tendances au refroidissement ; la connaissance subsiste, mais la parole est impossible.

(1) GOUZIEN, Note sur la récolte du venin dans les établissements français de l'Inde (in CALMETTE, les Venins et les animaux venimeux).

« Sous l'influence d'une injection sous-cutanée de sérum artificiel (500 gr.), le mieux paraît encore s'accentuer jusque vers 7 h. 3/4 (3 h. après la morsure), mais, à partir de ce moment, le malade s'affaisse graduellement, les mouvements respiratoires commencent à se ralentir; on pratique la respiration artificielle selon la méthode de Sylvester combinée aux tractions rythmées de la langue. De temps à autre, on suspend pendant quelques instants la manœuvre afin de se rendre compte de l'état de la respiration; à la base du thorax et dans les flancs se dessinent des ondulations brusques, saccadées, tétaniformes, mais il n'existe point de mouvement respiratoire franc. Le cœur continue à battre régulièrement sans défaillance appréciable, mais ralenti. Le pouls est à 48°.

« Vers 9 heures, le dénouement se précipite : l'œil est fixe, insensible, la pupille légèrement dilatée, pas de sueurs, pas d'urine, le corps se refroidit. Le pouls quitte les fémorales et les carotides. Quelques faux pas du cœur, dont les battements se ralentissent par degrés. Les réflexes ont disparu; encore quelques soubresauts légers vers la base de la poitrine, et le malade s'éteint doucement six heures après la morsure par arrêt progressif des mouvements du cœur, la respiration ayant virtuellement cessé deux heures avant que le cœur ait fini de battre. »

Lorsque la morsure n'est pas mortelle, le rétablissement est en général rapide; parfois, un abcès fait suite à l'œdème local autour de la blessure, mais aucun trouble grave ne subsiste. Le venin s'élimine surtout par les urines, qui deviennent toxiques, et aussi par les autres sécrétions glandulaires. C. Francis et J. Fayrer (1) ont observé une femme qui succomba à la morsure d'un cobra et dont l'enfant, qui n'avait pris qu'une fois le sein après la morsure, mourut lui aussi quelques heures plus tard avec tous les symptômes de l'envenimation (2).

Nous avons déjà décrit les accidents sur les muqueuses que le venin de certains *Colubridæ* (Sepedon) est susceptible de provoquer; nous n'y reviendrons pas.

Envenimation par morsure d'Hydrophiidæ. — La symptomatologie de ces morsures ne diffère pas de celle des morsures de *Colubridæ;* l'analogie de la composition des deux venins dans lesquels la neurotoxine prédomine l'explique suffisamment.

Kermorgant rapporte (3), d'après Forné, l'observation que nous résumons ci-après d'un cas mortel survenu à Nouméa :

(1) *Indian Annales*, juillet 1868.

(2) Calmette a constaté que si les adultes peuvent sans inconvénients ingérer des doses élevées de venin, par contre, les petits mammifères nourris à la mamelle absorbent très bien le venin par le tube digestif et succombent à l'ingestion de doses à peine plus élevées que la dose mortelle par voie sous-cutanée.

(3) Kermorgant, les Serpents de mer et leur venin (*Annales d'hyg. et de méd. colon.*, juillet, août, septembre 1902).

« Le transporté Ch., voulant s'emparer d'un serpent qui nageait à la surface de la mer, le saisit à pleine main et fut mordu à la face dorsale de la main gauche. Persuadé, comme tout le monde en Nouvelle-Calédonie, que les serpents de mer étaient inoffensifs et ayant été déjà plusieurs fois mordu sans dommage, il ne s'en inquiéta pas; il était 7 h. du matin : à 1 h. du soir, troubles de la vue, sensation semblable à celle de l'ivresse, titubation. Aux personnes qui lui faisaient remarquer la gravité de son état, Ch... répondait qu'il n'avait aucune inquiétude, ayant été souvent mordu. A 5 h. du soir, impossibilité absolue de marcher et de faire un mouvement quelconque. Voix nasonnée et déglutition difficile par suite de la paralysie des muscles de la langue et du voile du palais. Les symptômes suivants se succédèrent ensuite : faciès déprimé, lèvres cyanosées, pupilles dilatées, cornée insensible, langue pâle, étalée, pas de ballonnement du ventre, selles liquides involontaires, affaiblissement des bruits du cœur, disparition des réflexes, mort à 10 h. du soir après quelques convulsions, sans que le traitement révulsif et stimulant institué ait réussi à arrêter la marche de l'intoxication. Distension considérable de la paroi abdominale. »

Il est regrettable que, dans cette observation, l'état de la respiration n'ait pas été noté.

Envenimation par morsure de Viperidæ. — Le venin de la plupart des *Viperidæ*, surtout ceux qui sont très riches en hémorragine, donne lieu immédiatement à une douleur extrêmement vive, et presque aussitôt la région se tuméfie et s'infiltre de sérosité sanguinolente; il y a dans tout le membre des crampes très douloureuses. Les troubles respiratoires et circulatoires sont tardifs, et la mort met souvent plus de 24 heures, parfois même plusieurs jours, à se produire; elle est précédée d'une période asphyxique indiquant l'atteinte des centres respiratoires. A l'autopsie, le sang est coagulé en masse, mais se redissout au bout de 6 à 7 h. et il est alors laqué comme le sang des animaux morts à la suite de morsure de *Colubridæ*, mais plus noir.

Parfois, au contraire, la mort se produit en quelques instants; cela arrive lorsque le crochet a inoculé directement le venin dans un vaisseau; il y a alors coagulation rapide de la masse sanguine et production de volumineuses embolies qui sont entraînées dans la circulation générale.

Comme type d'observation d'envenimation par *Viperidæ*, nous résumerons une auto-observation due à Heinzel, qui fut mordu accidentellement, au cours d'une expérience, par une Vipère péliade (1).

(1) Brehm, édition Sauvage, *loc. cit.*

« Morsure au pouce. Sensation immédiate comparable à une secousse électrique; douleurs atroces remontant jusqu'à l'épaule. Après cinq minutes, éblouissements, vertiges. En une heure l'œdème remonte jusqu'à l'aisselle. Parole difficile, soif ardente, constriction intolérable à la gorge; douleurs stomacales vives. Des ecchymoses apparaissent sur le membre blessé. Délire, aucun trouble respiratoire. Cinq heures après la morsure, des traînées de lymphangite s'irradiaient du pouce vers la racine du membre. L'œdème augmenta pendant deux jours et s'étendit sur le tronc jusqu'aux hanches. Six semaines après l'accident, la main était encore enflée et violacée. »

Les œdèmes qui suivent la morsure des *Viperidæ* atteignent parfois un volume énorme. Nous avons vu au Soudan une vache mordue aux mamelles par un céraste. Douze heures après, l'œdème remontait jusqu'au cou envahissant les flancs et la face interne des membres. L'animal couché sur le côté, gonflé comme une outre, informe, présentait l'aspect des animaux morts par submersion et retirés de l'eau au bout de plusieurs jours.

Cet œdème, généralement dur, est toujours très douloureux à la moindre pression. Assez souvent, surtout dans les morsures siégeant au membre supérieur, il se communique aux poumons et donne lieu à une dyspnée intense avec expectoration sanguinolente. A l'auscultation, on entend une pluie de râles fins.

Parfois, ces œdèmes se propagent sans continuité à d'autres parties du corps : Barié (de Luchon) (1) a vu chez un enfant mordu au pied par une vipère un vaste œdème de la région abdominale, alors que la tuméfaction avoisinant la blessure ne remontait pas au-dessus du genou.

Ces œdèmes, arrivant au cou et à la glotte, peuvent causer mécaniquement la mort par asphyxie. Nous avons vu au Soudan un cavalier indigène qui, mordu au cou, en passant dans la forêt, par un serpent enroulé sur une branche au-dessus du sentier, succomba à l'asphyxie en moins de deux heures.

La lésion locale aboutit le plus souvent à des sphacèles étendus, à des phlegmons diffus entraînant des délabrements dont la réparation est fort longue. Ces accidents sont assez rares après une morsure de *Colubridæ;* quand il se forme un abcès, il est de peu d'étendue. Il se produit fréquemment des hémorragies des muqueuses et des séreuses, des infarctus pulmonaires, des lésions du rein provoquant de l'albuminurie et de l'hématurie; des lésions hépatiques se traduisant par de l'ictère et de la diarrhée bilieuse.

Lorsque la dose de venin inoculée est insuffisante pour provo-

(1) Communication orale.

quer la mort, ces troubles disparaissent plus ou moins lentement, mais on a vu la mort survenir brusquement après une guérison en apparence parfaite, et sans que les lésions nécropsiques aient permis d'en élucider le mécanisme (Achalme).

Parfois, la convalescence traîne en longueur : il s'établit une sorte de cachexie avec vieillissement prématuré chez l'adulte, accompagnée d'une diminution des facultés intellectuelles; chez l'enfant, il peut y avoir arrêt du développement.

Lenz (1) rapporte l'observation d'une jeune fille mordue au talon à l'âge de 19 ans par une vipère péliade, et dont la vie entière fut empoisonnée par des œdèmes fréquents et douloureux survenant aux jambes. Il y eut, plusieurs mois après la blessure, une cécité complète qui dura deux ans. La cécité est observée assez fréquemment à la suite des morsures de *Viperidæ* chez les animaux domestiques, qui sont souvent mordus à la tête.

Demeurat (2) a signalé des séquelles analogues : gonflement périodique du membre mordu, troubles digestifs et nerveux. Ces faits amplifiés et dénaturés ont donné lieu à cette croyance populaire assez répandue que à la suite de certaines morsures de vipères, tous les ans, à la même date, le membre blessé s'enfle à nouveau, et que la victime ressent les mêmes douleurs que le jour de la morsure !

Les troubles physiologiques consécutifs à la morsure du Lachésis lanceolatus, qui cause de si grands ravages à la Martinique, ne diffèrent que comme intensité de ceux que nous avons décrits à propos de la vipère d'Europe. Tous les auteurs qui, dans le siècle dernier, ont écrit sur les Antilles, donnent de nombreuses observations d'envenimation par ces serpents. Habituellement, dit Guyon, la partie mordue enfle très vite, et le blessé accuse bientôt un malaise général et une sorte de pesanteur et de lassitude accompagnée de vertiges. Les idées se troublent, il y a du délire, le pouls et la respiration se ralentissent. Dans les cas mortels, le blessé tombe dans le coma, et la mort survient dans un laps de temps variant entre 2 et 36 heures. La congestion des poumons, accompagnée d'une expectoration sanguinolente plus ou moins abondante, est tellement fréquente, ajoute le même auteur, qu'il est admis, parmi les habitants de la Martinique, que la morsure du « Fer de Lance » a toujours pour résultat une fluxion de poitrine. Elle survient en général du 2ᵉ au 3ᵉ jour (3).

Blot a rapporté des cas de mort survenus en quelques instants après la morsure de ce serpent. On a également cité des

(1) BREHM, *loc. cit.*
(2) *Gazette hebdomadaire*, 1863.
(3) GERVAIS et VAN BENEDEN, Zoologie méd., t. II.

cas de paralysie et de cécité qui parfois n'ont été que passagers, mais qui parfois aussi ont duré toute la vie. Les sphacèles étendus et les phlegmons diffus sont presque de règle après la morsure du Fer de Lance.

L'envenimation par morsure de Crotale est analogue : Tschudi (1) relate une observation de morsure de « Cascavel » (*Crotalus terrificus*) provoquée par un Brésilien qui comptait par ce moyen héroïque se guérir d'un éléphantiasis. Il se fit mordre au petit doigt; cinq minutes plus tard, la main était très tuméfiée, et le blessé accusait une sensation générale de froid; une demi-heure après, l'œdème s'étendait jusqu'aux aisselles, et les membres étaient agités de convulsions; pouls à 98. Deux heures après la blessure, la respiration était devenue difficile, la parole indistincte, le blessé se plaignait d'une sensation d'angoisse indicible et était couvert d'une sueur profuse. Trois heures après la morsure, épistaxis, coloration ictérique de la peau et apparition de phlyctènes sanginolentes; pouls à 104. Au bout de sept heures, les douleurs devinrent intolérables dans le membre blessé, à la poitrine et à la gorge. Il mourut en 12 heures au milieu de violentes convulsions.

DIAGNOSTIC. — Un paragraphe consacré au diagnostic peut paraître superflu, à première vue, à propos d'une intoxication

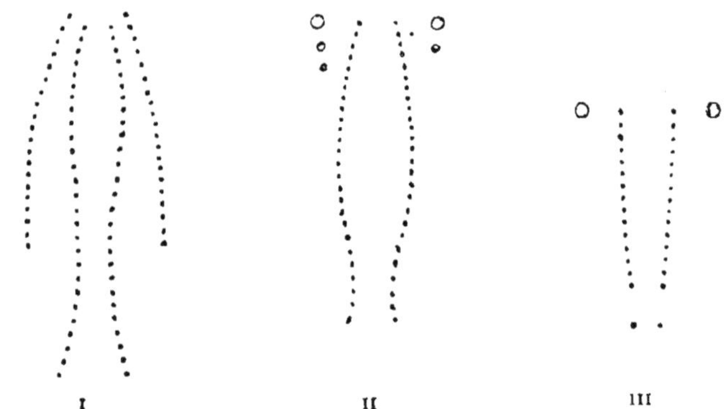

Fig. 93. — Empreintes produites sur la peau par la morsure des différentes espèces de serpents.

I. COLUBRIDÆ NON VENIMEUX. — Morsure marquée seulement par l'empreinte de 35 à 40 petits crochets palatins ou ptérygoïdes (rangée interne) et 20 à 22 crochets du maxillaire supérieur (rangée interne). — II. COLUBRIDÆ VENIMEUX. — Protéroglyphe (Naja). 25-26 empreintes de dents ptérygoïdes (rangée interne) et 1-2, parfois trois blessures plus volumineuses produites par les crochets venimeux principaux et les crochets de remplacement. — III. VIPERIDÆ (Solenoglyphes). Deux seules plaies volumineuses externes produites par les crochets. Une dizaine d'empreintes de dents ptérygoïdes.

pour laquelle les commémoratifs semblent être suffisants. Cependant, il arrive souvent qu'un indigène vient trouver le médecin,

(1) TSCHUDI, Voyages dans l'Amérique du Sud, 1867.

prétendant avoir été mordu par un reptile qu'il apporte parfois après l'avoir tué. Le pseudo-blessé affirme souffrir, il a de la dyspnée, son pouls est précipité, et cependant l'examen le plus attentif ne fait reconnaître aucune trace de morsure. Parfois, le serpent s'est simplement enroulé autour de la jambe par exemple sans mordre, ou bien, en projetant sa tête en avant, a simplement frappé du museau sans enfoncer ses crochets, et, par suite d'un émoi bien compréhensible, la pseudo-victime n'a que des troubles émotifs qu'elle prend pour des manifestations d'intoxication. Parfois encore, il y a bien eu morsure, mais les crochets, arrêtés par les vêtements, n'ont pas pénétré. Tous les médecins qui ont exercé dans les pays tropicaux ont été témoins de faits de ce genre que notre collègue Guillon (1), qui en a souvent observé, nomme des *fausses morsures*. Aussi, en l'absence de tout symptôme certain d'envenimation, est-il indispensable de chercher les traces de la morsure.

L'empreinte des crochets n'est pas toujours très visible. A la Martinique, pour la déceler, on frotte la région suspecte avec de la pulpe de citron, ce qui ferait saigner les petites plaies, et en tout cas provoque une cuisson révélatrice; du vinaigre, de l'alcool, du formol, un caustique quelconque pourraient aussi bien être utilisés.

Quand l'empreinte des crochets est bien marquée, on peut savoir, d'après leur configuration, si l'animal mordeur est un *Viperidæ* ou un *Colubridæ*, et même si c'est un *Colubridæ* non venimeux. La fig. 93 est suffisamment démonstrative à cet égard.

PRONOSTIC. — **Causes qui influent sur la gravité de la morsure.** — A poids égal, la résistance des divers animaux à l'envenimation pour une même dose d'un même venin varie dans de notables proportions selon l'espèce. Calmette a montré que, vis-à-vis du venin de cobra, la résistance comparative d'un certain nombre d'animaux était la suivante :

1 gr. de venin sec de cobra tue :

1.250 kilogr.	de chien
1.430 —	de rat
2.000 —	de lapin
2.500 —	de cobaye
8.333 —	de souris
20.000 —	de cheval

Le cheval est très sensible au venin du cobra, la dose mortelle pour un cheval de poids moyen est de 0 gr. 025. L'âne est encore plus sensible, 0 gr. 010 suffisent à le tuer. En supposant à l'homme une résistance intermédiaire entre le chien et le cheval, Calmette

(1) GUILLON, Manuel de thérapeutique clinique des maladies tropicales. Paris, 1909.

admet que 1 gr. de venin sec de cobra tuerait 10.000 kil. d'homme, soit 165 personnes du poids moyen de 60 kil.

La toxicité du venin fourni par le même reptile varie, d'après Calmette, selon l'état physiologique de l'animal au moment de la production : cet auteur a constaté chez des cobras et des lachesis élevés dans son laboratoire qu'aussitôt après la mue, ou après un jeûne prolongé, le venin était dix fois plus actif qu'en dehors de ces circonstances. Physalix a vu des différences d'action considérables dans le venin des vipères de France selon les saisons : au début du printemps, il est très peu phlogogène. Aussi, on comprend que les chiffres ci-dessus ne doivent être considérés que comme très approximatifs.

Par contre, Vital Brazil dit avoir constaté au cours de ses expériences sur les *Viperidæ* du Brésil, que sur les différents animaux de laboratoire, le venin d'un même serpent conserve toujours la même activité à toutes les périodes (1).

Avec le venin des *Viperidæ*, les doses nécessaires, pour provoquer la mort chez des animaux de même espèce et de même poids, varient dans des proportions considérables, selon que l'on emploie pour l'inoculation la voie intra-veineuse ou la voie sous-cutanée. La première est beaucoup plus active. Ces différences sont considérables pour certains serpents : alors que pour le Crotalus terrificus le rapport entre les deux doses est de 2, il est de 118 pour le *Lachesis atrox* (Vital Brazil). Comme le fait remarquer cet auteur, les venins qui possèdent l'action la plus énergique sur les centres nerveux de la respiration et provoquent le moins de réaction locale (ceux qui possèdent le plus de neurotoxine et le moins d'hémorragine d'après la théorie de Calmette) sont ceux qui présentent le moins de différence entre les doses minima mortelles par voie veineuse ou voie sous-cutanée et intra musculaire (*Crotalus terrificus*, *Lachesis mutus*). Le venin de *Lachesis atrox* au contraire, qui donne lieu à une réaction locale intense, est celui pour lequel les différences entre les deux doses sont les plus grandes.

On conçoit combien est variable la gravité de la morsure d'une même espèce de serpent selon la période physiologique de son existence (mue ou jeune) et selon la quantité de venin inoculée. Un reptile qui mord successivement plusieurs individus se débarrasse chaque fois d'une partie du venin contenu dans ses glandes, et les dernières morsures sont peu à craindre. Un serpent neuf, qui mord plusieurs fois le même individu, inoculera au contraire d'autant plus de venin.

Une morsure faite à travers des vêtements épais ou des jam-

(1) VITAL BRAZIL, *Revista méd. de Sao Paulo*, 15 août 1909.

bières de drap ou de cuir est moins redoutable que la blessure faite sur la peau nue, car les crochets (ceux des Odontoglyphes plus que ceux des Solenoglyphes) s'essuient en partie ou laissent écouler un peu de venin avant de pénétrer dans les tissus.

La taille de la victime constitue naturellement un facteur très important : la mortalité est beaucoup plus grande chez les enfants que chez les adultes mordus.

La région atteinte présente une grande importance quand la morsure est produite par une *Viperidæ*, surtout quand il s'agit de venins particulièrement riches en hémorragine. Si la région est très vasculaire, les crochets auront plus de chance de pénétrer dans une veine superficielle, et une quantité de venin minime, absolument insuffisante pour amener des troubles graves par toute autre voie, pourra causer la mort en quelques instants.

Les blessures de la face, du cou et de la région supérieure du tronc sont aussi à redouter à cause de la propagation possible de l'œdème au cou ou au tissu pulmonaire.

D'une manière générale, la mort arrive plus vite après une morsure de *Colubridæ* qu'après celle des *Viperidæ*.

Mortalité. — Il n'est pas possible de donner pour les morsures des diverses espèces de serpents des pays chauds un chiffre à peu près exact du pourcentage de la mortalité, à cause de l'insuffisance des statistiques à cet égard. Elle semble varier pour les espèces les plus connues entre 20 et 60 o/o.

Pour la Vipère de France, la statistique de Fredet, en Auvergne, donne 42 o/o, celle de Viaud Grand-Marais, en Vendée, 19 o/o, et celles de Rollinger 10 o/o.

Il ne s'agit là, bien entendu, que de cas non traités ou traités empiriquement, avant la découverte par Calmette de la sérothérapie anti-venimeuse. Depuis l'application de cette méthode, la mortalité des cas traités est presque nulle.

V. — IMMUNITÉ NATURELLE, IMMUNITÉ ACQUISE, SÉROTHÉRAPIE

I. — RÉSISTANCE NATURELLE DE CERTAINS ANIMAUX A L'ENVENIMATION

Immunité des serpents. — Les serpents venimeux jouissent surtout vis-à-vis de leur propre venin d'une immunité considérable (Fontana, Weir-Mitchell, Viaud-Grand-Marais). Les serpents non venimeux possèdent aussi une certaine résistance à l'intoxication venimeuse. Physalix a montré que des vipères et des couleuvres ne succombent qu'à des doses de venin 500 à 600 fois plus grandes que celles qui tuent le cobaye. Mais si l'injection est faite dans le crâne à travers le trou occipital, le rapport entre les deux doses est de 25 à 30 seulement (1).

A quoi est due cette immunité considérable ? Si l'on injecte sous la peau d'un animal du sang d'un serpent venimeux ou non venimeux, on constate que 1/2 cmc de sang de vipère ou de couleuvre cause déjà chez le cobaye des troubles locaux intenses, et que des doses un peu plus fortes amènent la mort avec les mêmes symptômes que dans l'intoxication par le venin lui-même (2).

Nous avons vu que tous les serpents, même les serpents non venimeux, étaient cependant munis de glandes à sécrétion venimeuse. C'est à la sécrétion interne de ces glandes réalisant l'accoutumance de l'organisme que Physalix et Bertrand ont attribué l'immunité considérable des serpents. Mais, si l'on considère que la toxicité du sang disparaît après chauffage de un quart d'heure à 70° (cobra), il est douteux qu'elle provienne de venin en nature, puisque la toxicité des venins n'est détruite qu'à des températures beaucoup plus élevées. On doit donc admettre avec Calmette que « la toxicité du sang des reptiles provient probablement de ce qu'il contient des substances diastasiques d'origine cellulaire qui représentent elles-mêmes certains des éléments du venin ».

Il y a de nombreuses analogies entre les propriétés physiologiques des venins et celles des substances toxiques du sang des ophidiens. Calmette a constaté que le sérum anti-venimeux lui fait perdre la plus grande partie de sa toxicité, et que des doses faibles et répétées de sang de cobra dilué, inoculées à des lapins ou à des cobayes, peuvent les vacciner contre des doses plusieurs fois mortelles de venin de ce serpent.

Comme les venins, les sérums d'ophidiens hémolysent les globules rouges ; ce pouvoir hémolytique est supprimé par chauffage à 58°, ou par addition de doses suffisantes de sérum anti-venimeux.

Le parenchyme des divers organes de serpents est lui-même toxique ; leur degré de toxicité semble être en corrélation avec la quantité de sang qu'ils renferment. Les œufs sont également toxiques, comme l'ont montré Flexner et Noguchi pour le Crotale, Physalix pour la vipère (3).

Immunité de certains animaux à sang chaud. — D'autres

(1) Physalix, *C. R. Soc. Biol.*, juillet 1903.
Les serpents peuvent cependant être intoxiqués par des venins provenant d'espèces très différentes : nous avons eu en cage un Lachesis gramineus qui succomba à la morsure d'un Bungarus fasciatus, aussi est-il prudent de ne pas garder en captivité dans une même cage des reptiles d'espèces très différentes.

(2) Nous verrons plus loin que le sang des anguilles et des Murènes possède des propriétés analogues.

(3) Physalix et Bertrand, *C. R. Soc. Biol.*, 1905.

animaux possèdent vis-à-vis des morsures de serpents une certaine immunité : le hérisson, grand chasseur de vipères, bien que protégé par ses piquants, est parfois mordu et succombe rarement. Lewin, puis Physalix et Bertrand (1), qui ont étudié cette immunité ont montré que sa résistance égale environ 40 fois celle du cobaye. Elle est due à des substances anti-toxiques contenues dans son sang. Des cobayes, dans le péritoine desquels Physalix et Bertrand avaient injecté 8 cmc. de sérum de hérisson préalablement chauffé à 58° pour le débarrasser de sa toxicité propre (2), ont pu résister à des doses de venin de vipère deux fois mortelles pour les témoins.

Calmette a étudié l'immunité bien connue des mangoustes. Pour avoir des animaux neufs dont l'immunité ne serait pas attribuable comme on l'avait prétendu à des morsures antérieures reçues dans les combats incessants que ces animaux livrent aux reptiles, il s'est servi de mangoustes capturées à la Guadeloupe, où il n'existe pas de serpents venimeux. Il a vu que ces animaux pouvaient résister à des doses de venin de cobra plus de 6 fois mortelles pour un lapin de même taille, mais que leur sérum n'était que faiblement anti-toxique. Il conclut que l'immunité du mangouste, bien qu'assez grande, est loin d'être absolue, et que si cet animal sort si souvent vainqueur des luttes qu'il engage avec les reptiles les plus venimeux, c'est grâce à sa merveilleuse agilité qui lui permet de se dérober aux morsures, et de saisir adroitement son ennemi en un endroit propice.

On a également attribué au porc, qui chasse volontiers les serpents pour les manger, une immunité naturelle très marquée vis-à-vis de leurs morsures. Cette immunité apparente, dit Mitchell, peut probablement être due à ce que la peau du porc est épaisse et très dure, et que la forte couche de tissu adipeux est peu nourrie par les capillaires, aussi, l'absorption se fait très lentement. Il a vu qu'un porc maigre mordu dans les parties vasculaires ne jouit d'aucune immunité. Calmette est d'un avis analogue : ayant plus tard étudié la question, il constata qu'un porc pouvait, sans être malade, recevoir sous la peau du dos une dose de venin de cobra suffisante pour tuer un chien de forte taille, mais que le sérum de cet animal ne contenait aucune substance anti-toxique.

D'après Ramon Ureta (3), on rencontre en Colombie des Echassiers, les Calebreros et les Guacabas, qui se nourrissent de Ser-

(1) Lewin, *Deutsche med. Woch.*, 1899. — Physalix et Bertrand, *C. R. Soc. Biol.*, 1895 et 1896. *Bull. Museum Hist. nat.*, 1895, t. I et II.

(2) Le sérum de hérisson est toxique pour la plupart des animaux de laboratoire, notamment le cobaye. Cette toxicité est détruite par chauffage à 58 degrés.

(3) *Loc. cit.*

pents; on n'a jamais recherché si ces oiseaux possédaient une certaine immunité contre le venin.

II. — IMMUNITÉ ACQUISE

Il est indéniable que beaucoup de charmeurs de serpents de l'Inde font leurs dangereux exercices avec des cobras dont l'appareil venimeux est intact, et cependant les accidents mortels sont relativement rares chez eux. On s'est demandé si, comme ils le prétendent, ils possèdent réellement un procédé secret d'immunisation qu'ils se transmettent fidèlement de père en fils.

Fraser (1) a constaté que, sur des rats blancs et des jeunes chats, l'ingestion répétée de petites doses de venin donne, au bout d'un certain temps à ces animaux, le pouvoir de résister à des doses plusieurs fois mortelles par voie sous-cutanée, et il suppose que les charmeurs hindous utilisent ce procédé pour s'immuniser. Calmette, reprenant plus tard ces expériences, a montré que le venin n'agit par la voie gastrique et ne provoque la formation de substances anti-toxiques dans le sang que s'il est administré à des animaux encore à la mamelle, dont la muqueuse intestinale perméable permet l'absorption, et dont les sucs digestifs ne peuvent détruire le venin. Il a pu faire absorber à des lapins, des cobayes et des pigeons adultes, des doses de venin énormes (jusqu'à mille fois mortelles) sans leur conférer la moindre immunité. Il conclut donc que ce procédé d'immunisation ne serait applicable qu'au très jeune âge, et qu'il est peut-être appliqué dans ces conditions par les charmeurs pour vacciner ceux de leurs enfants auxquels ils songent à transmettre leur profession.

On a dit aussi qu'ils se servaient d'inoculations graduées de venin, sans que la preuve en ait cependant été faite. Cette méthode est efficace : « Nous connaissons en France, dit Calmette, des chasseurs de vipère professionnels qui emploient ce procédé : l'un d'eux, qui habite le Jura, a bien soin de se faire mordre chaque année au moins une fois par une jeune vipère ; lorsqu'il oublie cette précaution et qu'il lui arrive d'être mordu, il s'en ressent toujours plus gravement. »

Divers voyageurs ont relaté que des peuplades sauvages du Brésil, des Guyanes, du Mexique et de la Côte orientale d'Afrique, immunisent leurs enfants en leur faisant sur le corps des incisions avec des crochets venimeux : ces récits plus ou moins véridiques et dénués de toute valeur scientifique portent trop

(1) Fraser, *Brit. med. journ.*, août 1895.

l'empreinte du merveilleux pour trouver place dans cet article (1).

Il n'est pas douteux que l'homme puisse acquérir une certaine immunité vis-à-vis des venins, mais rien ne prouve que les charmeurs de l'Inde ou les peuplades sauvages de l'Amérique ou de l'Afrique aient recours dans ce but à des pratiques autres que celles relevant de la magie ou de la sorcellerie, car chaque année on voit parmi les charmeurs des accidents mortels. Il est probable que la rareté des accidents chez eux est due, dit Calmette, à une connaissance parfaite des habitudes et des mouvements du serpent, grâce à laquelle ils évitent les morsures, et on tend à pencher vers cette hypothèse, lorsqu'on a été témoin de la dextérité avec laquelle ces indigènes manient leurs cobras, ne perdant pas de vue un seul de leurs mouvements, et les calmant, lorsqu'ils les voient irrités, par des sons plaintifs qu'ils tirent de leur clarinette.

Les recherches de Sewall (2) sur le venin de Crotale, de Kaufmann (3) sur celui de la vipère de France, de Calmette (4) sur celui du cobra à l'Institut Pasteur de Saïgon, avaient montré la possibilité de rendre, par injections répétées de très petites doses de venin, les animaux réfractaires à l'inoculation de plusieurs doses mortelles.

Calmette continua en France cette étude sur divers venins, et ses travaux, ainsi que ceux poursuivis à la même époque sur le venin de la vipère par Physalix et Bertrand, firent faire un pas décisif à l'immunisation anti-venimeuse.

Physalix et Bertrand ont pu donner aux cobayes une immunité solide, en leur injectant o mgr. 4 de venin de vipère chauffé, et 48 heures après, la même dose mortelle non chauffée (5).

Calmette (6), qui avait déjà employé en Cochinchine l'immunisation par venin de cobra atténué par chauffage, indique comme préférable la méthode suivante, qu'il a imaginée : il injecte de petites doses de venin mélangées d'une quantité égale d'hypochlorite de chaux en solution à 1 o/o ; il renouvelle les injections tous les trois ou quatre jours en augmentant la quantité de venin et en diminuant celle d'hypochlorite ; après quatre injections successives de ce mélange, il injecte le venin pur, d'abord 1/2 dose mortelle, puis 3/4 de dose, et enfin une dose entière en laissant 3 à 4 jours d'intervalle entre chaque injection. Il augmente ensuite

(1) Jacotot, *Arch. méd. navale*, 1867. — *Revue scientifique*, 1892. — D'Abadie, *C. R. Acad. sciences*, février 1896.
(2) Sewall, *Journal of physiology*, 1887.
(3) Kaufmann, les Vipères de France, 1889.
(4) Calmette, *Annales Inst. Pasteur*, 1892.
(5) Phisalix et Bertrand, *C. R. Acad. sciences*, févr. 1894.
(6) Calmette, *C. R. Soc. Biologie*, févr. 1894. — Consulter aussi : *Arch. de physiol.*, juillet 1894. — *C. R. Acad. scienc.*, mars 1894. — *Annales Instit. Pasteur*, mai 1894 et avril 1895.

graduellement les doses, mais en surveillant avec attention le poids des animaux; s'ils maigrissent, il faut interrompre les injections.

Calmette a également constaté que les animaux immunisés contre le venin de cobra pouvaient supporter des doses mortelles, pour les témoins, de venins de *Colubridæ* (*Naja*, *Bungare*, *Pseudechis*) ou de *Viperidæ* (Vipères de France, Cérastes). En outre, le sérum des animaux ainsi immunisés montrait par injection à des animaux neufs des propriétés immunisantes et curatives non seulement vis-à-vis du venin qui avait servi à l'immunisation, mais aussi, dans une certaine mesure, vis-à-vis des autres venins.

Ces conclusions de Calmette ont été vivement combattues par de nombreux expérimentateurs, comme nous le verrons plus loin.

III. — SÉROTHÉRAPIE ANTI-VENIMEUSE

C'est à Calmette que revient le grand honneur d'avoir entièrement créé la sérothérapie anti-venimeuse : en immunisant des chevaux contre des venins, il a pu préparer en grandes quantités un sérum extrêmement actif, et cette méthode, aujourd'hui vulgarisée dans tous les pays où les reptiles venimeux sont un danger public, a permis de sauver des milliers d'existences humaines, et, profit appréciable, de nombreux animaux domestiques.

Propriétés du sérum anti-venimeux. — Le sérum anti-venimeux obtenu par le venin de cobra par exemple, et mélangé in vitro en proportions convenables à ce venin, supprime son action anti-coagulante, mais, par contre, il n'a aucun effet sur l'action coagulante du venin des *Viperidæ*. Réciproquement, un sérum obtenu par inoculations graduées d'un venin énergiquement coagulant, celui des *Lachesis atrox* ou *alternatus*, ou du *Crotalus terrificus*, par exemple, empêche parfaitement cette action coagulante.

Le sérum anti-venimeux s'oppose également à la protéolyse. Mais si l'on s'est servi pour l'immunisation de venins chauffés au-delà de 70°, le sérum obtenu est inactif vis-à-vis de la protéolyse ; la protéolysine disparaît des venins, nous l'avons précédemment dit, après chauffage à cette température.

Une action empêchante analogue s'exerce également sur la bactériolysine.

Au point de vue de ses effets sur l'animal vivant, le sérum anti-venimeux possède :

1° *Un pouvoir anti-toxique :* un mélange de venin et de sérum en proportions convenables ne cause aucun trouble physiologique ; la plus ou moins grande quantité de venin neutralisé par un volume déterminé de sérum détermine son pouvoir anti-toxique.

2° *Un pouvoir préventif :* un animal qui a reçu une dose convenable de sérum est capable de résister ensuite à l'injection d'une ou de plusieurs doses mortelles.

3° *Un pouvoir curatif :* un animal ayant reçu une dose mortelle de venin peut être sauvé par injection ultérieure du sérum anti-venimeux approprié ; mais il faut pour cela qu'il ne se soit pas écoulé, depuis l'inoculation, un temps tel qu'il ait pu se produire des lésions irrémédiables, et que la quantité de sérum injecté soit d'autant plus grande qu'il y a plus de temps que les premiers symptômes de l'intoxication ont apparu.

La nature des réactions produites par l'introduction du sérum anti-venimeux dans l'organisme est peu connue : Calmette (1) a montré qu'un mélange de venin et de sérum qui ne cause aucun trouble physiologique, par inoculation à un animal, recouvre toute sa toxicité après un chauffage d'une demi-heure à 68°, température qui détruit l'antitoxine du sérum. Il faudrait donc en conclure que l'anti-toxine du sérum exerce son action parallèlement à la toxine du venin qu'elle annihile, mais sans qu'il y ait entre elles combinaison chimique.

C. J. Martin et Cherry (2) ont montré que si le chauffage du mélange n'était effectué qu'après 20 à 30 minutes de contact entre le venin et le sérum, il ne restituait pas la toxicité au mélange ; il semble donc y avoir combinaison chimique lente entre ces deux éléments contraires, venin et anti-toxine ; mais, comme l'a démontré Morgenroth (3), cette combinaison est très peu stable et peut être facilement dissociée par l'addition au mélange de quelques gouttes d'une solution à 3 p. 100 d'acide chlorhydrique.

Spécificité des sérums anti-venimeux. — Il résulte de nombreuses recherches de Calmette que le serum préparé avec les venins de cobra et de Bungare est surtout anti-neurotoxique, et qu'il s'est montré efficace non seulement contre les morsures des *Colubridæ* dont le venin est surtout neurotoxique, mais aussi, dans une mesure thérapeutiquement suffisante contre les morsures de certains *Viperidæ* tels que les Vipères de France, les Cérastes d'Afrique et les Crotales d'Amérique, dont les venins contiennent, outre une certaine quantité d'hémorragine, une proportion de neurotoxine suffisante pour entraîner la mort. Par contre, ce sérum, ne possédant aucune action sur les manifestations locales et générales de l'hémorragine à laquelle la plupart

(1) CALMETTE, *Ann. Inst. Pasteur*, 1895, n° 4.
(2) *Proced. of the Royal Soc.*, 1898, vol. 63.
(3) *Berlin. Klin. Woch.*, 1905, n° 50.

des venins de *Lachesis* doivent presque exclusivement leur toxicité, n'a qu'une influence minime sur les suites des morsures de ces serpents.

Aussi Calmette a-t-il cherché à obtenir un sérum polyvalent à la fois actif contre la neurotoxine et l'hémorragine ; il y est arrivé en inoculant à des chevaux, déjà immunisés contre le venin de cobra, des doses progressivement croissantes de divers venins de *Viperidæ* (*Lachesis*, *Vipera elegans*, *Crotalus*, *Hoplocephalus*, *Pseudechis*).

D'après Calmette, un sérum neurotoxique tel que celui de Cobra est donc capable, non seulement de neutraliser la substance neurotoxique de ce venin, mais encore celle des autres venins. Nous avons vu précédemment qu'il partait de ce fait pour conclure à l'unité de la substance neurotoxique dans les divers venins.

Fraser confirme cette opinion (1) : d'après lui, un animal immunisé contre un venin peut recevoir des doses mortelles d'un autre venin, mais sa résistance est moins grande que vis-à-vis du venin qui a servi à l'immunisation.

Mac Farland (2), de son côté, constate que le sérum de Calmette procure contre le venin du Serpent à sonnettes une certaine protection, mais qu'il n'est réellement efficace que contre le venin chauffé (par conséquent privé d'hémorragine); il l'est moins contre le venin non chauffé.

Cependant, d'autres expériences contredisent formellement les conclusions qui précèdent :

G. Lamb et W. Hanna (3) ont constaté l'inefficacité du sérum de cobra sur le venin de la *Vipera russellii*, du *Bungarus fasciatus*, de l'*Echis carinata*, et même du *Naja bungarus* (King cobra), espèce cependant très voisine. Avec ce dernier serpent, il retardait la mort, mais son action est tellement minime qu'on ne saurait songer à l'employer dans un cas de morsure de ce serpent. Sur le venin de l'*Enhydrina valakadiensis* (*Hydrophiinæ*), il n'avait qu'une action très faible. Fraser et Elliott (4) ont constaté la même action atténuée sur le venin de ce serpent de mer ainsi que sur le *Bungarus cœruleus* (5).

Déjà en 1896, Tidswell (6) avait observé l'inefficacité du sérum anti-neurotoxique préparé par Calmette sur les venins des Colubridæ australiens. C. J. Martin (7), relatant ces expériences, est

(1) Fraser, *Brit. méd. journ.*, 1895, vol. I, p. 1309.
(2) Mac Farland. Some investigations upon antivenine. Philadelphie. Rep. p. 3
(3) G. Lamb et W. Hanna, *Scientific memoirs of the medic. and sanitary dep. of the gov. of India.* N. S. N° 3, 1904.— G. Lamb. *Ibid.* N°s 3-10 et 16, N. S. 1904 et 1905.
(4) Sir Fraser et R. H. Elliot, *Proced. of the Royal Soc.*, 1904.
(5) R. H. Elliot W. S. Sillar et G. S. Carmichael, *Ibid.*, 1904.
(6) F. Tidswell, *loc. cit.*
(7) C. J. Martin, *Intercolonial medical Journal*, 1897

d'avis que les conclusions de Calmette sur l'efficacité du sérum de cobra vis-à-vis d'autres venins sont exagérées.

Du sérum préparé à Sydney par Tidswell avec le venin du « Tiger snake » (*Notechis scutatus*) s'est montré efficace seulement vis-à-vis de ce venin; inefficace contre celui des autres *Colubridœ* venimeux australiens (death adder, brown, snake, black snake). G. Lamb, qui l'essaya dans l'Inde, ne lui trouva aucune propriété neutralisante pour les venins des *Najas tripudians* et *bungarus*, *Bungarus fasciatus* et *ceruleus*, *Enhydrina valakadiensis*, *Echis carinata*, *Vipera russellii*, *Trimesurus gramineus* et *Crotalus adamenteus*. Ce sérum était donc strictement spécifique.

Réciproquement, du sérum préparé par G. Lamb avec du venin de *Vipera russellii*, ne neutralisait que ce venin et de petites quantités de celui de *Crotalus adamenteus*; il était inefficace vis-à-vis de tous les autres venins précédemment désignés.

A peu près à la même époque, Vital Brazil constatait l'inefficacité du sérum anti-venimeux préparé par Calmette contre les phénomènes d'envenimation déterminés par la plupart des espèces brésiliennes, et il montrait plus tard, par une série d'expériences, que les sérums anti-venimeux devaient être considérés comme ayant des propriétés presque exclusivement spécifiques. Les chiffres suivants, que nous lui empruntons, sont démonstratifs à cet égard.

La quantité de sérum obtenu avec le venin du *Crotalus terrificus*, capable de neutraliser 800 doses mortelles de ce venin pour un animal donné, ne neutralise que :

10 doses mortelles de venin de *Lachesis jararacucu*
6 — — — — *alternatus*
4 — — — — *neuwieidii et atrox*
3 — — — — *lanceolatus et mutus*
— — — — *elapetiningœ*
— — — *Elaps frontalis*
Naja tripudians

La quantité de sérum obtenu par inoculation d'un mélange de venins de *Lachesis lanceolatus, atrox* et *alternatus* capable de neutraliser 70 doses mortelles du 1er, 80 du 2e et 82 du 3e, ne neutralise que :

33 doses mortelles de venin de *Lachesis neuwiedii*
20 — — — — *jararacucu*
6 — — — — *itapetiningœ*
1 — — — — *mutus*
4 — — — *Crotalus terrificus*
— — — *Elaps frontalis*
— — — *Naja tripudians* (1).

(1) Memoria aprésentado ao 4° congresso latino-américano. (*Rev. med. de Saó-Paulo*, août 1909).

Le sérum anti-venimeux de l'Institut de Lille a donné à Vital Brazil les résultats suivants : la quantité de ce sérum nécessaire pour neutraliser 3 doses de venin de cobra, mortelles pour un animal, neutralisait 2 doses mortelles d'un mélange de venins de *Lachesis atrox*, *lanceolatus* et *alternatus*, et près de 2 doses mortelles de venin de *Crotalus terrificus* (1).

Nous sommes donc en présence de deux séries d'expériences dont les résultats mènent à des conclusions absolument opposées : d'une part, pour Calmette, un sérum anti-neurotoxique (celui de cobra par exemple) permet de combattre l'intoxication par d'autres venins, et cela d'une manière d'autant plus efficace que leur teneur en neurotoxine se rapproche de celle du venin initialement employé pour l'immunisation, et que leur teneur en hémorragine est faible.

D'autre part, pour Tidswell, Lamb, C. J. Martin, Vital Brazil, chaque sérum est *spécifique* d'une manière à peu près exclusive pour le venin qui a servi à sa production.

A. A. Kanthack s'est élevé vivement contre cette opinion qu'un animal immunisé contre un venin puisse résister à d'autres, ce qui est contraire à la loi de Behring sur la spécificité des sérums. Il estime « que Calmette aurait été induit en erreur par les doses trop faibles de venin qu'il a employées dans ses expériences ; ces doses faibles étant neutralisées par les propriétés anti-toxiques propres à tous les sérums, n'avaient pu entraîner la mort et avaient donné lieu à des conclusions inexactes (2). »

L'application stricte à la thérapeutique de ces données de laboratoire sur la spécificité à peu près absolue des sérums anti-venimeux restreindrait singulièrement les applications cliniques de la sérothérapie anti-venimeuse, puisqu'il faudrait un sérum spécial pour traiter les morsures de chaque espèce, ou du moins un sérum polyvalent obtenu par inoculation d'un mélange de venins dans lequel entrerait le venin à combattre. Nous verrons que les enseignements de la clinique permettent de ne pas borner le traitement à ces limites étroites qui le rendraient presque inapplicable.

L'emploi du sérum spécifique est néanmoins le plus sûr garant du succès thérapeutique ; aussi, depuis un certain nombre d'années, la plupart des pays riches en serpents venimeux ont-ils suivi

(1) Dosagem de valor anti-toxico dos serums anti-peçonhentos. *Ibid.*

La contradiction entre ces résultats qui donne au sérum anti-venimeux préparé à l'Institut Pasteur de Lille une valeur anti-toxique notable vis-à-vis de venins de Viperidæ, et les mécomptes éprouvés antérieurement par le même auteur dans l'emploi de ce sérum pour le traitement des morsures de serpents brésiliens, s'expliquent par ce fait que les premiers essais très antérieurs aux autres ont dû être faits vraisemblablement avec le sérum simplement anti-neurotoxique fabriqué au début par cet Institut, et les seconds avec du sérum polyvalent tel qu'il est préparé depuis plusieurs années.

(2) A. A. Kanthack. Report on snake venom (*Rep. med. Off. L. G. B.*, 1895-1896, 235-266).

la voie tracée par Calmette, et plusieurs laboratoires ont été créés pour la fabrication des sérums anti-venimeux spécifiques ou polyvalents adaptés aux besoins régionaux.

Dans l'Inde, au Central Research Institute de Kasauli, le lieutenant-colonel Semple prépare un sérum polyvalent obtenu par inoculation d'un mélange de venin de cobra et de daboia (*Vip. russellii*), qui répond pratiquement à tous les besoins de l'Inde. Au Brésil, Vital Brazil fabrique trois sortes de sérum : 1° un sérum *anti-crotalien* avec le venin du Cascavel (*Crotalus horridus*) ; 2° un sérum *anti-bothropien* avec le venin des *Lachesis lanceolatus*, *alternatus* et *atrox*, et 3° un sérum *anti-ophidien* qui est obtenu par immunisation contre le plus grand nombre possible des espèces venimeuses, chaque venin étant injecté en proportion directe de la fréquence au Brésil du serpent qui le produit. Selon que l'espèce du serpent mordeur est connue, on emploie l'un ou l'autre de ces sérums.

A Philadelphie (Etats-Unis), on fabrique également les sérums adaptés aux besoins de l'Amérique du Nord où les serpents à sonnettes dominent (1).

A l'Institut Pasteur de Lille, qui fournit de sérum toutes nos colonies, Calmette produit un sérum polyvalent obtenu par un mélange des divers venins de *Colubridæ* et de *Viperidæ* qu'il lui est possible de se procurer ; malheureusement les venins de *Viperidæ* manquent souvent, particulièrement ceux de l'Amérique du Sud, de sorte que ces divers venins ayant une action surtout hémorragique, le sérum n'agit très efficacement que sur la neurotoxine, car le venin de cobra, le plus neurotoxique de tous les venins connus, est la base fondamentale de l'immunisation. Le pouvoir anti-hémorragique du sérum varie nécessairement beaucoup selon la quantité de venins de *Viperidæ* que les chevaux reçoivent (2). Pour Calmette, d'ailleurs, la propriété, la plus importante que doit présenter un sérum anti-venimeux est d'avoir un titre anti-neurotoxique le plus élevé possible.

Procédés de préparation du sérum. — Nous avons déjà indiqué le procédé d'immunisation préconisé par Calmette, qui emploie au début un mélange de venin et d'hypochlorite de chaux, et arrive graduellement au venin pur ; il augmente progressivement la dose, et considère que les chevaux sont susceptibles de

(1) En Australie, F. Tidswell a fabriqué pendant quelque temps un sérum obtenu avec le venin du Tiger snake (*Notechis scutatus*) ; ce sérum n'avait d'action que sur le venin de ce serpent. Il a renoncé à sa production à cause des difficultés qu'il éprouvait à se procurer en quantité suffisante les divers venins nécessaires à l'immunisation des chevaux, et aussi, à cause de la rareté relative des accidents mortels en Australie. Le serpent venimeux le plus abondant, le Black snake (*Pseudechis porphyriacus*) ne faisant que des blessures très rarement mortelles. Aucun laboratoire ne fabrique actuellement en Australie du sérum anti-venimeux (Communication particulière).

(2) Communication particulière.

fournir un sérum utilisable en thérapeutique lorsqu'ils supportent l'injection sous-cutanée de 2 gr. de venin sec de cobra, dose environ 80 fois mortelle. Cette tolérance pour le venin est obtenue en 16 mois en moyenne.

A Kasauli, Semple procède d'une autre manière : le venin desséché, mélange de venin de cobra et de daboia, est dissous dans du sérum artificiel et injecté sans addition d'hypochlorite de chaux et sans atténuation par la chaleur. Il débute par la dose mortelle pour un lapin de 2 kilogr. et augmente progressivement la dose jusqu'à 0 gr. 50 à 1 gr. de chaque venin selon la force du cheval à immuniser; il lui faut environ 16 mois pour obtenir un sérum suffisamment actif.

A son laboratoire de Sao-Paulo, Vital Brazil a imaginé récemment (1) le procédé suivant, qui lui permet d'obtenir en six mois environ un sérum utilisable : il commence l'immunisation par l'injection dans une veine du sérum anti-venimeux spécifique vis-à-vis du venin qu'il emploie, et il injecte ce dernier par la voie sous-cutanée; il débute ainsi par une dose de venin relativement forte; dès la 2e injection, il diminue la quantité de sérum et augmente celle de venin; il arrive ainsi graduellement à l'injection de venin pur.

Pendant toute la durée de l'immunisation, il est indispensable de peser régulièrement les animaux, et de suspendre les inoculations s'ils perdent progressivement de leurs poids (2).

Parfois, la marche de l'envenimation est retardée par des abcès qui se forment après les injections. Tantôt ces abcès sont sceptiques, et dus aux germes microbiens qui vivent dans la bouche des serpents et se mélangent au venin, tantôt ils sont aseptiques et dus simplement à l'action locale du venin. Pour stériliser ce dernier, Vital-Brazil opère de la manière suivante : le venin, s'il est employé à l'état frais, est mélangé à deux volumes de glycérine et n'est employé qu'après un contact de 15 jours. S'il s'agit de venin sec, il prépare une solution dans du sérum artificiel dosée à cent milligr. de venin pour 1 cmc. de solution ; celle-ci est mélangée à un volume égal de glycérine et laissée également en contact pendant 15 jours. Pour l'injection, il dilue ce mélange dans 10 parties de sérum artificiel. Alors que sans purification préalable par la glycérine, Vital-Brazil ne pouvait dépasser la dose de 200 mgr. de venin en une injection sans réaction locale grave, il a pu ainsi arriver à injecter 3 gr. de venin sec correspondant à environ 9 cmc. de venin frais.

Des abcès se produisent néanmoins quand la dose injectée est

(1) *Revista med. de Sao Paulo*, août 1909.

(2) Les chevaux asiatiques sont de taille beaucoup inférieure à celle de leurs congénères européens.

un peu forte, mais ils sont stériles. Le tétanos se déclare parfois à la suite de l'ouverture de ces abcès ; aussi Vital Brazil conseille-t-il avant de les drainer, de faire aux chevaux une injection préventive de sérum anti-tétanique.

Malgré toutes les précautions que l'on peut prendre, beaucoup de chevaux succombent néanmoins au cours de leur imprégnation à la suite d'endocardites ou de néphrites.

Récolte et conservation du sérum. — Calmette saigne ses chevaux lorsqu'ils peuvent supporter sans en être incommodés 2 gr. de venin sec de cobra en injection sous-cutanée.

1re saignée de 8 litres, douze jours après la dernière injection de venin ; 2e de 6 litres, cinq jours plus tard ; enfin 3e saignée de même volume 5 jours plus tard. Il recueille ainsi 20 litres de sang fournissant un peu plus de 10 litres de sérum. Celui-ci, après décantation, est réparti dans les flacons stérilisés et hermétiquement bouchés. La saignée et toutes les autres manipulations ont été, bien entendu, faites aseptiquement ; pour assurer une stérilisation plus parfaite, les flacons remplis de sérum sont chauffés au bain-marie à 58° pendant 1 heure, trois jours consécutifs. Calmette, après avoir examiné des flacons qui avaient séjourné deux ans en Indo-Chine, a vu que leur activité s'était maintenue intacte. La conservation serait bien plus certaine et presque indéfinie, d'après cet auteur, en employant du sérum desséché et renfermé dans des ampoules de verre scellées par doses de 1 gr. qu'il suffit, au moment de l'emploi, de diluer dans 10 cmc. d'eau bouillie (1). Ce mode d'emploi du sérum serait à recommander dans nos colonies, où le renouvellement périodique des sérums laisse assez souvent à désirer.

Calmette laisse un intervalle de 3 mois entre chaque série de saignées, et pendant ce temps il injecte à nouveau 2 gr. de venin sec au bout d'un mois, et un mois 1/2 après encore 2 gr.

Dosage du pouvoir anti-toxique du sérum. — Une précaution indispensable, avant de livrer le sérum à la consommation, est de s'assurer que sa valeur anti-toxique est suffisante pour les besoins thérapeutiques.

Calmette a imaginé dans ce but plusieurs méthodes : l'une *d'expérimentation directe* basée sur les résultats de sa pratique de la sérothérapie anti-venimeuse, pratique qui lui a permis de considérer comme utilisable un sérum anti-venimeux lorsque l'injection d'un mélange de 1 cmc. de ce sérum et 0 gr. 001 de venin de cobra ne cause chez le lapin aucune manifestation d'intoxication ; le même sérum injecté à la dose de 2 cmc. doit permettre à un lapin de 2 kilogr. environ de résister à l'inoculation de 0 gr. 001 de venin de cobra, dose mortelle en une demi-heure pour les

(1) On trouve le sérum de Calmette à l'état sec dans les produits commerciaux de la maison Poulenc (GUILLON, Thérapeutique des maladies tropicales).

témoins. Pour déterminer la quantité de venin neutralisée par l'anti-toxine, Calmette procède de la manière suivante : une série de tubes à essais contiennent la même dose de venin (égale à une dose sûrement mortelle, pour un animal donné, le lapin par exemple) et des quantités graduellement croissantes du sérum à examiner : 0 cmc. 01 — 0 cmc. 02 — etc., après une demi-heure de contact, on inocule le contenu de chaque tube à des lapins, et on note celui à partir duquel la mort ne se produit plus. Mais, comme le fait remarquer Calmette, on n'obtient pas ainsi la valeur *anti-toxique absolue* du sérum mais une valeur un peu supérieure à la valeur réelle, car il faut déduire de la dose de venin neutralisée par le sérum, celle plus ou moins considérable, selon sa sensibilité, que l'animal est susceptible de recevoir sans malaise apparent.

Une autre méthode, *indirecte*, due également à Calmette, est basée sur ce fait, constaté par lui, que l'activité hémolytique des venins et leur activité neurotoxique marchent parallèlement, et que la même corrélation existe entre le pouvoir anti-hémolytique et le pouvoir anti-neurotoxique des sérums. En déterminant le premier, on peut avoir une appréciation pratiquement suffisante du second sans sacrifier des animaux. Peuvent être considérés comme bons pour l'usage thérapeutique, les sérums qui, à la dose de 0 cc. 05 empêchent l'hémolyse de 1 cmc. d'une dilution à 5 0/0 de sang de cheval défibriné par 0 gr. 0001 de venin de Cobra et de Bungare, et ceux qui, à la dose de 0 cc. 07 empêchent l'hémolyse de la même quantité de sang par 0 gr. 001 de venins de *Lachesis* ou de *Vipera berus* (1).

Calmette a constaté avec Noc une corrélation analogue entre le pouvoir antiprotéolytique et le pouvoir antihémorragique des sérums. Par la détermination du 1er avec une série de tubes à essai contenant du bouillon gélatiné et thymolé (pour le rendre imputrescible), on peut apprécier la valeur du second (2).

Le sérum antivenimeux, préparé par Semple dans son laboratoire de Kasauli, subit avant d'être mis en circulation des épreuves analogues : un lapin reçoit en injections sous-cutanées 10 doses mortelles de venin de cobra mélangées depuis 30 minutes à la température du laboratoire avec 2 cmc. de sérum ; un autre lapin reçoit en injection intra-veineuse un mélange dans les mêmes

(1) *C. R. Ac. des Sciences*, 1902.

(2) Vital Brazil a reconnu que ces deux procédés de dosage indirect étaient inapplicables aux sérums qu'il prépare avec les venins des *Lachesis* brésiliens et du *Crotalus terrificus*, dont l'activité hémolytique est très variable et sans rapports constants avec leur toxicité. De même pour le pouvoir protéolytique. Le venin du *Crotalus terrificus* par exemple, qui est beaucoup plus actif que celui des *Lachesis*, est beaucoup moins protéolytique qu'eux. Il emploie pour le dosage de ses sérums un procédé qui est une modification de celui de Calmette, — qui donne, paraît-il, des résultats très précis. Il mélange des doses fixes de sérum et des doses graduellement croissantes de venin, et après 1 heure de contact il injecte à des animaux.

conditions de 20 doses mortelles de venin de Vipera russelii et de 2 cmc. de sérum. Si les deux animaux résistent, le sérum est considéré comme ayant une activité thérapeutique suffisante.

VI. — TRAITEMENT DES MORSURES DE SERPENT. — PROPHYLAXIE.

I. — TRAITEMENT

La thérapeutique de l'envenimation doit répondre aux indications suivantes :

1° Expulser hors de la plaie la plus grande quantité possible de venin ; empêcher, par neutralisation sur place, la diffusion dans la circulation générale de celui qui ne peut être extrait ;

2° Neutraliser les effets du venin déjà passé dans la circulation générale ;

3° Eviter les complications locales ultérieures.

Expulsion et neutralisation du venin dans la plaie. — La première indication à réaliser, toutes les fois que le siège de la blessure le permet, est l'établissement, au-dessus et d'autant plus près de la morsure que celle-ci est récente, d'une ligature serrée interceptant complètement la circulation ; lien élastique de préférence (tube en caoutchouc, bretelle de pantalon) ou bien bande de toile, mouchoir, corde, lacet de soulier, etc... ; à défaut d'autre lien, une liane souple. C'est là l'indication primordiale, celle qui est remplie instinctivement pour ainsi dire soit par le blessé lui-même, soit par son entourage. La ligature ne doit pas être prolongée pendant un temps tel qu'elle puisse compromettre la vitalité des tissus. Calmette indique une demi-heure comme un maximum. Le plus tôt possible, on recherchera la trace des crochets, et on fera au niveau de chacune d'elles une incision longitudinale ou mieux cruciale de 2 à 3 cent. de longueur et de 1 cent. de profondeur. L'hémorragie sera facilitée soit par la succion, soit par l'application de ventouses si c'est praticable.

Il ne faut pas s'exagérer les dangers de la succion : un tel geste n'est héroïque que par convention ! même avec une muqueuse buccale dont l'intégrité n'est pas absolument sûre, si l'on prend soin de rejeter immédiatement le liquide introduit dans la bouche par l'aspiration et de se gargariser chaque fois avec de l'eau, bien minime sera la quantité de venin susceptible d'être absorbée ! Nous n'avons trouvé la relation d'aucun cas dans lequel la succion ait entraîné la mort pour l'opérateur ; dans un seul cas relaté par Schomburgk, il y eut quelques troubles graves, mais non mortels ; le venin aurait pénétré par une dent cariée.

Néanmoins, l'application de ventouses reste le procédé de

choix : elles peuvent être improvisées avec un verre à boire, un gobelet, un tube à essai, un flacon à large goulot, un verre de photophore, dont on ferme avec la paume de la main l'extrémité libre, etc... On joindra à cette aspiration l'expression des tissus à la main, en allant de la périphérie au centre représenté par les incisions.

L'application de la ligature est très efficace : Tidswell (1), sur 190 observations de morsures en Australie, note une mortalité de 25 o/o pour les cas ligaturés et de 55 o/o pour les cas non ligaturés. Pour les cas où la ligature, les scarifications et la succion ont été pratiqués simultanément, la mortalité est de 20 o/o.

La plupart des morsures siégeant aux membres, la ligature sera presque toujours possible.

Ces mesures doivent être complétées par la neutralisation du venin qui a diffusé dans les tissus autour de la morsure. Laissons de côté la cautérisation par l'ammoniaque, qui a tant de vogue dans les milieux populaires, mais qui est inagissante ; la cautérisation au fer rouge ou avec une pincée de poudre de chasse que l'on enflamme nécessite des délabrements étendus et dont la cicatrisation est longue. On doit donner la préférence aux neutralisants chimiques que nous avons indiqués au chap. III.

Parmi ceux-ci, le plus anciennement connu est le permanganate de potasse ; une solution au centième injectée avec une seringue de Pravaz dans le trajet des crochets neutralise parfaitement le venin, qui reste dans la plaie elle-même. Malheureusement, son action est purement locale, et il ne diffuse pas dans les tissus, et les injections hypodermiques pratiquées autour de la morsure ne neutralisent le venin qu'à leur contact immédiat. Dans l'Inde, les médecins anglais emploient le permanganate en cristaux; après larges débridements, ils en bourrent la plaie; plusieurs d'entre eux m'ont affirmé que ce procédé, très employé dans les troupes de l'armée des Indes, donnait d'excellents résultats.

Guillon parle (2) d'une méthode due à l'Américain C. W. R. Crum, qui consiste « à pulvériser du *chlorure d'éthyle* au niveau de la morsure jusqu'à congélation. Une fois l'anesthésie obtenue, on pratique parallèlement sur chaque trace des crochets deux incisions de 2 cent. environ ; on fait agir une solution forte de permanganate de potasse pendant quelques minutes, puis on termine par un pansement avec une solution plus faible. On soulève le bord du pansement et on irrigue la plaie avec la solution de permanganate toutes les heures. Ce traitement donnerait une guéri-

(1) F. Tidswell, Researches on Australian venoms. Sydney, 1906.
(2) Guillon, Thérapeutique des maladies tropicales. Paris, 1909.

son assurée s'il était appliqué moins d'une heure après la morsure ».

L'*acide chromique* (Kauffman) et le *chlorure d'or* (Calmette), en solution au centième, sont très recommandables ; cependant ces produits sont caustiques pour les tissus, et causent des indurations et des œdèmes durables. J'ai eu l'occasion de constater au Soudan, à la suite d'injection de chlorure d'or, un accident de ce genre. Il en est de même de *l'eau bromée saturée* et du *trichlorure d'iode* en solution au centième.

On devra donner la préférence à l'hypochlorite de chaux (Calmette). Cet auteur recommande une solution récente à 1/12, diluée au moment de l'emploi dans 5 parties d'eau, ce qui abaisse le titre à 1/60 (1). On injecte avec une seringue hypodermique quelques centimètres cubes dans le trajet même des crochets, puis une dizaine de centimètres cubes répartis en plusieurs piqûres tout autour de la blessure. Le venin est ainsi très rapidement détruit ; en raison de la grande diffusibilité du chlore gazeux que dégage l'hypochlorite, dit Calmette, il agit à distance, assez loin du point d'inoculation sur le venin qui commence déjà à être absorbé (2). On recouvre ensuite la plaie d'un pansement humide imprégné de la même solution.

On peut substituer à l'hypochlorite de chaux *l'hypochlorite de soude* (eau de Labarraque) ou de potasse (eau de Javel) en solution à 1/80 ; mais ils sont plus irritants et déterminent parfois des escarres. Bien rares, d'ailleurs, sont les postes coloniaux dépourvus d'hypochlorite de chaux. Le produit pâteux connu sous le nom de chlorure de chaux, et qui sert de désinfectant, est un mélange d'hypochlorite de chaux ($CAOCl^2$), de chlorure de calcium ($CaCl^2$) et d'hydrate de chaux ($CaOH^2O$).

A défaut de tous ces médicaments, on pourra employer l'alcool (de la plus grande concentration possible) qui, comme nous l'avons vu, précipite les venins de leurs solutions.

Neutralisation du venin dans l'organisme. — Un seul traitement est vraiment efficace : c'est le traitement sérothérapique. C'est à lui que l'on devra avoir recours dès que les indications précédentes auront été remplies. S'il s'est écoulé depuis la blessure un temps tel que l'on puisse supposer que tout le venin est

(1) Cette formule est celle qui accompagne les flacons de sérum antivenimeux de l'Institut de Lille. Dans son ouvrage sur les Venins, Calmette en donne une variante : solution à 2 o/o titrant environ 90 cent. cubes de chlore gazeux par litre de solution.

(2) Les hypochlorites alcalins ont un double effet oxydant sur les venins ; non seulement ils dégagent leur oxygène, mais encore, sous l'influence de l'acide carbonique contenu dans les tissus, ils dégagent du chlore qui, en présence de l'eau des diverses humeurs organiques, se transforme en HCl et en oxygène qui se dégage : $2Cl + H^2O = 2HCl + O$ (LAMBERT, Note publiée dans GUILLON, Thérapeutique des maladies tropicales.

passé dans la circulation générale, on l'appliquera d'emblée. Les effets de ce traitement seront d'autant plus certains que le sérum employé sera celui qui est spécifique vis-à-vis du venin inoculé, et que moins de temps se sera écoulé depuis la morsure.

Dans l'Etat de Sao-Paulo (Brésil), sur 275 cas traités par le sérum approprié, il n'y a eu qu'un seul décès, cas désespéré traité in extremis. La mortalité par morsures de serpents était en moyenne dans cet état de 240 par an. En 1907, année où le traitement sérothérapique est largement répandu, elle tombe à 130 (Vital-Brazil). Tous les décès sont dus à des cas non traités par la sérothérapie, sauf un, celui dont il vient d'être question.

Dans nos colonies d'Amérique (Guyanes, Antilles), il est indiqué d'avoir recours aux sérums spécifiques (anti-crotalien ou anti-bothropien) ou au sérum polyvalent (anti-ophidien) préparés par Vital Brazil, à cause de la similitude des espèces habitant le Brésil et ses régions. Dans nos possessions asiatiques, le sérum de Semple obtenu à Kasaouli avec les venins de cobra et de *vipera russellii* serait à employer (1). Mais, dans la plupart de nos colonies, nous n'avons à notre disposition que le sérum de l'Institut Pasteur de Lille, préparé avec le venin de cobra et de bungare. Les expériences de laboratoire que nous avons relatées au chapitre précédent, et qui montrent la spécificité exclusive des sérums vis-à-vis des venins qui ont servi à les préparer, pourraient faire hésiter à employer le sérum pour des morsures autres que celles du cobra et du bungare. Or, à côté des observations du laboratoire, nous devons placer les résultats de la clinique : Calmette a recueilli, dans son livre sur les Venins, 44 observations de morsures traitées avec succès, soit :

Naja tripudians	12	(*Colubridæ*)
— *haje*	3	—
Sepedon homœchates	4	—
Bungarus fasciatus	1	—
— *cœruleus*	1	—
Enhydrina valakadiensis	1	(*Hydrophinæ*)
Vipera berus et aspis	10	*Viperinæ*
Echis carinata	2	—
Cerastes	4	—
Bitis arietans	1	—
Lachesis lanceolatus	4	—
Crotalus horridus	1	—
Total	44	

Cette liste eût pu être considérablement allongée ; il n'est pas un de nos collègues qui n'ait eu l'occasion, au cours de ses cam-

(1) Nous n'avons pu savoir si on fabriquait, dans les colonies anglaises ou allemandes de l'Afrique, un sérum actif contre le venin des *Viperidæ* africains. Dans nos colonies on n'en prépare pas.

pagnes d'employer ce sérum avec succès; publiées au début, les guérisons obtenues ne l'ont plus été par la suite parce que leur nombre élevé les rendait banales. J'emprunte à mon expérience personnelle le cas suivant publié en 1897 dans les *Archives de Médecine navale*, et que Calmette a résumé dans son ouvrage : De passage en 1897 au poste de Kankan au Soudan, on me montre à 4 heures du soir une vache mordue aux mamelles le matin à 8 heures. L'animal était dans un tel état, couché sur le flanc, une bave épaisse à la bouche, haletant, l'œil vitreux, gonflé comme une outre par l'œdème, que la mort paraissait imminente. J'avais reçu de l'Institut Pasteur de Lille, peu avant mon débarquement, quelques doses de sérum de cobra; elles venaient de supporter dans mes cantines exposées à un soleil de plomb les vingt longues étapes de Kayes au Niger, dans des circonstances par conséquent très défavorables à la conservation intégrale de leur pouvoir antitoxique. L'animal reçut 20 cmc. de sérum; le lendemain la respiration était facile, et l'œdème avait diminué dans des proportions considérables; 48 heures après la morsure il était complètement rétabli. Il ne pouvait y avoir aucun doute sur l'espèce de serpent cause de l'accident, car il avait été tué par le berger et m'a été présenté, c'était un Ceraste de grande taille. Je cite ce cas, qui me semble typique, à cause de la gravité des accidents, de l'intervention tardive, et de l'espèce de serpent mordeur. Aussi, suis-je partisan convaincu de l'emploi du sérum anti-neurotoxique de Calmette, non seulement contre l'envenimation par les venins de cobra et de bungare, mais encore contre toutes les autres morsures de serpents, lorsque, bien entendu, on n'aura pas à sa disposition le sérum spécifique, auquel on doit toujours évidemment donner la préférence. Quoi qu'on puisse conclure des expériences de G. Lamb, F. Tidswell, Kanthack, Vital Brazil et autres auteurs qui ont établi la spécificité des sérums, la clinique et les statistiques sont là et nous montrent que l'évolution des phénomènes physiologiques de l'envenimation par les divers serpents est favorablement influencée (1) par le sérum de Calmette chez l'homme et les animaux. Le sérum anti-tétanique serait lui-même susceptible d'exercer vis-à-vis de l'envenimation une action analogue.

La dose de sérum à employer doit être d'autant plus considérable que l'envenimation est plus avancée, et que la victime est de plus petite taille (2).

En effet, on peut admettre que, dans la majorité des cas, la quantité de venin introduite dans l'organisme par morsure d'une

(1) J'emploie à dessein ce terme vague, qui ne préjuge en rien du mécanisme physiologique de cette action.

(2) GUÉRIN, *Rec. de méd. vét. d'Alfort*, mai 1897. Trav. du labor. de CALMETTE.

même espèce de serpent varie dans de faibles limites. Or, l'organisme est susceptible de neutraliser par ses propres moyens une certaine dose de venin, proportionnelle à son poids. Il suffira donc à la victime, pour résister victorieusement à l'envenimation, de recevoir une dose de sérum suffisante pour neutraliser l'excès de venin. Donc, pour une même quantité de venin inoculée, plus la victime sera de petite taille, plus il lui faudra de sérum.

Dans la plupart des cas, si l'on intervient peu de temps (1 à 2 heures) après la morsure, si le traitement local a pu être institué assez tôt et efficacement, si les phénomènes généraux d'intoxication ne sont pas encore très manifestes, l'injection sous-cutanée de 10 à 20 centimètres cubes de sérum (1 à 2 doses) suffira à empêcher l'envenimation chez un adulte et chez un enfant. Pour un gros serpent (on en jugera par l'écartement des crochets) ou pour un serpent très venimeux des pays chauds, on emploiera d'emblée 30 cmc. Si l'on est suffisamment pourvu en sérum, il n'y a aucun inconvénient à injecter, par mesure de sécurité, des doses plus élevées que celles qui paraissent strictement nécessaires, car le sérum ne renferme aucune substance toxique et ne cause jamais d'accidents. Si l'on a le temps, la seringue sera stérilisée par ébullition; pour la stérilisation de la peau, la teinture d'iode est le procédé le plus sûr et le plus expéditif. L'injection sera pratiquée de préférence sous la peau du flanc. Chez les animaux, l'endroit le plus commode est la région interscapulaire. Chez les animaux à peau épaisse, on fera bien de frayer par une ponction au bistouri la voie à l'aiguille qui, sans cette précaution, cassera ou se tordra. Une seringue stérilisable de 10 à 20 cmc. est l'instrument de choix ; à défaut une seringue de Pravaz à de 1 à 2 cc. suffira, son seul inconvénient est d'exiger de multiples piqûres.

Le traitement local réalisé et l'injection faite, on pourra enlever la ligature et administrer au malade des boissons chaudes et diurétiques, thé, café, le réchauffer sous des couvertures, mais on évitera l'ingestion d'alcool, d'ammoniaque, de morphine, de strychnine ou d'éther qui ne peuvent que gêner les effets du sérum.

En général, peu après l'injection, les phénomènes généraux et locaux s'amendent. S'il en était autrement, ou bien si l'on n'avait pu intervenir que lorsque l'intoxication était déjà avancée, il faut employer la voie intra-veineuse. On injectera avec toutes les précautions antiseptiques d'usage 10 à 30 cmc. de sérum, injection que l'on pourra renouveler s'il était nécessaire (1). Si les

(1) On fera l'injection dans une veine superficielle ponctionnée à travers la peau : pli du coude, face dorsale de la main, jambe, etc., que l'on rendra saillante par une ligature circulaire placée au-dessus du point choisi. Chez les individus à tissu adipeux développé, elles sont parfois peu apparentes ; dans ce cas, chez l'homme, nous conseillons

centres respiratoires sont déjà atteints au moment de l'injection de sérum, il est bon de pratiquer la respiration artificielle, qui prolonge la phase pendant laquelle l'organisme peut résister au venin, et permet d'attendre les effets du sérum. Arthus (1) vient de montrer qu'un lapin qui a reçu une dose de venin de cobra capable de le tuer en 25 minutes ne succombe qu'au bout de 9 heures si on le soumet aux manœuvres de la respiration artificielle. Il propose d'appliquer à l'homme ce traitement déjà employé il y a 8 ans par notre collègue Gouzien. (Voir plus haut.)

Les doses que nous venons d'indiquer sont celles que donne Calmette pour son sérum. Les doses indiquées par Vital Brazil et par Semple, pour leurs sérums respectifs, sont un peu plus élevées. Chaque flacon des diverses provenances est d'ailleurs accompagné d'une instruction détaillée que l'on doit consulter.

Quelque désespéré que paraisse le cas à traiter, on ne devra jamais hésiter à recourir au sérum qui a à son actif des guérisons absolument inespérées.

A défaut de sérum anti-venimeux, est-il possible de lutter efficacement avec d'autres médicaments contre l'intoxication ophidienne déjà généralisée ?

La strychnine a été préconisée par Mueller (de Victoria), à la dose de 1 centigr., qu'il n'hésite pas à renouveler si c'est nécessaire ; les individus intoxiqués par le venin seraient susceptibles de supporter des doses assez élevées de strychnine. Une statistique de Tidswell porte sur 72 cas : 52 ont été traités par la strychnine avec une mortalité de 34, 6 o/o, et 20 cas non traités par cette méthode donnent une mortalité à peu près équivalente : 35 o/o. Les effets seraient donc nuls (2). D'après une autre statistique due à Raston Huxtable, 113 cas traités par la strychnine ont donné 13, 2 o/o de mortalité, et 313 autres non traités par la strychnine n'ont donné que 4, 2 o/o de décès (3). La strychnine

la face dorsale de la verge, où une veine est toujours facilement accessible. Ponctionner très obliquement, presque parallèlement à l'axe du vaisseau, et bien s'assurer que l'on est dans la veine, ce que montrera l'écoulement du sang par l'extrémité libre de l'aiguille. Pendant qu'on pousse le piston, il faut immobiliser l'aiguille, sans cela, on risque de perforer avec sa pointe la paroi opposée, l'apparition d'une boule d'œdème annoncera cet accident ; il faut alors retirer l'aiguille et aller ponctionner plus haut. Bien purger d'air la seringue, et, par précaution, donner au membre pendant l'injection une position telle que la seringue soit, non horizontale, mais verticale, l'aiguille en bas ; les bulles d'air, s'il y en a, viendront se collecter sous le piston.

Le sérum contient parfois un précipité floconneux d'albumine sans importance pour une injection sous-cutanée, mais dont il faut le débarrasser avant de l'injecter dans une veine, par filtration sur papier stérilisé, ou coton, ou linge fin bouilli. Si le précipité est collecté au fond du flacon, il suffira, en remplissant la seringue, d'avoir soin que l'aiguille ne pénètre pas jusqu'à ce niveau.

(1) Dastre, *C. R. Acad. Sc.*, juillet 1910.

(2) Tidswell, Researches on Australian venom. Sydney, 1906.

(3) Nous donnons sous réserves ces derniers chiffres que nous n'avons pu vérifier dans le texte original (Trans. of. third intercol. Congress 1892). Ils sont empruntés à Calmette.

serait donc dépourvue de toute efficacité et même nuisible chez l'homme, comme l'expérimentation montre qu'elle l'est chez les animaux. Il en est de même de la morphine, de la nicotine et du curare (1).

Halford (de Melbourne) a proposé l'injection intra-veineuse d'ammoniaque à la dose de 10 à 20 gouttes étendues de quantité égale d'eau. Expérimentalement, cette méthode n'a donné aucun résultat.

L'alcool à hautes doses, jusqu'à apparition commençante de l'ivresse, jouit, aux Antilles et dans les deux Amériques, d'une grande réputation d'efficacité ; certains cas publiés semblent montrer que l'on serait autorisé à recourir à son usage à défaut de sérum. Des individus en état d'ivresse, mordus par des serpents à sonnettes, n'auraient manifesté que des symptômes légers d'intoxication (Mayraud).

Hooker a employé avec succès, dans un cas de morsure de serpent à sonnettes, l'action vaso-constrictive énergique de l'adrénaline (injection de 8 gouttes de la solution au millième renouvelée 4 heures plus tard) (2) ; il manque à cette méthode la consécration de l'expérience.

Dans la plupart des cas, à défaut du traitement sérothérapique, qui est le seul traitement spécifique, on devra se borner à une thérapeutique purement symptomatique : stimulants diffusibles (éther, acétate d'ammoniaque, alcool), caféine en injections, frictions, boules d'eau chaude, enveloppement sous des couvertures, boissons chaudes et diurétiques (thé, café) pour faciliter l'élimination du venin. Les injections de sérum artificiel sont naturellement indiquées.

On combattra l'asphyxie par la respiration artificielle et les inhalations d'oxygène.

Eviter les complications locales ultérieures. — La salive des serpents contient toujours des germes microbiens ; de plus, il arrive assez fréquemment que les crochets se brisent et restent dans la plaie ; aussi, devra-t-on faire toujours, après débridement, un lavage antiseptique prolongé de la blessure sur laquelle on maintiendra pendant quelque temps des pansements humides. Nous conseillons cette pratique pour toutes les morsures de serpents, même non venimeux ; on évitera ainsi bien des abcès.

(1) La thérapeutique chinoise préconise contre les morsures de serpents l'écorce du *hoang nan* (*strychnos gautheriana*), voir l'art. « Végétaux toxiques ». Dans l'Amérique du Sud, les Indiens emploient la noix de *cédron* dont l'alcaloïde, la cédrine, est analogue à la strychnine.

(2) *Texas med. Journal*, 1903.

II. — PROPHYLAXIE

Ce sont surtout les indigènes marchant pieds nus dans la brousse qui sont, dans les pays chauds, les victimes ordinaires des serpents. Les statistiques montrent que l'immense majorité des morsures venimeuses a son siège au membre inférieur, du pied au genou. Il est donc facile de se protéger par des chaussures et des molletières de cuir, ou des bandes molletières en flanelle épaisse. Pour la nuit et pour la marche dans la brousse, les souliers coloniaux en toile sont à rejeter comme n'offrant aucune protection. Après les membres inférieurs, c'est la main qui est le plus souvent atteinte.

Dans les taillis, il est bon de marcher avec précautions en regardant sur les branches autour de soi : les serpents arboricoles sont d'autant plus difficiles à voir que leur couleur se confond souvent avec celle des troncs et des feuilles.

Guillon conseille (1) de s'immuniser préventivement par une injection de sérum anti-venimeux, si l'on doit se trouver un jour pour un motif quelconque particulièrement exposé aux morsures des serpents venimeux. Nous condamnons ce procédé comme inutile, car dans ce cas il est facile d'emporter avec soi tout ce qui est nécessaire à un traitement immédiat, et comme *dangereux*, s'il était souvent répété ; les observations d'anaphylaxie publiées ces dernières années montrent qu'il faut être circonspect dans l'emploi répété des sérums à titre préventif.

Dans les postes de la brousse africaine, où la case en paillotte est à peu près l'unique habitation, il arrive souvent que des serpents élisent domicile dans le chaume de la toiture, où ils font la chasse aux rats ; il n'est pas rare en longeant les ruelles étroites des villages d'apercevoir dans la paille de la toiture une tête de serpent aux aguets : point n'est besoin d'insister sur les dangers d'une morsure faite dans de telles circonstances, car elle siégerait fatalement à la tête ou au cou.

Très fréquemment, aux colonies, les reptiles pénètrent dans l'intérieur des habitations, même à l'étage. Ils s'introduisent parfois dans les lits. Une bonne précaution, lorsqu'on loge dans une paillotte, est de ne laisser dans la journée la moustiquaire relevée que pendant le temps strictement indispensable à la réfection du lit; on évitera ainsi non seulement l'entrée des serpents, mais aussi des nombreux insectes ou arachnides venimeux qui pullulent aux colonies. La prudence la plus élémentaire commande de ne se lever la nuit qu'après avoir fait de la lumière.

(1) Guillon, Thérapeutique des maladies tropicales, Paris, 1909

J'ai souvent remarqué en Afrique occidentale (et j'ai maintes fois entendu faire autour de moi la même remarque) que les petits édicules en torchis et paillotte qui abritent les lieux d'aisance sont un endroit de prédilection pour les serpents. On n'y pénétrera donc qu'avec circonspection, surtout la nuit. J'ai gardé le souvenir d'une légitime émotion ressentie une nuit en Guinée, en m'apercevant que je voisinais depuis un instant dans cet édicule à quelques centimètres à peine des crochets d'un gros Sepedon qui n'avait pas bougé à mon entrée.

Enfin les alentours de l'habitation devront toujours être soigneusement débroussaillés et débarrassés des tas de bois et des tas de cailloux au milieu desquels les serpents vont s'abriter volontiers.

Dans beaucoup de colonies les pouvoirs publics et aussi les propriétaires des exploitations agricoles allouent, comme je l'ai dit plus haut, une prime à la destruction des serpents. D'autre part à la Martinique, on a introduit des mangoustes dans l'espoir d'amener la destruction des trigonocéphales. Mais ces rongeurs ravagent les plantations et les poulaillers, et on serait peut-être heureux de se débarrasser de ce nouveau fléau. Cependant, si les renseignements qui m'ont été donnés sont exacts, le nombre des serpents semblerait avoir diminué depuis leur introduction.

II. — ANIMAUX VENIMEUX AUTRES QUE LES SERPENTS

Parmi les animaux venimeux exotiques autres que les serpents, plusieurs ne présentent qu'un intérêt médical restreint, et nous nous contenterons de les mentionner : tels sont certains Mollusques céphalopodes et gastéropodes, *Murex brandaris*, *Murex trunculus*, *Poulpes*, *Seiches*, etc., qui secrètent un venin très peu actif pour les mammifères et dont les organes d'inoculation sont trop rudimentaires pour causer des accidents chez l'homme.

Dans les arthropodes, l'ordre des *Acariens* comprend deux familles qui comptent un certain nombre d'animaux très répandus sous les tropiques, et considérés, sans preuves bien certaines cependant, comme ayant des sécrétions venimeuses : la famille des *Sarcoptides* (Sarcoptides psoriques) et celle des *Ixodidés* (genres *Ixodes* et *Argas*).

Leur étude relève plutôt de celle des maladies de la peau que de l'étude des envenimations, car c'est par des dermatoses variées que se manifeste leur parasitisme sur l'homme. On a signalé, il est vrai, des accidents généraux (fièvre, dysenterie) dus à certains acariens, mais les observations sont trop rares et trop peu concluantes pour qu'on puisse faire remonter à une sécrétion venimeuse de ces animaux l'origine de ces intoxications. Aucune étude du venin qu'ils posséderaient n'a d'ailleurs été faite.

Les venins de la plupart des espèces que nous allons examiner sont encore peu connus, tant au point de vue chimique qu'au point de vue physiologique : les uns présentent des analogies étroites avec les venins des serpents dont ils partagent un certain nombre de propriétés, d'autres, au contraire, se rapprochent des alcaloïdes végétaux. Bien qu'aucun d'eux n'ait la grande toxicité des venins de serpents, les venins de certains poissons et de certains arthropodes sont susceptibles cependant de causer des accidents généraux très graves, et parfois la mort.

I. — MAMMIFÈRES VENIMEUX.

L'*Ornithorhynque*, mammifère de la famille des *Monotrèmes*, vit en Australie et sur la terre de Van Diemen. Les pattes postérieures du mâle sont armées d'un ergot canaliculé en rapport avec une glande à venin située le long de la cuisse, et que l'animal comprime à volonté, faisant sourdre ainsi le venin par l'orifice que porte son ergot.

De Blainville (1) cite l'observation d'un individu qui, allant ramasser un Ornithorhynque blessé à la chasse, reçut dans le bras un coup d'éperon. « Le membre enfla en peu de temps; tous les symptômes qu'offrent les personnes mordues par des serpents venimeux se déclarèrent. Ils cédèrent cependant à l'application extérieure d'huile, et à l'usage intérieur de l'ammoniaque, mais l'homme éprouva longtemps une douleur aiguë et fut plus d'un mois à recouvrer l'usage de son bras. »

C.-J. Martin et Frank Tidswell (2) ont constaté que ce venin coagule le sang comme celui des Viperidés, avec lequel il a des analogies physiologiques. Des doses supérieures à 0 gr. 02 de venin sec (sa toxicité est donc très faible) tuent en injections intra-veineuses le lapin en 1/2 heure. A l'autopsie on trouve des hémorragies sous l'endocarde du ventricule gauche.

Noc (3) a récemment repris l'étude de ce venin. Il a vu que comme le venin du *Lachesis lanceolatus*, il coagule les plasmas citratés, chlorurés, oxalatés, fluorés, mais il n'a aucun pouvoir hémolysant. Il a trouvé que sa toxicité est au moins cinq mille

(1) De Blainville, Ostéographie des mammifères, art. Ornithorhynque, 1839-1864.

(2) C.-J. Martin et Frank Tidswell, Observ. on the femoral gland of Ornithorhyncus (*Proc. of th. Linnean Soc. of New South Wales*, 1894).

(3) Noc, *C. R. Société Biologie*, 1904.

fois moindre que celle du venin de la plupart des serpents australiens : 0 gr. 05 d'extrait sec ne tuaient pas la souris, et 0 gr. 10 ne provoquaient qu'un peu d'œdème chez le cobaye.

Il est possible que la toxicité de la sécrétion varie selon les époques et soit en corrélation avec le développement et la structure de la glande, variables eux-mêmes selon les périodes, comme l'a constaté Spicer (1). C'est à l'époque du rut qu'elle est la plus développée. Cette hypothèse expliquerait les différences de toxicité constatées par Martin, Tidswell et Noc.

Quoi qu'il en soit, ce venin paraît peu actif, et l'ornithorhynque est un animal tellement rare que les accidents qu'il peut causer n'ont qu'une importance médicale très relative.

II. — POISSONS VENIMEUX

Le danger des piqûres de certains poissons était déjà connu des anciens ; Aristote le mentionne, plus tard Pline parle des blessures douloureuses et fertiles en complications des *dragons* (*Vives*), des *Scorpicus marins* (*Scorpènes*) et de plusieurs autres espèces. La légende s'empara de ces propriétés venimeuses, et elles donnèrent lieu aux récits les plus fabuleux.

A une époque relativement rapprochée de nous, Rochefort (2) et Dutertre (3) citent des accidents graves suivant la blessure de certains poissons.

Cependant, l'existence d'un appareil spécial à venin, comparable à celui des serpents, chez les poissons dont la piqûre était réputée venimeuse, ne devait pas être scientifiquement admise avant de longues années. Lacépède, qui examina des échantillons de Raies pastenagues, de vives, de scorpènes et de plotoses rayés que l'on considérait comme des animaux très dangereux, dit : « L'on peut assurer que l'on ne trouve auprès de la racine de l'aiguillon de ces diverses espèces aucune glande destinée à filtrer une liqueur empoisonnée ; on ne voit aucun vaisseau qui puisse conduire un venin plus ou moins puissant jusqu'à ce piquant dentelé ; le dard ne renferme aucune cavité propre à transmettre le poison jusque dans la blessure, et aucune humeur particulière n'imprègne ou n'humecte cette arme. »

Cuvier, sans être aussi affirmatif, attribue l'intensité des accidents à la profondeur à laquelle les aiguillons pénètrent, et tout au plus à la mucosité qui les enduit et qu'ils introduisent dans la plaie.

(1) On the effects of wounds inflected by the spurs of the Platypus (*Proc. roy. Soc. Tasmania*, 1876).

(2) ROCHEFORT, Histoire naturelle des Antilles, 1658.

(3) DUTERTRE, Histoire générale des Antilles, 1667.

Sonnini, dans son Histoire générale des Poissons, conclut de même.

La haute autorité de ces naturalistes fit considérer la question comme résolue jusqu'en 1841, où, en Angleterre, Allmann ayant été piqué lui-même accidentellement à la base du pouce par une vive et ayant pu observer sur lui-même la disproportion entre le peu de gravité du traumatisme et la douleur intolérable et persistante qui le suit, fit des recherches anatomiques. Il découvrit à la base de l'épine de la nageoire dorsale de ce poisson deux petites masses pulpeuses qu'il supposa être des glandes à venin. Quelques années plus tard, en 1849, Byerley confirme l'existence de ces glandes. En 1864, Günther découvre l'appareil venimeux du *Thalassophryne reticulata*, et le médecin de la marine Nadeaud (1) donne une description à peu près complète de celui de la *Synancée brachion* qu'il découvre à Tahiti. Depuis, les travaux de Bottard (2), de Gressin (3) et de Parker (4) ont définitivement élucidé ce point d'ichthyologie.

Bottard classe les appareils à venin des poissons en quatre types différents, suivant les relations établies entre les glandes venimeuses et les épines, et :

1° Appareil complètement clos et ne s'ouvrant que par rupture (type Synancée) ;

2° En communication plus ou moins directe avec le milieu extérieur, par un canal osseux permanent aboutissant à la pointe du piquant (type Thalassophryne) ;

3° Ou encore en communication avec le milieu extérieur par une gouttière profonde creusée à la surface du piquant et transformée en une sorte de canal virtuel à parois mi-partie osseuses, mi-partie membraneuses, par le tégument inter-épineux mobile qui la recouvre (type Vive et Scorpène);

4° Enfin appareil venimeux en relation avec les dents (type Murène).

Pour la description des divers types de poissons venimeux, nous suivrons la classification par familles. Nous avons fait de nombreux emprunts à la remarquable étude de Bottard.

ACANTHOPTÉRINIENS

1° Famille des Trachinées. — *Genre Vive*. — Les vives sont très répandues sur les côtes de France où elles sont très redou-

(1) Nadeaud, Essai sur les plantes usuelles des Tahitiens, Thèse de Montpellier, 1864.

(2) Bottard, Divers travaux et communications condensés dans « les Poissons venimeux », Thèse de Paris, 1889.

(3) Gressin, Etude de l'appareil à venin du genre Vive. Thèse de Paris, 1884.

(4) Parker, On the poison glands of the fisches of the genus Trachinus (*Proced. Zool. London*, 1898).

tées des pêcheurs. On en rencontre aussi au Chili, à la Nouvelle-Calédonie (Vinson). Nous-même en avons rencontré à Mui-Ngoc, sur la frontière de Chine, au Tonkin. Ce poisson n'avait jamais, à notre connaissance, été signalé dans ces parages. Il semble assez rare dans les mers tropicales.

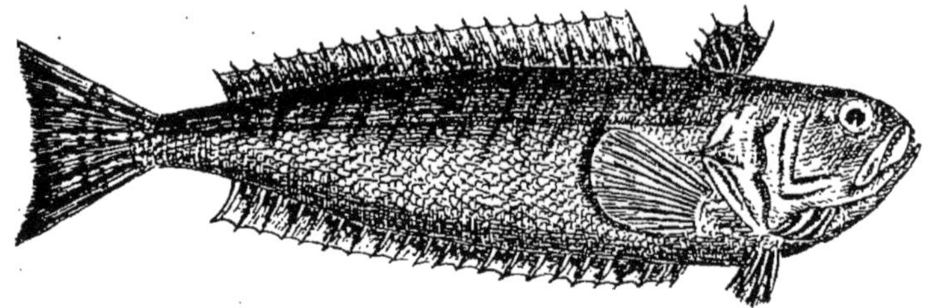

Fig. 94. — *Trachinus vipera.*

Il en existe un assez grand nombre d'espèces : *Trachinus vipera* (petite Vive ou Vive vipère), la plus dangereuse de toutes. — *Trachinus Draco* (Vive commune). — *Trachinus Aranea* (Vive araignée). — *Trachinus radiatus* (Vive à tête rayonnée) (1).

Leurs caractères communs sont : un corps allongé comprimé latéralement de même que la tête ; la bouche est fendue obliquement, le corps est couvert d'écailles minces ; les yeux sont placés très haut. L'opercule est muni d'un prolongement épineux très acéré.

Deux nageoires dorsales ; l'antérieure ayant 6-7 rayons épineux. La postérieure et l'anale sont très longues ; l'anus débouche très haut, peu en arrière des pectorales.

L'appareil à venin est double : il y a un appareil operculaire et un appareil dorsal ; la sécrétion du premier beaucoup plus active que celle du second (Briot).

L'épine de l'opercule est munie, en dessus et en dessous, d'une cannelure profonde ; chacune d'elles communique avec un réservoir conique logé dans une cavité de l'os operculaire ; elle est engaînée par la membrane des ouïes qui, mobile, peut se replier vers la base, découvrant l'épine. La cavité ainsi formée par la gaîne, la cannelure et le réservoir est tapissée d'un revêtement de cellules qui sécrètent le venin. Lorsque l'épine est pressée, c'est-à-dire lorsque la pointe s'enfonce dans la chair de la victime, le venin s'écoule entre la gaîne et la couche des cellules à sécrétion et pénètre par les cannelures dans la plaie.

Le second appareil venimeux de la Vive siège à la première

(1) Au Havre, les pêcheurs désignent la petite Vive sous le nom d'*Arselin* ; à Boulogne, de *Toquet* ; à Nice, la grande Vive se nomme *Aragna*.

dorsale. Il se compose de 5 à 7 épines creusées de deux cannelures distinctes au sommet, mais se rejoignant dans le bas pour former une cavité analogue à la cavité operculaire. Les épines sont engaînées par la membrane inter-radiaire, qui est adhérente jusqu'à une petite distance de son extrémité, mais est flottante en passant au-dessus des bords des cannelures, déterminant ainsi

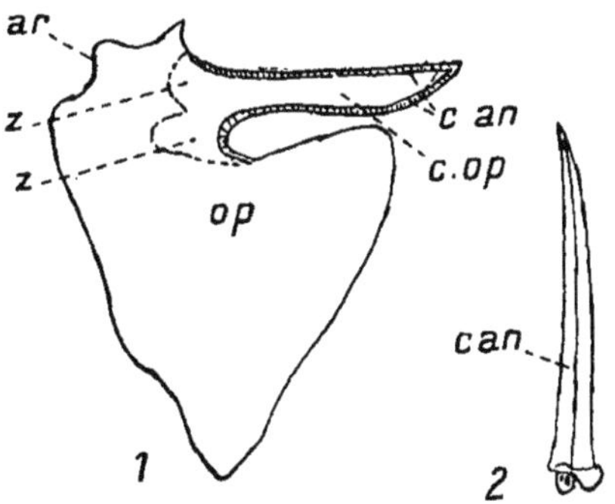

Fig. 95. — Schéma de l'appareil operculaire de la Vive.

1. — *ar*, articulation de l'opercule : *op*, opercule ; *cop*, corps de l'épine operculaire ; *z*, espace occupé par le réservoir à venin ; *can*, canal de l'épine operculaire.
2. — Epine de la 1re dorsale ; *can*, canal vecteur du venin.

un vrai canal mi-partie osseux, mi-partie membraneux. Les cannelures et la cavité que leur rencontre détermine à la base de l'épine sont tapissées de cellules sécrétoires de venin ; lorsque l'épine est comprimée vers le corps de l'animal, le venin s'écoule en se frayant un passage entre la peau qu'il distend et cette couche de cellules.

Aucun muscle spécial, pas plus dans l'organe operculaire que dans l'organe dorsal, ne permet à l'animal de chasser le venin dans la plaie

Au point de vue histologique, les glandes à venin de la Vive sont analogues aux glandes sébacées ; elles sont formées par une invagination de la peau (Bottard).

Etude clinique. — La douleur qui suit la piqûre de la Vive est violente au point de provoquer des syncopes. Elle s'irradie dans tout le membre blessé, et celui-ci subit une sorte de paralysie qui dure plusieurs heures. Des complications locales, phlegmons et gangrène, surviennent assez souvent.

Comme accidents généraux il y a de la fièvre, du délire, des vomissements bilieux (Gressin).

L'auto-observation suivante, que nous empruntons à Bottard, présente un certain intérêt parce qu'elle est due à un médecin qui fut accidentellement piqué à l'indicateur de la main gauche par une petite Vive :

« Pendant deux ou trois minutes, la douleur était supportable, mais, après ce court délai, elle prit une telle violence que je quittai la pêche et rentrai en courant à la maison. La douleur était si atroce que je courais en tous sens dans la maison et me serais jeté par une fenêtre tant la souffrance devenait intolérable.

« Presque instantanément l'indicateur enflait, puis successivement tous les doigts de la main, le poignet et l'avant-bras ; ce gonflement considérable s'était effectué en un quart d'heure. La douleur diminua un peu... Je versai dans une grande cuvette d'eau le contenu d'un flacon d'acide phénique, et j'y plongeai le membre malade. Le soulagement fut presque immédiat. Le point piqué était insensible et entouré d'un petit cercle rouge et luisant.....

« Le lendemain je me ressentais à peine de ma blessure, mais le surlendemain nuit mauvaise, douleur très vive, élancements, fièvre. Le phlegmon commençait. Il se limita rapidement à l'index et au médius ; les deux articulations métacarpo-phalangiennes de ces doigts furent envahies et le gonflement avait gagné à peu près le tiers de la paume de la main. A partir de ce moment, j'éprouvai les douleurs terribles du phlegmon et fus en proie à la fièvre et à l'insomnie.

« Presque dès le début du phlegmon, j'avais éprouvé des phénomènes de véritable empoisonnement : troubles gastriques et troubles vaso-moteurs. Après le repas (très léger, bien entendu), je perdais subitement connaissance pendant dix minutes à 1/4 d'heure. Tout le côté gauche du corps se couvrait de plaques rouges, surtout à la face ; il n'y eût jamais de vomissements. Les forces déclinaient. »

Guérison en deux mois et demi ; après ce temps il restait encore de la névrite dans les doigts lésés.

Bougrand, naturaliste du Havre, qui fut plusieurs fois piqué par des Vives, s'exprime ainsi dans une lettre à Bottard : « J'ai été piqué assez profondément au milieu de la face palmaire du pouce droit. La douleur ne peut mieux se comparer qu'à une brûlure. Au bout de trois secondes seulement, tous les autres doigts, comme ceux atteints, sont devenus inertes. Cet engourdissement paraissait suivre le trajet des nerfs. Les articulations étaient particulièrement sensibles. Au bout de 5 à 7 minutes, l'action du venin s'est fait sentir sur le cœur où il a produit des palpitations assez intenses. J'ai éprouvé ensuite un refroidissement considérable et des frissons, la main restant pendant ce temps douloureuse et sensible au moindre contact.

« Trois jours après, la région voisine de la plaie était encore très douloureuse et les tissus très gonflés. »

La toxicité de ce venin est plus grande à l'époque du frai, au dire des pêcheurs, et la blessure de la petite Vive, qui n'a que de 12 à 14 cent. de longueur, est plus dangereuse que celle de la grande Vive, qui atteint jusqu'à 40 centimètres de longueur.

On a signalé des cas de mort, mais ils paraissent dus aux complications septicémiques plutôt qu'au venin lui-même.

2° Famille des Triglidés. — *Genre Synancée.* — Ces poissons se trouvent dans toutes les régions chaudes du Pacifique et dans l'Océan Indien ; on les nomme, à la Réunion, *crapauds de mer ;* à Maurice, *Hideux*, *Fifi* ou *Laffe ;* à Java, *Ikan-Satan* (Poisson diable) ; à Tahiti, *Nohu ;* aux îles Pomotou et de la Société, *Nuhu*.

Ils se tapissent dans les trous du rivage et ne se basardent jamais en pleine mer ; ils vivent à moitié enterrés dans le sable, la nageoire dorsale qui porte l'appareil venimeux repliée sur le dos ; ils ne la déploient en la relevant que lorsqu'ils sont irrités ou veulent se défendre.

Cet appareil est purement défensif, car l'animal qui vit ainsi terré se jette sur la proie qui passe à sa portée, mais n'utilise pas son appareil à venin.

Le genre Synancée comprend plusieurs espèces, qui sont peu différentes. La plus commune, dans le Pacifique tropical, est la *Synancée brachiou* (Lacépède). Cet animal, qui atteint une longueur de 40 à 45 centimètres sur une hauteur moitié moindre est d'une laideur répugnante : « On ne dirait pas un poisson, mais un grumeau informe de bouillie ou de gelée corrompue ; sa tête et ses membres sont enveloppés comme dans un sac par une peau épaisse, molle, spongieuse, toute ridée et verruqueuse comme celle d'un lépreux, variée et mélangée sans ordre et comme par petits nuages, de blanchâtre, de gris, de brun de diverses teintes ; quelquefois elle paraît entièrement noirâtre, mais toujours elle est gluante et désagréable au toucher ; à peine sur cette tête grosse et caverneuse laisse-t-elle apercevoir ses petits yeux » (Cuvier).

La tête offre une série de crêtes qui dessinent une sorte de X très ouvert délimitant une dépression rectangulaire allongée placée sur le milieu de la tête. Aux deux extrémités antérieures des branches de cet X se trouvent les yeux. Deux autres cavités irrégulières sont situées en arrière des yeux ; en avant de ceux-ci et latéralement, encore deux autres arrondies. Quatre arcs branchiostéges.

Les nageoires pectorales sont très fortes et très larges, elles servent à creuser le sable pour que l'animal puisse s'enfouir. La nageoire dorsale commence immédiatement derrière la nuque, elle est indivise et se prolonge jusqu'à la caudale, qui est triangulaire et à extrémité arrondie.

La nageoire anale est basse et peu étendue.

[illegible] de pustules pouvant atteindre la [illegible] pois, qui laissent échapper quand on les presse [illegible] et visqueux, mais qui n'est pas venimeux.

[illegible] épines de la nageoire dorsale, au nombre de treize, sont en [illegible] avec l'appareil venimeux. Elles sont creusées, de chaque [illegible] leur axe longitudinal, d'une cannelure profonde plus déve[illegible] à gauche qu'à droite. La membrane interépineuse qui les [illegible] leur forme une gaîne se terminant à une petite distance de

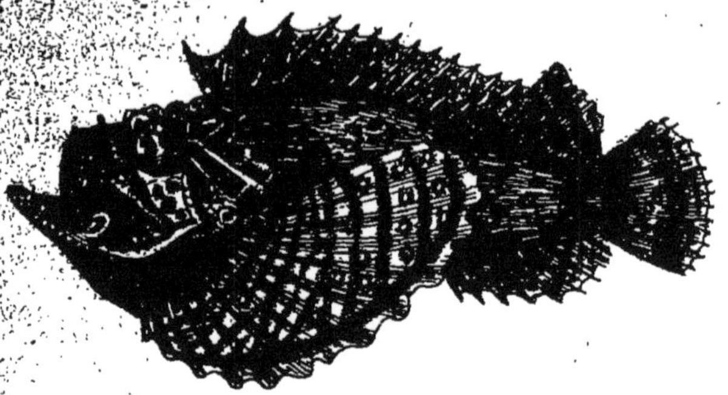

Fig. 96. — *Synancea brachio* (d'après Savtschenko).

[illegible]trémité libre par un bourrelet fibreux, peu extensible, qui est [illegible] vers la base de la nageoire et découvre les piquants quand [illegible] s'érigent.

[illegible] gauche et à droite de chacun des rayons épineux, et recouvert [illegible] la membrane inter-épineuse, [illegible] trouve un réservoir à venin [illegible]rique allongé, dont l'extré[illegible] supérieure terminée en vrille [illegible] dans la cannelure corres[illegible]te de l'épine.

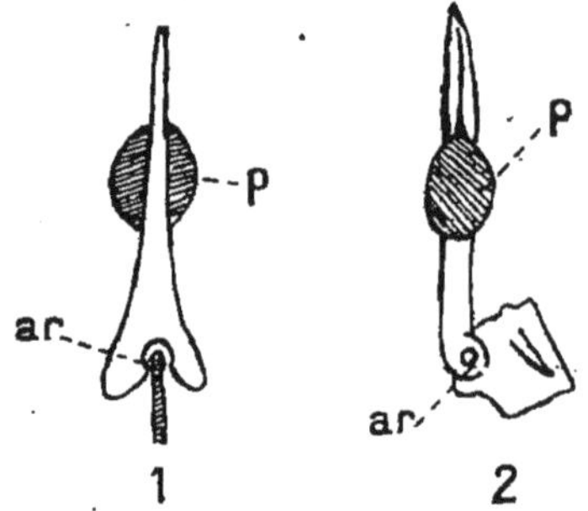

Fig. 97. — Schéma de l'appareil venimeux de la Synancée et de l'articulation avec l'os sous-jacent.

1. — Epine vue de face. — Epine vue de profil ; *ar*, articulation ; *r*, réservoir à venin (d'après Bottard).

[illegible] paroi de ce réservoir est ta[illegible] de glandes en tubes sécré[illegible] venin ; elle est assez résis[illegible] en tous ses points, hormis [illegible] cette extrémité supé[illegible]. On conçoit donc que si, [illegible] d'une pression, elle vient [illegible] c'est à ce point de [illegible]sistance que la rupture [illegible] le venin s'écoulera dans la cannelure. Si on presse [illegible] réservoir, on voit en effet le venin s'échapper en un [illegible] peut s'élever à 1 mètre de hauteur.

[illegible] marchant pieds nus sur le sable, vient à poser [illegible] qui, à l'approche du danger, a érigé ses rayons, ceux-ci pénétreront dans la chair; les utricules à venin, comprimés entre le pied et le corps de l'animal, éclateront, et le liquide venimeux se répandra par les cannelures dans la plaie.

L'animal est inoffensif quand il est abordé par la tête, parce que le pied rabat contre le corps les piquants à moitié érigés.

Les piqûres de la Synancée sont atrocement douloureuses. La douleur s'irradie rapidement à tout le membre atteint; les blessés se roulent à terre en hurlant et tombent même parfois en syncope. Il y a des nausées, des vomissements, de la fièvre, du délire, le pouls est petit; le blessé est haletant. La mort s'ensuit parfois.

Bottard, dans une enquête à la Réunion, a recueilli 25 observations de piqûres dans lesquelles cinq fois la mort est survenue en quelques heures, du fait évident de l'action directe du venin. Dans deux cas, elle est survenue quelques jours plus tard à la suite de complications phlegmoneuses et septicémie.

Genre Cottus. — Ces poissons, de petite taille, 0 m. 25 au maximum, sont désignés sous le nom de *Scorpions* et *Diables de mer*, *Chaboisseaux* ou *Chabots de mer;* ils comprennent une quarantaine d'espèces, dont quelques-unes habitent l'Asie et l'Amérique; certaines vivent dans les Rivières (Chabots de rivière).

Les caractères généraux du genre sont les suivants : Corps épais en avant, plus effilé en arrière; tête grosse, déprimée, présentant des arêtes saillantes. Deux nageoires dorsales distinctes; pas de vessie natatoire.

Quand ils prévoient un danger, ces poissons enflent leur joue; ce mouvement fait saillir des épines en rapport avec l'appareil à venin qui ornent l'opercule et le préopercule. Cet appareil est analogue à celui que nous avons décrit chez la Vive, mais il est moins développé et ne sécrète du venin qu'au moment du frai (Bottard).

Genre Scorpæna. — Les Scorpènes comprennent une quarantaine d'espèces, la plupart répandues dans les mers tropicales; deux seulement habitent la Méditerranée : la *Scorpene Ras-*

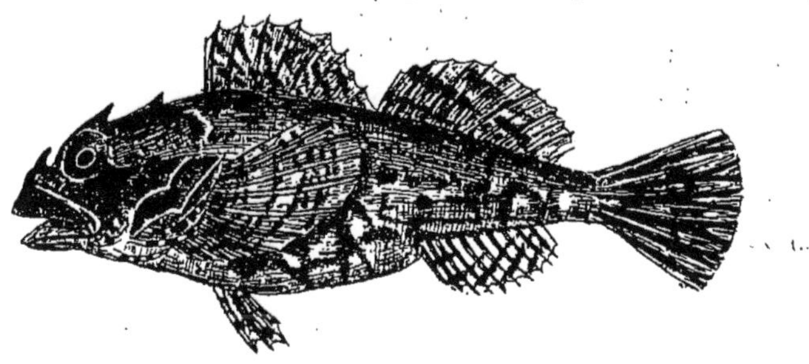

Fig. 98. — *Cottus Scorpius.*

casse ou *petite Scorpène*, et la *Scorpène Truie* ou *grande Scorpène*.

Le corps de ces poissons est écailleux; leur tête grosse et épineuse avec une fossette nue en arrière; une seule nageoire dorsale composée de onze rayons épineux. Il y a sept rayons branchiostèges. Sous la mâchoire inférieure pendent des lambeaux cutanés en nombre variable; la tête est garnie d'épines acérées et recouvertes d'une peau molle.

Taille de o m. 3o à o m. 6o.

Deux espèces, *Scorpœna mauritiana* et *Scorpœna mesogallica*, de coloration brun grisâtre, se trouvent à Maurice et à la Réunion.

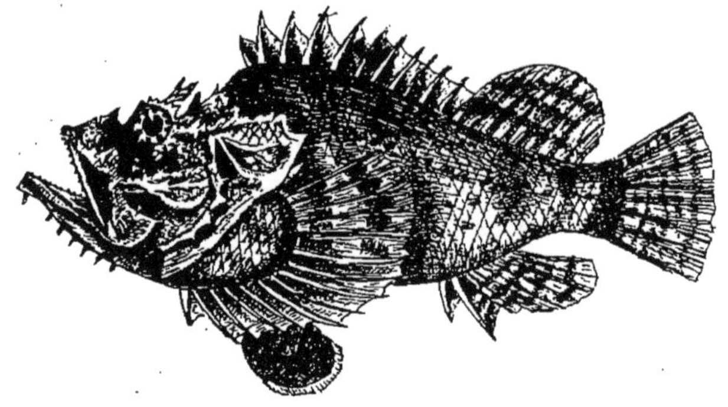

Fig 99. — *Scorpœna grandicornis.*

Une autre, rayée obliquement de brun (*Sc. diabolus*), se trouve dans le Pacifique et l'Océan Indien.

Dans la mer des Caraïbes se trouve une espèce (*Sc. grandicornis*), caractérisée par la longueur des prolongements rugueux qui se trouvent au-dessus de l'œil.

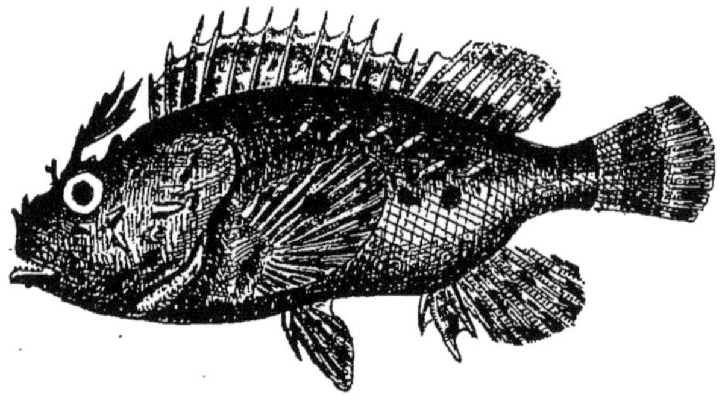

Fig. 100. — *Scorpœna diabolus.*

Aux Antilles se trouve une espèce appelée *Rascasse vingt-quatre heures*, ainsi nommée parce qu'on prétend que la mort suit la piqûre au bout de ce laps de temps(?).

L'appareil à venin, semblable à [illegible] nageoire dorsale (douze paires de glandes) et à la [illegible] trois paires de glandes.

Les piqûres de ces poissons sont très [illegible] sont loin d'être aussi dangereuses que celles des [illegible] des Vives.

Briot (1) a inoculé du venin de Scorpène rascasse, [illegible] trituration et macération de la glande dans la [illegible] grenouilles et à des lapins : chez les premières seule[illegible] des paralysies très passagères du membre lésé. Il [illegible]

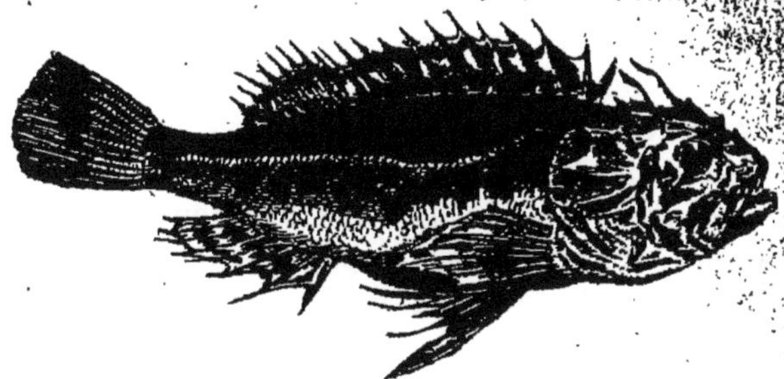

Fig. 101. — Scorpène rascasse.

blable que le venin de cette espèce méditerranéenne est très peu actif et ne se produit peut-être qu'au moment du frai seulement. D'une façon générale, d'ailleurs, le venin des poissons est beaucoup plus actif chez les mêmes espèces, sous les tropiques, que dans les régions tempérées.

Genre Pelor. — Ce genre, très voisin des deux précédents ressemble surtout aux Synancées par la tête écrasée en avant et

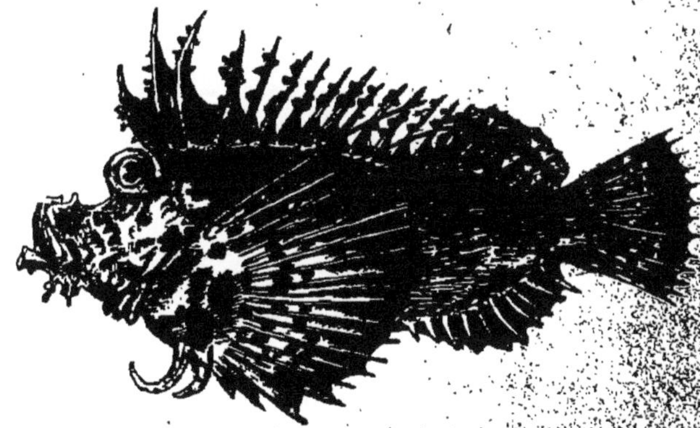

Fig. 102. — *Pelor filamentosus.*

la peau nue des poissons qui le composent; mais les [illegible] neux de la dorsale sont libres et [illegible]

(1) *C. R. Société biologie*, 1904.

[illegible] et rapprochés; en avant des pectorales, [illegible] flottants. La peau de ces poissons, molle et [illegible] est hérissée de lambeaux déchiquetés. Sa couleur est [illegible] tachée de brun, de rouge et de blanc. Ces taches don[illegible] l'animal une laideur repoussante qui dépasse même celle [illegible] Synancée. Il serait impossible, dit Cuvier, « de donner, sans [illegible] du dessin, une idée de l'inconcevable bizarrerie des [illegible] que la nature s'est plu à imprimer à ce poisson : ses [illegible] concaves, les épines de sa dorsale droites, séparées, [illegible] d'arbuscules, les filaments de sa pectorale, les doigts [illegible] et crochus qu'elle a sous elle, ses ventrales attachées au [illegible] et réduites à des espèces de crêtes, tout, jusqu'à la sin[illegible] des couleurs pénétrant même dans l'intérieur de sa [illegible], semblerait en faire un jeu horrible de la nature, si la [illegible] de ces caractères ne montrait que c'est une espèce aussi [illegible] qu'une autre et soumise à des lois tout aussi précises. » [illegible] poissons subsistent longtemps hors de l'eau. La peau peut [illegible] dans le haut des ouïes un petit anneau qui demeure ouvert

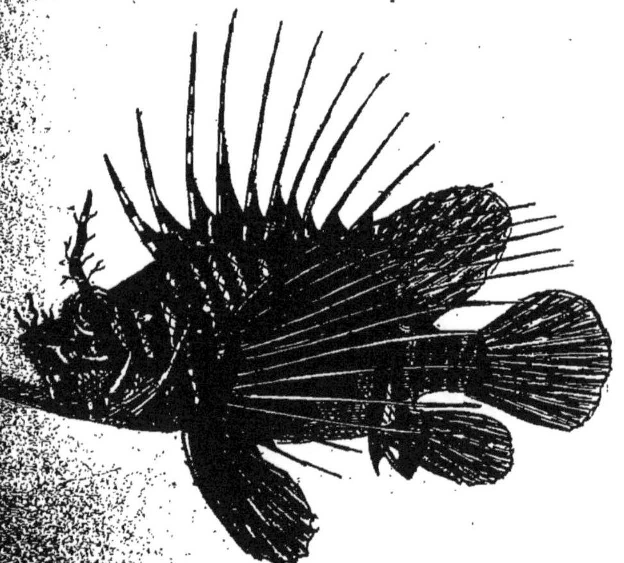

Fig. 103. — *Pterois antennata.*

[illegible] de l'ouïe elle-même, en sorte que le poisson, [illegible] respire par là en laissant le reste de son oper[illegible] fermé et par conséquent à l'abri du dessèchement. [illegible], la Synancée possède une faculté ana-

[illegible] *Pélor* habitent les mers tropicales.

L'espèce la plus connue est le *Pelor filamentosus* (C. et V.).

L'appareil à venin, identique à celui des Scorpènes, siège aux nageoires dorsales.

Genre Pteroïs. — Ces poissons ressemblent assez aux Pelors. Le genre comprend neuf espèces habitant toutes la mer des Indes et les régions chaudes du Pacifique. Leur tête est épineuse, des lambeaux charnus pendent en divers points du corps. Les nageoires dorsales ont des rayons flottants très longs avec une membrane inter-radiaire très courte. Les rayons des pectorales sont très allongés et leur partie postérieure est flottante.

Quatre espèces vivent à la Réunion et en Malaisie : le *Pteroïs Antennata*, le *Pt.Muricata*, le *Pt.Zebra*, le *Pt. Volitans*, « *ikans-owanggi* » (« *poisson sorcier* » des Malais).

Ce dernier est de couleur brun rougeâtre avec un ventre plus clair. Il est strié de bandes roses partant du dos et allant vers le ventre. Les nageoires sont noirâtres et parsemées de blanc et de rouge.

L'appareil venimeux, identique à celui des Scorpènes, siège à la nageoire dorsale dont les rayons présentent de chaque côté de l'axe longitudinal une double cannelure profonde.

3° Famille des Batrachidés. — ***Genre Thalassophryne.*** — Ce genre ne comprend que deux espèces, habitant l'une le Pacifique tropical (*Thalassophryne reticulata*), l'autre (*Th. maculata*), les côtes du Brésil.

La première a un corps épais en avant, cunéiforme en arrière. Sa tête, grosse et volumineuse, est aplatie de bas en haut ; les yeux regardent en haut. Les opercules sont munis d'une épine courbe.

Les nageoires pectorales sont très larges. Elles sont brunes et carrelées de jaune. Les nageoires dorsales, anales et pectorales sont légèrement bordées de blanc.

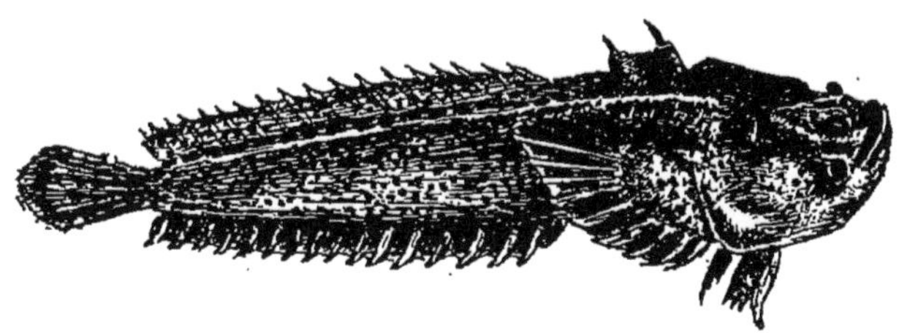

Fig. 104. — *Thalassophryne reticulata.*

Le *Thalassophryne maculata* est identique comme forme, sauf la tête, un peu aplatie latéralement. La coloration diffère : elle est brun noirâtre sur la tête et le dos, blanc jaunâtre sur le ventre.

L'appareil venimeux, qui a été décrit par Gunther (1), est double : *operculaire* et *dorsal*.

Le prolongement operculaire, légèrement recourbé en haut, est creusé d'un canal central s'ouvrant sur le côté externe et communiquant avec une poche à venin piriforme et tapissée de cellules analogues à celles que l'on trouve dans les follicules glandulaires de la Vive et de la Scorpène.

La contraction des muscles servant à mouvoir l'opercule comprime le réservoir à venin, et le liquide vient sourdre par l'orifice de l'extrémité de l'épine.

L'autre appareil à venin se trouve à la première nageoire dorsale située immédiatement en arrière de la tête et constituée par deux rayons seulement. L'un et l'autre sont creusés d'un canal central en relation avec un réservoir à venin identique à celui de l'opercule. Quand l'animal redresse ses épines, la membrane inter-radiaire qui leur forme gaîne est ramenée vers la base et comprime le réservoir à venin. Le liquide vient sourdre en gouttelettes à l'orifice du canal.

Genre Batrachus. — Les *Batrachus* ou *Cottes* comprennent peu d'espèces ; toutes habitent les mers tropicales.

Leur corps est épais en avant, comprimé en arrière, comme celui des Chabots, leur tête, grosse et épaisse, est nue ou peu écailleuse ; elle est garnie de lambeaux cutanés déchiquetés ; on en compte six à sept sur chaque branche de la mâchoire inférieure.

La première dorsale, petite et épineuse, est reliée à la seconde, qui est très longue, par une membrane basse.

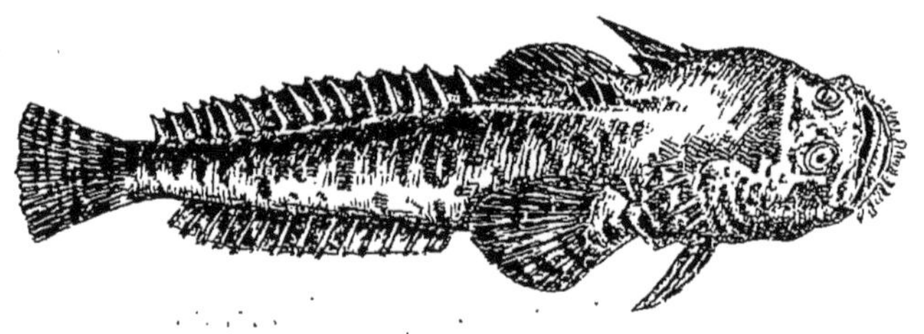

Fig. 105. — *Batrachus gruniens*.

Le *Batrachus gruniens* ou Cotte grognant est très commun dans la mer des Indes et aux Antilles. On la nomme *Sapo* (*Crapaud*) à la Havane. Son nom lui vient de ce que, lorsqu'il sort de l'eau, il fait entendre un grognement particulier. Ses nageoires pectorales sont rougeâtres, son dos brun, ses flancs jaune marbré de noir.

Batrachus Dussumieri (golfe du Bénin), *Batrachus moucheté*

(1) GUNTHER, The Study of Fishes (Edimburgh), 1880.

(Ile du Cap-Vert) ne diffèrent du précédent que par des colorations différentes.

L'appareil venimeux, identique à celui des Thalassophrynes, est moins développé ; il manque parfois à la nageoire dorsale et ne se trouve qu'à l'appendice operculaire.

4° Famille des Gobiidés. — Les poissons de cette famille ont le corps allongé, déprimé, muni de piquants grêles et flexibles, à la nageoire dorsale antérieure et aux ventrales.

Le genre *Callionymus* contient quelques espèces venimeuses habitant les mers d'Europe et les mers tropicales (Inde et Pacifique). La peau est lisse, dépourvue d'écailles, le museau pointu,

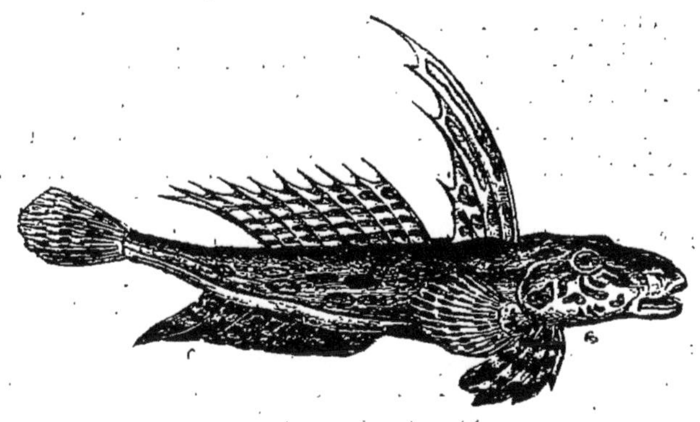

Fig. 106.— *Callionymus lyra.*

la bouche petite, armée de dents très fines. Les yeux, très rapprochés l'un de l'autre, regardent en haut. Il existe deux dorsales ; la première composée de trois à quatre épines, plus longue chez le mâle que chez la femelle. Les ventrales, placées très en avant, comprennent cinq rayons mous et un rayon épineux. Les couleurs de ces poissons sont souvent des plus brillantes. Ils atteignent 0 m. 30 de longueur environ.

L'appareil venimeux siège aux opercules : l'os préoperculaire est terminé par trois pointes fortes, coniques, très acérées et divergentes. Sur le bord supérieur de l'os operculaire est une autre pointe se dirigeant en haut.

La peau des ouïes engaîne ces pointes, et la base de la gaîne se prolonge en deux culs-de-sac dont la surface est tapissée de cellules sécrétoires du venin.

D'après Bottard, ce venin est peu abondant, ne se produit qu'à l'époque du frai et ne paraît pas avoir une action marquée sur l'homme.

Les principales espèces sont : *C. belinus*, *C. lacestus*, *C. vulsus*, *C. lyra.*

5° Famille des Teuthiidés. — Cette famille comprend des poissons aux couleurs généralement vives, au corps allongé, comprimé latéralement. Le genre *Amphacantus* a une bouche petite, avec une seule rangée de dents pointues. Cinq rayons branchiastèges. La peau est recouverte de petites écailles. En avant de la nageoire dorsale, qui est très allongée, se trouve une forte épine couchée.

Une trentaine d'espèces vivent dans la mer des Indes, l'Océan Indien et le Pacifique. On n'en rencontre pas dans les mers tempérées. Le régime de ces poissons est exclusivement végétarien.

L'*Amphacantus Sutor* et l'*Amphacantus lineatus* se trouvent en abondance dans les récifs de la Réunion, de Maurice et des Séchelles. Ils sont désignés par les pêcheurs de la Réunion qui redoutent beaucoup leurs blessures, sous les noms de *Marguerite-Porc* et de *Grande Marguerite*. La caractéristique de ces espèces est d'avoir le rayon externe des nageoires ventrales épineux comme l'interne (Bottard).

L'*Amphacantus lineatus* se rencontre sur les côtes de la Nouvelle-Calédonie et de la Nouvelle-Guinée.

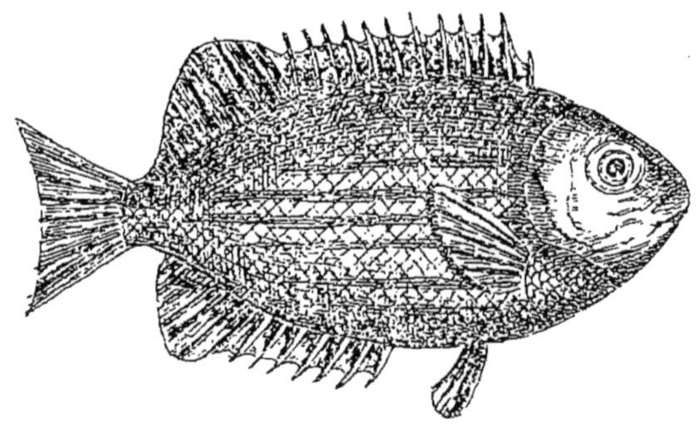

Fig. 107. — *Amphacantus lineatus.*

L'appareil à venin est du type Vive et siège aux nageoires dorsales et anales.

La douleur provoquée par la piqûre est très vive, mais passagère, et ne comporte habituellement pas de suites graves.

6° Famille des Siluridés. — Cette famille qui appartient à l'ordre des *Phyrostomes* ainsi que celle des *Murenidés* qui suit, comprend surtout des poissons d'eau douce ou saumâtre, dont quelques espèces [*Arius Herzbergii* et *Arius Nigricans* (Fleuves du Brésil et des Guyanes)] semblent munies, comme l'indique la douleur que provoque leur piqûre d'appareils à venin non encore étudiés; l'organe venimeux est surtout développé chez les *Plotoses*, le seul genre marin de la famille.

Genre Plotose. — Corps allongé, dont la partie postérieure ressemble à celle de l'anguille; comme chez ce poisson, la caudale s'unit sans solution de continuité à la dorsale et à l'anale. La tête large et comprimée de bas en haut,est recouverte comme le reste du corps d'une peau molle et nue. Les lèvres sont charnues, les dents fortes et coniques. La bouche est munie de barbillons parfois très allongés.

La première nageoire dorsale est petite et placée très en avant. Une seule épine à la nageoire dorsale et aux nageoires pectorales; elle est finement dentelée et munie, près de son extrémité supérieure, d'une encoche qui facilite sa cassure dans la plaie.

On trouve des représentants de ce genre dans toutes les mers chaudes du globe.

Les diverses espèces varient surtout comme coloration. Le *Plotose rayé* (Plotosus lineatus) est le plus commun et peut servir de type; on le rencontre dans les mers des Indes, le Pacifique, la Mer Rouge; à la Réunion, aux Antilles, dans les îles Océaniennes; les Malais le nomment *Sambilang*, les Abyssins

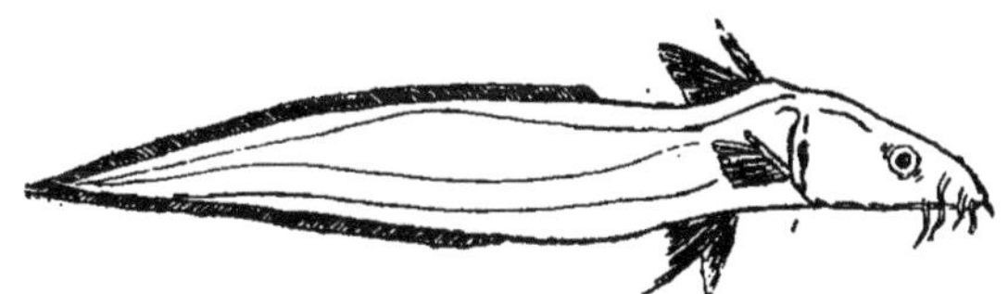

Fig. 108.— *Plotosus lineatus.*

Koomat. A Maurice, on l'appelle *Machoiran*, à la Réunion et aux Antilles,on le désigne sous le même nom et parfois aussi celui de *Sarda.* Il porte 4-6 rubans blanchâtres tranchant sur la coloration brune uniforme de la peau et allant de la tête à la queue. Chacune des mâchoires porte quatre barbillons. Le Plotose a une longueur maxima de 30 à 35 centimètres. Sa longueur ordinaire est de 10 à 15 centimètres.

Comme la Vive et la Synancée, ce poisson vit enfoui dans la vase ou le sable, guettant sa proie. Il ne s'éloigne pas des côtes.

Bottard,qui a étudié l'appareil venimeux des plotoses,en donne la description suivante : « Il siège à la partie antérieure des nageoires pectorales et de la première nageoire dorsale. Il est représenté par une forte épine creusée d'un canal central en communication avec le réservoir à venin placé à la base de l'épine et qui est une poche piriforme, simple pour l'épine dorsale, double pour les épines pectorales et tapissée à sa surface interne de cellules à sécrétion. »

Le canal de l'épine aboutit à une encoche placée près de son sommet; l'épine elle-même est finement dentelée.

Lorsque le pied d'un pêcheur vient à se poser sur l'une des épines, elle pénètre dans les tissus, mais, à cause de sa fragilité, elle se rompt au niveau de l'encoche et le venin se répand dans la plaie, chassé du réservoir par la pression du pied.

L'épine carrée peut se régénérer, ainsi que l'a constaté Bottard.

Les accidents causés par ce poisson sont très fréquents à la Réunion. La piqûre est extrêmement douloureuse, mais elle n'entraîne pas de suites graves.

7° **Famille des Murenidées.** — Dans cette famille, qui fait partie du groupe des Apodes, il n'y a pas de nageoires ventrales.

Genre Murène. — Ce genre seul comporte des poissons venimeux; ils peuvent atteindre de grandes tailles, dépassant même deux mètres; ils vivent dans les eaux profondes, mais remontent quelquefois dans les fleuves des pays chauds.

Les poissons du genre Murène ont le corps allongé anguilliforme et la peau nue; pas de nageoires pectorales; les nageoires dorsales et anales très longues entourent la queue. Les narines, très développées, sont placées de chaque côté de la partie supérieure du museau; celui-ci est proéminent. Les mâchoires sont armées de dents très fortes, recourbées en crochet et disposées sur plusieurs rangées. Ces animaux peuvent produire des dents de remplacement.

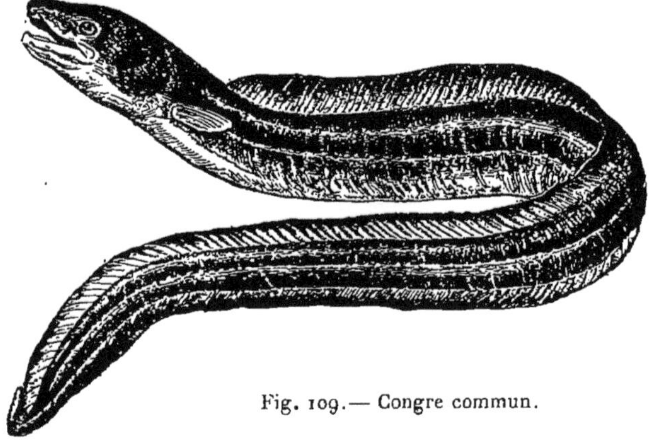

Fig. 109.— Congre commun.

Ces poissons, très voraces et très courageux, attaquent parfois le pêcheur qui les retire de l'eau: « Ils se jettent bien souvent sur les doigts plutôt que sur l'hameçon, dit *Dutertre* dans son Histoire des Antilles, et avec leur appareil dentaire très développé ils font parfois de cruelles blessures. » Ces poissons ont été redoutés de tout temps à cause de leur voracité et du danger de leurs morsures; à Rome, Vedius Pollion faisait jeter les esclaves coupables à des Murènes élevées dans un vivier ; en quelques instants ils étaient mis en pièces. Ces poissons s'attaquent même parfois aux nageurs. Les Anciens prétendaient que les Murènes vont sur terre frayer avec les Vipères. Les pêcheurs arabes partagent encore cette croyance.

On compte une centaine d'espèces de Murènes tropicales ou subtropicales. Trois espèces ont été particulièrement signalées dans nos colonies d'Amérique : la *Murœna Moringa* (Moringue) et deux autres espèces très voisines, qu'on y désigne sous le nom de *Congres* ou de *Serpents de Mer*.

C'est Bottard qui, étudiant la *Murœna Helena* (Murène Hélènne),

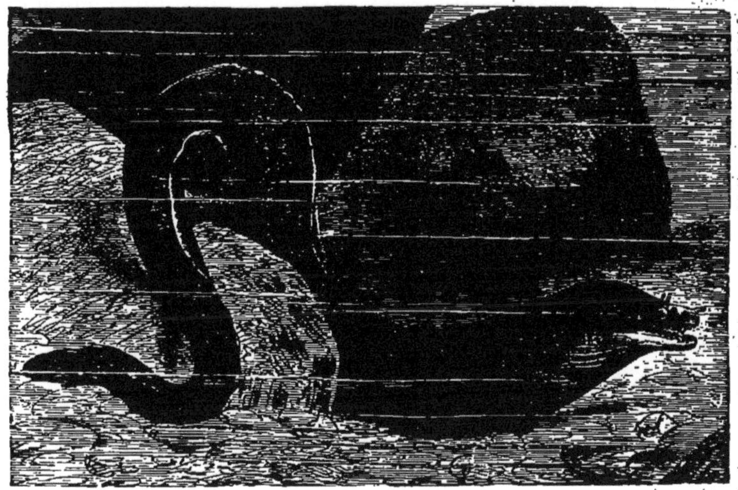

Fig. 110. — *Murena Helena*.

que l'on trouve en Méditerranée, découvrit l'appareil venimeux. Il n'a pas été étudié jusqu'à ce jour chez d'autres espèces. Nous lui en empruntons la description : il est constitué essentiellement par une poche relativement vaste qui peut contenir un demi-centimètre cube de venin sur une Murène de la taille de 1 mètre, et par trois ou quatre dents fortes, coniques légèrement arquées, à convexité antérieure et en forme de crochets. La poche à venin, divisée en plusieurs culs-de-sac, est tapissée de cellules à sécrétion. Les dents ne sont pas creusées d'un canal central ; elles baignent dans le venin qui s'écoule entre elles, et la muqueuse palatine qui leur forme une gaîne. Celle-ci est ramenée à la base des dents pendant leur mouvement de pénétration dans les tissus, et la pression expulse le venin. Les dents sont mobiles et articulées à l'os palatin qui présente une petite cavité pour les recevoir, et un tissu fibreux résistant sert de moyen d'union. Elles peuvent s'abaisser en arrière contre la muqueuse palatine; la 1re, la 2e et la 4e (quand celle-ci existe) s'effacent alors complètement entre les replis de la muqueuse. La troisième, à l'état normal, reste érigée, et c'est elle qui doit blesser le plus souvent. Aucune de ces dents ne peut être ramenée en avant au delà de la verticale.

Outre les dents palatines, il y a entre les groupes des dents maxillaires, plusieurs dents mobiles en relation avec le réservoir à venin.

L'action de ce venin a été peu étudiée; d'après une observation publiée par Bottard dans sa thèse, la morsure de la Murène provoquerait de vives douleurs et des syncopes, et aussi une hémorragie considérable, soit à cause d'une action spéciale de ce venin empêchant la coagulation du sang, soit simplement à cause de la gravité du traumatisme produit par un appareil dentaire si développé (1).

On sait que le sang des Murènes contient une toxalbumine très active, l'*ichtyotoxine*, isolée et étudiée par les frères Morso; le sang des Anguilles d'eau douce en contient également (Springfield).

ETUDE PHYSIOLOGIQUE DU VENIN DES POISSONS

Le venin de deux espèces seulement a été étudié : celui de la Synancée, et celui de la Vive.

Le venin de ces poissons est un liquide blanchâtre et très limpide chez l'animal vivant; un peu louche chez l'animal mort. Il est neutre au tournesol et présente de grosses cellules libres. L'acide azotique, l'ammoniaque et l'alcool rectifié le coagulent.

Pour le recueillir, Bottard aspirait le contenu des utricules de la Synancée avec une seringue de Pravaz. Trois gouttes du venin de ce poisson inoculées à un chien provoquèrent de la douleur, des tremblements, de la faiblesse musculaire généralisée, et un sphacèle considérable autour de la région piquée. Sur les grenouilles, une goutte amène la paralysie motrice du membre atteint, avec persistance de la sensibilité d'abord; celle-ci disparaît à son tour et la paralysie se généralise. Mort en trois heures.

Bottard a expérimenté sur lui-même l'action du venin de la Synancée : une goutte inoculée dans les tissus du mollet a provoqué une douleur atroce. Fourmillements douloureux et engourdissement de toute la jambe, mais pas de paralysie. Anxiété respiratoire et palpitations cardiaques. Aspect bleuâtre du siège de l'inoculation et cercle livide tout autour, mais pas de retentisse-

(1) Nous ne donnons pas ici cette observation, qui, simple fait divers emprunté à un journal, n'offre aucune garantie ni précision scientifiques.

ment ganglionnaire ni de lymphangite. Les tissus avoisinant la piqûre se sphacélèrent et il en résulta une cicatrice indélébile.

Nous avons vu les suites graves et même mortelles que peuvent avoir chez l'homme les piqûres de la Synancée, qui est certainement le plus redoutable des poissons venimeux connus.

Avec le venin de la Vive, les symptômes locaux d'envenimation sont identiques, mais le retentissement général sur l'organisme est moins accentué qu'avec celui de la Synancée. C'est sur les poissons que ce venin se montre le plus actif; viennent ensuite, par ordre décroissant, les grenouilles, les mammifères et les oiseaux.

Comme le venin de la Synancée, celui de la Vive produit du sphacèle autour du point d'inoculation, et de la paralysie.

Un poisson inoculé sur l'un des flancs, au niveau de la ligne latérale, s'incurve fortement du côté opposé à cause de la paralysie du grand muscle latéral atteint. La douleur paraît extrêmement forte : des rats inoculés à la cuisse s'amputaient eux-mêmes parfois avec les dents le membre atteint et paraissaient en proie à une sorte de délire.

Une goutte 1/2 de venin, inoculée à un cobaye de 450 gr., provoque les mêmes phénomènes que le venin de la Synancée chez le chien, et la mort survient en une heure.

Bottard a également essayé sur lui-même l'action de ce poison : une goutte inoculée à la cuisse provoqua des douleurs très vives, de l'engourdissement de la jambe ayant duré près de deux heures, mais aucune réaction générale.

Plus récemment, Physalix (1), puis Briot (2) ont fait des recherches physiologiques sur le venin de la Vive. Ce dernier, pour extraire le poison de l'appareil glandulaire, broyait les épines venimeuses et le tissu adjacent dans un mortier et faisait macérer le tout dans de la glycérine. Le liquide de macération filtré est très toxique et conserve longtemps ses propriétés.

Briot constata chez la grenouille, après injection sous-cutanée, une paralysie immédiate du membre atteint et la mort rapide. Chez le lapin, il se produit des œdèmes et des escarres ; 2 centimètres cubes du liquide tuent le cobaye, mais le lapin résiste à 5 centimètres cubes. Par injection intra-veineuse, une dose dix fois moindre fait mourir le lapin si rapidement que l'animal expire parfois avant que l'injection ait pu être achevée. Un ou deux dixièmes de centimètre cube amènent la mort en quelques minutes par asphyxie. Le cœur continue à battre après l'arrêt de la respiration, et dans les vaisseaux le sang n'est pas coagulé.

(1) Physalix, *Bulletin Museum. Hist. nat.*, 1899.
(2) Briot, *C.R. Soc. de Biologie*, 1904.

Le venin semble donc agir comme un poison respiratoire analogue à celui des Colubridés.

La toxicité est complètement détruite après une heure de chauffage à 100°. Après une demi-heure, elle subsiste encore, mais très atténuée.

L'hypochlorite de chaux et le chlorure d'or déruisent entièrement « in vitro » la toxicité de ce venin, comme ils détruisent celle du venin de serpent. Les propriétés hémolytiques de ces deux venins sont analogues; dans celui de la vive, elles persistent intactes après un chauffage de une heure à 75°, mais elles sont très atténuées après vingt minutes de chauffage à 100°.

Là s'arrête l'analogie avec le venin de serpent : tandis qu'avec celui-ci la mort survient d'autant plus lentement que la dose de poison inoculée a été moins grande, avec le venin de Vive, au contraire, la quantité de venin ne semble pas avoir une influence bien marquée sur la marche de l'intoxication. Si la mort ne se produit pas dans un temps relativement très court, l'animal guérit. Le sérum antivenimeux de Calmette, préparé avec le sang de chevaux vaccinés contre le venin de Cobra, est absolument inactif contre le venin de la Vive; il n'empèche pas l'hémolyse et ne modifie en rien la marche des accidents d'envenimation.

Le venin de la Vive ne coagule pas le sang, et est à rapprocher sous ce rapport de celui des Colubridés.

Briot a pu immuniser des lapins par injection de doses progressives de venin de Vives. Leur sérum s'est montré capable de neutraliser *in vitro* ce venin et d'immuniser des animaux contre des doses plusieurs fois mortelles, alors même qu'elles étaient injectées par la voie intra-veineuse.

Le venin des opercules de la Vive paraît avoir une toxicité égale à celui de la Synancée. Comme lui, il provoque la nécrose des tissus vivants avec lesquels il est en contact, et produit des réactions générales. Cependant on n'a pas signalé d'accidents mortels avec le premier poisson. Bottard fait remarquer à ce sujet que la quantité de venin inoculée par la blessure de la Synancée est plus grande qu'avec la Vive, les deux utricules à venin annexées à chaque épine dorsale ayant une capacité beaucoup plus grande que le réservoir de l'appareil operculaire de la Vive, et les piqûres pouvant être multiples. Le venin sécrété par l'appareil dorsal de la Vive est relativement peu actif.

Le venin de la Murène a été peu étudié ; il se présente sous le même aspect que les précédents. Bottard a constaté ses propriétés auto-digestives puissantes : sur le poisson mort depuis quelque temps, on trouve toutes les parois de la glande digérées, les os palatins sont à nu, et la muqueuse a été dissoute complètement, de même que le tissu fibreux unissant les dents à l'os palatin. Les dents palatines tombent alors d'elles-mêmes.

L'action physiologique du venin des poissons est la même dans les deux espèces étudiées et ne varie que comme intensité : réaction locale et douleurs toujours très vives, sphacèle local plus ou moins étendu et troubles généraux variables selon les espèces.

D'ailleurs, dans une même espèce, il y a souvent des différences notables suivant l'époque de l'année. Les pêcheurs ont remarqué que les piqûres produites par tous les poissons venimeux sont plus douloureuses et plus dangereuses au moment du frai. D'autres facteurs encore ignorés interviennent probablement aussi. Coutière (1) a injecté, par la veine de l'oreille marginale d'un lapin, le produit de la trituration de 8 glandes operculaires de Vives dans de la glycérine et n'a provoqué que des troubles généraux peu intenses: hébétude, dyspnée, les accidents ayant été surtout locaux, tandis que Briot, avec un liquide préparé de la même façon, tuait le lapin avec une rapidité parfois foudroyante.

D'une façon générale, l'activité du venin est en raison inverse de la latitude géographique et de la taille du poisson. Les poissons les plus redoutables sont l'apanage des mers tropicales. Lorsqu'on quitte ces régions pour s'élever vers les pays tempérés, le nombre des espèces venimeuses décroît, et dans une même espèce on constate que les appareils à venin s'atrophient.

Dans un même genre, les petites espèces, et, dans une même espèce, les jeunes encore de petite taille sont les mieux pourvus. Il semble que la nature ait voulu doter les faibles d'une arme dont la puissance diminue à mesure que leurs autres moyens naturels de défense augmentent.

La difficulté de se procurer en France des quantités suffisantes des venins des espèces tropicales fait que cette étude a été peu poussée. Il serait désirable que cette lacune soit comblée. Il est facile, en triturant les glandes dans de la glycérine, d'extraire le venin et de le conserver longtemps avec toutes ses propriétés.

Les recherches devraient aussi porter sur un certain nombre d'espèces munies d'épines vulnérantes et probablement venimeuses, mais chez lesquelles on n'a pas encore décrit d'appareil à venin. Nous étudierons sommairement ces poissons dans un autre paragraphe.

TRAITEMENT

Nous passons sous silence les traitements empiriques que l'on

(1) Coutière, Th. agrég. Hist. nat., Paris, 1899.

emploie aux Antilles, à Tahiti, à Java, etc. Ils relèvent beaucoup plus de la sorcellerie que de la médecine.

Le traitement rationnel des piqûres de poissons venimeux sera local et général.

Comme pour toutes les blessures venimeuses, on fera une ligature et on s'efforcera, par des incisions profondes, de provoquer une hémorragie locale que l'on favorisera par la succion ou l'application de ventouses. Comme pour les morsures de serpents, on fera des lavages abondants du trajet de la blessure avec une solution de chlorure d'or ou d'hypochlorite de soude, et on injectera quelques centimètres cubes de ce liquide dans les tissus avoisinants.

A défaut de ces produits, on pourra employer une des substances qui coagulent le venin des poissons et que nous énumérons dans leur ordre décroissant d'efficacité : acide azotique, ammoniaque, alcool absolu.

Fayel attribue à l'essence de térébenthine une grande efficacité. Il en fait un vrai spécifique de ces blessures.

L'élément douleur, qui est le symptôme immédiatement dominant, sera combattu par des injections de morphine, les bains tièdes, les enveloppements humides; le collapsus et les syncopes par les cordiaux, la caféine, l'éther.

En somme, on se bornera à la médication symptomatique pour le traitement général.

La lymphangite et les phlegmons consécutifs seront combattus par les moyens ordinaires.

POISSONS VULNÉRANTS CHEZ LESQUELS L'EXISTENCE D'UN APPAREIL VENIMEUX EST DOUTEUSE

Gymnodontes. — Les *Tetrodons* (1) sont communs dans les rivières de l'Indo-Chine et de la Chine. Dolny de Thiersant en a décrit trois espèces chinoises, qu'il désigne sous leur nom indigène.

Le Tetrodon *Ho-tin :* dos bleuâtre avec grosses taches noires arrondies. Nageoires grises; ventre blanc. Il se rencontre dans le *Tse-tchuen.*

Le Tetrodon *Pao-pan :* dos verdâtre, lisse, avec des taches noires. Ventre blanc, nageoires grise; son le trouve dans le *Yang-Tse-Kiang.*

Le Tetrodon *Kiang-ting.* Corps verdâtre entièrement recouvert de piquants.

(1) Pour tout ce qui a trait à l'histoire naturelle des Tétrodons, voir l'article consacré aux *Poissons vénéneux.*

Salanoue-Ipin (1) et Nogué (2) ont rapporté un certain nombre de cas de morsures dues à un de ces poissons commun dans le *Mékong* et que le premier croit être le *Kiang-ting* de Dalry; il en donne la description suivante : longueur moyenne o m. 20 à o m. 25; pouvant atteindre o m. 40; tête courte tronquée, bouche armée de quatre masses dentaires minces et tranchantes. Dos et flanc vert sombre. Ventre blanc. Corps couvert de petits aiguillons. La caudale porte des stries longitudinales parallèles, alternativement grises et vert foncé.

Ce poisson est très vorace. Salanoue rapporte le cas d'un tirailleur qui étant en sampan laissait pendre sa main au fil de l'eau; il se sent fortement mordu et la retire brusquement, ramenant au bout de son doigt un tétrodon qui n'avait pas lâché prise et vint tomber dans l'embarcation!

Dans les observations de morsures que rapportent ces deux auteurs, celle-ci siégeait trois fois aux orteils, deux fois au doigt, une fois au sein, et deux fois à la verge, dont une amputation totale de cet organe.

Nogué, qui recueillit des renseignements à ce sujet au Cambodge, dit que ces blessures sont très fréquentes, et que la guérison est extrêmement longue. Il est possible qu'il y ait pénétration dans les tissus d'une certaine quantité de salive ou autre liquide toxique, mais aucun appareil à venin n'a encore été décrit chez ces poissons.

Acanthoptériens. — L'*Holocanthus imperator*, que les marins

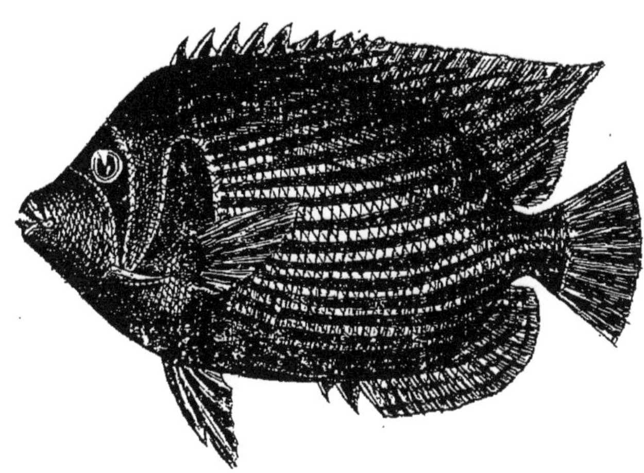

Fig. 111. — *Holocanthus imperator.*

nomment *Empereur du Japon* à cause de ses belles couleurs vives

(1) Salanoue-Ipin, Thèse de Bordeaux, 1888.
(2) Nogué, *Arch. med. nav.*, 1897.

disposées en rayon de la tête à la queue, porte à son préopercule un énorme piquant. On ignore s'il est en relation avec un appareil à venin.

De même pour l'*Acanthurus phlebotomus* (Acanthure chirur-

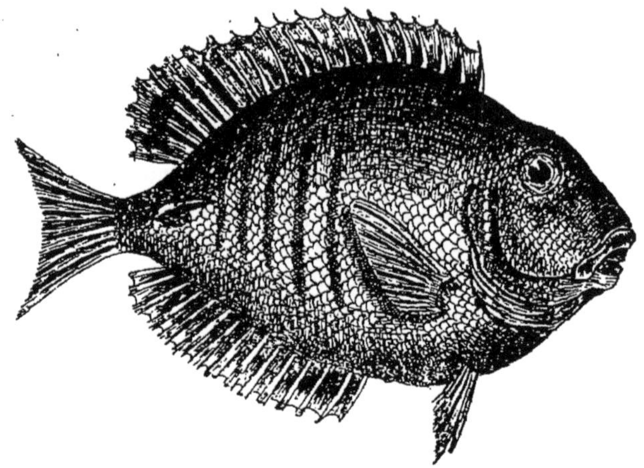

Fig. 112. — *Acanthurus phlebotomus.*

gien) qui porte un gros piquant placé latéralement de chaque côté du Corps en avant de l'Anale.

Ces deux poissons se trouvent en Malaisie et dans la mer des Indes.

Le *Serranus ouatalibi* (1), dont les nageoires dorsales et anale sont garnies de piquants acérés, a été considéré, mais sans preuves suffisantes, comme venimeux.

Il en est de même des différents types de *Baudroie* (2).

Parmi les Percidés, le *Niphon spinosus* (Cuvier et Valenciennes)

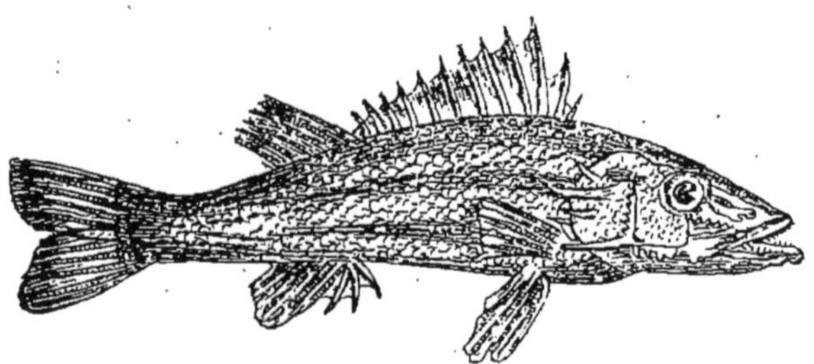

Fig. 113. — Niphon épineux.

a été signalé comme venimeux. Il est long de 22 centimètres environ et vit dans les mers du Japon. Son appareil à venin n'a pas été décrit.

(1) Voir l'article des Poissons venimeux.

(2) *Ibid.*

Il siège sans doute, dit R. Blanchard (1), à la 1re dorsale, dont les 3e, 4e, 5e épines sont très hautes. L'anale porte également 3 fortes épines. Le préopercule et l'opercule sont pourvues des mêmes épines fortes et acérées.

Rajidés. — Les Raies sont des poissons trop connus de tous pour qu'il soit utile d'en donner ici la description.

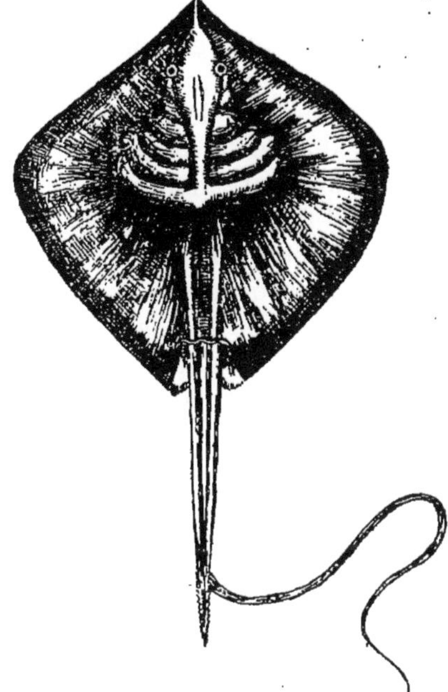

Fig. 114. — Raie pastenague.

Il y a aux colonies des espèces fluviales dont la piqûre est dangereuse, et on connaît plusieurs cas de mort ayant suivi les blessures par l'aiguillon barbelé dont ces poissons sont armés à la queue. Crevaux (2), dans la relation de son troisième voyage à la Guyane, eut un de ses compagnons piqué aux deux pieds. Les blessures furent immédiatement sucées, puis lavées à l'acide phénique. Le lendemain, œdème considérable des deux jambes et douleurs atroces dans tout le membre. Le troisième jour, quelques points de sphacèle apparurent, dyspnée, délire, et le blessé mourut le 3e jour dans le coma. Cette espèce de raie, de petite taille, est nommée *sipare* par les Caraïbes, qui redoutent fort sa piqûre.

La piqûre des espèces marines est très redoutée des pêcheurs qui ont soin, dès qu'une raie a été halée par les filets à bord de leurs embarcations, de sectionner d'un coup de hache la queue au-dessus de l'aiguillon.

L'identité des symptômes des piqûres de raies avec ceux provoqués par les autres poissons venimeux que nous avons décrits (douleurs vives, dyspnée, mortification des tissus) permettent de supposer l'existence d'un appareil à venin chez ces poissons, bien qu'il n'ait pas encore été décrit.

A Dakar, Clarac a constaté deux cas de gangrène très étendue déterminée par des piqûres de raie.

(1) R. Blanchard, Zoologie médicale.
(2) Crevaux, *Arch. de médecine navale*, 1882.

III. — BATRACIENS ET SAURIENS VENIMEUX

A. — *BATRACIENS*

Les glandes à venin des Salamandres sont des glandes en sac réparties dans l'épaisseur de la peau, et communiquant avec l'extérieur par un canal excréteur. Elles sont très développées de chaque côté de la ligne médiane, sur le dos, et forment à droite et à gauche du cou une large plaque glandulaire ou *parotide*. La Salamandre est dépourvue d'appareil d'inoculation. Sous l'influence de diverses excitations (peur, colère), la sécrétion du venin est exagérée, et il transsude au dehors; si un animal saisit la salamandre dans sa gueule, la pression fait jaillir le liquide venimeux, qui est très caustique pour les muqueuses, et la sensation désagréable qu'il reçoit fait lâcher prise immédiatement à l'agresseur.

En 1866, Zalesky a retiré du venin de la salamandre un alcaloïde, qu'il appela *Samandarine*.

Physalix (1) en 1889 a retiré de ce venin, recueilli directement par expression des glandes dans l'eau distillée, un alcaloïde qu'il nomma *Salamandrine*.

En 1900, Edwin S. Faust (2) a extrait du venin de la Salamandre deux corps différant peu l'un de l'autre, la *Samandaridine* et la *Samandarine*, qu'il considère comme identiques aux alcaloïdes végétaux.

La *Samandarine* (3), introduite par la voie hypodermique est toxique pour les chiens à la dose de 0 milligr. 7 à 0 milligr. 9 par kilogr. d'animal. C'est un poison convulsivant, ayant des effets analogues à ceux de la strychnine. Elle provoque des contractions fibrillaires des muscles de la face, des convulsions et des spasmes tétaniques dans cette région, se généralisant ensuite à tout le corps, et entrecoupés de rémissions de courte durée.

La toxicité de la *Samandarine* est 7 à 8 fois plus grande que celle de la *Samandaridine*.

C. Physalix a reconnu que le chloral était l'antagoniste physiologique de la *Salamandridine*. Il a pu injecter à un chien chloralisé 6 milligr. de *chlorhydrate de Salamandridine* sans pro-

(1) *C. R. Ac. Sc.*, 1890.

(2) Faust, Beitrage zur Kenntniss des Samandarins (*Arch. für exp. Pathol. und Pharm.*, 1898). — Ueber das Samandarin (*Archiv. f. exp. Pathol. und Pharm.*, 1899).

(3) Mme Physalix-Picot, Recherches sur les glandes à venin de la Salamandre terrestre (Th. Paris, 1900). — Elle nomme ces deux alcaloïdes, qu'elle a préparé à son tour, *Salamandridine* et *Salamandrine*.

voquer des convulsions et sans que la pression sanguine augmente.

Ed. Foust a constaté le même antagonisme entre le chloral et sa *Samandarine* : le chloral est impuissant à arrêter l'envenimation quand il est administré après le début des convulsions. Pour lui, cet alcaloïde est un poison du système nerveux central, principalement des centres respiratoires; c'est un poison convulsivant à rapprocher de la picrotoxine.

La Salamandre possède, vis-à-vis de son propre venin, une immunité considérable. Son sérum a une toxicité analogue à celle de son venin, mais il est d'une activité moindre (Physalix). Elle est aussi très résistante vis-à-vis du venin de crapaud et réciproquement.

La plupart des Salamandres habitent nos pays : *Salamandra atra* (Salamandre noire, Alpes et Montagnes de l'Europe centrale). La *Sal. maculosa* (Sal. tachetée), le *Triton cristatus* (*Triton à crête*) et le *Triton marmoratus* (*Triton marbré*) se trouvent dans toute l'Europe.

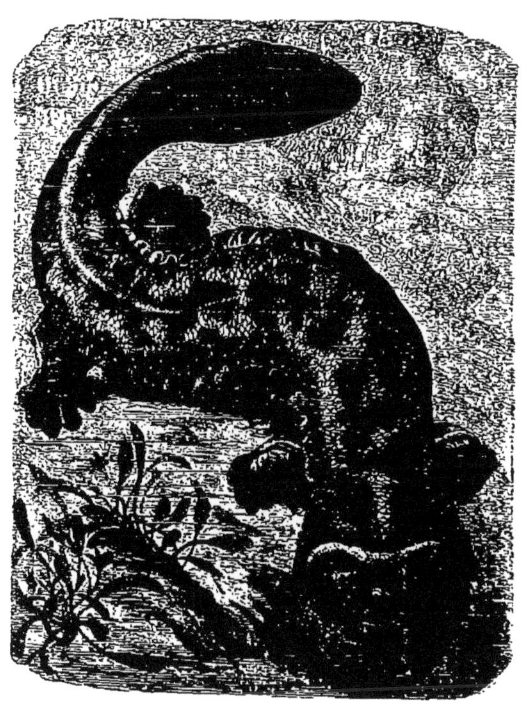

Fig. 115. — Salamandre du Japon.

Une seule espèce est exotique; c'est le *Cryptobranchus Japonicus* ou *Sieboldia* (Salamandre du Japon), animal énorme, dépassant parfois la longueur de 1 mètre, à corps trapu, à tête volumineuse aplatie. Le corps verruqueux est parsemé de grosses pustules; la queue est obtuse, comprimée latéralement.

Cette Salamandre vit au Japon où elle devient de plus en plus rare. Elle aime les lieux ombragés et humides et une altitude modérée. Elle est comestible.

Physalix (1) a fait l'étude de son venin et a reconnu son peu de stabilité. Il est détruit par l'alcool, *in vitro*, et par le chauffage à 60° pendant 20 minutes. Il produit chez la grenouille des œdèmes et des hémorragies; chez les animaux à sang chaud, de la nécrose. Il provoque la mort par arrêt de la circulation.

Après atténuation par chauffage à 50°, il vaccine les mammifères contre le venin de la Salamandre, celui de la vipère et le sérum d'anguille.

Les crapauds ont, comme les Salamandres, des glandes à venin réparties sur le cou et sur une portion variable du corps.

Physalix et Bertrand (2) en ont extrait deux substances : la *Bufotaline* et la *Bufoténine*. La première arrête en systole le cœur de la grenouille; la seconde est un poison neurotoxique.

Rœscher (3) en a extrait en outre une toxine hémolysante pour les globules de certains animaux.

Le sang du crapaud contient une toxine dont les effets sont analogues à ceux de son venin.

Les salamandres et les crapauds ne sont susceptibles de causer chez l'homme aucun accident autre que des conjonctivites, lorsqu'on les manie sans précautions et qu'une gouttelette de venin est projetée sur la conjonctive oculaire. Ces conjonctivites sont de peu de gravité.

Certaines rainettes sécrètent un venin extrêmement toxique, telle est la *Phyllobates melanarhinus (Phyll. chœvensis* de Posada Arango. *Phyll. bicolor* ou *toxicaria* d'André), utilisée dans l'Amérique du Sud pour empoisonner les flèches. Le venin sécrété par un seul de ces animaux suffirait à empoisonner cinquante dards.

Pour éviter des redites, nous prions le lecteur de se reporter, pour ce qui concerne cette rainette, au chapitre des flèches empoisonnées de l'Amérique du Sud.

B. — SAURIENS

Un seul Saurien est venimeux, c'est l'*Heloderma horridum* (Wiegmann) ou *Heloderma suspectum* (Cope), sorte de gros

(1) PHYSALIX, *C. R. Soc. Biol.* 1897.
(2) PHYSALIX, *Revue générale des Sciences*, 1903.
(3) RŒSCHER, Zur Kenntniss der Krotengiftes. Hofm. Beitr., 1901.

lézard qui habite le Mexique, l'Arizona [illegible] mun sur le versant occidental de la Cordillère des [illegible] très redouté des Indigènes. Sa tête plate est couverte de [illegible] plaques pentagonales ; les membres sont courts et trapus. Le corps est parsemé de gros tubercules. Sa taille peut dépasser [illegible] mètre.

Cet animal possède à la mâchoire inférieure une énorme glande en grappe d'où partent plusieurs canaux déférents qui, après

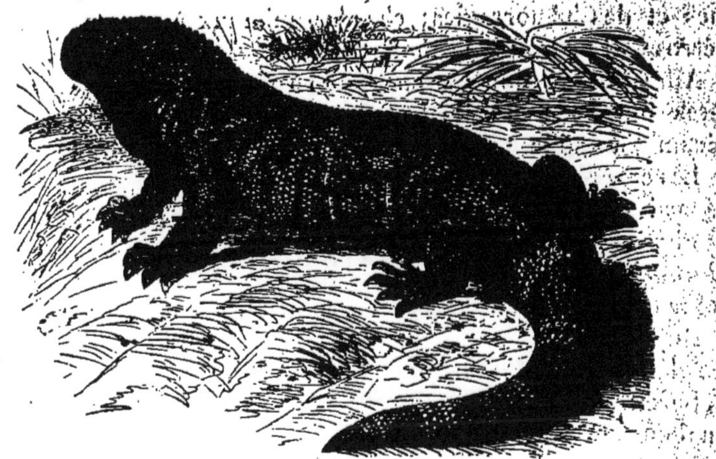

Fig. 116. — *Heloderma horridum.*

avoir traversé l'os, aboutissent chacun en avant de la racine d'une dent. Celles-ci sont creusées, à la face antérieure, d'un sillon le long duquel s'écoule le venin qui, sécrété très abondamment, sort comme une salive gluante par les commissures labiales. Pour faciliter cet écoulement dans la plaie, lorsque cet animal est attaqué et qu'il va mordre, il se renverse sur le dos. Cette manœuvre singulière est accompagnée de sifflements assez forts.

Ce saurien se rencontre dans les endroits secs, sur la lisière des forêts. Sa démarche est lourde et lente. Son corps exhale une odeur nauséabonde.

Sumichrast (1) a vu une poule succomber en 14 heures à la suite d'une morsure à l'aile, après avoir présenté des convulsions. Un chat mordu à la patte eut un œdème considérable et ne cessa de miauler pendant des heures, accusant une vive douleur. Il resta une journée entière étendu dans un état d'hébétude complète.

Boulenger et sir J. Fayser virent des cobayes mordus à [illegible] patte succomber en des laps de temps variant de 3 à 10 h[illegible]

(1) Henry Coupin, *la Nature*, 1903.

... de mort survenus dans l'Ari-
... aurait succombé en quelques

... les observations faites par Van Denburgh et ... de ce Saurien. Injecté sous la peau, il produit ..., de la diurèse, de la diarrhée, de l'accélération de ..., puis des vomissements. L'animal en expérience est ... très abattu, et en proie à une soif intense. La tension ... tombe très vite ; il y a d'abord de l'hyperesthésie, puis ...esthésie complète débutant par le train postérieur pour ... ensuite le reste du corps.

... mort survient par arrêt de la respiration et du cœur.

La coagulabilité du sang, d'abord accrue, est diminuée ensuite. ... là, comme le fait remarquer Calmette, une analogie avec le ... des Vipéridés.

IV. — ARTHROPODES

A. — *ARANÉIDES*

Chez les araignées, l'appareil venimeux est constitué par une ...nde piriforme, dans laquelle le venin se produit et se collecte ; ... est contenue dans l'article basilaire d'un appendice buccal ...ble appelé *chélicère* et communique par un canal déférent à la

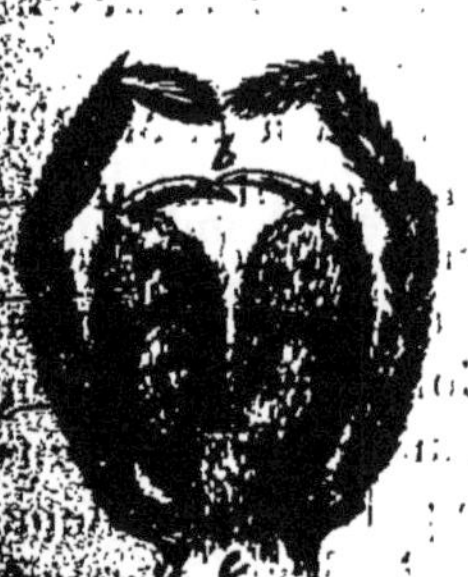

...— Appareil buccal de *Lycosa tarentula*. ...; *b*, leurs griffes ; *c*, mâ... palpes maxillaires ; *e*. ...ommière.

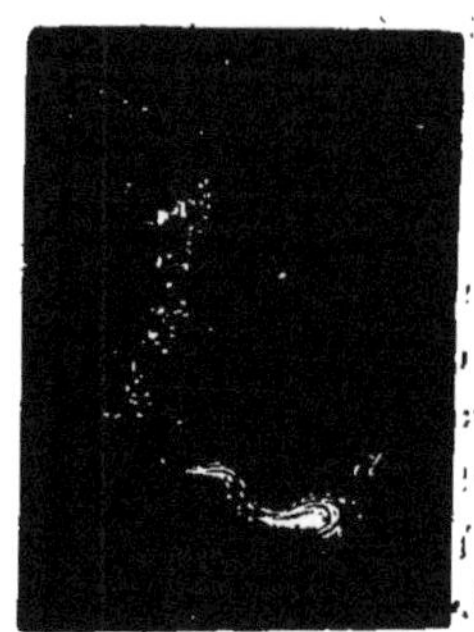

Fig. 118.— Appareil à venin de *Lycosa tarentula*; *a*. glande à venin ; *b*. canal excréteur aboutissant à un orifice *d*, percé près de l'extrémité de la griffe; *c*, gouttières à bords dentelés, dans laquelle se replie la griffe pendant le repos.

... qui termine ces appendices. La griffe est elle-... et le venin vient sourdre par un petit orifice ...

... une proie ou qu'il veut se défendre, il ... les tissus, et par l'action de muscle spéciaux il envoie dans chaque plaie une gouttelette de venin. Sur les petits animaux dont l'araignée fait sa nourriture ordinaire, le venin détermine une paralysie immédiate.

Le venin de beaucoup d'araignées est à peu près inoffensif pour l'homme. Certaines espèces peuvent cependant provoquer des accidents graves et exceptionnellement la mort.

Delio Aguilar (1) a publié récemment à Buenos-Ayres un certain nombre d'observations de morsures d'araignées (dont les espèces n'ont malheureusement pas été déterminées). Des cas légers s'accompagnèrent de douleurs vives dans la région mordue, d'insomnies, de fièvre modérée (38°), d'ulcérations assez étendues de la piqûre et de la zone avoisinante ; d'œdèmes. La réparation de l'ulcération est assez longue et dure plusieurs semaines.

Dans des cas plus graves, l'ulcération s'étendit sur une large surface autour de la blessure ; frissons violents et prolongés ; vomissements, température dépassant 39°. Ictère, urines hématuriques ; sérum sanguin laqué. Le pouls est petit et faible. Quelques jours après la blessure, il se produit de la congestion pulmonaire. Dans un cas cité, la fièvre ne disparut que le 9e jour, et ce n'est qu'au bout d'un mois que la guérison fut complète.

Le même auteur cite l'observation d'un enfant de 7 ans qui, mordu à la région épigastrique, présenta, au bout de 3 jours, un œdème considérable de la région infra-ombilicale, le point mordu était noirâtre et entouré d'une zone violacée rougeâtre. Température élevée ; mort le 7e jour après apparition de taches hémorragiques sur la peau.

L'*avicularia* (Mygale) *vestiaria* (Degeer) vit à la Martinique ; où on le désigne vulgairement sous le nom de « matoutou falaise », et à la Guyane sous celui « d'araignée crabe » ; dans cette dernière colonie, elle atteint parfois des dimensions énormes. Elle tisse sa toile dans les buissons. Elle est longue de 6 à 8 centimètres et est très redoutée. Sa piqûre détermine une vive sensation de brûlure ; l'épiderme se soulève en une phlyctène contenant un liquide séro-muqueux. Elle causerait de la fièvre et parfois du délire chez l'homme.

D'autres *Mygales* se trouvent en Afrique et en Asie : La *Mygale Javanica*, que l'on rencontre en Malaisie, est de grande taille et capable de tuer en très peu d'instants un oiseau. L'animal succombe au milieu de convulsions tétaniques. La *Mygale Blindi* se trouve aux Antilles ; la *Mygale bicolor* à Bahia, la *Mygale Cafreriana* au Cap de Bonne-Espérance, la *Mygale fasciata* aux Indes.

La morsure de toutes ces araignées peut provoquer des acci-

(1) *Revista de la Sociedad medica argentina*, Vol. XVI, p. 69, 1908, et *Annales du Cercle médical argentin*, n°s 9 et 10, 1901.

dents locaux et parfois généraux assez graves : Hulse (1) cite le cas d'un homme, qui mordu au pénis, eut des vomissements et une douleur vive qui s'étendit d'abord à l'abdomen, puis graduellement au thorax et au cou, en s'accompagnant de congestion du cou, de la face, et de suffocations. Le lendemain, tous les accidents avaient disparu.

Les *Latrodectes* sont les plus redoutées des Araignées. D'après Vinson (2), le *Latrodectus menavodi* est regardé à Madagascar comme *fady*, c'est-à-dire sacré, chose interdite à laquelle on ne peut toucher. Elle se rencontre dans toute l'île, notamment dans la forêt d'*Alanamasoatrao ;* on la trouve aussi à Maurice et à la Réunion. A Madagascar, on la nomme *Vancoho* ou *Menavodi* (cul-rouge). Elle a le céphalothorax noir et l'abdomen rayé de rouge.

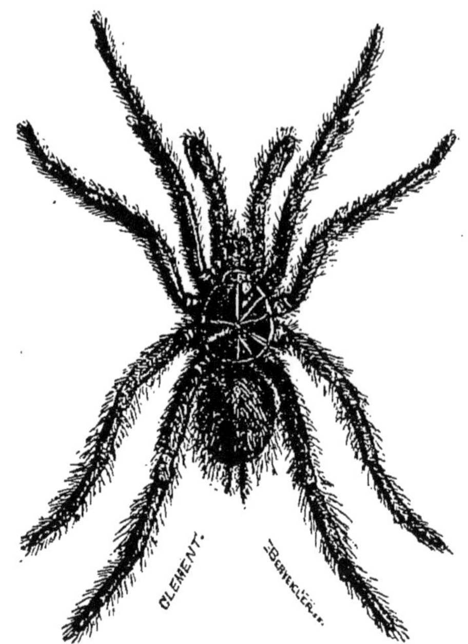

Fig. 119. — Mygale aviculaire.

Aux environs de Tananarive, on en rencontre une variété qui se rapproche beaucoup de la précédente, mais les Hovas ne la redoutent pas.

Pour Vinson, qui fit une enquête à ce sujet, la morsure du *Latrodectus Menavodi* serait susceptible de causer des accidents assez graves.

(1) HULSE, Bite of a Spider on the glans penis (*Amer. Journal of med. sc.*, 1839).
(2) VINSON, Aranéides des îles de la Réunion, Maurice et Madagascar, Paris, 1863.

Le *Latrodectus Katipo*, espèce de la Nouvelle-Zélande, vit exclusivement sur les bords de la mer, et les Indigènes sont parfois mordus en ramassant des coquilles ou des herbes marines. Elle inspire une grande frayeur aux *Maoris*, qui prétendent qu'elle provoque parfois la mort des enfants. Mais il est possible que, cette araignée étant le seul animal venimeux de l'île, ils soient portés à s'exagérer les dangers de ses atteintes.

Le R. P. Chapmann rapporte deux cas qu'il constata à la Nouvelle-Zélande et qu'il attribue à cette araignée. Une fillette mordue à l'abdomen serait morte après avoir traîné pendant six semaines. Une dame mordue à la cuisse fut malade pendant trois mois.

Une autre observation se rapporte à un indigène mordu à l'épaule vers 11 heures du matin; à midi, il rentre à son habitation ne pouvant ouvrir la bouche et à peine capable, par suite du trismus, d'articuler quelques paroles inintelligibles. Au point piqué, la peau est soulevée en une large phlyctène. Elle est blanche, entourée d'un cercle rouge. Le malade a une syncope, le visage pâlit, puis se cyanose. Les extrémités se refroidissent, la mort semble prochaine. Le patient se ranime sous l'influence d'alcool à haute dose et d'ammoniaque à l'intérieur.

La convalescence dura plusieurs jours.

Le *Latrodectus Malmigatus* (Walck.) se trouve dans l'Europe

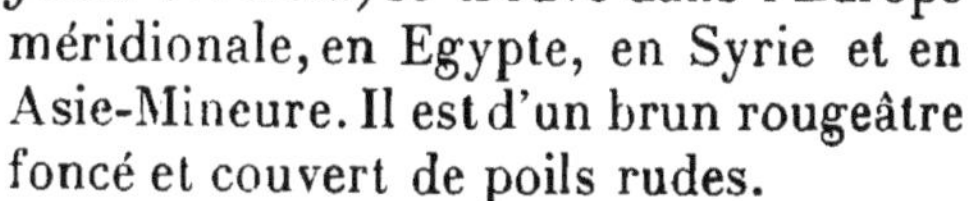

méridionale, en Egypte, en Syrie et en Asie-Mineure. Il est d'un brun rougeâtre foncé et couvert de poils rudes.

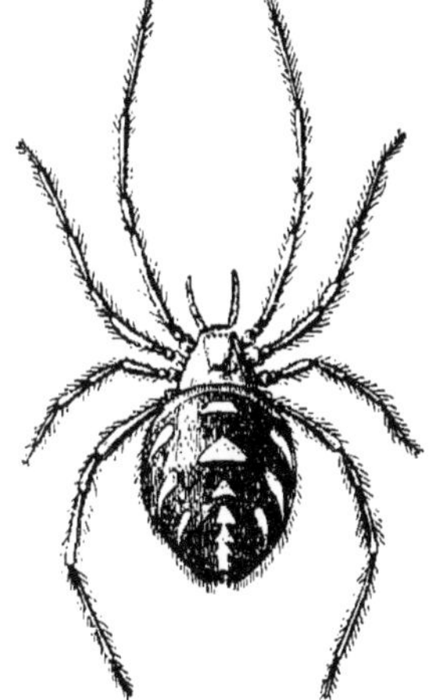

Fig. 120. — Latrodecte malmigate.

Il est facilement reconnaissable à ce que son abdomen est orné à sa face supérieure d'un demi-cercle rouge et de trois séries de grandes taches d'un beau rouge. La rangée médiane comprend six taches. Chacune des rangées latérales en renferme trois (Blanchard).

Cette araignée a une longueur de 1 cent. 1/2 environ. On la rencontre parfois en France, mais elle perd sous ces climats ses taches rouges et est d'une teinte noire uniforme.

Sa blessure est redoutée en Italie, en Espagne et dans la Russie méridionale.

Frank Tidswell (1) a réuni un assez grand nombre de cas de morsure d'une espèce de Latrodecte, *L. Hasselti*, assez commune en Australie. Aucun ne fut mortel. Ce qui semble le plus frap-

(1) Researches an Australian venoms. The poison of the Red Spotted Spider. Sydney, 1906.

pant, dit-il, est le développement rapide de douleurs aiguës accompagnées de tremblements, et de parésies ou de paralysies des muscles, d'agitation, de délire, sueurs profuses, tendances aux syncopes et au collapsus. Ictère assez fréquent. La période aiguë est de 3-4 jours, mais la guérison complète peut prendre plusieurs semaines. Des lésions sous-cutanées, telles que éruptions érythémateuses, papules, vésicules, peuvent apparaître pendant cette période.

Des expériences de morsures faites sur le lapin et la souris ne donnèrent lieu qu'à des accidents locaux, les phénomènes généraux restant à peu près nuls.

Le *Latrodectus curaçaviensis* (Müller), qui ne serait qu'une variété de la précédente (Van Hasselt) ou *Araignée orange de Curaçao*, se rencontre à Curaçao et sur la côte du Venezuela, a une teinte noire, tachée et rayée de rouge vif sur le dos et le ventre.

Steenbergen (1) écrasa dans une incision pratiquée à la cuisse d'un chien, le céphalothorax d'une de ces araignées : hurlements, agitation, inflammation de la plaie; trois heures plus tard, la pupille est contractée, la langue sèche, la respiration irrégulière et précipitée. Après quelques heures, les symptômes aigus disparaissent, l'animal vomit et se rétablit peu à peu.

Un jeune bouc soumis à la même expérience avec trois céphalothorax d'araignées, présenta des symptômes analogues, mais ne se rétablit pas; il ne cessa de dépérir et mourut 1 mois 1/2 plus tard.

La poule se montra réfractaire à ce venin.

Coustan (2) dit qu'à Curaçao on constaterait annuellement 100 à 200 morsures de ces araignées, qui entraîneraient des symptômes graves, mais jamais la mort.

Cependant, d'après Simon, au Venezuela, cette araignée ne serait nullement redoutée.

Kermorgant a signalé en Nouvelle-Calédonie, en particulier à l'Ile-des-Pins, une araignée qui a le céphalothorax noir et l'abdomen rayé de rouge vif. Elle n'a pas été exactement déterminée. Les indigènes la nomment *Ounoumbea*. C'est vraisemblablement une espèce du genre *Latrodectus*.

Le venin du *Latrodectus erebus*, que l'on rencontre dans la Russie méridionale, a été étudié par Kobert (4). Il donne la mort aux chiens, aux chats, aux lapins, aux rats, aux oiseaux et aux grenouilles, à la dose de quelques milligrammes d'extrait sec. On

(1) Steenbergen, Etude sur l'araignée rouge (*Arch. méd. nav.*, 1864).
(2) Coustan, *Arch. med. nav.*, 1868.
(3) Coustan et Van Lelut, *Arch. de méd. nav.*, 1875.
(4) Kobert, Beitr. z. Kenntniss d. Giftspinnen. Stuttgart, 1901.

recueille ce venin en broyant des *Chelicères* dansl'eau salée physiologique.

Le hérisson est réfractaire à la morsure; les plus jeunes araignées sont les plus toxiques. La virulence du venin que l'animal sécrète s'atténue rapidement par la privation de la nourriture et la captivité.

Sur ces animaux, le venin produit de la dyspnée, des convulsions et ensuite l'arrêt de la respiration et du cœur.

L'alcool le précipite. Le chauffage à 70° pendant 40 minutes détruit sa toxicité. Il a un pouvoir hémolytique très marqué et coagule le sang; il se rapproche ainsi du venin des vipéridés.

Avec le venin d'une autre araignée appartenant au genre *Epeira*, Hans Sachs (1) a immunisé des lapins en leur injectant des doses graduellement croissantes; il a pu obtenir ainsi un sérum antitoxique empêchant l'hémolyse.

Les accidents graves par morsures d'araignée sont exceptionnels. Rarement, il survient des phénomènes généraux d'envenimation.

On constatera surtout des accidents locaux : douleur, gonflement, phlyctènes, sphacèles; parfois de la lymphangite et de l'engorgement des ganglions. Plus rarement des abcès ou des phlegmons. Souvent, autour de l'endroit piqué, des contractures musculaires comme s'il s'agissait de tétanos localisé.

Le traitement consistera en pansements humides chauds, ou en bains locaux.

Dans le cas où il y aurait des manifestations d'intoxication générale, les stimulants diffusibles, les diurétiques, seraient indiqués.

B. — SCORPIONIDÉS

Chez les *Scorpions*, l'appareil venimeux se trouve au sixième et dernier article abdominal. Il est constitué par deux glandes à venin symétriquement disposées de chaque côté du plan antéro-postérieur et aboutissant à deux petits orifices placés de chaque côté de l'extrémité de l'aiguillon recourbé et solide qui termine la queue. Entre les deux glandes se trouve une couche musculaire striée qui les sépare et dont les contractions au moment d'une piqûre expulsent le venin.

Le Scorpion, à l'approche d'un danger, marche l'abdomen haut, son aiguillon en l'air, prêt à l'attaque; il ne pique jamais en arrière, mais toujours en avant; soit en détendant brusquement son abdomen, d'abord relevé en arc, soit en frappant en avant de

(1) Hans Sachs, Z. Kenntniss des Kreuzspinneugiftes. Hoffm. Beitr., 1902.

sa tête l'animal dont il veut faire sa proie et qu'il maintient avec ses pinces.

Le venin de Scorpion est un liquide acide, légèrement opalescent, miscible à l'eau, et très irritant pour les muqueuses. On peut le recueillir en broyant dans de l'eau salée physiologique le dernier article abdominal.

Les effets physiologiques de ce venin sont variables selon les

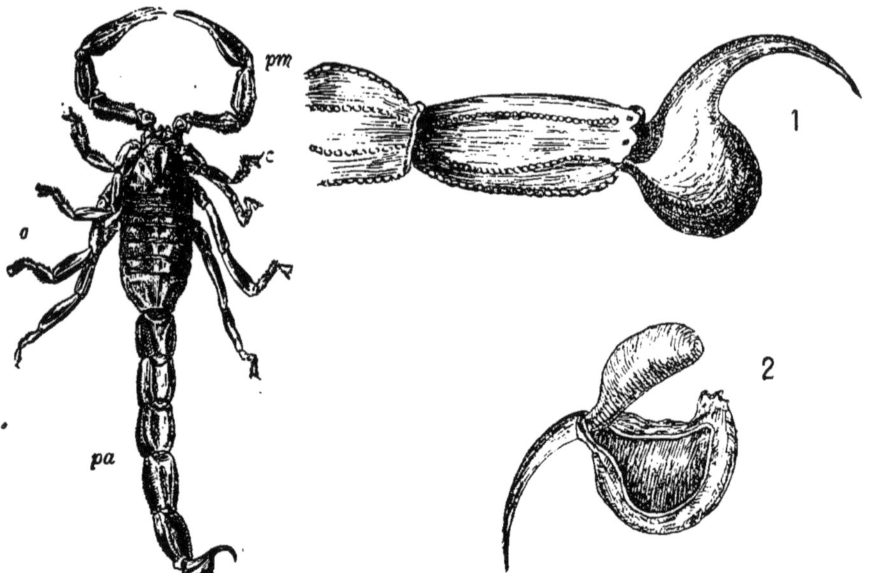

Fig. 121. — *Scorpio occitanus.*

Fig. 122. — Appareil venimeux du *Scorpio occitanus.* 1. Crochet venimeux à l'extrémité abdominale. — 2. Une glande à venin réclinée hors de sa loge.

animaux inoculés. C'est ainsi que, parmi les sauriens, le lézard résiste bien : chez les mammifères, le chat ne présente qu'une faible réceptivité. (Le chat est friand de scorpion, et leur fait volontiers la chasse.) Les poissons sont plus résistants que les oiseaux ou les batraciens. Parmi ces derniers, le crapaud résiste mieux que la grenouille et la salamandre. Les animaux les plus sensibles sont les diptères, les hyménoptères et surtout les araignées, dont le Scorpion fait sa nourriture ordinaire. Sa piqûre les foudroie littéralement.

Un milligramme d'extrait sec du venin du *Scorpio occitanus,* que l'on rencontre en Provence, tue le lapin par injection sous-cutanée.

L'intoxication expérimentale des animaux par le venin des scorpions a beaucoup d'analogie avec celle que provoque le venin de cobra. La première manifestation est une douleur vive, arrachant des cris à l'animal. Survient ensuite une période d'excitation marquée de convulsions violentes, de spasmes analogues à ceux que produit la strychnine. Au cours d'une période de calme, il suffit d'un choc sur la table pour provoquer à nouveau une crise convulsive. La sensibilité reste intacte.

A la période d'excitation, succède très rapidement, si la dose de venin a été assez forte, une période de paralysie débutant par l'engourdissement des membres que l'animal a peine à mouvoir. Le cœur continue à battre, mais la respiration s'arrête, et c'est dans cet état que survient la mort par asphyxie, par inhibition du diaphragme et des autres muscles respiratoires, comme dans l'envenimation par le venin de cobra.

Le venin du Scorpion est une neurotoxine.

Kyes (1) a préparé un lécithide du venin de Scorpion hémolysant les globules rouges comme le lécithide du venin de cobra.

Calmette (2) a constaté que le sérum anti-venimeux du cheval, immunisé contre le venin de cobra, est également actif contre le venin du *Scorpio occitanus*, ce qui indiquerait une grande analogie entre ces deux venins.

Le venin du Scorpion est neutralisé par le chlorure d'or, l'hypochlorite de chaux, et la solution de Gram.

Les venins de tous les Scorpions ne paraissent pas être de même nature. C'est ainsi que celui de l'*Heterometrus maurus*, qui est très commun en Tunisie, n'est nullement influencé par le sérum anti-venimeux préparé avec le venin de cobra. Il est très peu dangereux pour les mammifères, mais il est au contraire très toxique pour le moineau. Nicolle et Catouillard (3), qui ont constaté ces faits, n'ont pu réussir à immuniser, par doses progressivement croissantes, le lapin contre ce venin.

Les Scorpions sont immunisés contre leur propre sécrétion venimeuse et celle des espèces voisines. En outre leur sang est antitoxique du venin : 1/10 de centimètre cube de ce sang mélangé à une dose de venin tuant la souris en une demi-heure rend ce venin inoffensif, et la souris n'accuse aucun trouble (Metchnikoff) (4). Le suicide du Scorpion, lorsqu'on le place au milieu d'un cercle de feu, n'est donc qu'une légende.

Les Scorpions, dont on compte plus de cent espèces, sont répandus dans toutes les régions chaudes du globe. Ils se tiennent de préférence dans les endroits secs, sous les pierres ; ils en sortent la nuit pour chasser. C'est à ce moment qu'on peut les capturer le plus facilement. Le *Scorpio aper* est le plus répandu au

(1) Kyes, *Berlin. klin. Woch.*, 1903.

(2) Calmette, *Annales de l'Institut Pasteur*, 1825.

(3) Nicolle et Catouillard, *C. R. Soc. Biologie*, 1905.

(4) L'Immunité dans les maladies infectieuses (Paris, 1901). L'expérience a été faite avec *Scorpius Aper* et *Androctonus d'Algérie*, 1825.

Sénégal, au Soudan et au Sahara. Le *Scorpio imperator* du Gabon atteint jusqu'à 20 centimètres de long.

Une espèce très petite, comptant 2 à 3 centimètres de longueur, abonde en Guinée, où on la rencontre souvent dans les habitations. A l'ambulance du chemin de fer située en pleine brousse, notre bibliothèque fut littéralement envahie par ces hôtes incommodes qui nichaient dans les feuillets des livres, sous les reliures, dans les liasses de papier (1). Il fut très difficile de s'en débarrasser. Leur piqûre était heureusement peu douloureuse et ne provoquait qu'un peu de cuisson passagère.

Quoi qu'on en ait dit, le plus souvent sur le rapport de voyageurs trop portés à accepter les récits les plus manifestement exagérés des indigènes (2), les accidents mortels par piqûres de scorpions sont exceptionnels. Pendant de longues années passées en Afrique dans des régions où ils pullulent, nous n'avons jamais constaté ni ouï dire d'une façon certaine, non seulement des cas de mort, mais même des accidents généraux graves.

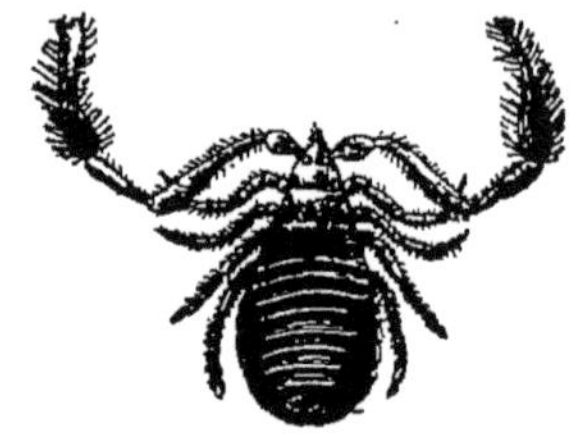
Fig. 123. — *Chelifer cancroïdes.*

Personnellement, nous avons fait au Soudan en nous asseyant à terre sur des cailloux pendant une halte, au cours d'une étape, l'expérience involontaire de l'effet que peut causer sur l'homme la piqûre du Scorpion. Dès l'instant de la blessure qui siégeait à la fesse, une douleur très vive, lancinante, s'irradia à toute la jambe; il survint un engourdissement de tout le membre tel qu'il nous fut impossible, pendant plus d'une heure, de marcher et même de remonter à cheval. La douleur persista en s'atténuant graduellement, pendant plusieurs heures, et il n'y eût d'autre retentissement général qu'un peu de dyspnée et des palpitations. Un peu d'œdème local jusqu'au lendemain matin. Il est vraisemblable que le pantalon de toile avait essuyé sur le dard une partie du venin. Par suite des circonstances et du siège de la blessure, aucun traitement ne fut appliqué. Ce scorpion était un *scorpion Afer* de 8 centimètres environ.

Cependant, il est possible que chez les jeunes enfants une ter-

(1) Cette espèce n'était pas le *Scorpion des livres* (*Chelifer Cancroïdes*), autre Arachnide inoffensif dépourvu de queue et d'appareil à venin, qui, à première vue, a une certaine ressemblance avec le Scorpion et niche également dans les paperasses. L'espèce dont il est question n'a pas été déterminée.

(2) En particulier, le nègre africain, *quel que soit l'animal venimeux* qu'on lui montre et sur lequel on l'interroge, répondra invariablement que, si l'on est piqué, ou mordu, on meurt *de suite*.

Avec son esprit simpliste, le nègre n'acquiert aucune expérience à ce sujet, car il attribuera invariablement dans un cas de ce genre l'absence ou le peu de gravité des accidents, non à l'innocuité de l'animal, mais à l'action mystérieuse et efficace d'un des *gris-gris* dont le noir est toujours abondamment pourvu.

minaison fatale survienne parfois, à cause de la plus grande quantité de venin, proportionnellement à leur poids, qu'ils reçoivent par la piqûre.

D'après Macridi-Pacha, l'espèce de Scorpion la plus venimeuse serait le *Djerrar* de Bagdad, dont la piqûre serait mortelle trois fois sur huit (Le Dantec).

Le traitement est le même que celui des morsures de serpent, mais le plus souvent la ligature et les injections d'hypochlorite de chaux ou de chlorure d'or suffiront, et il sera inutile, sauf chez les très jeunes enfants, de recourir d'emblée au sérum anti-venimeux que l'on n'emploiera que si des symptômes généraux d'envenimation se manifestent.

C. — *MYRIAPODES*

Les *Scolopendres* ont un corps très allongé formé de trois parties distinctes; leur tête globuleuse est munie de deux antennes filiformes, composées chacune de 20 articles; à la suite viennent un

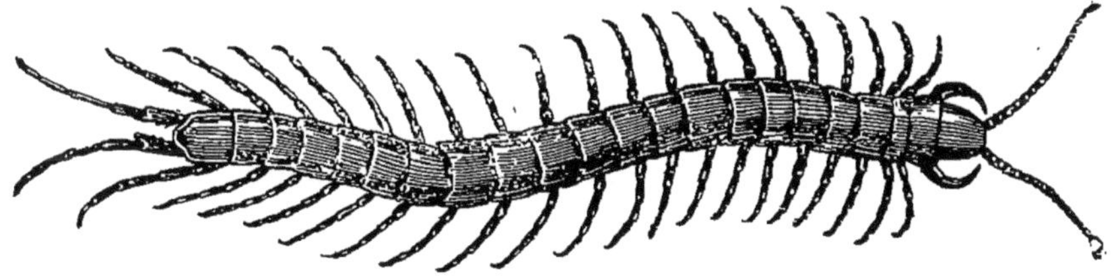

Fig. 124. — Scolopendre mordante.

segment cervical ou basilaire, puis une succession de 21 segments tous semblables et portant chacun une paire de pattes.

La bouche est munie latéralement de deux palpes transformés en crochets articulés en rapport avec un appareil glandulaire à venin. Ces crochets sont munis d'un sillon facilitant l'écoulement de la sécrétion.

Le venin des scolopendres est un liquide opalescent, acide. Briot (1), qui l'a recueilli, en broyant des crochets dans de l'eau salée physiologique, a constaté qu'injecté dans la veine marginale d'un lapin il amène la paralysie immédiate avec coagulation du sang. Dans le tissu cellulaire sous-cutané, il produit des abcès et des nécroses.

Les Scolopendres sont très communes dans les pays chauds, où elles atteignent une grande taille (15 et même 20 centimètres de longueur). Quand on les écrase, elles laissent une lueur phosphorescente persistante. Elles habitent dans les endroits sombres et

(1) Briot, *Soc. de Biologie*, 1904.

ombragés, sous les pierres. Il est très fréquent d'en rencontrer sous l'écorce desséchée et décollée des bois secs. Elles s'introduisent volontiers dans les maisons et grimpent le long des murs, pénètrent parfois dans les lits et mordent les occupants.

Leur morsure est assez douloureuse pour l'homme; elle produit de l'accélération du pouls, des intermittences cardiaques; localement, il y a du prurit, des œdèmes, des sphacèles plus ou moins étendus.

On ne cite pas d'accidents mortels vraiment authentiques, si ce n'est par un mode indirect. Mougeot rapporte l'histoire classique d'un officier qui buvant la nuit au goulot d'une gargoulette avala par mégarde une scolopendre qui s'y trouvait. L'animal s'était

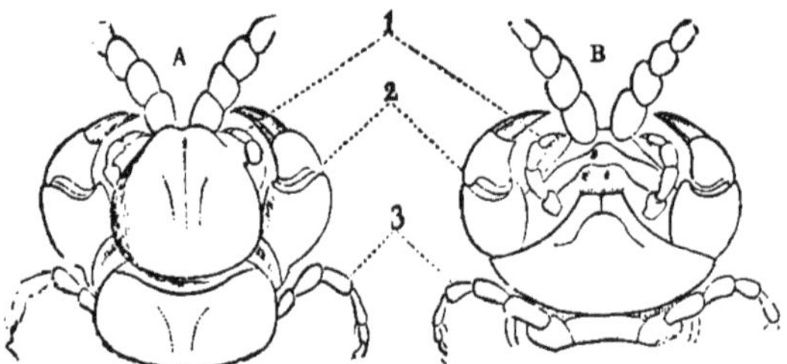

Fig. 125. — Les deux premiers segments de la scolopendre.

fortement accroché au voile du palais, d'où on ne put l'extraire que par morceaux. Il y eut une vive inflammation et un œdème tellement considérable à l'arrière-gorge, que la mort survint par asphyxie mécanique.

Deblenne (1) rapporte un accident analogue survenu à Nossi-Bé.

Il est très fréquent aux colonies de constater sur le corps des Européens des traînées érythémateuses suivant une ligne plus ou moins capricieuse. Elles s'accompagnent d'un vif prurit, et se couvrent de bulles auxquelles font suite des ulcérations assez rebelles. Elles se compliquent parfois de traînées de lymphangite et d'engorgement ganglionnaire.

Ces traînées sont provoquées par le passage sur la peau d'un myriapode qui sécrète une substance vésicante. La traînée d'érythème suit fidèlement le trajet de l'animal.

On n'a pas encore déterminé exactement quelles sont les myriapodes susceptibles de provoquer des lésions de ce genre (2).

(1) DEBLENNE, Géogr. méd. de Nossi-Bé. Thèse de Paris, 1883.

(2) Des Myriapodes de très grande taille sont communs dans les pays tropicaux. A Bahia, on trouve le *Scolodendropis Bahiensis* (Scolopendre de Bahia), qui a 32 paires de pattes et 4 yeux. D'autres sont dépourvues d'yeux : *Scolopocryptos Rufa* (Afrique occidentale). Ces deux espèces appartiennent au genre *Eucorybas*.

Certains *Géophiles* ont de très nombreuses paires de pattes. On en a compté 163 paires chez le *Geophilus Galrielus*.

Physalix et Bertrand ont montré que les *Iules* sécrétaient par toute la surface de leur corps un venin volatil qu'ils ont assimilé à la *quinone*.

Fait singulier, peut-être fortuit, peut-être dû à des causes inconnues; au cours de nos séjours coloniaux, nous n'avons jamais

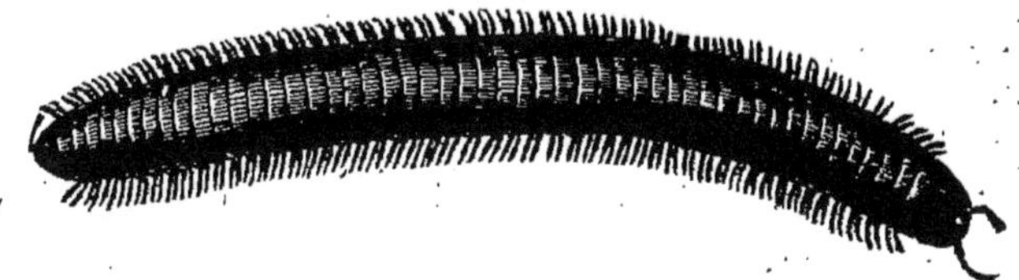

Fig. 126.— Iule géant.

constaté de tels accidents chez les Indigènes, noirs ou jaunes. Leurs cases, ordinairement tenues dans un parfait état de saleté, abritent cependant un grand nombre de scolopendres et autres myriapodes.

Le traitement de ces accidents, ainsi que ceux des morsures de scolopendres, est purement local. Des enveloppements humides, et antiseptiques, des pommades salolées ou iodoformées en ont promptement raison.

D. — INSECTES

Parmi les Insectes, les *Hyménoptères* comptent plusieurs espèces pourvues d'un appareil à venin. Les *fourmis* fabriquent un liquide qui est de l'acide formique presque pur; les *abeilles* un venin ayant des analogies avec ceux de Scorpion et de Cobra.

La piqûre des *Abeilles*, des *Xylocopes*, des *Bourdons* et des *Guêpes* est particulièrement susceptible de causer des accidents graves.

Leur appareil à venin se compose de deux et quelquefois trois sortes de glandes :

1° La glande acide;

2° La glande alcaline, glande de Dufour;

3° Une glande venimeuse accessoire qui n'existe pas constamment.

Ces glandes s'ouvrent à l'arrière du gorgeret de l'aiguillon dont ces animaux sont armés à la partie postérieure de l'abdomen.

Calmette a reconnu que le venin de l'Abeille commune était une *neurotoxine* dont l'action est analogue à celle du venin des Colubridés; elle est très active, puisque le venin extrait de deux abeilles, par broyage dans l'eau de l'extrémité postérieure de leur corps, suffit à tuer par asphyxie respiratoire une souris ou un moineau, le sang restant liquide et noir. Calmette a pu immuniser des souris par inoculations successives de doses très petites.

G. Walker avait démontré que l'homme lui-même est susceptible d'acquérir une immunité presque absolue vis-à-vis de ce

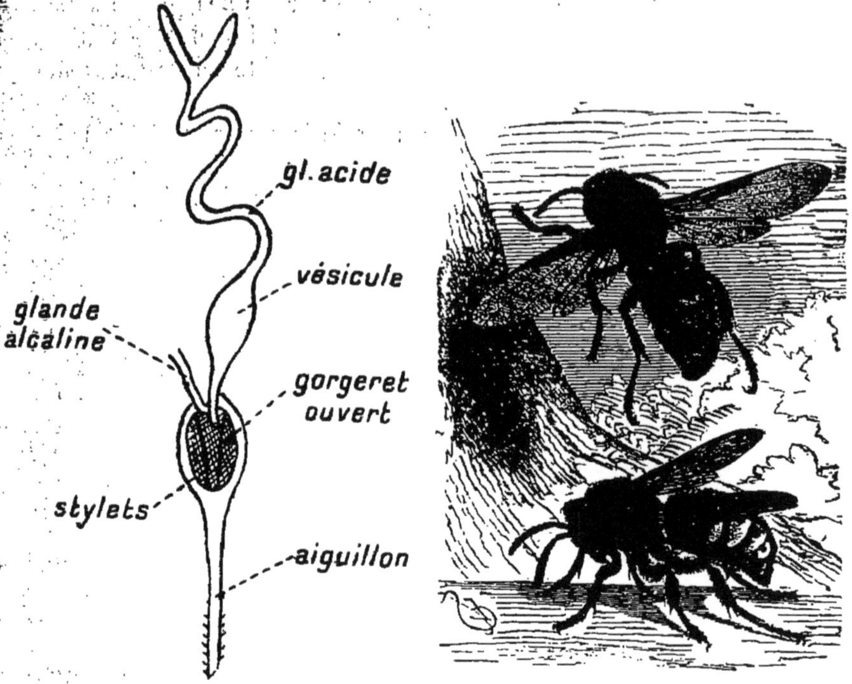

Fig. 127. – Appareil venimeux de l'abeille.

Fig. 128. — Guêpe frelon et guêpe commune.

venin, en se faisant piquer par intervalles, et que la douleur elle-même finit par ne plus être perçue.

Physalix (1) a étudié l'action du venin d'Abeille sur le moineau. Il produit d'abord une action locale, puis de la paralysie de la région inoculée, des phénomènes convulsifs, et enfin de la somnolence et des troubles respiratoires provoquant la mort.

Par l'action de la chaleur, il a pu dissocier ce venin en ses divers éléments et a reconnu qu'il contenait trois substances :

1° Une *substance phlogogène* sécrétée par la glande acide. Elle est détruite par un chauffage de 15 minutes à 100° ;

2° Une *substance convulsivante* contenue dans la glande alcaline. Elle est détruite après un chauffage de 30 minutes à 100° ;

3° Une *substance stupéfiante* qui est la plus résistante et ne disparaît qu'à 150°. Elle est sécrétée par la glande acide.

Le venin d'abeille hémolyse les globules rouges du lapin, du cobaye, de la chèvre ; il peut, comme ceux du Scorpion et du Cobra, se combiner à la lécithine pour former un lécithide de 200

(1) Physalix, *Comptes-rendus Acad. sc.*, 1890.

à 500 fois plus hémolysant que le venin seul (Morgenroth et Carpi) (1).

Chez l'homme, les accidents mortels par piqûres de ces insectes sont très rares (2); elles provoquent parfois des phénomènes assez inquiétants. Les piqûres d'abeilles sont les plus bénignes; viennent ensuite par ordre de gravité croissante celles des bourdons et enfin celles des guêpes.

Comme symptômes locaux, on note de la rougeur, de la cuisson, du gonflement, parfois de la lymphangite, parfois encore une éruption vésiculeuse, des abcès, des phlegmons.

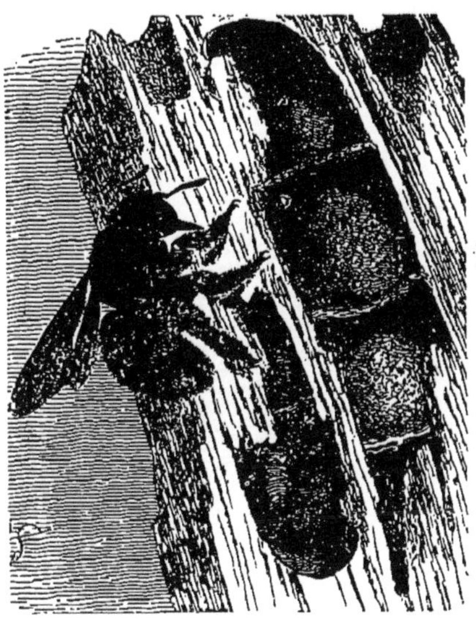

Fig. 129.— Xylocopes.

Comme symptômes généraux, outre un mouvement fébrile assez fréquent, on constate de l'agitation du pouls, des troubles cardiaques, des syncopes. Du côté de l'appareil respiratoire, de la dyspnée. Parfois il y a des convulsions, de l'abattement de la paralysie. On a fréquemment observé, très peu de temps après la blessure, des vertiges et des tendances à la syncope.

L'action du venin est presque instantanée ; on est frappé par la brusquerie de l'explosion des troubles, suivant immédiatement la piqûre. Les syncopes sont fréquentes.

Les piqûres des hyménoptères sont souvent multiples, car, avec une remarquable entente, ces insectes se mettent à plusieurs pour s'acharner sur leurs victimes. La gravité de l'intoxication sera variable selon le nombre des piqûres.

Dans les pays tropicaux, on rencontre diverses espèces d'abeilles, de guêpes, de frelons. En Afrique occidentale, il existe un hyménoptère de grande taille, qui mesure 2 1/2 à 3 centimètres de long, le *Belonogaster à ailes rousses* (*Belonogaster rufipensis*) que l'on nomme ordinairement (à tort) *Guêpe maçonne*. Ces insectes vivent volontiers dans les paillottes servant d'habitations, et attachent leur nid aux toitures. Leur couleur est noirâtre, et

(1) Morgenroth et Carpi, *Berlin. klin. Wochens.*, 1906.

(2) Delpech, en 1880, dans un rapport au Comité d'hygiène de la Seine, tendant à comprendre parmi les établissements dangereux, les établissements d'apiculture, relevait à cette date, dans la littérature médicale, 11 cas de mort.

ils sont remarquables par leur abdomen longuement pédicellé (1). Ces insectes piquent presque toujours à la face, rarement aux mains ou aux autres parties du corps. Il nous souvient qu'un jour en Guinée, agitant une cravache dans la direction d'un de ces animaux qui volait aux environs de sa ruche dans notre case, il fondit sur nous et nous piqua à la paupière supérieure ; presque

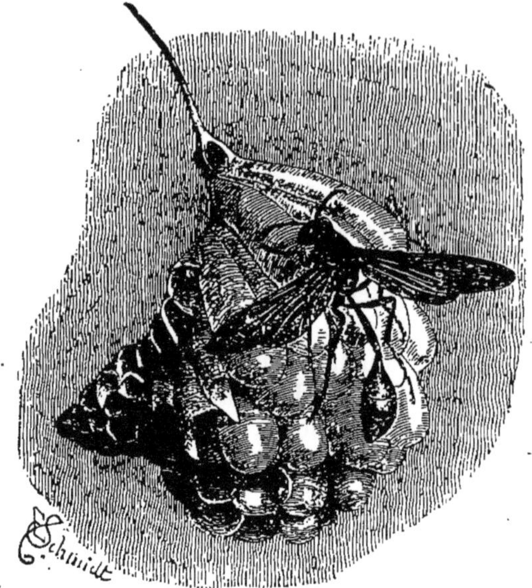

Fig. 130.— Belonogaster à ailes rouges.

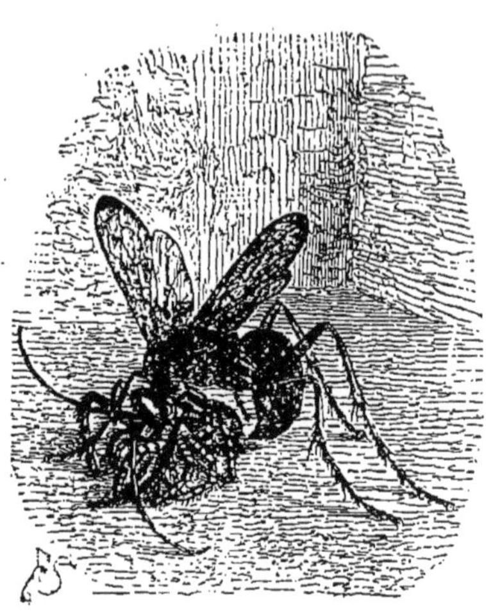

Fig. 131.— Pompile du Natal.

en même temps, nous recevions à la face deux autres piqûres de *Belonogaster* qui, volant à proximité, s'étaient joints à leur congénère. Des lotions ammoniacales immédiatement faites atténuèrent la douleur, qui fut fort vive. Il n'y eut aucun symptôme général d'envenimation, mais l'emplacement de la piqûre à la paupière supérieure resta induré, puis devint fluctuant. Quelques mois après, cette collection fut incisée, elle contenait quelques gouttes de pus.

Parmi les autres hyménoptères exotiques capables de produire des piqûres douloureuses, P. Fabre (2) cite les *Ichneumons*, les *Polistes*, *les Perupiles* et en particulier le *Perupile du Natal.*

Pour le traitement des piqûres d'hyménoptères, P. Fabre conseille, après extraction de l'aiguillon (3) souvent resté dans la

(1) Le genre *Belonogaster* tire son nom de ce pédicelle abdominal très allongé et caractéristique (βελονή, trait).

(2) P. Fabre, le Venin des Hyménoptères (*Bull. Acad. méd.*, mai 1905).

(3) Cet aiguillon doit être extrait avec précaution et en évitant de comprimer le gorgeret, ce qui aurait pour résultat de faire pénétrer dans la plaie une quantité supplémentaire de venin.

plaie, des lotions avec de l'eau vinaigrée ou de l'ammoniaque liquide.

Il rapporte un cas de piqûre à l'arrière-gorge par une guêpe avalée par mégarde, dans lequel des gargarismes d'eau salée concentrée firent merveille. L'œdème qui menaçait de provoquer l'asphyxie disparut rapidement.

Calmette (1) préconise l'hypochlorite de chaux en solution à 1/60e, ou l'eau de Javel étendue à 1/100e qui lui ont donné d'excellents résultats.

Dans le cas d'accidents généraux, les stimulants diffusibles, les diurétiques chauds ont un effet efficace.

V. — ÉCHINODERMES ET CŒLENTÉRÉS

A. — OURSINS

Les *Oursins* ont des organes mous de préhension, les *pédicellaires* qui contiennent un venin provoquant la paralysie et la mort de divers animaux, crabes, lézards, poissons, poulpes. Ces *pédicellaires*, très fragiles, restent souvent accrochés à la victime.

Ce venin a été étudié par V. Henry et Mlle Koyalof (2). Les 450 pédicellaires que porte une espèce particulièrement toxique, le *Sphoerechinus granularis*, contiennent une quantité suffisante de venin pour provoquer, en injection intra-veineuse, après 2 à 3 minutes, par paralysie et asphyxie, la mort de 10 lapins du poids de 1 kilogr. 500.

La grenouille est réfractaire et son sérum immunise le crabe.

Henry et Mlle Koyalof ont pu immuniser facilement des lapins, mais leur sérum n'acquerrait pas de propriétés antitoxiques.

L'appareil d'inoculation est trop rudimentaire chez ces animaux pour que ce venin puisse provoquer des accidents d'envenimation chez l'homme.

B. — CNIDAIRES

Parmi les Cœlentérés, le sous-embranchement des Cnidaires comprend des animaux tels que les *Actinies*, les *Méduses*, les *Physales*, différents comme forme, mais ayant la propriété commune de produire de l'urtication par contact, grâce à la présence dans leurs téguments de capsules spéciales (*nématocystes* ou *cnidoblastes*), qui, au moindre contact, projettent un filament d'une extrême ténacité enduit d'un liquide vésicant.

(1) Calmette, les Venins. Paris, 1907.
(2) Henry et Mlle Koyalof, *C. R. Soc. Biologie*, 1906.

Les propriétés urticantes des *Physales* (1), des *Actinies* et des *Méduses* sont connues depuis longtemps; leur contact provoque une douleur vive, analogue à une brûlure, suivie de rougeur, de démangeaisons et parfois d'œdème; mais ces accidents sont de peu de durée et de gravité. La *Méduse* est également urticante, quoique à un degré moindre. Elle ne porte pas des *nématocystes* à la partie supérieure de l'ombelle.

Le venin de ces deux espèces n'a pas été étudié. Le venin des

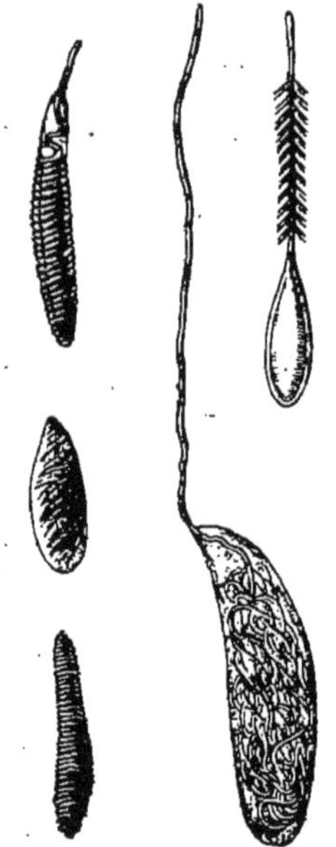

Fig. 132. — Nématocystes.

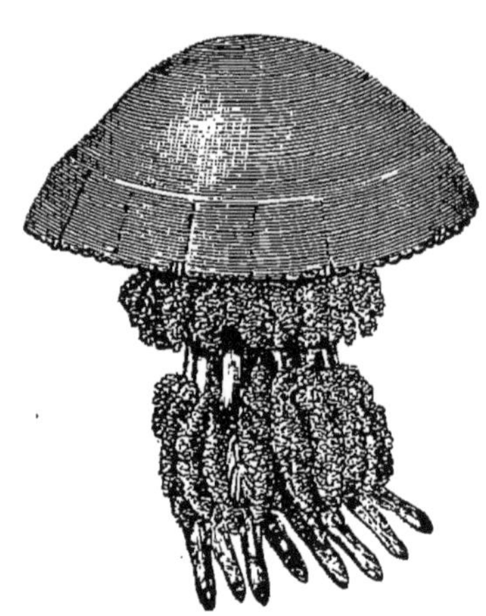

Fig. 133. — Méduse.

Actinies encore nommées : *orties de mer*, à cause de leurs propriétés vésicantes, *Anémones de mer*, à cause de leur aspect particulier qui les fait ressembler à une anémone fleurie, est mieux connu.

Ces animaux ont leur corps constitué par une masse charnue, coriace, très contractile. Ils changent fréquemment de forme : tantôt allongés en cylindre, ils étalent des tentacules entourant l'ouverture buccale placée au centre, tantôt ils ont une forme globuleuse.

Ils vivent fixés sur les rochers submergés.

Ch. Richet (2) a étudié leur venin recueilli en grandes quantités, en traitant par l'alcool à 95° des tentacules d'*Anémone scultata*.

(1) Pour la description de cet animal, voir l'article « Animaux toxicophores ».
(2) Diverses notes insérées dans les *C. R. Société biologie*, années 1902-1903-1904.

Il en a extrait deux substances : l'une, la *thalassine* qui est active à des doses infinitésimales : un centième de milligramme par kilogr. d'animal provoque chez le chien des démangeaisons extrêmement vives. L'animal se roule à terre, se grattant avec fureur; la *thalassine* ne cause ni vomissements ni diarrhée. Elle est peu toxique : à la dose de 0 gr. 01 centigr. par kilogr. d'animal elle n'amène pas la mort.

L'autre, la *congestine*, est un poison assez actif, surtout quand elle a été débarrassée complètement par la dialyse du fluorure de sodium qu'elle contient, du fait de son mode de préparation. Suivant qu'elle contient ou non du fluorure de sodium, on a la *congestine* α et la *congestine* β. La dernière est de beaucoup la plus active, elle tue les chiens en 24 heures à la dose de 2 milligrammes par kilogramme.

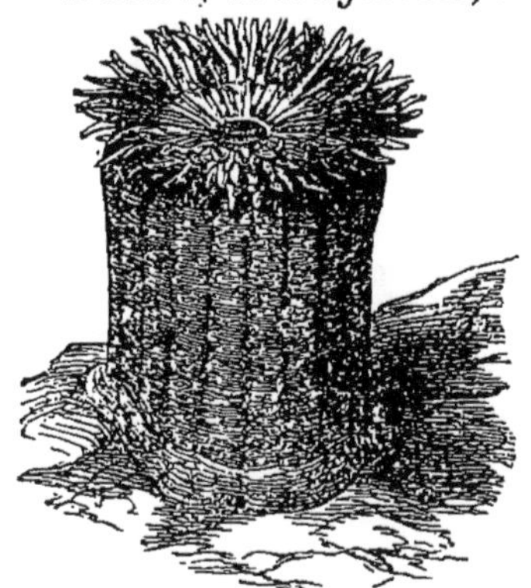

Fig. 134. — *Actinia effœta.*

Elle détermine des vomissements, de la diarrhée, de la congestion et des hémorragies du tube intestinal, et elle amène la mort par paralysie progressive de la respiration avec insensibilité totale de l'animal. Elle ne produit ni urticaire, ni démangeaisons.

La thalassine est antitoxique de la congestine : injectée d'abord aux animaux, elle les met en état de résister à des doses mortelles de *congestine*. Par contre, cette dernière est *anaphylactique* par rapport à la *thalassine*, c'est-à-dire qu'elle exerce vis-à-vis d'elle une action sensibilisatrice.

Des animaux qui ont reçu une dose non mortelle de congestine succombent après l'injection de 4 à 5 milligrammes de thalassine, alors que cette dernière, injectée seule, n'amène pas la mort, même à la dose de 0 gr. 01 par kilogr.

Les Actinies sont susceptibles de déterminer par contact des lésions graves décrites par Skevos-Zervos (1) chez les individus qui exercent le métier de pêcheur d'éponges en Grèce, en Turquie et sur les côtes d'Afrique, et plongent sans scaphandre. Des lésions analogues se retrouveraient probablement en Asie chez les pêcheurs de perles.

A la racine des éponges, quelquefois à leur surface, sont fixées de nombreuses actinies de 1 à 4 centimètres de longueur sur 1-2 de largeur. Elles sécrètent une substance visqueuse dont les pêcheurs redoutent les effets, surtout au mois d'août.

(1) Skevos-Zervos, la Maladie des pêcheurs d'éponges (*Semaine médicale*, 1903).

Le premier symptôme est une démangeaison très vive, localisée d'abord, puis se généralisant à tout le corps. Une papule cornée entourée d'une zone rouge sombre, puis bleuâtre, enfin noirâtre, se développe au point de contact. Sur une étendue variable, selon la région atteinte et la virulence du venin, la peau se sphacèle et laisse une plaie profonde suppurant beaucoup, et dont la cicatrisation est lente. Skevos-Zervos a vu, chez un jeune homme de 25 ans, un sphacèle mettant à nu les corps caverneux et l'urètre, lésion dont il ne guérit qu'au bout de plusieurs mois.

Un mouvement fébrile avec frissons, céphalalgie, courbature, accompagne la maladie à son début. L'expérimentateur a pu reproduire cet ensemble de troubles chez un chien en frottant une actinie sur son abdomen rasé.

Il suffisait, pour avoir une préservation efficace, de s'enduire le corps d'une couche de matière grasse (Calmette).

Cette affection est très commune chez les pêcheurs d'éponges. Il est bien rare d'en rencontrer, dit Skevos-Zervos, qui n'aient pas des cicatrices de plaies anciennes.

APHRODISIAQUES ET ABORTIFS

PAR LE Dr CLARAC

Cette question des aphrodisiaques et des abortifs en usage aux colonies se trouve à peine ébauchée dans les traités de pathologie exotique. Les rares documents que nous avons pu réunir ne nous permettent de la présenter que d'une façon fort incomplète. Elle mérite cependant d'arrêter l'attention des médecins coloniaux, en raison de l'intérêt qu'elle présente au point de vue de l'hygiène et de la médecine légale. Nos camarades feraient œuvre utile en dirigeant leurs recherches sur les différents produits considérés à tort ou à raison comme aphrodisiaques et abortifs, sur leur danger ou leur innocuité.

APHRODISIAQUES

La plupart des races primitives, en raison de leur vie sensuelle et oisive, sont généralement douées d'un très grand appétit génésique. Aussi les hommes surtout sont-ils très friands des médicaments capables d'accroître leur pouvoir génital ou, au besoin, de le réveiller.

La liste des aphrodisiaques vrais ou faux dont usent et abusent les indigènes est plutôt longue. Disons de suite que ces produits, empruntés à tous les règnes, ont pour la plupart une action très contestable. Le plus grand nombre d'entre eux n'agissent guère qu'en excitant l'imagination; témoin cet indigène qui, se défiant de ses moyens, eut recours aux bons offices d'un pharmacien; ce dernier s'empressa de lui remettre une potion fortement bromurée qui, paraît-il, fit merveille!

Aux colonies, comme en Europe du reste, il est fait usage des moyens les plus bizarres dont l'énumération ne saurait trouver place ici.

Aphrodisiaques du règne animal. — Tout comme en Europe, les Cantharides ou les espèces voisines occupent la première place parmi les aphrodisiaques en usage chez les indigènes.

Au surplus ces derniers n'avaient que faire de notre exemple. Les cantharides étaient employées en Amérique avant l'arrivée des Européens. Americo Vespuce raconte que, dans ce pays, les femmes en donnent à leurs maris pour les *mettre en humeur de volupté* (Virey) (1).

D'après certains auteurs, la *mylabris cichorii* (coléoptères), en chinois Pãñ-mâo, serait très en usage en Chine, comme aphrodisiaque abortif et vésicant.

L'insecte est plus petit que la cantharide (*meloe vesicatorius*) noir, velu, trois bandes jaunes et dentées sur le dos. Il contient 1 o/o de cantharidine.

Aux Antilles et à la Guyane, la cantharide d'Europe jouit d'une très grande faveur comme aphrodisiaque, et les pharmaciens ne manquent pas d'en faire des préparations plus ou moins inoffensives. Le plus souvent ils l'associent à d'autres produits réputés comme jouissant des mêmes propriétés.

Il ne nous paraît pas utile d'insister sur l'action des Cantharides.

Aux Antilles, les accidents qu'elles produisent ne sont pas rares. On aurait constaté des cas de gangrène de la verge.

En Extrême-Orient et surtout en Chine l'opothérapie est fort en honneur. Les testicules des animaux broyés et mélangés avec de l'eau de riz ou tout autre liquide sont employés par le Chinois comme médicaments toniques et aussi comme aphrodisiaques. Les testicules du tigre notamment jouissent d'une grande faveur et sont indiqués comme susceptibles de procurer une particulière vigueur; à un certain moment, les testicules du taureau partagèrent cette réputation en Europe.

Les Extrêmes-Orientaux emploient des préparations dans lesquelles entrent de la moelle épinière et des reins de chien, des testicules de coq..., etc. Il est également fait usage de pilules dans lesquelles entre du sperme de jeunes hommes (Bouffard).

Nous avons connu à la Martinique un pharmacien qui, sous la dénomination de verge de tortue, débitait aux noirs des morceaux de tendons de bœuf qu'ils avalaient en macération dans du tafia. Cette étrange drogue semblait produire l'effet recherché, car le commerce dura pendant de longues années.

En résumé, à part les cantharides, les aphrodisiaques empruntés au règne animal sont absolument inoffensifs; en faisant abstraction du rôle de l'imagination, leurs propriétés aphrodisiaques égalent leur nocuité.

Aphrodisiaques du règne végétal. — Leur usage est très répandu dans tous les pays exotiques, et plus particulièrement en Extrême-Orient.

(1) BERNARD, Essai sur l'historique des principaux médicaments aphrodisiaques, ou prétendus tels. Thèse de Bordeaux, 1908.

Gin-Seng. — Le plus anciennement connu de ces aphrodisiaques est le Gin-Seng, Jéun-Chēnn en chinois.

Cette plante est une Araliacée, le *Panax quinquefolium*, se trouvant en Tartarie et en Mandchourie. La racine, qui est la partie employée, est petite, fusiforme, le plus souvent bifurquée, rappelant les cuisses humaines. Ce qui problablement, suivant la théorie des signatures, a contribué à sa réputation d'aphrodisiaque.

Elle possède une odeur et une saveur aromatique et présente l'aspect de l'ambre jaune, ou est blanchâtre.

Employée sous forme de poudre, elle entre dans un grand nombre de médicaments composés.

Bien que les propriétés aphrodisiaques du Gin-Seng soient très contestables, cette racine a été très employée, même en Europe.

Tremble épineux. —Les bourgeons desséchés de cette plante jouissent d'une certaine faveur en Annam.

C'est un arbre de la famille des Amentacées, *Populus spinosa*, son nom chinois est Señ iâng hoà. Cette plante devrait être étudiée.

Psoralies. — *Psorala corylifolia*, famille des légumineuses. Les Chinois et les Annamites font usage des graines comme aphrodisiaque.

Cette plante, *Ilex paraguayensis*, *Psorala Glandulosa*, que l'on rencontre dans l'Amérique du Sud, est connue au Chili sous le nom de Culen culen, et y jouit d'une grande faveur à divers titres. Les feuilles, préparées par le grillage, constituent le Jerba maté. Le maté est tout au moins un stimulant énergique, encore plus que le café et le thé (Mantegazza).

Epices. — Les épices fournissent tout naturellement un grand nombre de produits employés comme aphrodisiaques, dans les pays exotiques.

Le *Gingembre* est employé un peu partout à ce titre. Il est très usité en Chine, au Tonkin et en Annam.

Chacun sait que c'est le rhizôme de la plante (*Amomun Zingiber*) dont il est fait usage à des titres différents.

Le *Clou de girofle*, *Caryophyllus aromaticus*, myrtacée — en chinois Tĩñg-hĩāng — jouit d'une faveur égale. On le trouve dans toutes les pharmacies chinoises ou annamites, sous forme de préparations pharmaceutiques ou simplement à l'état de drogue.

On l'associe très souvent, comme le gingembre, aux préparations diverses vendues comme aphrodisiaques.

Dans les bazars de l'Inde, on vend sous le nom de ***utées*** le rhizome regardé comme aphrodisiaque d'une liliacée, ***Challa-gad-***

dalu (Veley). Arbrisseau grimpant à tige souterraine étayée de racines adventices.

Dans ce pays, on emploie aux mêmes usages les graines d'une malvacée, l'*Abutilon indicum* (Sweet). C'est un arbrisseau très commun, de 2 à 3 pieds de hauteur. Couvert d'un tomentum soyeux de poils fins, à feuilles cordées, inégalement dentées. Fleurs d'une belle couleur orangée, calice à cinq divisions ovales, carpelles nombreux, 11 à 20, capsules tronquées plus longues que le calice.

Les Chinois apprécient beaucoup comme aphrodisiaque, la sphérie d'un champignon, le *Cordiceps Sinensis*, de la famille des thécasporées, en chinois, Tch'oûng tis'aô.

Bois Bandé. — Sous ce vocable pas trop naturaliste, les habitants de la Martinique et de la Guadeloupe emploient comme aphrodisiaque une euphorbiacée, *la Richeria Grandis*, arbre de taille moyenne, rarement de grande taille. — Feuilles ovales, larges, coriaces. — Fleurs dioïques, vertes; les mâles en épics interrompues, les femelles à racennes courts. — Fruit vert à trois lobes, déhiscent de haut en bas, ovoïde, endocarpe bivalve.

L'écorce de la racine, coupée en petits morceaux, est employée, en macération, dans du tafia.

Les propriétés aphrodisiaques ont été confirmées par plusieurs médecins coloniaux. Outre ces propriétés aphrodisiaques, Benoît a reconnu que cette plante était un vaso-dilatateur puissant.

La teinture développe considérablement l'appétit. Teinture à 1/5 à la dose de 5 à 10 gouttes.

Il résulte des recherches de Schlagenhauffen et de Heckel que l'écorce ne contient aucun principe auquel on puisse attribuer son mode d'action.

Yohimbehe (1). — Cette plante appartient à la famille des Apocynées ; c'est peut-être la seule qui ait une action réellement aphrodisiaque. On la rencontre dans l'Afrique australe, au Cameroun. Elle existerait en Nouvelle-Calédonie, au dire de quelques médecins. Elle est très en usage dans le Cameroun et est employée actuellement comme aphrodisiaque très énergique en Europe.

La partie employée est l'écorce, qui contient un alcaloïde, la Yohimbine, qui cristallise en aiguilles fusibles à 234°. Soluble dans l'alcool, l'éther, insoluble dans l'eau.

Doses 0 gr. 005, 3 ou 4 fois par jour.

A petites doses, on constate un accroissement de l'excitabilité du centre respiratoire. A doses très élevées, il se produit un arrêt de la respiration, avec persistance de l'activité cardiaque, puis sa disparition.

(1) Delamenai, Plantes utiles des colonies françaises.
(2) Muller, *Arch. fur anatomie und physiologie.*

A doses faibles, on note un abaissement passager de la pression sanguine, en même temps que l'on constate de la dilatation des vaisseaux et un afflux considérable de sang vers les parties génitales externes.

D'après Müller, de petites doses du produit exaltent l'excitabilité de la moelle sacrée.

Nous n'avons pu trouver d'observation d'intoxication produite par cette drogue, mais étant données ses propriétés physiologiques, son emploi n'est pas exempt de danger.

Il existe un grand nombre d'autres produits du règne végétal, qui jouissent d'une certaine réputation comme aphrodisiaques; notamment le Kawa-Kawa et le Haschisch, dont il a déjà été question dans ce volume.

ABORTIFS

On peut dire que, d'une façon générale, les indigènes de nos colonies se livrent fort peu à la pratique des avortements. Même, dans certaines d'entre elles, notamment à Madagascar, l'annonce d'une maternité prochaine est toujours accueillie avec joie. Aussi les abortifs sont-ils absolument inconnus sur les hauts plateaux de la grande île.

Le Dr Fontoynont nous a signalé un procédé d'avortement assez original mis en usage par les femmes Sakalaves. Il consiste à absorber de grandes quantités d'alcool; une fois l'ivresse obtenue, elles se couchent au soleil et attendent l'avortement, qui, paraît-il, « se produit généralement! »

Sur le littoral de la Nouvelle-Calédonie, la femme canaque, en raison des travaux abrutissants auxquels elle est astreinte, cherche volontiers à se débarrasser au plus tôt du produit de la conception (Heckel). Mais c'est surtout dans l'Inde, parmi les veuves, que l'avortement criminel est pratiqué sur une large échelle. « L'habitude des alliances contractées dès l'âge le plus tendre laisse une foule de jeunes veuves qui sont condamnées, suivant la coutume indienne, au célibat à perpétuité, bien que souvent elles soient vierges encore » (Huillet)(1). D'après la loi, les peines les plus graves attendent celles qui ont failli à leur devoir. Elles deviennent des *décastées*, c'est-à-dire des *déclassées*, suprême et ineffaçable déshonneur. Dans ces conditions, l'avortement est en quelque sorte une nécessité, et, dans l'Inde, c'est chose facile et peu coûteuse.

Si la liste des médicaments abortifs est longue, fort peu ont une efficacité réelle et en fin de compte ce sont surtout les moyens

(1) Hygiène des Européens à Pondichéry.

mécaniques qui sont employés avec succès. Les avorteuses emploient des bâtonnets de bois, le raphé médian de la feuille du cocotier (icle Conthi en tamoul); ces tiges sont enduites de substances irritantes, notamment le latex du Cody-Cally (Asclépiadées) (1). La racine du plumbago-rosea est aussi fort en usage. Elle laisse suinter un latex très irritant. Cette racine, introduite dans le col utérin, provoque souvent une péritonite mortelle.

Les médicaments employés conjointement sont généralement violents, purgatifs, emménagogues, stimulants énergiques, qui, au dire de Huillet, provoquent des accidents graves et souvent la mort des femmes. — Ces substances sont la rue, le pignon d'Inde, le cumin, le gingembre, le galanga, et surtout le plumbago Zeylanica, dont les propriétés vésicantes ont une grande activité. On forme du tout un électuaire auquel il est ajouté de l'asa-fœtida comme correctif et du sucre de Jagre comme excipient (Huillet).

Cumin noir. — C'est le médicament abortif le plus en usage dans l'Inde et probablement le seul dont les propriétés soient réelles. La plante, *nigella sativa* (Lin.), appartient au genre Nigelle, de la famille des Renonculacées. « Les semences, qui sont la partie employée, sont noires, petites, chagrinées, triangulaires, amincies en pointes, rugueuses et plissées transversalement. Elles ont une odeur forte, très agréable. »

Elles sont employées par les Indiennes, comme emménagogues, à doses modérées (15 gr.) et à hautes doses comme abortitives (Canolle) (2).

Dans les établissements français de l'Inde, et probablement dans toute la Péninsule, on rencontre toujours le Cumin noir dans les recherches médico-légales ayant trait à l'avortement.

Les semences sont broyées entre deux pierres et la poudre ainsi obtenue est mélangée avec du sucre de palmier. La pâte qui en résulte est absorbée à doses souvent considérables, afin d'en assurer le résultat. Il arrive le plus souvent qu'elle provoque des vomissements.

Canolle a toujours vu administrer la drogue avant ou pendant les manœuvres abortives. Il en conclut que, si elle n'a pas le pouvoir de provoquer directement les contractions utérines, elle a sûrement celui de les aider, agissant en cela comme l'ergot de seigle.

D'après le compendium médical indien, « le Cumin noir mélangé au sang de serpent capelle (cobra capello) ou de chauve-souris et appliqué sur le bas-ventre, a la propriété de délivrer une femme de sa grossesse ».

(1) Bussière, la Pratique médico-légale dans les établissements français de l'Inde, (*Annales d'Hygiène et de médecine coloniales*, 1903).

(2) De l'avortement criminel à Karikal. Thèse de Paris, 1881.

Bussière, qui a expérimenté sur des cobayes les propriétés du Cumin noir, conclut que son action abortive est certaine.

La Pharmacopée de l'Extrême-Orient comprend encore un assez grand nombre de médicaments employés comme emménagogues et souvent comme abortifs.

Il faut citer l'*ergot de riz* et l'*ergot de maïs*, employés de temps immémorial par les Chinois. Les caractères et les propriétés physiologiques sont à peu près les mêmes que ceux de l'ergot du seigle et du blé.

Les *Cantharides* sont également employées comme abortifs en Chine.

Dans le même but, les Chinois font usage de l'*Armoise*, Ng'ai iè. *Artemensia Sinensis* (Synantérées). Les feuilles dont il est fait usage sont prismatiques, vertes en dessus, blanches et cotonneuses en dessous.

Les racines de *Moué* Chă-Kan sont considérées comme abortives par les Chinois. C'est une plante de la famille des Iridées.

Nous citerons encore l'*Asarec de Virginie*, Si húng (Aristolochée). Gingembre sauvage. Les parties employées sont la racine et les feuilles.

La *Badiane*, dont il a déjà été question plus haut (plantes toxiques), est également citée parmi les abortifs!

Nous avons dit que les femmes canaques de la Nouvelle-Calédonie pratiquent volontiers l'avortement.

Elles arrivent à leurs fins par le procédé suivant : elles recueillent une certaine quantité de feuilles de divers *Phillantus* et en particulier du *Ph. persimilis* (Euphorbiacées). Ces feuilles sont broyées entre deux cailloux. Le magma est mélangé à l'eau de mer et absorbé pendant que la patiente reste immergée presque complètement dans la mer, jusqu'à l'expulsion du fœtus. L'expulsion ne se produit qu'au bout d'un temps souvent très long et est accompagné d'évacuations alvines copieuses, car les Phyllantus sont très drastiques. (Notes du Dr Heckel.)

Il ne serait pas étonnant qu'une pareille pratique produise parfois des accidents graves.

A la Guyane et aux Antilles, l'avortement criminel est fort rare. La Martinique passe pour un des pays les plus peuplés de la terre — 200 habit. par km. carré. Malgré une pratique médico-légale de plusieurs années dans ces colonies, il ne nous a jamais été donné d'observer des cas d'avortement. Cependant nous trouvons cités dans les ouvrages de matière médicale coloniale un nombre relativement important de drogues indiquées comme abortifs.

A la Guyane, les noires emploieraient comme abortif la racine du *Gossypium arboreum* (Malvacées). C'est un petit arbre cultivé dans les plaines voisines de la mer. Nous ne possédons aucun document sur l'action de ces racines. Les graines sont absolument inoffensives, car elles sont employées à la fabrication d'une huile comestible qui sert à falsifier l'huile d'olives.

A la Martinique, la gomme du *Ben ailé*, *Morynga pterygosmerma* (Capparidacées), est réputée abortive.

Dans cette colonie, on parle beaucoup d'avortements provoqués par le jus d'ananas verts (*Bromelia anânas*). Pison prétend qu'avant la maturité ce fruit est dangereux, âcre et corrosif. Aux Antilles, c'est un abortif à la portée de tous, mais les observations sont très rares parce que les médecins sont nécessairement tenus à l'écart des cas qui se produisent. Cependant, le Dr Bouvier a observé le fait suivant : « Mandé la nuit auprès d'une veuve pour une perte des plus abondantes, avec syncopes et accidents très inquiétants. Je pus constater qu'il n'y avait pas de fibrôme, et, en insistant beaucoup, obtenir l'aveu d'une grossesse remontant à 4 ou 5 mois. Depuis quatre jours, cette dame prenait matin et soir une tasse de jus d'ananas (un petit ananas par tasse). Il est certain que, sans l'hémorragie, l'avortement eût passé inaperçu. Cette propriété de l'ananas demanderait à être contrôlée par des expériences. (Note du Dr Bouvier.)

On fait également usage comme abortif du *Chou diable*, *Dracuntium polyphylum* (Aroïdées). Mais la propriété abortive de cette plante n'est rien moins que démontrée. Nous ferons la même observation en ce qui touche la racine du *Trichilia diversifolia* (Malvacées), qui est employé comme abortif à la Guadeloupe.

Le *Chardon bénit*, argemone, chardon étoilé fétide (Ombellifères), qui passe, aux Antilles, pour aphrodisiaque, jouirait également de propriétés abortives puissantes. Poupée-Desportes exagérait beaucoup l'action stimulante de ce végétal sur la matrice. Il gémissait sur la démoralisation qui, de son temps, poussait la population créole à user de ce dangereux emménagogue comme abortif.

A la côte occidentale d'Afrique et aux Antilles, on prête des propriétés abortives à la racine du cotonnier.

Comme nous l'avons dit, ces propriétés restent à démontrer.

TABLE DES MATIÈRES

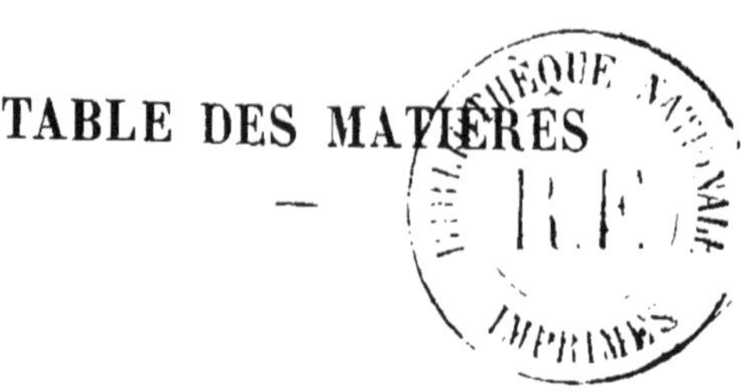

—

Poitiers. — Imp. Blais et Roy, 7, rue Victor-Hugo.

www.ingramcontent.com/pod-product-compliance
Ingram Content Group UK Ltd.
Pitfield, Milton Keynes, MK11 3LW, UK
UKHW012003240726
13965UKWH00001B/125